Matthias Elzer (Hrsg.)
Kommunikative Kompetenzen in der Physiotherapie

Verlag Hans Huber
Programmbereich Gesundheitsberufe

HUBER

Matthias Elzer
Herausgeber

Kommunikative Kompetenzen in der Physiotherapie

Lehrbuch der Theorie und Praxis verbaler und nonverbaler Interaktion

Mit Beiträgen von
Silke Becker
Nicole Beil
Matthias Elzer
Patricia Godehardt
Ute Guckes-Elzer
Dörte Maren Hofmann-Kock
Stephana Howe-Flock
Kathrin Konopka
Marjan Laekeman
Mary Petersen
Nicole Rechlin
Claudia Sciborski
Antonia Stieger

Verlag Hans Huber

Herausgeber:
Matthias Elzer, Prof. Dr. med.
Hochschule Fulda, University of Applied Sciences,
Fachbereich Pflege und Gesundheit,
Marquardstr. 35, 36039 Fulda
Tel. 0049(0)661-9640-626
E-Mail: matthias.elzer@pg.fh-fulda.de

Lektorat: Jürgen Georg, Gaby Burgermeister
Herstellung: Daniel Berger
Umschlag: Claude Borer, Basel
Satz: Wesel Kommunikation, Baden-Baden
Druck und buchbinderische Verarbeitung: AZ Druck und Datentechnik GmbH, Kempten
Printed in Germany

Bibliographische Information der Deutschen Bibliothek
Die Deutsche Bibliothek verzeichnet diese Publikation in der Deutschen Nationalbibliografie; detaillierte bibliografische Angaben sind im Internet unter http://dnb.d-nb.de abrufbar.

Anregungen und Zuschriften bitte an:
Verlag Hans Huber
Lektorat: Pflege
z. Hd.: Jürgen Georg
Länggass-Strasse 76
CH-3000 Bern 9
Tel: 0041 (0)31 300 45 00
Fax: 0041 (0)31 300 45 93

1. Auflage 2009

ISBN 978-3-456-84730-6

Inhaltsverzeichnis

Vorwort und Danksagung

Das vorliegende Buch mit dem Titel «Kommunikative Kompetenzen in der Physiotherapie – Lehrbuch der Theorie und Praxis verbaler und nonverbaler Interaktion» richtet sich an Physiotherapeutinnen und Physiotherapeuten, die sich in der Ausbildung, in einer Weiterbildung, im Studium und in der beruflichen Praxis befinden.

Es möchte behilflich sein, professionelle Fähigkeiten im kommunikativen Umgang mit ihren Patienten zu erwerben sowie bereits vorhandene Kompetenzen bewusster anzuwenden und zu reflektieren.

Mit Kommunikation meinen wir hier in erster Linie die Gesprächsführung und Beratung in einer professionellen Beziehung zwischen Therapeut und Patient.

Im Gesundheitswesen Deutschlands werden Physiotherapeuten in der Gruppe der Heil- und Hilfsmittel geführt; der Therapeut steht somit auf der Ebene einer Brille oder eines Rollstuhls. Dazu passt, dass der Physiotherapeut weisungsabhängig ist und die therapeutische Tätigkeit nur nach Indikationsstellung durch einen Arzt gemäß den bürokratischen Heilmittelrichtlinien erfolgen darf. Eine eigene therapeutische Profession setzt eine professionelle Kommunikation mit den Patienten und anderen Berufsgruppen voraus, die das therapeutische Handeln begründet.

Das zentrale Anliegen des Lehrbuches ist die enge Verzahnung von Theorie und Praxis der Kommunikation in der Physiotherapie. Es besteht aus zwei Teilen: Einem Theorieteil mit vielen praxisnahen Beispielen und umgekehrt einem Praxisteil mit relevanten theoretischen Vertiefungen.

- Kapitel 1 behandelt das Verhältnis von Sprache und Professionalität.
- Kapitel 2 referiert einige Untersuchungen zum Stellenwert der Kommunikation in der Ausbildung, Weiterbildung und deutschsprachigen Fachliteratur der Physiotherapie.
- Kapitel 3 definiert und diskutiert ausführlich die zentralen Begriffe «Kommunikation», «Kompetenz» und «kommunikative Kompetenzen».
- Kapitel 4 möchte an ausgewählten Aspekten einiger Bezugswissenschaften die Bedeutung und die Schwierigkeiten beim Kommunizieren deutlich machen.
- Kapitel 5 ist das theoretische Herzstück dieses Lehrbuchs; hier werden die Beiträge der vier wichtigsten Psychotherapierichtungen (Psychoanalyse, Lerntheorie, Humanistische Psychologie und Kommunikationstheorie) für die Gesprächsführung und Beratung und ihre unterschiedlichen praktischen Anwendungen beschrieben.
- Kapitel 6 behandelt die Kommunikation in Klein- und Großgruppen, die eigenen Gesetzmäßigkeiten unterliegt.

- Kapitel 7 beschäftigt sich mit der Kommunikation mit Menschen und Patienten aus anderen Kulturkreisen.
- In Kapitel 8 rückt die Bedeutung des Settings und der therapeutischen Beziehung ins Zentrum.
- Mit Kapitel 9 beginnt der «Praxisteil» des Buches mit einer Übersicht über die zehn wichtigsten Gesprächstechniken in der professionellen Gesprächsführung.
- Kapitel 10 gibt eine Erstuntersuchung (Assessment) eines Patienten in der Physiotherapie als Verbatimprotokoll wieder und illustriert den Dialog.
- Kapitel 11 verdeutlicht die Bedeutung der Therapieziele, die gemeinsam mit dem Patienten vereinbart werden sollten.
- Kapitel 12 behandelt die Rolle der nonverbalen Kommunikation und Interaktion am Beispiel der Behandlung eines Kleinkindes unter Einbeziehung der Mutter.
- Kapitel 13 diskutiert das Thema der «Schwierigkeiten» im therapeutischen Umgang.
- Kapitel 14 beschäftigt sich aus einer wissenschaftlichen Diskussion heraus mit der Behandlung von Patienten mit chronischen Schmerzen. Dies ist in der Physiotherapie ein zentrales, aber auch weites Feld. Hier wird das Thema bei der Einstellung des Therapeuten als wichtige Einflussgröße der Therapie angepackt.
- Kapitel 15 diskutiert den therapeutischen Umgang und die Besonderheiten der Kommunikation mit akut und chronisch behinderten Patienten in der Physiotherapie.
- In Kapitel 16 geht es um die Beratung in der Physiotherapie.
- Kapitel 17 berichtet von den neuesten Erfahrungen beim Erwerb von kommunikativen Kompetenzen im Physiotherapiestudium.
- Kapitel 18 schildert kurz, wie Physiotherapeutinnen in einem Gesundheitszentrum mit anderen Gesundheitsberufen seit über 30 Jahren zusammenarbeiten und welche Kommunikationskultur gepflegt wird.

Uns Autorinnen und Autoren ist klar, dass das Schreiben eines Lehrbuches über professionelle Gesprächsführung dem Versuch gleichkommt, eine Abhandlung über das Fahrradfahren zu verfassen. Angefangen von der Beschreibung der physikalischen Gesetzmäßigkeiten des Fahrrades über die natürlichen Gegebenheiten bis hin zu den neurophysiologischen Vorgängen im Körper des Radfahrers sowie seiner Person würde vermutlich dazu führen, dass wir vor lauter Wissen über den Prozess des Radfahrens wohl vom Rad fielen. Das Radfahren ist nämlich ein außerordentlich komplexer und mehrdimensionaler Vorgang, der anfangs bewusst, dann automatisch und unbewusst abläuft. Die beste Methode, Radfahren zu lernen ist, es auszuprobieren und zu praktizieren, je früher desto besser, auch wenn es anfangs zu Stürzen und Schrammen kommt.

Der Vergleich des Radfahrens mit professioneller Gesprächsführung hinkt natürlich gewaltig. Das Radfahren stellt eine Auseinandersetzung eines konkreten Menschen mit einer Maschine unter gegebenen physikalischen Bedingungen dar. Kommunikation hingegen ist ein dynamischer und vielschichtiger Prozess zwischen zwei oder mehreren Menschen. Wir merken das besonders dann, wenn sich Störungen der Kommunikation zeigen. Und das geschieht sehr häufig. Einige Fachleute sagen sogar, es sei der Normalfall.

Wir Menschen kommunizieren bereits, bevor wir auf die Welt kommen. Wir erfahren und erlernen das Sprechen und Kommunizieren als Kleinkinder spielerisch in verschiedenen zwischenmenschlichen Beziehungen; in der Regel kann es dann als Erwachsener fast jeder. Wozu brauchen wir also Theorien, um etwas über das Kommunizieren lernen?

Kommunikation in den Gesundheitsberufen unterscheidet sich grundlegend von privater Kommunikation. Im professionellen Umgang mit Menschen sollten wir uns bewusst sein, warum wir etwas sagen, welche Technik wir anwenden und auch, warum wir etwas nicht sagen. Eine gelungene Gesprächsführung setzt den bewussten Einsatz von verschiedenen Fähigkeiten (Kompetenzen) und Fertigkeiten (Techniken) voraus. Wir benötigen neben den persönlichen Kompetenzen (Einfühlung, Reflexion) ebenso theoretische Kenntnisse über Kommunikation, eine gute Praxis durch die Vorbildfunktion von Kolleginnen und Kollegen, Anleitung und Reflexion sowie viel Erfahrung.

Denn: Theorieloses, auf Intuition oder dem sogenannten gesunden Menschenverstand basierendes Kommunizieren lässt uns zwar nicht vom Rad fallen – um im oben genannten Bild zu bleiben –, aber ohne theoretische Konzepte und Reflexion bewegen wir uns sehr wahrscheinlich planlos, nehmen wichtige Informationen am Wegrand nicht wahr und kommen an ein anderes als an das gewünschte Ziel.

Es braucht Zeit, gute professionelle kommunikative Kompetenzen zu erwerben, sie wachsen mit der langjährigen Berufserfahrung. Aber: In den Jahren der Berufstätigkeit nimmt die Bereitschaft zu einer guten Kommunikation und der geduldige Umgang mit den Patienten ab (Ungeduld, Abstumpfung). Dabei gilt es, die zu Beginn der Ausbildung erworbenen Kompetenzen durch Reflexion weiterzuentwickeln und zu pflegen.

Von den 13 Autorinnen und Autoren sind 10 Physiotherapeutinnen, teils Absolventen des Bachelor- und Master-Studienganges Physiotherapie der Hochschule Fulda und Philipps-Universität Marburg. Zwei der Nichtphysiotherapeuten waren für den Studiengang verantwortlich und verfügen über berufliche Praxis (Pflege, Medizin) und langjährige Lehrerfahrung zum Thema Kommunikation, Gesprächsführung und Beratung bei Studierenden verschiedener Gesundheitsberufe (Physiotherapie, Pflege und Medizin). Die Idee zu diesem Lehrbuch entstand vor dem Hintergrund der Lehrerfahrung. Dieses Erfahrungswissen und die ausgewählten wissenschaftlichen Bezüge erheben nicht den Anspruch auf Objektivität. Es ist unsere «Konstruktion der Wirklichkeit Kommunikation».

Das vorliegende Buch hat ein Geschwister: Elzer, M., Sciborski, C. (2007). Kommunikative Kompetenzen in der Pflege. Theorie und Praxis der verbalen und nonverbalen Interaktion. Bern: Verlag Hans Huber. Daher sind einige Kapitel und Abschnitte des vorliegenden Buches identisch übernommen. Die Inhalte und Themen unterscheiden sich allerdings erheblich. Zudem handelt es sich um ein Mehrautorenbuch mit Herausgeberschaft, in dem die Sprache und die Struktur differieren: Einige Artikel geben wissenschaftliche Ergebnisse (z. B. Projektberichte, Bachelor-Arbeiten) wieder, andere sind mehr aus der Erfahrung der Lehre und Patientenbehandlung heraus entstanden.

Kompetente und professionelle Kommunikation kann man nicht ausschließlich durch ein Buch lernen, aber für die Ausbildung, das Studium und den Unterricht kann es ein wichtiges Medium sein. Ein Buch ist seinem Wesen nach eine «Einwegkommunikation» und kein Dialog. Wir möchten Sie anregen, uns z. B. per E-Mail Rückmeldungen zu geben sowie Anregungen und Kritik zu äußern; denn vieles, was wir Ihnen zum Thema mitteilen, wird Sie zur Ergänzung und vielleicht auch zum Widerspruch anregen.

Alle verwendeten Personenbezeichnungen gelten sowohl für weibliche als auch für männliche Personen.

Wir selbst haben von unseren Patienten, Studierenden, Kommilitonen und Kollegen zum Thema Kommunikation viel gelernt. Dafür sei ihnen an dieser Stelle herzlich gedankt. Die berufliche Praxis ist immer noch ein guter Lehrmeister. Die besten Lehrer sind oft unsere Patienten. Da auch wir Therapeuten manchmal Patienten sind, erfahren wir am eigenen Leibe, wie mit uns kommunikativ umgegangen wird. Stimmt die Kommunikation nicht, leidet die Therapie.

Dem Verlag Hans Huber in Bern und seinem Lektor, Herrn Jürgen Georg, sowie seiner Ko-Lektorin, Frau Gaby Burgermeister, möchten wir für die engagierte, wohlwollende und vertrauensvolle Zusammenarbeit herzlich danken.

Fulda, im Januar 2009 *Der Herausgeber*

Didaktische Struktur des Buches

Wie im Vorwort erläutert, gliedert sich das Buch in zwei Teile:

Teil I Theoretische Grundlagen kommunikativer Kompetenzen in der Physiotherapie

Teil II Zur Praxis kommunikativer Kompetenzen in der Physiotherapie

Im Text werden Querverweise auf andere Kapitel im Theorie- und Praxisteil gemacht.

Neben Tabellen und Abbildungen sollen verschiedene Strukturelemente die Lektüre anschaulich machen und damit erleichtern.

Es handelt sich um folgende Elemente:

Critical Incident	Critical Incident – Kritische Anmerkungen, Diskussion
Definition	Definition – Begriffsbestimmungen zentraler Termini
Exkurs	Exkurs – kleine Ausflüge zur Vertiefung
Forschungs-ergebnisse	Forschungsergebnisse
Praxis-beispiel	Praxisbeispiel
Praxistipp	Praxistipp
Selbst-reflexion	Selbstreflexion
Verknüpfung Theorie/ Praxis	Verknüpfung Theorie und Praxis
Zusammen-fassung	Zusammenfassung am Ende eines Kapitels

Teil I

Theoretische Grundlagen kommunikativer Kompetenzen in der Physiotherapie

1 Sprache und Professionalität in der Physiotherapie

Claudia Sciborski

Sich mitteilen können, zu kommunizieren, über Zeichen und Sprache sich verständigen zu können sind menschliche Fähigkeiten; sie machen das Wesen der menschlichen Person aus. Über Kommunikation und Interaktion entsteht Beziehung.

Das Eigentliche und Wesen der Physiotherapie ist im deutschen Physiotherapeutengesetz von 1994 beschrieben:

Physiotherapeutisches Handeln soll «durch Anwenden geeigneter Verfahren der Physiotherapie in Prävention, kurativer Medizin, Rehabilitation und im Kurwesen Hilfen zur Entwicklung, zum Erhalt oder zur Wiederherstellung aller Funktionen im somatischen und psychischen Bereich geben und bei nicht rückbildungsfähigen Körperbehinderungen Ersatzfunktionen schulen» (MPhG 1994, § 8).

Auf den ersten Blick sind die Aufgaben der Physiotherapie funktional auf den Körper bezogen. Etymologisch geht Physiotherapie auf die beiden folgenden Wörter zurück: physisch (griechisch: *phýein:* «hervorbringen; entstehen») = «in der Natur begründet, natürlich; körperlich»; Therapie (griechisch: *therapeia:* «das Dienen, Dienst; Pflege») = «Kranken-, Heilbehandlung» (Duden 2001a). Physiotherapie wird definiert als «die Behandlung von Krankheiten mit naturgegebenen Mitteln wie Wasser, Wärme, Licht, Luft» (Duden 2001b).

Man könnte von der Physiotherapie auch als Dienst an der Natur bzw. dem Körper sprechen. Der Physiotherapeut ist ein Kundiger für natürliche, körperliche, nämlich physikalische Verfahren.

In der Berufsordnung von 1999, die anlässlich des 50. Jubiläums der Gründung des Berufsverbandes für Physiotherapie (ZVK = Zentralverband der Krankengymnasten/Physiotherapeuten) verfasst wurde, werden Grundsätze des beruflichen Selbstverständnisses formuliert. Hier ist unter anderem zu lesen, dass «der Schwerpunkt physiotherapeutischer Arbeit die Krankengymnastik/Bewegungstherapie [ist]». Und weiter: «Der Physiotherapeut beeinflusst mit seiner Behandlung die Funktionen des Bewegungssystems und der inneren Organe, die Bewegungsentwicklung und Bewegungskontrolle sowie das Verhalten und Erleben des Patienten. [...] Ziel ist die vollständige Genesung oder eine weitestgehend selbst bestimmte Lebensführung des kranken oder behinderten Menschen. Können Selbstständigkeit und Unabhängigkeit nicht erreicht werden, berät der Physiotherapeut den Patienten, die Angehörigen oder andere Bezugspersonen und schult sie für die notwendigen Hilfestellungen.» (Deutscher Verband für Physiotherapie 1999).

Auf den zweiten Blick und bei genauerer Betrachtung benötigen Physiotherapeuten für ihre Tätigkeit ebenso kommunikative Kompetenzen, um zu beraten und zu schulen, aber auch um in die physiotherapeutische Beziehung mit Patienten bzw. Klienten zu treten.

1.1 Sprachlosigkeit und rechtlicher Status der Physiotherapie

Hüter-Becker (2004) spricht von einer mehr als 100-jährigen Geschichte der Physiotherapie – auch wenn Physiotherapeutinnen[1] gern ihre Wurzeln in der Antike sähen. Um die Wende vom 19. zum 20. Jahrhundert wuchs der Bedarf an heilgymnastischer Therapie, junge Frauen wurden ab 1900 zu Heilgymnastinnen ausgebildet (Hüter-Becker 2004: 33 ff.).

In der Geschichte der Physiotherapie wird wiederholte Male das Bild der ersten Heilgymnastinnen in der Weise gezeichnet, dass diese fast stumme, «ergebene Dienerinnen» der «Herren im Gehrock» (den orthopädisch ausgerichteten Ärzten), die das Sagen hatten, gewesen seien. Erst durch die Gründung des Berufsverbandes 1949 begannen sie, sich in einer Verbandszeitschrift zu Worte zu melden, auch wenn sich die damaligen Krankengymnastinnen noch als «Helferin des Arztes» beschrieben, deren Ideale «Leistung, Menschlichkeit, Unterordnung» (Hüter-Becker 2004: 37) waren. Lehrbücher für die Heil- und Krankengymnastik wurden von Ärzten geschrieben. Orthopäden leiteten in der Regel die Krankengymnastikschulen. Die krankengymnastische Schulleitung, in der Regel eine Frau, hatte bei Schulkonferenzen Rederecht (!), jedoch sogar bis zum Jahr 1976 weder Stimm- noch Wahlrecht! Man fragt sich heute, warum einer Schulleitung ein Rederecht explizit erlaubt wird, das ja selbstverständlich sein müsste. Unverständlich bleibt aus heutiger Sicht, dass diese Schulleitung bis Ende der 1970er-Jahre kein Stimmrecht in der berufseigenen Schulkonferenz hatte.

Im Mai 1979 verabschiedete der Zentralverband der Krankengymnasten (ZVK) die Berufsordnung der Krankengymnasten, die in einem ersten Schritt zum beruflichen Selbstverständnis hin die Aussage enthält, dass der Krankengymnast wohl aufgrund ärztlicher Diagnose und Verordnung behandelt, aber ergänzend dazu nach krankengymnastischer Befunderhebung die Methoden und Techniken seiner Behandlung auswählt (Hüter-Becker 2004: 39). Darin soll ausgedrückt werden, dass die Berufsangehörigen der Krankengymnastik nun nicht nur «Dienerin bzw. Helferin», bloße Ausführende der ärztlichen Anordnungen sind, sondern in einen kommunikativen Diskurs mit ihnen treten, sich mit ihnen absprechen möchten.

Die Stimme der Krankengymnasten/Physiotherapeuten wird bis zur Jahrtausendwende immer lauter. Dies zeigt sich u. a. darin, dass:

---

1 Alle verwendeten Personenbezeichnungen gelten sowohl für weibliche als auch für männliche Personen.

- die Taschenbuchreihe Krankengymnastik/Physiotherapie, die bis 1979 von Medizinern herausgegeben wurde, jetzt von zwei Physiotherapeutinnen verantwortet wird
- Physiotherapeuten ihre Lehrbuchbeiträge und Bücher selbst schreiben, nicht mehr nur als Ko-Autorinnen der ärztlichen Lehrer
- die Redaktion der «Krankengymnastik-Zeitschrift für Physiotherapeuten», der bis dahin immer ein Orthopäde angehört hatte, jetzt nur noch mit Physiotherapeutinnen besetzt ist
- im Physiotherapeutengesetz von 1994 festgelegt wird, dass ein Mediziner nicht mehr zwingend der Leitung einer Schule angehören muss
- Physiotherapeuten eigene Tagungen und Kongresse durchführen
- seit dem neuen Jahrtausend Physiotherapeuten auf dem Weg der Akademisierung durch die Einrichtung von Studiengängen sind, sie somit ihre eigene Wissenschaft entwickeln (Hüter-Becker 2004: 42).

Obwohl Physiotherapeuten sich auf den Weg der Akademisierung gemacht haben, bleiben physiotherapeutische Leistungen an die Verordnung eines Arztes gebunden. Ohne Rezept oder individuelle Verordnung ist die berufs- oder gewerbsmäßige Erbringung physiotherapeutischer Leistungen verboten.

> «Dies gilt nur für die Erbringung von Heilbehandlungen, also die berufs- oder gewerbsmäßige Behandlung von Krankheiten, Leiden oder Körperschäden. […] Sobald […] die Behandlung der Linderung tatsächlicher Beschwerden dient oder ärztliche Fachkenntnisse voraussetzt (Infusionen, manuelle Behandlungsformen, körperliche Belastungen), handelt es sich um eine (echte) Heilbehandlung. Diese muss stets ärztlich verordnet werden, auch wenn es sich um typische physiotherapeutische Leistungen handelt. Auch die Fußreflexzonenmassage, die Übung im Bewegungsbad oder das einfache Sensibilisieren gelähmter Körperteile muss, da es sich um Maßnahmen zur Linderung von Beschwerden handelt, als Heilbehandlung ärztlich verordnet werden, bevor der Physiotherapeut mit seiner Arbeit beginnen darf. […]
>
> Nicht zu den Heilbehandlungen zu zählen (und daher ohne ärztliche Verordnung möglich) sind reine Präventionsmaßnahmen, also Behandlungen, die in keinem erkennbaren Zusammenhang zu echten Beschwerden stehen. Fitnesskurse, Bewegungsstunden oder präventive Beratungsleistungen dürfen von Physiotherapeuten auch ohne ärztliche Verordnung angeboten und abgerechnet werden.» (Westerholt 2004: 109 ff.).

Dieses rechtliche Abhängigkeitsverhältnis vom Arzt hat ganz ohne Zweifel – gerade in der Vergangenheit – dazu geführt, dass Physiotherapeuten in der Kommunikation, Gesprächsführung, Beratung und Information ihren Klienten gegenüber nicht den Schwerpunkt ihrer Arbeit sahen, sie sogar als fast sprachlose, stumme Helferinnen des Arztes dargestellt wurden.

Schaut man auf die Ausbildungs- und Prüfungsverordnung von 1994, gibt es nur einen sehr geringen und nicht expliziten Ausbildungsanteil, in dem die Themen Beziehung, Interaktion, Kommunikation in der Physiotherapie möglicherweise behandelt werden können. Diese Kompetenzen können, müssen aber nicht im Rahmen der Fächer Psychologie, Soziologie, Pädagogik unterrichtet werden. Für diese Fächer stehen 60 von 2900 Stunden Theorie zur Verfügung. Hier besteht auf alle Fälle ein Bedarf an mehr Unterricht. Die dreijährige Physiotherapieausbildung umfasst insgesamt 2900 Stunden theoretischen und praktischen Unterricht sowie 1600 Stunden praktische Ausbildung in Krankenhäusern oder anderen geeigneten medizinischen Einrichtungen in den medizinischen Fachgebieten Chirurgie, Innere Medizin, Orthopädie, Neurologie, Pädiatrie, Psychiatrie, Gynäkologie (PhysTh-APrV, Anlage 1 zu § 1 Abs. 1).

Mittlerweile gibt es 263 Physiotherapieschulen (Stand 2008) und zirka 85 000 Physiotherapeuten (Stand 2006), die in ambulanten, stationären, teilstationären, rehabilitativen Einrichtungen tätig sind.

Hinzu kommen 16 Bachelor-Studiengänge, sechs Master-Studiengänge, ein Diplom-Studiengang in Deutschland und acht Bachelor-Studiengänge sowie ein Master-Studiengang in Kooperation mit einer ausländischen Hochschule (Stand Juni 2008) (ZVK). Die Physiotherapeuten stellen somit die größte Zahl der therapeutischen Gesundheitsberufe, zu denen außerdem die Ergotherapeuten und die Logopäden gehören.

Obwohl auch dieses Buch in der Herausgeberschaft eines Mediziners liegt, der aber Experte für die sprechende Medizin ist, möchte dieses Buch über die Kommunikation in der Physiotherapie zeigen, dass mittlerweile ein kommunikativer Diskurs auf «Augenhöhe», mit Respekt und in Kooperation nicht nur zwischen Physiotherapeuten und Medizinern, sondern auch mit anderen Berufsangehörigen im Gesundheitswesen (Diplom Pflegewirten und Gesundheits- und Krankenpflegerinnen) stattgefunden hat. In diesem Lehrbuch kommen vor allem Physiotherapeuten zu Worte, die sich professionell mit dem Thema Kommunikation und Physiotherapie beschäftigt haben und einen Anstoß zu einem reflektierteren und noch professionelleren Umgang mit Patienten, Kollegen, Auszubildenden sowie Angehörigen anderer medizinischer Berufe auf kommunikativer Ebene geben möchten. Sie scheuen aber gerade wegen ihrer Professionalität nicht die gemeinsame Diskussion mit Angehörigen aus anderen Gesundheitsberufen in diesem Band!

1.2 Sprache und Professionalisierung

Zu Beginn des 21. Jahrhunderts machte sich die Physiotherapie auf den Weg der Akademisierung, indem Studiengänge – zwar mit verschiedenen und sehr unterschiedlichen Konzepten – in Deutschland eingerichtet wurden.

Die Geschichte der Akademisierung und Professionalisierung der Physiotherapie in Deutschland ist sehr kurz: 1998 wurde zwar der erste Studiengang für Physiotherapie in Deutschland eingerichtet, der Abschluss musste aber im Ausland abgelegt werden. Seit 2001 werden Physiotherapie-Studiengänge an staatlichen und privaten Fachhochschulen und Hochschulen in Deutschland mit den Abschlüssen Bachelor, Master und Diplom angeboten. Eine parallele Entwicklung zeichnet sich bei der Ergotherapie und Logopädie ab.

Gründe für diese Entwicklung sind:

1. gestiegene Qualifikationsanforderungen der Berufe im Gesundheitswesen mit der Notwendigkeit, wissenschaftlich fundiertes Fachwissen zu generieren
2. Anschluss an das Niveau des europäischen und internationalen Auslands zu finden, wo die Gesundheitsberufe überwiegend im Hochschulbereich ausgebildet werden. In Deutschland sind alle Gesundheitsfachberufe immer noch im Bereich der beruflichen Bildung an Fachschulen angesiedelt (Elzer/Sciborski 2004/05).

> «Die zunehmende Eingrenzung von Gesundheitsleistungen durch die Gesetzliche Krankenversicherung (GKV) macht es für die therapeutischen Gesundhdeitsberufe zudem erforderlich, das eigene Leistungsspektrum auszubauen und Tätigkeiten außerhalb der ärztlichen Verordnungen zu entwickeln.» (Walkenhorst 2006: 113).

Neben der wissenschaftlichen Weiterentwicklung der therapeutischen Berufe durch die Akademisierung stellt eine professionstheoretische Debatte die Berufsangehörigen auch vor die Frage, wie die Interaktion, der Bezug, die Kommunikation zu den Klienten bzw. Patienten stattfindet. Da für das physiotherapeutische Handeln das Fallverstehen und der besondere Bezug zum Klienten, die Klientenorientierung, von eminenter Bedeutung sind, gerade wenn es sich um eine Einzelbehandlung mit Verordnung handelt, eignen sich für das professionelle Verständnis die Professionstheorien, die die Interaktion professionellen Handelns thematisieren (z.B. Oevermann1996; Schütze 1996).

Auch Nittel (2000) steht diesem Ansatz nahe. Er beschäftigt sich mit der Professionalisierung von Pädagogen und entwickelt den so genannten differenztheoretischen Ansatz, der auf die Professionalisierung der Physiotherapie zu übertragen ist. Nittel stellt die Frage, ob eine Professionalität auch ohne Profession möglich ist. Er entkoppelt die drei Begriffe:

1. Profession
2. Professionalisierung
3. Professionalität.

Bedeuten die Professionalisierungsbestrebungen eines Berufes durch die Einrichtung von Studiengängen und durch die damit verbundene Akademisierung auch, dass daraus eine Profession entsteht? Die Antwort lautet hier: Nein.

Etymologisch kommt das Wort Profession aus dem Lateinischen. Professio: öffentliches Bekenntnis; religiöse Profess in einem Orden: öffentliches Versprechen vor dem Ordensoberen bzw. dem rechtlichen, kirchlichen Vertreter, die Gelübde einzuhalten; das Brechen dieser Profess hat kirchenrechtliche Konsequenzen für die Person.

Profession: Beruf, Gewerbe. Freidson (1986) verfolgt die Wortbedeutung in der engl. Sprache bis in die frühe Neuzeit zurück und stellt fest, dass es im Sinne von «Bekenntnis, Versprechen» oder als Ausdruck einer Intention bereits im 16. Jahrhundert verwendet wurde. Zu jener Zeit wurden die Berufe mit Universitätsausbildung – Theologie, Recht und Medizin – und weniger häufig der Militäroffizier so bezeichnet. Fast ausschließlich Adlige sind in diesen Professionen zu finden, gesellschaftliche Stellung gilt mehr als berufliches Können.

1.2.1 Profession

Eine Profession ist ein besonderer, in der Regel akademischer Beruf. Professionen verfügen über ein bestimmtes Verhältnis

- zur Gesamtgesellschaft
- zu ihrem Publikum (Klienten, Patienten)

- zur Wissenschaft und schließlich
- zu sich selbst.

In ihrer Beziehung zur Gesamtgesellschaft zeichnen sich Professionen dadurch aus, dass sie sich mit den drei zentralen Bedürfnissen des Einzelnen und der Gesellschaft beschäftigen:

1. mit dem religiösen Bedürfnis (Theologie)
2. mit dem Bedürfnis nach körperlicher Unversehrtheit (Medizin)
3. mit dem Bedürfnis nach Regeln im sozialen Miteinander (Recht).

Dadurch, dass sich diese drei großen Professionen mit diesen zentralen gesellschaftlichen Werten beschäftigen, haben sie ein gesellschaftliches Mandat (einen Auftrag) und eine gesellschaftlich ratifizierte Lizenz (eine Erlaubnis) erhalten. In ihrer Beziehung zum Publikum entwickeln sie eine Klientenorientierung, welche die Aushandlung eines durch Vertrauen getragenen Arbeitsbündnisses einschließt, das nicht ausschließlich an kommerziellen Interessen ausgerichtet ist. Im Hinblick auf die Wissenschaft konstituieren die Professionen eine mehr oder weniger exklusive Beziehung zu einer akademischen Leitdisziplin, die sie mit Reflexions-, Fach- und Orientierungswissen versorgt; und im Hinblick auf die eigene Berufskultur bauen sie ein eigenes Leistungsethos auf, was einen geordneten und lizenzierten Zugang zu den Berufsrollen einschließt.

1.2.2 Professionalisierung

Mit Professionalisierung ist der Vorgang gemeint, der unter Umständen dazu führt, dass sich ein «besonderer Beruf» konstituiert. Vorgänge der Professionalisierung sind in vielen Berufen zu beobachten, nicht alle enden mit der Konstitution einer Profession. Rechtliche, staatliche, wissenschaftliche oder andere Instanzen entscheiden in vielen Fällen viel mehr über das Schicksal der Verberuflichung als die Mitglieder einer Berufskultur selbst.

1.2.3 Professionalität (Handlungsebene)

Professionalität bedeutet die Fähigkeit, breit gelagerte, wissenschaftlich vertiefte Kenntnisse in konkreten Situationen, d.h. im einzelnen Fall angemessen anzuwenden. Wissen und Können bilden die beiden Quellen von Professionalität. Das Wissen wird in der praktischen Situation angewendet und somit zum Können.

Gerade für dieses professionelle Handeln ist ein Arbeitsbündnis zwischen Behandler und Patient nötig. Ein professionelles Arbeitsbündnis hat immer die Beziehung beider Akteure im Blick, denn beide müssen dieses Arbeitsbündnis bewusst eingehen. Der Patient muss in die physiotherapeutische Maßnahme aktiv einbezogen werden. Und dies geht nicht ohne Kommunikation, ohne professionelle Gesprächsführung.

1.3 Zusammenfassung

Zusammenfassung

Ausgehend von den historischen Wurzeln der Physiotherapie wurde in diesem ersten und einführenden Kapitel dargestellt, dass eine Entwicklung der Physiotherapie der letzten hundert Jahre von der sprachlosen und fast stummen «Dienerin» des Arztes eine Entwicklung zur emanzipierten, unter Umständen auch akademischen Therapeutin stattgefunden hat, die schon auf Augenhöhe mit ihrer Leitdisziplin Medizin kommuniziert bzw. kommunizieren wird, obwohl sie nicht autonom von der ärztlichen Verordnung ist. Trotz dieser Abhängigkeit ist die Physiotherapie auf dem Weg der Professionalisierung und Professionalität, für die sie aber zukünftig noch bewusster in kommunikativen Kompetenzen geschult werden muss.

2 Kommunikation in der Aus-, Weiterbildung und deutschsprachigen Literatur

In diesem Kapitel wird der Frage nachgegangen, ob und wie das Thema Kommunikation Gegenstand in der Ausbildung an den Physiotherapie-Fachschulen in Deutschland, in den einschlägigen Weiterbildungen und in der deutschsprachigen Fachliteratur der Physiotherapie behandelt wird.

Es werden die Ergebnisse von zwei studentischen Projekten und einer Bachelor-Arbeit ausgewertet, die im Rahmen des Studiengangs Physiotherapie der Hochschule Fulda/Philipps-Universität Marburg durchgeführt wurden. Sie zeigen, dass das Thema Kommunikation durchaus Berücksichtigung findet. Im Vergleich zur englischsprachigen Fachliteratur, die eine intensive Behandlung und Reflexion des Themas zeigt, beginnt die Physiotherapie in Deutschland erst in den letzten Jahren, sich des Themas bewusst anzunehmen. Ein Indiz hierfür ist, dass das Thema Kommunikation auf dem 4. «physiokongress» 2008 in Stuttgart ein Hauptthema war.

2.1 Kommunikative Kompetenzen in der Ausbildung

Silke Becker

Anatomie, Physiologie, Berufs-, Gesetzes- und Staatskunde, allgemeine Krankheitslehre, physiotherapeutische Techniken, angewandte Physik und Biomechanik – mit diesen und weiteren Fächern werden Physiotherapieschüler in ihrem ersten Ausbildungsjahr auf das vorbereitet, was sie im Praktikum und späteren Berufsleben erwartet. Es geht hier um die Vermittlung von Fachwissen zum Erlangen einer Fachkompetenz in der Physiotherapie. Aber ist das alles? Ist das Fachwissen das A und O, um später ein kompetenter Therapeut zu werden?

In einer bundesweiten Untersuchung wurden die Patientenbedürfnisse in der Physiotherapie, Ergotherapie und Logopädie erfragt (Dehn-Hindenberg 2008). Bei der Frage, woran die Patienten die Kompetenz ihres Therapeuten erkennen, kam es zu überraschenden Ergebnissen. Denn kommunikatives und empathisches Verhalten sind für das Erkennen von Kompetenz bedeutsamer als die Wirksamkeit therapeutischer Maßnahmen und Übungen. Die zentralen Kriterien für das Erkennen von Fachkompetenz sind das Erfassen der Patientenbedürfnisse und verständliche Erklärungen. Erst danach sind wirksame Übungen, fachliche Information und die Besserung der Beschwerden für das Erkennen von Kompetenz von Bedeutung. Aber auch die

Organisation der Therapie, Gespräche und die Freundlichkeit des Therapeuten sind wichtige Kompetenzkriterien.

Darum gilt es, den Kompetenzbegriff in der Physiotherapie um psychosoziale und kommunikative Kompetenzen zu erweitern. Denn nur ein Therapeut, der in der Lage ist, Patientenbedürfnisse zu erkennen und auf diese einzugehen, kann therapeutisch sinnvolle und evidente Behandlungsmethoden einsetzen und somit die an ihn gerichteten Anforderungen erfüllen (Chisholm/Askham 2006).

Der Weltverband der Physiotherapeuten (WCPT) hat sich mit der Förderung von Qualitätsstandards in der physiotherapeutischen Ausbildung und Praxis das Ziel gesetzt, die Qualität der Physiotherapie weltweit anzuheben. Unter anderem werden die Standards «Kommunikation» und «Kommunikation mit Angehörigen anderer Fachberufe» formuliert.

Standards haben die Funktion von Empfehlungen für die Mitgliedsländer des WCPT und wirken als Motor in der Entwicklung des Berufes Physiotherapie. Um diese vom WCPT formulierten Standards auch umsetzen und somit eine Qualitätssicherung der physiotherapeutischen Dienstleistung gewährleisten zu können, müssen Schüler in der Physiotherapieausbildung die Kompetenzen für eine offene und aufrichtige Kommunikation mit dem Patienten/Klienten, Angehörigen/Betreuer sowie mit Angehörigen anderer Fachberufe erlangen.

Aber werden zukünftige deutsche Physiotherapeuten gemäß diesen Richtlinien entsprechend ausgebildet? Werden ausreichende psychosoziale und kommunikative Kompetenzen theoretisch und praktisch vermittelt?

2.1.1 Eine Untersuchung zur kommunikativen Kompetenz in der Physiotherapieausbildung in Deutschland

Dieser Frage ist 2003 eine Projektgruppe des Bachelor-Studiengangs nachgegangen, der von der Hochschule Fulda und der Philipps-Universität Marburg durchgeführt wird.[1]

In der Vorbereitung zu dieser Untersuchung stellte sich uns, der Projektgruppe, die Frage, in welchem Fach das Thema Kommunikation/Gesprächsführung Inhalt des Lehrplanes ist. In der Ausbildungs- und Prüfungsordnung für Physiotherapeuten (PhysTh-AprV) vom 06. Dezember 1994 ist dies in der Fächergruppe Psychologie/Pädagogik/Soziologie mit insgesamt 60 Unterrichtseinheiten (zu 45 min) vorgesehen. Die zu vermittelnden Inhalte sind in Anlage 1 zu § 1 Abs. 1 der PhysTh-APrV stichwortartig aufgelistet (vgl. Kap. 1).

Bei den Fächern Pädagogik und Soziologie handelt es sich um sogenannte neue Ausbildungsfächer, welche erst seit 1994 unterrichtet werden. Die genauen Lehrinhalte sind bis heute noch nicht auf Bundes- oder Länderebene eindeutig und einheitlich festgelegt, es existieren nur unverbindliche Vorschläge z. B. das ZVK-Curriculum 2008. Im Curriculum Psychologie wird als ein Lernziel die «Therapeutische Beziehung und Gesprächsführung» mit besonderer Betonung auf der Vermittlung der

1 Projektteilnehmer: S. Becker, D. Iro, F. Rott, U. Röntsch, K. Storch, J. Werner. Projektleiter: Prof. Dr. M. Elzer

Bedeutung des Erstkontaktes mit dem Patienten und der nonverbalen Kommunikation aufgeführt. Im Curriculum der Pädagogik geht es eher um die kindliche Entwicklung und den Umgang mit Sprache und Entwicklung in den unterschiedlichen Altersstufen. Im Curriculum der Soziologie ist nichts zu diesem Thema zu finden.

Hingegen haben wir bei unseren Recherchen im Ausbildungscurriculum unter dem Oberbegriff «Praktische Ausbildung am Patienten in Kliniken der medizinischen Fachgebiete und anderen Einrichtungen» das Unterrichtsfach «Praktische Ausbildung am Patienten» mit den folgenden Teillernzielen gefunden:

1. Der lernende Therapeut soll die Anwendung der Maßnahmen entsprechend seiner Analyse steuern können. Lerninhalte: Faktoren, die die Reaktionen des Patienten beeinflussen können, z. B. Instruktion
2. Der lernende Therapeut soll nach einer unter Anleitung durchgeführten Behandlung die Patient-Therapeut-Beziehung seines krankengymnastischen Handelns aufzeigen können. Lerninhalte: Erkennen von Inhalts- und Beziehungsaspekten in der Kommunikation/Erkennen eigener sprachlicher Ausdrucksweisen
3. Der lernende Therapeut soll während des Behandelns seine Interaktion mit dem Patienten überprüfen, um Barrieren in der Kommunikation zu erkennen und Lösungsansätze zum Beheben kommunikativer Probleme aufzeigen zu können. Lerninhalte: u. a. Entwickeln von Lösungsstrategien für kommunikative Probleme.

Im Fach «Methodik des Behandelns» sind folgende Teillernziele relevant: Der Schüler soll durch kybernetische Regelkreise Möglichkeiten der Informationsverarbeitung innerhalb der krankengymnastischen Behandlung veranschaulichen können. Lerninhalte: Kommunikation als Form der Informationsübertragung; Kommunikationsmodelle; Kommunikationsformen; Funktionen der Kommunikation; Behandlung als zielgerichteter Kommunikationsprozess.

Es ist zu erwähnen, dass Bayern eigene Lehrpläne hat, die aber ebenso auf der Grundlage der Ausbildungs- und Prüfungsordnung für Physiotherapeuten (PhysTh-AprV) vom 6. Dezember 1994 entstanden sind. Bayern hat genau festgelegt, in welchem Ausbildungsjahr welches Unterrichtsfach gelehrt werden muss, da eine Verschiebung über Jahrgangsstufen hinweg nicht zulässig ist. Die Sozialwissenschaften sind mit 40 Unterrichtseinheiten (UE) im ersten Ausbildungsjahr und mit 20 UE im zweiten festgelegt. Davon sind 12 UE im ersten Jahr für das Lerngebiet «Kommunikation in spezifischen Berufssituationen» vorgeschrieben.

Da Theorie und Praxis nicht immer übereinstimmen, interessierte uns die praktische Umsetzung in die Physiotherapieausbildung, was von den vorgegebenen Lernzielen und -inhalten tatsächlich unterrichtet wurde und an was sich die Schüler noch erinnern konnten. Ebenso ging es darum, von den Schülern eine Selbsteinschätzung ihrer kommunikativen Kompetenz zu erhalten.

2.1.2 Ergebnisse der Untersuchung

Von den 248 Physiotherapieschulen in Deutschland (Stand Januar 2004) haben wir zwölf aus fünf Bundesländern (Baden-Württemberg, Bayern, Hessen, Sachsen-Anhalt, Thüringen) aktiv in unsere Umfrage einbezogen. Die Auswahl der Schulen erfolgte

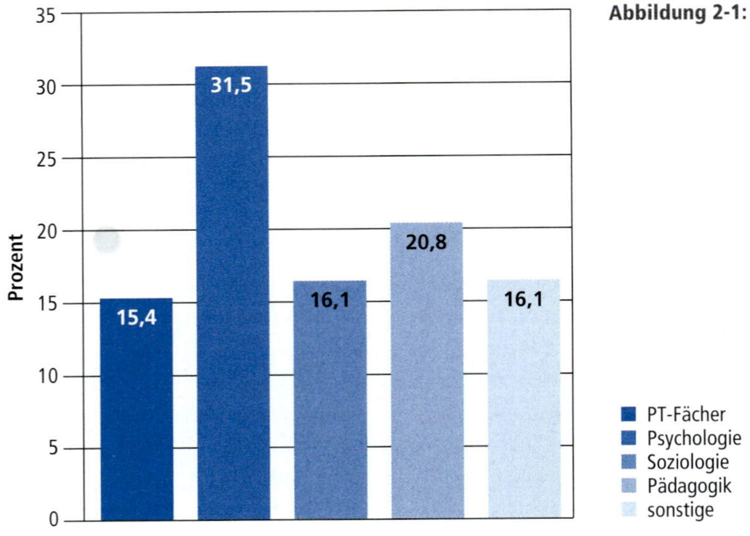

Abbildung 2-1: Fächerverteilung.

aufgrund persönlicher Beziehungen der Projektteilnehmer zu den Einrichtungen. Siebzehn Schulen wurden angefragt, von denen 13 ihre Teilnahme zusagten und zwölf letztendlich teilnahmen. Das entspricht einer Rücklaufquote von 92,3 %. Befragt wurden Schülerinnen des zweiten und dritten Ausbildungsjahres, da wir sicher sein wollten, dass Kommunikation schon unterrichtet wurde und sie bereits im Praktikum gewesen sind.

Die Gesamtstichprobe lag bei 244 Fragebogen.

Die Auswertung der Fragebogen lieferte interessante Befunde: Mehr als 90 % der befragten Schüler gaben an, dass Kommunikation unterrichtet wurde. Davon über 60 % in theoretischen Fächern (Psychologie, Pädagogik, Soziologie), nur 30 % in praktischen Fächern (z. B. Physiotherapie in der Chirurgie) (s. **Abb. 2-1**).

Die entscheidende Frage war: Was verstehen Schüler unter kommunikativer Kompetenz bzw. kommunikativer Fertigkeit in der Physiotherapie?

Etwa ein Drittel der Schüler sehen Kommunikation als eine eindirektionale Aktion an. Es geht also darum, dem Patienten klare Bewegungsaufträge zu erteilen oder bei der Befragung zur Anamnese alle relevanten Informationen vom Patienten zu erhalten.

Etwa ein Drittel der Befragten beschreiben Kommunizieren als zweidirektional. Schlüsselwörter für diese Ebene sind: Verstehen, in den Patienten hineinversetzen, Reagieren auf die Situation, Erfassen von Mimik und Gestik.

Etwa ein Drittel erfassen Kommunikation komplex, als Diskurs zwischen Patient und Therapeut. Dabei geht es darum, auf den Patienten differenziert einzugehen und zu reagieren oder kritische Situationen zu bewältigen.

Diese Aussagen verdeutlichen, wie unterschiedlich kommunikative Kompetenz gesehen bzw. vermittelt wird. In meiner eigenen Ausbildung Anfang der 1990er-Jahre

Abbildung 2-2: Theoretische Ansätze

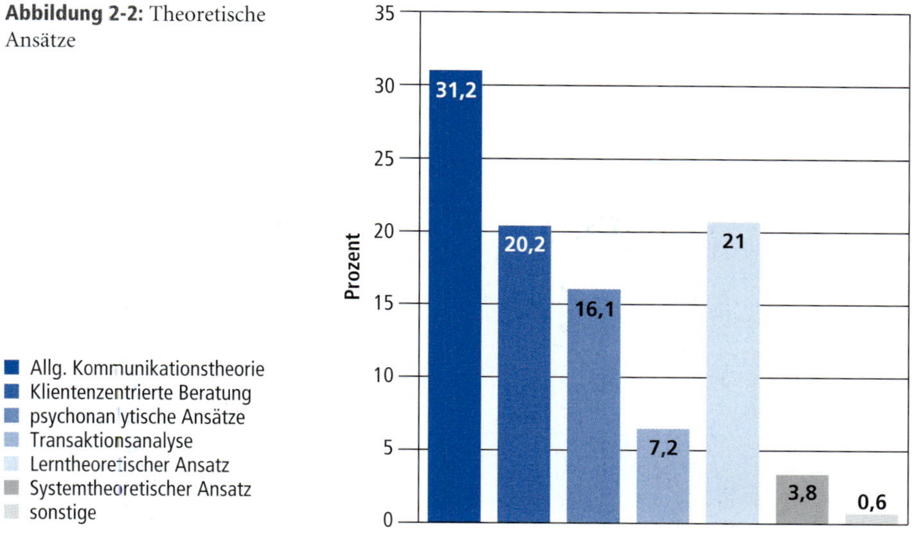

wurde noch sehr viel mehr Wert auf die eindimensionale Kommunikation gelegt. Klare präzise Bewegungsaufträge, z.B. in PNF, wurden häufig geübt und bewertet. Wahre Kommunikation zwischen Patient und Therapeut fand seltener statt. Demnach scheint sich in den letzten 15 Jahren doch einiges geändert zu haben – aber eben vielleicht noch nicht genug.

Theoretische Kenntnisse sind die Grundlage für jede praktische Umsetzung. Daher war es in unserer Untersuchung von großem Interesse, ob die Schüler Kommunikationsmodelle vermittelt bekommen haben. Welcher Ansatz wie häufig genannt wurde, ist **Abbildung 2-2** zu entnehmen.

Am häufigsten wurde die «Allgemeine Kommunikationstheorie» genannt, gefolgt von dem «Lerntheoretischen Ansatz», der «Klientenzentrierten Beratung/Gesprächsführung», den psychoanalytischen/psychodynamischen Ansätzen und der «Transaktionsanalyse». Leider konnte nur ein geringer Anteil der Schüler aktiv Namen wie Watzlawick, Schulz von Thun oder Berne nennen. Hier wäre es wichtig, diese Inhalte/Namen in Zusammenhang zu bringen, um später das Wissen in der Literatur vertiefen zu können.

Im Rahmen des Unterrichtes wurden mit den Schülern unterschiedliche Situationen des Berufsalltages theoretisch besprochen. Hier scheint ein Schwerpunkt auf dem Erstkontakt mit dem Patienten zu liegen. Diese Situation stellt für die Schülerinnen eine große Herausforderung dar, denn sie wissen, dass Patienten unterschiedliche, nicht voraussehbare Erwartungshaltungen haben und sie als Novizen sozusagen noch nicht über die Mittel verfügen, um diese Situation, von der die spätere Behandlung und Beziehung zwischen Patient und Therapeut abhängen wird, zu meistern. Der Erstkontakt bleibt aber prinzipiell immer eine kritische Situation; deswegen sollte er auch einen Schwerpunkt im Unterricht bilden.

An zweiter Stelle wird zu Recht die Untersuchung genannt, die eine wichtige Grundlage für die Behandlung darstellt. Konfliktgespräche, Informations- und

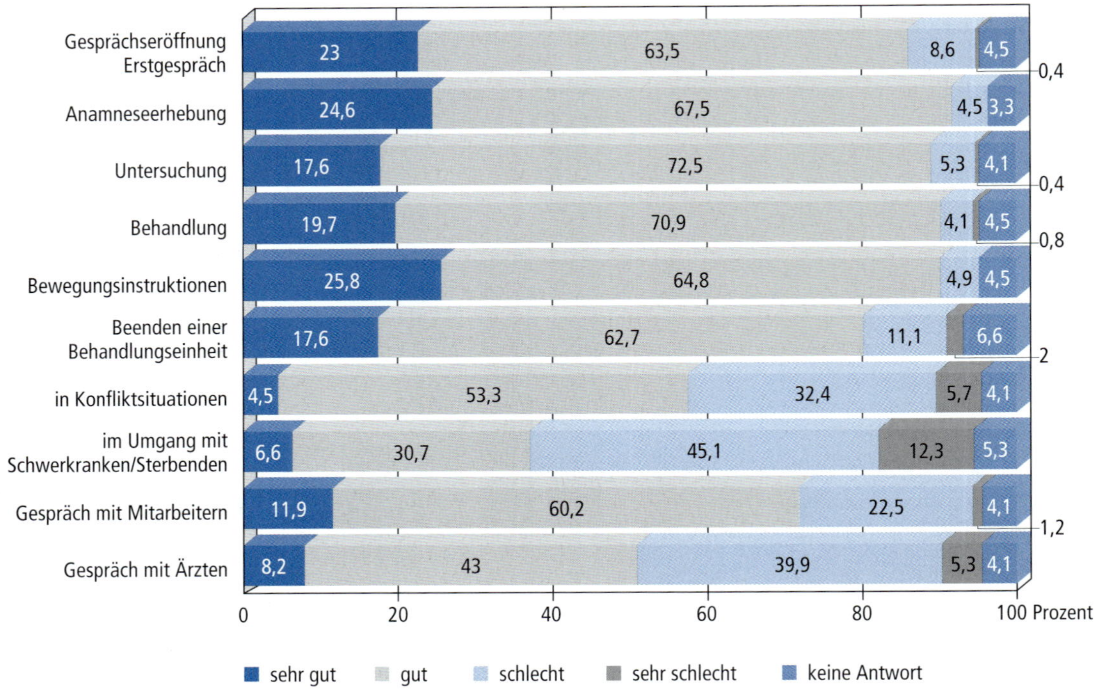

Abbildung 2-3: Gesprächssituationen.

Instruktionsgespräche, Alltagsgespräche, Beratungsgespräche, Mitarbeitergespräche wurden laut Angaben der Schüler ebenso im Unterricht besprochen, jedoch nicht mit der gleichen Intensität wie der Erstkontakt.

Aber wie wurde diese Theorie vermittelt? Über 70 % der befragten Schüler gaben an, dass in Form eines Rollenspiels Situationen nachempfunden wurden, aber nur knapp 20 % konnten unter Anleitung praktisch am Patienten üben. Videoaufzeichnungen solcher Situationen hatten nur 10 % gemacht, und selten kamen Lehrvideos zum Einsatz.

Haben die theoretischen und praktischen Übungen somit dazu beigetragen, dass sich die Schüler gut auf den Berufsalltag vorbereitet fühlen?

Nach eigenen Angaben fühlen sich die Schüler auf folgende Gesprächssituationen gut bis sehr gut vorbereitet: Gesprächseröffnung (91 %), Anamneseerhebung (95,5 %), Untersuchung (94,3 %), Behandlung (95,1 %), Bewegungsinstruktion (95,1 %), Beenden einer Behandlungseinheit (86,9 %) und Gespräche mit Mitarbeitern (76,2 %). Deutlich weniger, nämlich nur 61,9 % fühlen sich auf Konfliktsituationen gut vorbereitet (s. **Abb. 2-3**).

Es ist überraschend, dass sich die Schüler so gut auf berufstypische Situationen vorbereitet fühlten, obwohl der Kommunikationsunterricht eher in den theoretischen und nicht so sehr in den berufspraktischen Fächern stattgefunden hat. Hinsichtlich der zu führenden Gespräche mit Ärzten hielten sich 55,3 % der Auszubildenden für gut und sehr gut gerüstet, während sich 54,7 % nur schlecht und sehr schlecht gerüstet fühlten. In Bezug auf allgemeine Konfliktsituationen hielten sich 38,1 % der Befragten für schlecht und sehr schlecht vorbereitet, in Bezug auf den Umgang mit Schwerkranken sogar 57,4 %. Dazu passt, dass Konflikt-, Alltags- und Beratungsgespräche viel seltener geübt wurden als Erstkontakt und Untersuchung. Auf diese echten Konfliktsituationen, die professionelles Handeln erfordern, sollte somit während der Ausbildung vermehrt sowohl in der Theorie als auch in der Praxis eingegangen werden. Vielleicht trägt auch das recht junge Alter der Schüler dazu bei, dass sie sich in Situationen, in welchen sie mehr auf einem geisteswissenschaftlichen, emotionalen Hintergrund und Lebenserfahrung basierend agieren müssen, unsicherer fühlen als in berufstypischen Situationen.

Die Relevanz des Unterrichtsthemas Kommunikation wird von den Schülern erkannt, denn sie räumen kommunikativen Fertigkeiten gegenüber Patienten (97,5 %), Ärzten (94,7 %), Kollegen (93,4 %) und Angehörigen (78,7 %) einen hohen und sehr hohen Stellenwert ein. Wenn Konflikt- und Beratungsgespräche während des Unterrichts intensiver behandelt werden, lassen sich die Auszubildenden vielleicht dafür sensibilisieren, dass Gespräche mit Angehörigen sehr wichtig sind, auch wenn sie seltener vorkommen.

2.1.3 Diskussion

Welche Schlussfolgerungen sollten wir aus diesen Antworten ziehen? Sehr deutlich muss hervorgehoben werden, dass die zwischenmenschliche Interaktion von zentraler Bedeutung ist und es im Unterricht um mehr als die reine Wissensvermittlung geht. Den Schülern muss theoretisch und praktisch vermittelt werden, dass Kommunikation wesentlich die therapeutische Behandlung, die Therapiebewertung und den Therapieerfolg aus Sicht des Patienten beeinflusst und somit einen großen Stellenwert hat und haben muss.

Basierend auf diesem Wissen sollten zukünftig die Lehrinhalte in Ausbildung und Studium verändert und umgesetzt werden. Die Voraussetzungen für die Integration psychosozialer und kommunikativer Ausbildungsinhalte in die Lehre müssten von den Berufs-, Gesundheits- und Hochschulgremien geschaffen werden.

Ein Problem für die praktische Umsetzung dieser Ziele sehe ich darin, dass ein Großteil der lehrenden Physiotherapeuten selber keine Weiterbildung im Rahmen der Kommunikation haben und somit auch nicht als geschultes Personal fungieren können. Zwar kommt den meisten Kollegen die lange Berufserfahrung zugute, aber diese alleine ist keine Garantie für eine gute kommunikative Kompetenz.

Durch meine langjährige Zusammenarbeit mit vielen Schulen in verschiedenen Bundesländern weiß ich leider auch, dass gerade die Praktikumsbetreuung viele Wünsche offen lässt. So werden die Schüler häufig in Kliniken geschickt, ohne vor Ort – weder von den Lehrkräften der Schule noch von den Kliniktherapeuten – intensiv betreut und angeleitet zu werden. Da geht es eher darum, dass die Schüler viele Patienten behandeln und den Klinikkollegen Arbeit abnehmen. Da bleibt selten Zeit für Hospitationen und Nachbesprechungen von Behandlungen. Aber genau dieses Feedback ist sehr wichtig und kann auch im Unterricht Tage oder Wochen später nur sehr eingeschränkt nachgeholt werden. Kann eine intensive Praktikumsbetreuung von der Schule nicht geleistet werden, beispielsweise weil die Praktikumsplätze weit von der Schule entfernt sind, müssen die physiotherapeutischen Kollegen in den Kliniken entsprechend als Praxisanleiter geschult werden und eng mit den Schulen zusammenarbeiten. Denn leider wissen die Klinikkollegen nur selten ausreichend darüber Bescheid, was im Unterricht wie und wann vermittelt wird.

Als Ausblick muss festgehalten werden, dass Fachkompetenz alleine nicht ausreicht, um Physiotherapeut zu werden. Der Beruf des Physiotherapeuten zeichnet sich auch durch Fähigkeit zur Empathie, ethische Aspekte, Einfühlungsvermögen und die Fähigkeit, den Menschen in seiner Gesamtheit wahrzunehmen, aus. Fachkompetenz wird zudem von den Patienten vorausgesetzt. Wahrgenommen wird sie letztlich jedoch anhand des kommunikativen Verhaltens und der psychosozialen Kompetenz des Therapeuten.

Wir Therapeuten nehmen verschiedene Rollen in unserem Berufsalltag ein. So fungieren wir als Experten, Berater, Anleiter, Trainer und müssen immer situationsgerecht agieren. Auf all dies müssen die Physiotherapeuten von morgen in der Ausbildung vorbereitet und geschult werden, um sie mit allen Techniken und Mitteln ausgestattet in den Berufsalltag zu entlassen.

2.2 Kommunikative Kompetenzen in der Weiterbildung

Silke Becker

2.2.1 Einleitung

Physiotherapeuten gehören ohne Zweifel zu den Berufsgruppen, die nach ihrer Ausbildung viel (Frei-) Zeit und Geld in Weiterbildungen investieren. In der grundständigen Berufsausbildung wird die Basis für die Fachkompetenz gelegt, aber danach geht es erst richtig los mit dem Lernen und Weiterbilden: Manuelle Therapie, PNF, NAP, Bobath, Kraniosakraltherapie, Vojta, Brügger, FBL, Kinesiotaping, MLD, Osteopathie und McKenzie – um nur ein paar Beispiele aus dem großen Angebot zu nennen.

Es gibt so gut wie keine Stellenausschreibungen mehr, in denen nicht nach Physiotherapeuten mit speziellen Weiterbildungen gesucht wird. Bereits frisch examinierte Therapeuten investieren daher noch nicht verdientes Geld in Weiterbildungskurse, um ihre Chancen auf dem Arbeitsmarkt zu erhöhen. Besonders begehrt bei den Arbeitgebern sind Weiterbildungszertifikate, mit denen höhere Abrechnungspreise gegenüber den Krankenkassen erzielt werden können wie z. B. Manuelle Therapie, MLD, Bobath, Vojta.

Aber was bekommen wir als Therapeuten auf den Fortbildungen geboten? Wird ausschließlich weiterbildungsspezifisches Fachwissen vermittelt? Ist Kommunikation ein Thema in den Weiterbildungskonzepten? Um diese und ähnliche Fragen zukünftig fundiert beantworten zu können, hat sich eine Projektgruppe des Bachelor-Studienganges Physiotherapie[2] an der Hochschule Fulda/Philipps-Universität Marburg mit folgender Frage beschäftigt.

2.2.2 Fragestellung, Stichprobe, Fragebogen

Hängt die Qualität der Kommunikation zwischen Therapeut und Patient eher von persönlichen Eigenschaften und Kompetenzen der Therapeuten ab oder von den Lehrinhalten der Aus- und Weiterbildungen? Sind kommunikative Fertigkeiten innerhalb einer Weiterbildungsmaßnahme vermittelbar und werden sie auch vermittelt?

Näher untersucht wurden die zurzeit am Weiterbildungsmarkt dominierenden Behandlungsmethoden: Bobath, Brügger, FBL (Funktionelle Bewegungslehre nach Klein-Vogelbach), MLD (Manuelle Lymphdrainage), MT (Kaltenborn-Evjenth-Konzept), PNF (Propriozeptive Neuromuskuläre Fazilitation), Vojta.

Nach Sichtung der Fachliteratur zu den einzelnen Methoden musste festgestellt werden, dass Kommunikation kaum thematisiert wird. Zumeist beschränkt es sich auf die Bereiche: Anamnese, Ausführung einer Technik und Patienteninformation.

Wird Kommunikation als nicht wichtig erachtet? Als selbstverständlich vorausgesetzt? Oder als nicht erlernbar angesehen? Welchen Stellenwert hat Kommunikation trotzdem für die Instruktoren innerhalb ihrer Methode?

Um Antworten auf diese Fragen zu bekommen, wurden 86 Instruktoren der oben genannten Behandlungsmethoden mittels Fragebogen in ganz Deutschland befragt. Es handelt sich um eine Selbsteinschätzung der Instruktoren. Die Gesamtstichprobe geht aus **Tabelle 2-1** hervor. Die Rücklaufquote betrug 70,3 %.

Tabelle 2-1: Weiterbildungskonzepte.

Konzept	Anzahl	Prozent
Bobath	16	19,1 %
Brügger	10	11,2 %
FBL	10	11,2 %
MLD	14	15,7 %
MT	7	9,0 %
PNF	9	10,1 %
Vojta	20	22,5 %

2 Projektteilnehmer: M. Grunwald, D. Hofmann, S. Mendoza, M. Gabriel, G. Engelhardt, A. Siepmann, S. A. Gläser. Leitung: Prof. Dr. M. Elzer

Um möglichst detaillierte Informationen von den Instruktoren zu bekommen, wurden verschiedene Bereiche mit 24 Items in offenen und geschlossenen Fragen abgefragt:

- Fragen zur Person
- Fragen zur Kommunikation innerhalb des Weiterbildungskonzeptes
- Fragen zum Wissen über Kommunikation
- Fragen zur kommunikativen Kompetenz.

2.2.3 Ergebnisse

Fragen zur Person

Von den befragten Personen sind 64 % weiblich, 93 % haben eine physiotherapeutische Ausbildung gemacht und 5,8 % der Gesamtstichprobe haben eine akademische Ausbildung. Fast alle Instruktoren behandeln neben ihrer Lehrtätigkeit auch noch Patienten, und dabei setzen 70 % bewusst spezielle Methoden und Techniken der Kommunikation und Gesprächsführung ein.

Fragen zur Kommunikation innerhalb des Weiterbildungskonzeptes

Knapp 85 % der Befragten sehen Kommunikation als expliziten Bestandteil ihres Konzeptes an, in dem verbale und nonverbale Kommunikation gleichwertig hoch angesehen werden. Ein Schwerpunkt liegt hier auf dem Erstkontakt, der Untersuchung des Patienten und auf Informations- und Instruktionsgesprächen. Hier ist eine deutliche Parallele zu Abschnitt 2.1 «Kommunikative Kompetenzen in der Ausbildung» zu sehen, denn dort fühlten sich die Schüler auf genau diese Situationen sehr gut vorbereitet. Leider wird auch in den Weiterbildungen nicht betont auf die schwierigeren Situationen wie Alltags-, Konflikt- und Beratungsgespräche eingegangen.

Bei der Analyse der nonverbalen Kommunikation fällt auf, dass auf die Körpersprache des Patienten mehr geachtet wird als auf die des Therapeuten. Dies ist verwunderlich, da sich die Körpersprachen innerhalb eines Behandlungsverlaufes gegenseitig beeinflussen und somit die Möglichkeit zur Intervention bieten.

Die Wichtigkeit der Kommunikation wurde von allen Instruktoren betont. Entscheidend für den Lernerfolg ist aber die Art und Weise des Vermittelns.

Von den befragten Instruktoren geben 40 % an, Kommunikation schriftlich z. B. über Skripte weiterzugeben. Wie bereits vor der Umfrage festgestellt wurde, spielen Lehrbücher hier nur eine sehr geringe Rolle. Aber alleine durch die Theorie kann das entsprechende Know-how nicht ausreichend vermittelt werden, sondern die praktische Übung und Umsetzung ist ganz entscheidend. Siebzig Prozent der Instruktoren gaben an, ihre Lehrinhalte in praktischer Form weiterzugeben. Zum größten Teil erfolgt dies direkt am Patienten, hingegen spielen Rollenspiel, Videoaufnahmen und Lehrvideo nur eine untergeordnete Rolle.

Fragen zum Wissen über Kommunikation

Bei der Frage nach theoretischen Ansätzen, Modellen und Autorennamen mit Bezug zum Thema Kommunikation und Interaktion ergab sich ein breit gefächertes Bild. Die Antworten stellten sich folgendermaßen dar (Mehrfachnennungen): Die Instruk-

Tabelle 2-2: Kenntniserwerb.

	Anzahl	Prozent
autodidaktisch	46	53,5 %
Ausbildung	19	22,1 %
Weiterbildung	57	66,3 %
Studium	7	8,1 %
spezielle Weiterbildung	48	55,8 %

toren nannten die Kommunikationstheorie (26,7 %), Lerntheorie/Pädagogik (19,8 %), den Humanistischen Ansatz (18,6 %), Körpersprache (10,5 %), Psychodynamik (9,3 %) und Sonstige (65,1 %).

Von großem Interesse war die Frage, wie bzw. wo die eigenen Kommunikationskenntnisse erworben wurden. Zwei Drittel der Instruktoren gaben an, ihre Fähigkeiten im Rahmen des Weiterbildungskonzeptes erworben zu haben; 55,8 % in speziellen Weiterbildungen und über 50 % autodidaktisch (s. **Tab. 2-2**).

Die Physiotherapieausbildung vermittelt scheinbar deutlich weniger Kenntnisse, ebenso das Hochschulstudium, was aber aufgrund der geringen Zahl an Hochschulabsolventen in der Stichprobe nicht weiter verwundert.

Fragen zur kommunikativen Kompetenz

Ist kommunikative Kompetenz abhängig von der Persönlichkeit? Diese Frage wird häufig gestellt, und auch hier gibt es keine klare Antwort. Nur ein Drittel der Befragten hat diese Frage bejaht, hingegen waren zwei Drittel eher der Meinung, dass diese Behauptung eher nicht zutrifft. Ein klareres Bild gab es bei der Frage, ob kommunikative Kompetenz eine erlernbare Fähigkeit ist. Dieser Behauptung stimmen 70 % eher zu, als dass sie sie ablehnen.

Zwischen der Gesamtstichprobe und den einzelnen Weiterbildungsrichtungen gibt es Unterschiede, die ich gerne darstellen möchte. Es muss an dieser Stelle noch einmal betont werden, dass es sich bei den Ergebnissen um Selbsteinschätzungen der Instruktoren handelt und diese auch nicht auf alle Instruktoren dieser Fachrichtung übertragbar sind.

Die Brügger-Instruktoren betonten gegenüber der Gesamtstichprobe den sehr hohen Stellenwert der Patienteninformation, um so eine optimale Mitarbeit und Motivation des Patienten zu erreichen.

Auffällig ist, dass die Instruktoren der Manuellen Therapie (MT) nur zu 42 % Kommunikation als expliziten Bestandteil des Weiterbildungskonzeptes ansehen, gegenüber der Gesamtstichprobe, die fast zu 85 % dieser Meinung ist.

Bei der FBL wird der kommunikativen Kompetenz ein 100-prozentiger Stellenwert eingeräumt, aber der Fokus liegt auf der Körpersprache des Patienten und dem Körperkontakt. Hingegen haben Alltags- und Konfliktgespräche einen geringen Stellenwert. Auch die Eigenwirkung oder Eigenwahrnehmung des Therapeuten scheint bisher kaum thematisiert worden zu sein. Kommunikation wird eher uni-direktional als Instruktion verstanden.

Im Vojta-Konzept wird der kommunikativen Kompetenz ebenso ein 100-prozentiger Stellenwert eingeräumt. Positiv auffällig ist die Tatsache, dass Konfliktgespräche als sehr wichtig betrachtet werden. Die praktische Vermittlung der Kommunikation findet viel über Videoaufnahmen und Lehrvideos statt. Allerdings ist nicht geklärt, ob die Videos wirklich zur Vermittlung von Kommunikation eingesetzt werden oder eher aus behandlungstechnischen Gründen, z. B. zur Beurteilung der Biomechanik des Patienten.

2.2.4 Diskussion

Von den befragten Instruktoren geben 84 % an, dass Kommunikation ein wesentlicher Bestandteil in ihren Weiterbildungskonzepten ist. Dieses Ergebnis ist überraschend, denn die vorausgegangene Literaturrecherche und die persönlichen Erfahrungen der Projektteilnehmer hatten ein anderes Ergebnis vermuten lassen. Wie in Abschnitt 2.1 dargestellt, sehen sich bereits die Schüler als kommunikativ kompetent an. Dies behaupten auch die Instruktoren von sich. Aber warum? In der Ausbildung werden nachweislich kaum grundlegende Kenntnisse vermittelt, so dass das Wissen der examinierten Physiotherapeuten über Kommunikation vermutlich gering ist. Woher aber stammt das angegebene Wissen der Instruktoren? Das physiotherapeutische Weiterbildungsangebot zum Erwerb von kommunikativer Kompetenz ist nicht so groß, dass alle Physiotherapeuten sich dort ihr Wissen aneignen könnten. So lässt sich auch erklären, warum häufig der Bereich der Autodidaktik beim Kenntniserwerb genannt wurde. Denn die Inhalte der Weiterbildungskonzepte scheinen doch nicht ausreichend den vorhandenen Bedarf zu decken.

Die Situation in anderen medizinischen Bereichen ist auch nicht viel besser. Im Medizinstudium wird durch die Approbationsordnung seit den 1970er-Jahren in den psychosozialen Grundlagenfächern auch die Patientenkommunikation behandelt. Aber leider wird immer wieder der Eindruck erweckt, dass davon in der Berufspraxis sehr wenig ankommt. Dies könnte zum einen daran liegen, dass dieses Thema in den allerersten Semestern behandelt wird und hier den angehenden Medizinern die Wichtigkeit der Kommunikation überhaupt noch nicht klar ist. Es geht nur darum, seinen Schein zu bekommen, und damit ist das Thema abgehakt. Nach und nach werden in Deutschland und anderen Ländern die Studiengänge reformiert, und erfreulicherweise ist zu beobachten, dass frühere Randthemen zunehmend in den Fokus kommen und ihnen ein höherer Stellenwert zugeordnet wird. So gibt es an der medizinischen Fakultät der Universität Wien seit Kurzem folgende verpflichtende Veranstaltungen für Medizinstudenten: Kommunikationstraining für das ärztliche Gespräch; Kommunikation mit Sterbenden – Vorbereitung auf den Umgang mit dem Tod; Kommunikation in der Medizin unter spezieller Berücksichtigung der Psychoonkologie; Kommunikationsmöglichkeiten bei geriatrischen Patienten am Beispiel der Basalen Stimulation.

Dies ist sicherlich ein Ansatz, der sowohl für die Ausbildung der Physiotherapeuten als auch für den Weiterbildungsmarkt wünschenswert wäre.

Konfliktgespräche sind für jeden eine Herausforderung, egal ob jung oder alt, berufserfahren oder Berufsanfänger. Die Schüler fühlen sich schon zu wenig darauf vorbereitet und werden in den meisten Weiterbildungen auch kaum weitere Hilfe bekommen. Hier ist sicherlich ein großer Nachholbedarf und viel Potenzial für den Weiterbildungsmarkt zu vermuten.

Der Untersuchergruppe stellte sich die Frage, ob der Fragebogen das richtige Instrument zur Erhebung war. Bei der Auswertung wurde klar, dass man manche Antworten gerne genauer bei den Instruktoren hinterfragt und so eventuelle Unklarheiten schnell geklärt hätte. Eine persönliche Befragung war aber im Rahmen der Projektarbeiten nicht möglich, und so dürfen manche Ergebnisse auch nicht überinterpretiert werden.

«Durch unser Wissen unterscheiden wir uns nur wenig, in unserer grenzenlosen Unwissenheit aber sind wir alle gleich.» Diesen Satz prägte Karl Popper (1902–1994) im letzten Jahrhundert. Unwissenheit kann auch ein Grund dafür sein, dass sich viele Physiotherapeuten als kommunikativ kompetent einschätzen. Wir Therapeuten reden jeden Tag sehr viel mit Patienten, Kollegen, Mitarbeitern, Angehörigen; aber das ist nicht gleichbedeutend mit kommunikativ Kompetent-Sein. Dies wird einem aber erst bewusst, wenn man sich mit diesem Thema intensiv beschäftigt und seine Unwissenheit in Wissen umwandelt. Darum ist es so wichtig, dass Kommunikation ein wichtiger Bestandteil der Aus- und Weiterbildung wird.

2.3 Das Thema Kommunikation in der deutschsprachigen physiotherapeutischen Fachliteratur

Nicole Beil

2.3.1 Einleitung

Im Abschnitt 2.3 wird beschrieben, welchen Stellenwert das Thema Kommunikation in der deutschsprachigen Fachliteratur der Physiotherapie hat (Stand Herbst 2007). Hierzu wurde eine Bestandsaufnahme der Literatur vorgenommen. Unter Festlegung zeitlicher und inhaltlicher Kriterien wurde die Recherche durchgeführt. Diese Arbeit ergab, dass das Thema der kommunikativen Kompetenz in der deutschen Literatur durchaus Berücksichtigung fand. Allerdings wurden große Unterschiede in der Ausführung der Inhalte festgestellt: Der Stellenwert der kommunikativen Kompetenzen in der Physiotherapie für die physiotherapeutische Behandlung wurde zwar allgemein als sehr hoch eingestuft; aber in der fachwissenschaftlichen Literatur spiegelte sich dieser Anspruch zur Zeit der Bestandsaufnahme noch nicht wieder.

Es ist zu vermuten, dass das Thema Kommunikation in der internationalen Literatur einen größeren Stellenwert besitzt. Ein Blick in die ausländische Literatur zeigt, dass das Thema der Kommunikation aktiv behandelt wird. Gibt man im Internetsuchportal PubMed die Suchbegriffe «*communication*» und «*physiotherapy*» ein, erhält man eine relativ hohe Trefferzahl. Beispielsweise untersuchten Potter und Kollegen die Dienstleistungsqualität der Physiotherapie aus der Sicht des Patienten, insbesondere die Kommunikation (Potter et al. 2003). Sie stellten fest, dass «gute Physiotherapie» auch wesentlich von der Fähigkeit abhängig ist, mit dem Patienten sprechen zu können. Gyllensten und Kollegen fanden in ihrer Untersuchung heraus, dass die Interaktionsfähigkeiten des Physiotherapeuten die Ressourcen des Patienten erhöhen und es zu einem besseren Ergebnis für den Patienten komme (Gyllensten et al. 2006).

2.3.2 Die Suchstrategie

Die Literaturrecherche erfolgte in:

1. Fachzeitschriften der Physiotherapie
2. wissenschaftlichen Fachzeitschriften
3. Fachbüchern und
4. Lehrbüchern der Physiotherapie.

Als Lehrbücher werden jene angesehen, die als solche namentlich ausgewiesen sind. Folgende Kriterien wurden für die Recherche festgelegt: der Zeitraum der Auflagen der zuvor genannten Medien der Jahre 2000 bis 2007, Sichtung der Inhaltsverzeichnisse und Sachverzeichnisse, Letzteres bezieht sich auf die Fach- und Lehrbücher. Die gezielte Eingrenzung des Zeitraumes entstand aus der Überlegung heraus, dass vermutlich seit Beginn der ersten Studiengänge in der Physiotherapie um 2000 herum eher wissenschaftliche Beiträge zu finden sein könnten.

Die Recherche erfolgte im Internet und durch direkte Sichtung der Bücher unter den zuvor genannten Kriterien. Suchbegriffe waren «Kommunikation», «Interaktion» und «Gesprächsführung».

2.3.3 Die Ergebnisse

Im Folgenden werden die Ergebnisse unter quantitativen und qualitativen Gesichtspunkten zusammengefasst und diskutiert.

In den Rubriken «Fachzeitschriften» und «wissenschaftliche Fachzeitschriften» wurden insgesamt 196 Zeitschriften gesichtet und 16 Treffer erzielt.

Die Inhalte der Berichte waren von unterschiedlicher Qualität. Im Wesentlichen waren es Tagungsberichte, Originalarbeiten, Referate und Erfahrungsberichte. Besonders deutlich kam bei allen Berichten die Bedeutung der Kommunikation und der kommunikativen Kompetenzen zum Ausdruck. Jedoch befasste sich keiner der Beiträge mit dem Erwerb kommunikativer Kompetenzen.

Bei 16 gesichteten Lehrbüchern und 6 Fachbüchern ergab die Recherche jeweils vier Treffer. Inhaltlich lässt sich zusammenfassen, dass Wissen über Kommunikation eher vorausgesetzt wird. Es wurden keine Grundlagen gelehrt, sondern vielmehr die direkte, bewusste Anwendung von Kommunikation, um die verschiedenen Ziele in der physiotherapeutischen Behandlung zu erreichen.

Im Folgenden sollen die Ergebnisse unter dem Aspekt des Stellenwertes der Kommunikation in der physiotherapeutischen Fachliteratur qualitativ diskutiert werden.

In den Fachzeitschriften für Physiotherapie im Allgemeinen wurden insgesamt 14 Beiträge unterschiedlicher Qualität und Quantität gefunden. In keiner der Fachzeitschriften kann von einer Regelmäßigkeit der Bearbeitung der Thematik gesprochen werden. Je nach Anspruch der Fachzeitschriften ist auch die Qualität der Artikel und Beiträge unterschiedlich.

In der *pt – Zeitschrift für Physiotherapeuten* waren zwei bis drei Artikel in einem Jahr abgedruckt, dafür gab es zwei Jahrgänge, in denen Kommunikation kein Thema war. Die ersten beiden Artikel waren Tagungsberichte aus dem Jahr 2000 (Heinl 2000; Schneider 2000). Sie wurden teilweise gekürzt, was meiner Meinung nach nicht unbedingt als negativ anzusehen ist. Der Vortrag von Heinl stammt aus dem Jahre 1995 und lässt die Frage aufkommen, warum dieser erst 2000 abgedruckt wurde. Bei beiden Berichten kommt sehr deutlich die Wichtigkeit des Bewusstseins über die Kommunikation im Berufsstand der Physiotherapie zum Ausdruck. Erst 2002 erschien der nächste Tagungsbericht (Henscher 2002).

Zusammengefasst kann gesagt werden, dass zwei von vier Tagungsberichten inhaltlich zum Thema der Kommunikation am aussagekräftigsten sind. Sie sind mit kleinen theoretischen Ausführungen über Kommunikation und ihre Grundlagen durchsetzt. Allerdings enthält nur der Bericht von Schneider (2000) Quellenangaben, die den Inhalt nachvollziehbar machen. Ohne Quellenangaben ist dem Leser die Möglichkeit genommen, sich eingehender mit dem Thema zu beschäftigen.

Einen eher informativen Stil zeigen die Referate auf. Zeitungsartikel, in diesem Fall aus der FAZ (Schütze 2002) zusammenzufassen, halte ich für unnötig. Lediglich das Referat über die Arbeit Lüdtkes (2005) könnte einen wissenschaftlichen Anschein vermitteln, da eine wissenschaftliche Arbeit zusammengefasst wurde. Zu kritisieren ist eine nicht erkennbare Struktur, in der der Artikel ausgewertet wurde. Eine immer gleiche Struktur solcher Referate über wissenschaftliche Artikel wäre durchaus denkbar; ihre Qualität und Objektivität würde dadurch steigen. Auf diesem Wege könnte Wissenschaft allen etwas näher gebracht werden.

In der Rubrik der Originalarbeiten dieser Fachzeitschrift wurden die Beiträge von Dehn-Hindenberg (2007), Mall (2003), Weber (2002) und Wilda-Kiesel (2003) im Ergebnisteil dargestellt. Lediglich die Arbeit von Dehn-Hindenberg (2007) entspricht dem allgemeingültigen wissenschaftlichen Standard. Das heißt sie enthält einen Abstract (Zusammenfassung), eine Einleitung, einen Material- und Methodenteil, einen Ergebnisteil, die Diskussion und eine Literaturliste, nach der eine Fragestellung bearbeitet wird. Inhaltlich ist diese Arbeit sehr wertvoll für die Kommunikation in der Physiotherapie. Die anderen Originalarbeiten sind auch in sich strukturiert und verständlich dargestellt. Sie haben aber eher einen beschreibenden, informativen Stil. Es wurde in keiner eine Fragestellung bearbeitet. Positiv anzumerken sind bei allen zuvor genannten Beiträgen die Literaturangaben. Sie machen die Inhalte nachvollziehbar.

In der Fachzeitschrift *physiopraxis* sah es ähnlich aus. In einem Jahrgang gab es zwei Beiträge und in zwei von erst vier verlegten Jahren gab es keinen Beitrag. Es lagen keine wissenschaftlichen Arbeiten als solche vor. Drei von vier Beiträgen enthalten eine Literaturliste die online abrufbar ist. Dazu gehören die Beiträge von Geisler (2007), Rose (2005) und Schneider (2003). Sie wirken allesamt informativ und theoretisch fundiert, gehen auf die Therapeuten-Patienten-Beziehung ein, jedoch nicht auf kommunikative Grundlagen. Dazu muss man sagen, dass das auch nicht immer Ziel eines solchen Beitrages ist. Aber umgekehrt lässt sich sagen, dass viel mit Fachbegriffen argumentiert und erläutert wird, die nur in den zuvor aufgeführten Berichten einzusehen sind. Oft macht es den Anschein, dass diese Fachbegriffe als selbstverständlich vorausgesetzt werden. Genau hier sehe ich eine Schlüsselstelle, das Thema der Kommunikation in der Literatur zu bearbeiten. Um Missverständnisse von Definitionen, beispielsweise verschiedenster Begrifflichkeiten der Kommunikation, zu vermeiden, ist es meiner Meinung nach notwendig, immer wieder zur Theorie Bezug zu nehmen. Wenn es sein muss, auch immer wieder zu den Grundlagen. Im Beitrag von Götz (2005) gibt es keine Literaturangaben. Eine Quellenangabe im Text ist vorhanden und im Kontext wird Bezug darauf genommen. Der Beitrag enthält Ausschnitte von Interviews und wirkt wie eine Zusammenfassung von verschiedenen Meinungen und Erfahrungen. Informativ ist der Beitrag verwertbar, unter wissenschaftlichen Aspekten oder theoriegeleiteten Annahmen eher nicht.

In den Fachzeitschriften *physioscience* und *Manuelle Therapie* werden Forschungsarbeiten abgedruckt, die Fragestellungen nach dem zuvor beschriebenen allgemeingültigen, wissenschaftlichen Standard bearbeiten. Die beiden Artikel von Lüdtke (2004) und Potter et al. (2005) haben denkbar unterschiedliche Fragestellungen, und doch bewegen sie sich im großen Feld der Kommunikation.

Die Erkenntnis von Potter und Kollegen (2005), dass ein achtstündiges Schulungsprogramm zum Erwerb verbesserter Kommunikationsfähigkeiten zeitlich nicht ausreicht, ist von hoher Bedeutung. Zum einen lässt sich schlussfolgern, dass ein solches Programm über mehrere Einheiten lang stattfinden müsste. Somit könnte das Gelernte in den folgenden Patientenkontakten umgesetzt werden. Man hätte die Chance, die Erfahrungen zwischen den einzelnen Einheiten mit den anderen Schulungsteilnehmern und dem Kursleiter zu besprechen und zu reflektieren. Zum anderen erschließt sich, dass kommunikative Fähigkeiten erlernt werden können. Nicht jedem ist ein Talent zum Kommunizieren auf allen Ebenen gegeben. Im Sinne der beruflichen Profession sollte die Reflexion der eigenen Kommunikation durch Lehrgänge oder Supervisionen wie sie auch in der Ausbildung stattfinden selbstverständlich sein. Noch besser wäre es, wenn der Kommunikation viel mehr Aufmerksamkeit bereits in der Ausbildung geschenkt würde.

Bei Lüdtkes Arbeit (2004) stellte sich heraus, dass die Kommunikation des Therapeuten mit dem Patienten sehr wohl Einfluss auf das Verhalten des Rückenschmerzpatienten hat. Ob tatsächlich Chronifizierungsprozesse durch mangelnde Kommunikation und Information dem Patienten gegenüber gefördert werden, kommt nicht zum Ausdruck. Deutlich wird einfach die Tragweite der Kommunikation in der physiotherapeutischen Behandlung. Einen Chronifizierungsprozess zu fördern, ist sicher nicht das Ziel von Physiotherapeuten. Positiv im Sinne der Verhinderung eines Chronifizierungsprozesses zu arbeiten, scheint umso schwieriger zu sein. Umso mehr zeigt

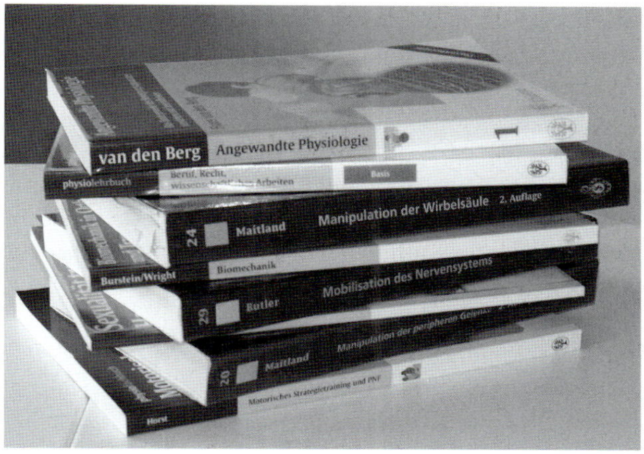

Abbildung 2-4: Einschlägige Lehrbücher der Pysiotherapie. (Foto: Nicole Beil)

sich die Notwendigkeit, das Wissen über die Kommunikation zu erweitern und vor allem zu lernen, dieses in der Behandlung auch umzusetzen.

Die Lehrbücher in der Physiotherapie (s. **Abb. 2-4**) nehmen sich der Thematik auf jeden Fall an. Umfang und Inhalt zeigten sich recht unterschiedlich. Von der Erwähnung der Kommunikation in *Physiotherapie in der Pädiatrie* (Hüter-Becker/Dölken 2004) bis hin zur umfangreichen Darstellung in *Behandeln in der Physiotherapie* (Hüter-Becker/Dölken 2005b) war die Qualität und Quantität geprägt. Am umfangreichsten wurde die Thematik im zuletzt genannten Buch aufgegriffen. Anhand des physiotherapeutischen Prozesses (Befundaufnahme, Behandeln, Wiederbefund, Patient immer wieder befragen) wurde die Kommunikation an entsprechender Stelle eingeflochten. Dies ist für Berufsanfänger meines Erachtens von hoher Bedeutung. Hier können kommunikative Grundlagen von Beginn an erlernt werden. Natürlich geht es nicht ohne Berufserfahrung, aber kleine Starthilfen erleichtern an dieser Stelle den Einstieg in den physiotherapeutischen Prozess. Hier lässt sich auch Bezug zum oben genannten Ergebnis von Lüdtke (2004) nehmen.

In den Fachbüchern von Maitland *Manipulation der Wirbelsäule* (Maitland 1994) und *Manipulation der peripheren Gelenke* (Maitland 1996) sowie von Butler *Mobilisation des Nervensystems* (Butler 1995) wurde am ausführlichsten über die Grundlagen der Kommunikation geschrieben. Sie stellten theoriegeleitete Annahmen auf und stellten sie in praxisnahen Beispielen dar. Maitland (1994) selbst schrieb, dass er das Thema der Kommunikation im 38 Seiten langen Kapitel nur an der Oberfläche darstellen konnte. In *Manipulation der peripheren Gelenke* (Maitland 1996) schrieb er, dass der Rolle der Kommunikation in der Vergangenheit nicht genügend Aufmerksamkeit geschenkt wurde. Dies müsse sich ändern. Die Aussage, nur die Oberfläche dieses Themas darstellen zu können, ist sehr treffend. Was zum Zeitpunkt der Recherche fehlt, ist ein zentrales Buch, das sich mit den kommunikativen Kompetenzen in der Physiotherapie beschäftigt.

Im Fachbuch *Clinical Reasoning – Therapeutische Denkprozesse* (Klemme/Siegmann 2006) ließe sich vermuten, dass dem Thema der Kommunikation ein großer Anteil gewidmet würde. Der Recherche nach war dem leider nicht so. Interessanterweise trat hier der Begriff der kommunikativen Kompetenz auf, der gar nicht näher erläutert wurde. Für mich stellt sich hier eine Diskrepanz zu den Inhalten im Lehrbuch *Untersuchen in der Physiotherapie* (Hüter-Becker/Dölken 2005a) ein. Hier wurde der Prozess des «Clinical Reasonings» im Zusammenhang mit der Kommunikation hervorgehoben. Im Gegenzug findet die Bedeutung der Kommunikation in einem ganzen Buch keine nennenswerte Berücksichtigung. Dadurch wird auch das unterschiedliche Verständnis von Kommunikation und erst recht von kommunikativen Fähigkeiten sehr deutlich.

2.4 Diskussion

Insgesamt lässt sich sagen, dass das Thema Kommunikation bzw. kommunikative Fähigkeiten eine gewisse Berücksichtigung in der deutschen fachwissenschaftlichen Literatur findet. Der höchste Stellenwert der kommunikativen Fähigkeiten spiegelt sich in den Büchern von Maitland (1994,1996) und Butler (1995) wieder; es handelt sich um Übersetzungen von Fachbüchern aus dem anglo-amerikanischen Sprachraum. Es wäre wünschenswert, würde es mehr Fachliteratur spezifisch über die Kommunikation bzw. kommunikativen Fähigkeiten in der Physiotherapie geben; Grundlagen sollten nicht unterschätzt werden. Mit den in dieser Arbeit aufgeführten Artikeln von Dehn-Hindenberg (2007) und Lüdtke (2004) wird deutlich, wie einflussreich und wichtig die Kommunikation in der Physiotherapie ist.

In den Zeitschriften sehe ich die Möglichkeit, Interesse und die Notwendigkeit, sich mit dem Thema der Kommunikation zu beschäftigen, zu wecken. Zu nennen sind hier noch mal die Tagungsberichte von Heinl (2000), Schneider (2000) und die Originalarbeiten von Dehn-Hindenberg (2007), Mall (2003), Weber (2002), Wilda-Kiesel (2003) in der *pt – Zeitschrift für Physiotherapeuten* sowie die Beiträge in *physiopraxis* von Geisler (2007), Rose (2005), Schneider (2003).

Abschließend eine persönliche Anmerkung: Es ist nicht einfach, unterschiedliche Arten von Literatur unter dem Aspekt Kommunikation zu untersuchen und zu bewerten. Den Stellenwert der kommunikativen Kompetenzen in der Physiotherapie im Sinne der Notwendigkeit und Bedeutung für die physiotherapeutische Behandlung möchte ich nach dieser Arbeit als sehr hoch einstufen und auch als aktiv behandelt ansehen. Im Sinne der Bestandsaufnahme der fachwissenschaftlichen Literatur in der Physiotherapie stufe ich den Stellenwert als mäßig vorhanden ein. Wünschenswert bleibt weitere Forschung auf dem Gebiet der Kommunikation vor allem im physiotherapeutischen Sinne.

3 Einführung in die Kommunikationswissenschaften

Matthias Elzer

Das folgende Kapitel möchte Ihnen eine Einführung in die Kommunikationswissenschaften anhand der beiden zentralen Begriffe «Kommunikation» und «Kompetenzen» geben.

Es handelt sich dabei um äußerst komplexe und damit unscharfe Fachbegriffe. Sie sind inzwischen gängige Modebegriffe geworden und werden vielfältig verwendet.

In diesem Lehrbuch werden eine Reihe von Fachbegriffen und Fremdwörtern verwendet, Definitionen gegeben und diese hinsichtlich ihrer Entstehung und Bedeutung diskutiert; einen Vorgeschmack haben Sie bereits in Kapitel 1 erhalten.

Kommunikation findet durch den Gebrauch von Worten statt. Wir möchten daher an dieser Stelle einige Ausführungen, einen Exkurs über den Gebrauch von Worten und Begriffen machen.

Exkurs

Zur Bedeutung von Wörtern

1. Etymologie

Zu wissen, woher ein Wort der deutschen oder einer andern Sprache stammt, ist nicht nur interessant, sondern erleichtert dem Leser auch, die tiefere Bedeutung des Wortes im Gedächtnis zu behalten.

Beispielsweise kommt das Wort «Sucht» (Alkohol-, Medikamenten-, Mager-, Arbeits-, Sexsucht etc.) nicht, wie häufig angenommen wird, von «suchen» – im Sinne von nach dem Suchtstoff, z. B. Alkohol, suchen –, sondern von dem mittelhochdeutschen Wort *siech,* das «krank» und *siechen,* das «lange Zeit krank sein» heißt. Das englische *sick* kommt ebenfalls daher. Letztlich bedeutet das Wort «Sucht»: «siechen, krank sein und schlimmstenfalls an dem Siechtum zu Grunde (letztlich in die Erde, in den Tod) gehen».

Diese Wissenschaft von der Herkunft, Geschichte und Grundbedeutung der Wörter ist die Etymologie.

2. Fremdwörter als Fachwörter

Häufig werden im Deutschen komplexe Sachverhalte mit einem Fremdwort aus einer anderen Sprache beschrieben; das Wort wird dann zum Fachbegriff oder Fachwort (Terminus technicus), der den Sachverhalt präzise benennen soll. Aber häufig besteht vor dem Fremdwort eine derartige Ehrfurcht, ein Respekt, dass wir uns nicht getrauen zu fragen, was es denn genau bedeutet, wenn jemand beispielsweise Worte wie «Emergenz» oder «Portfolio» benutzt. Wer möchte denn schon dumm dastehen? Ein Fremdwörterlexikon kann manchmal dabei hilfreich sein, den Sinn zu verstehen, aber nicht immer. Wie war es früher? Latein und Altgriechisch waren bis in die Neuzeit die Wissenschaftssprachen an den Universitäten. Sie wurden auch als «tote» Sprachen bezeichnet, da sie keine Alltagssprachen darstellen, die einem dynamischen Bedeutungswandel unterliegen. Ihre Bedeutung war somit konstant. Weil sie «tot» sind, eigneten sie sich besonders gut als Wissenschaftssprache. Durch eine Fachsprache ist eine Verständigung über die Sprachgrenzen hinweg leichter möglich.

3. Lehnwörter und ihr Bedeutungswandel

Fremdwörter sind durch den vielfältigen Gebrauch auch Bestandteile der deutschen Sprache geworden; da sie aus einer anderen Sprache entlehnt, ausgeliehen sind, heißen sie Lehnwörter. Beispielsweise ist das Wort «Operation» ein solches Lehnwort, das seinen festen Platz im Wortschatz unserer Sprache gefunden hat. Wir verstehen darunter einen chirurgischen Eingriff, ein Einwirken auf einen Körper (von Lateinisch: *opera* = «Mühe, Arbeit, erarbeitetes Werk»; *operari* = «werktätig sein, arbeiten, beschäftigt sein, sich abmühen»). Wir kennen auch militärische und andere Operationen. Die Oper geht auf den gleichen Ursprung zurück. Es gibt auch Lehnwörter, die sich lautlich oder formal derart verändert haben, dass man ihnen nicht mehr auf den ersten Blick ansieht, dass sie aus einer anderen Sprache entlehnt sind; beispielweise ist das Wort «Mauer» vom lateinischen Wort *murus* entlehnt worden.

Heute wird die lateinisch-griechische Wissenschaftssprache zunehmend vom Englischen verdrängt. Immer mehr englische Wörter gehen als Lehnwörter in die deutsche Alltags- und Fachsprache ein; beispielsweise wird etwas *verlinkt, down geladen*. In der Physiotherapie sprechen wir von *evidence-based medicine/physiotherapy* oder *Clinical Reasoning*.

In vielen romanischen Sprachen (Italienisch, Spanisch, Französisch) und im Englischen findet der Fachbegriff zugleich auch in der Alltagssprache Verwendung; Beispiel: *communication*.

Während in den antiken Sprachen die Wortbedeutungen klar definiert bleiben, unterliegen sie im Alltagsgebrauch der englischen oder deutschen Sprache einem Bedeutungswandel. So bedeutet das lateinische Wort *evidentia* «Veranschaulichung». Im Englischen hat es einen Bedeutungswandel vollzogen; *evidence* heißt «Beweis, Beleg, Zeugnis». Auf Evidenz basierende Medizin und Physiotherapie hat also weniger mit Veranschaulichung als mit dem Nach- oder Beweis der Wirksamkeit zu tun.

4. Zum Bedeutungswandel von Fachbegriffen:

Fachbegriffe sollten eigentlich klar definierte Bedeutungen haben. Wir nennen einen Fachbegriff auch *Terminus* oder *Terminus technicus*. Im Lateinischen heißt *terminus* «Grenzstein, Markstein, Ziel». Ein Fachausdruck ist also wie ein Grenzstein, er markiert den Anfang und das Ende eines Feldes.

Anders das deutsche Wort *Begriff*: Es hat unschwer erkennbar etwas mit «Griff», «greifen, anfassen, anpacken» zu tun und ist eher eine Handlungssprache. Das umgangssprachliche Substantiv «Grips» kommt übrigens auch von Griff und meint, dass man etwas verstandesmäßig begriffen hat.

Umgangssprachlich verwendet führen Termini zu einem Bedeutungswandel. In der Umgangssprache und der angewandten Wissenschaft fungieren sie dann eher wie ein großer Container für alle möglichen Bedeutungsoptionen. Sie verlieren dabei oft ihre Klarheit, besonders dann, wenn sie aus den antiken Sprachen über andere aktuelle Fremdsprachen z. B. das Amerikanische und Englische ins Deutsche zurückübersetzt werden. Dabei treten Veränderungen der Bedeutung auf.

Beispielsweise wird der deutsche psychoanalytische Begriff «Trieb» im Englischen manchmal mit *instinct* übersetzt; die Rückübersetzung ins Deutsche erfolgte mit «Instinkt», was völlig sinnentstellend ist. Freud hatte mit Trieb genau etwas anderes als den animalischen Instinkt gemeint. Daher ist es wissenschaftlich notwendig, im Original, beim Erstautor nachzuschauen, wie er den Begriff verstanden hat.

5. Zusammenfassung
Die etymologische Erklärung eines deutschen Wortes und die Übersetzung eines Fremdwortes führt uns durch seine Geschichte und Anwendungen zu seiner inneren Bedeutung.

In der Sprachwissenschaft (Linguistik) wird die *Lehre von der Bedeutung sprachlicher Zeichen* «Semantik» genannt. Ein Begriff oder Wort hat, wie wir gerade gesehen haben, eine Geschichte und oft mehrere Bedeutungen, die jeweils seine Verwendung und sein Verständnis widerspiegeln.

Zudem gibt es auch noch «Synonyme», d. h. Wörter mit ähnlicher oder gleicher Bedeutung; beispielsweise *Metzger* statt *Fleischer* oder *Arzt* statt *Mediziner*. Die Verwendung von Synonymen aus unterschiedlichen Sprachen ist aus semantischen und etymologischen Gründen ebenfalls aufschlussreich: So bedeuten heute das deutsche *pflegen* und das englische *to nurse* das Gleiche; sie haben aber historisch und kulturell unterschiedliche Wurzeln:

- *pflegen:* «sich einsetzen, für jemanden sorgen, betreuen, hegen»
- *to nurse*: «säugen, nähren, stillen; großziehen; pflegen» (Duden 2001a und 1982; Langenscheidts Handwörterbuch 1994).

Kurzum: Aus diesen Gründen steht am Anfang einer jeden wissenschaftlichen Erörterung in der Regel eine Begriffsklärung hinsichtlich Übersetzung, Etymologie, Semantik oder Synonymen. Sie ist kein steifes wissenschaftliches Ritual, sondern oft ein spannender und lebendiger Einstieg in das Thema. Die Beschäftigung mit der Geschichte und Bedeutung von Wörtern ist gerade beim Thema Kommunikation von Wichtigkeit, um Missverständnisse auszuschließen.

3.1 Was ist Kommunikation?

Kommunikation ist der Kitt oder Leim, der private und berufliche menschliche Beziehungen, Organisationen, Gesellschaften, Kulturen – letztlich die Welt – zusammenhält und weiterentwickelt. Ohne angemessene Kommunikation funktioniert nichts. Dieses Credo der Kommunikationswissenschaft und Organisations- und Personalberatung gilt natürlich auch – oder sogar insbesondere – für therapeutische Beziehungen in den Gesundheitsberufen.

In den letzten Jahrzehnten entwickelte sich die Kommunikationswissenschaft als eine interdisziplinär zusammengesetzte wissenschaftliche Disziplin. Sie beschäftigt sich mit dem Phänomen Kommunikation unter verschiedenen Perspektiven, von denen die wichtigsten hier genannt werden:

1. Massenkommunikation (z. B. Massenmedien)
2. Nachrichtentechnik der dialogischen Kommunikation (z. B. Telefon)
3. Soziologie (z. B. Zugang zur Information)
4. Psychologie (z. B. Gesprächsführung)

Die Massenkommunikation ist nicht Thema dieses Buches; hier verläuft der Informationsfluss einseitig von einer Person oder einer Gruppe zu einer anonymen Masse.

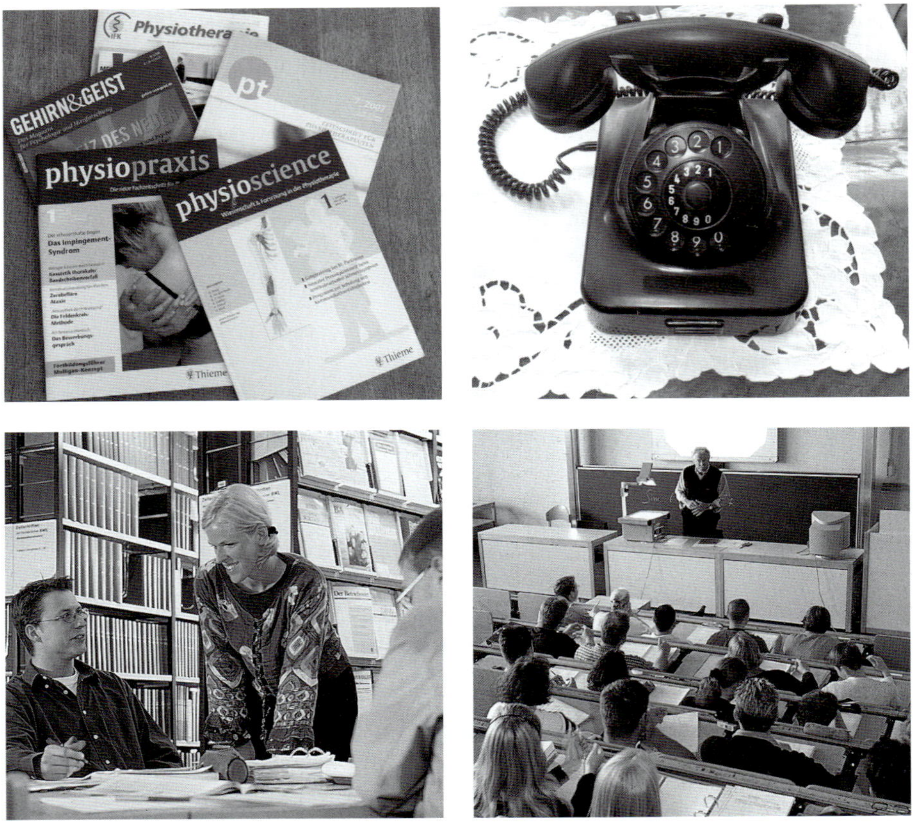

Abbildung 3-1: Anwendungsbereiche der Kommunikation 3-1a: Printmedien (Foto: Matthias Elzer); 3-1b: Telefon (Foto: Matthias Elzer); 3-1c: Bibliothek (Foto: Hochschule Fulda); 3-1d: Vorlesung (Foto: Hochschule Fulda).

Die Nachrichtentechnik hat die dialogische Kommunikation im letzten Jahrhundert rasant verändert (Telefon, Fernschreiber, Fax, Internet) und die Modelle der Kommunikation sehr stark beeinflusst. Der spezielle Bereich der elektronischen Gesundheitskommunikation ist ebenfalls nicht Gegenstand dieses Buches. Von zentraler Bedeutung für unser Thema sind dagegen die soziologischen und psychologischen Perspektiven der Kommunikation.

3.1.1 Das Sender-Empfänger-Modell der dialogischen Kommunikation

Mit dialogischer oder interpersonaler Kommunikation ist das Gespräch zwischen zwei Gesprächspartnern oder zwischen zwei Gruppen gemeint (*Dialog* von griechisch *diálogos*: «Unterredung, Gespräch» [Duden 2001a]). Die kleinste Einheit der dialogischen Kommunikation besteht aus einer Person A (Kommunikator) und einer Person B (Kommunikant), die durch Sprache wechselseitig Informationen und Meinungen austauschen. Dieser Austausch kann in einem Gespräch stattfinden, in dem die Personen direkt räumlich und zeitlich anwesend sind; er kann aber auch indirekt und zeitlich versetzt durch ein Medium (z. B. Brief) stattfinden, das von einem menschlichen Boten überbracht wird. Im direkten Gespräch werden andere Sinnesorgane (Hören: verbal; Sehen: nonverbal) oder «Kanäle» benutzt als in der Kommunikation, in der ein Medium (z. B. Brief) eingesetzt wird.

Mit dem Aufkommen der Nachrichtentechnik wurde die Rolle des Boten überflüssig und das Medium verändert; die Technik wurde Medium und Bote zugleich. Die kommunizierenden Personen wurden durch die technischen Begriffe wie «Sender» und «Empfänger» (s. **Abb. 3-2**) und die Information/Meinung durch «Signale», «Botschaft», «Nachricht» oder «Inhalt» ersetzt. Der Dialog wurde damit zur wechselseitigen «Übertragung» von «Signalen».

Das aus der Nachrichtentechnik abgeleitete Sender-Empfänger-Modell wurde früh von der Psychologie aufgenommen. Bereits 1934 skizzierte der Mediziner und Psychologe Karl Bühler in Wien ein Kommunikationsmodell aus einer sprachtheoretischen Perspektive. Der Sprache schrieb er drei Funktionen zu: Darstellung, Ausdruck und Appell.

Im Zentrum seines Modells (s. **Abb. 3-3**) stehen die sprachlichen Zeichen (Z), die in Beziehung zum bezeichneten Gegenstand und zu den beiden Gesprächspartnern (Sender, Empfänger) gesetzt werden. Diese drei Beziehungen entsprechen nach Bühler den Funktionen der Sprache. Bühler nannte sein Modell «Organon-» bzw. «Organum-Modell» (gr.: *organon*, lat.: *organum*: «Werkzeug», «Instrument»), was den instrumentellen Charakter der Sprache betonen soll. Bühlers Modell weist bereits auf psychologische Störquellen der Kommunikation hin, die durch die Funktion der Sprache (Ausdruck, Darstellung, Appell) bedingt sind.

Abbildung 3-2: Das Sender-Empfänger-Modell der dialogischen Kommunikation.

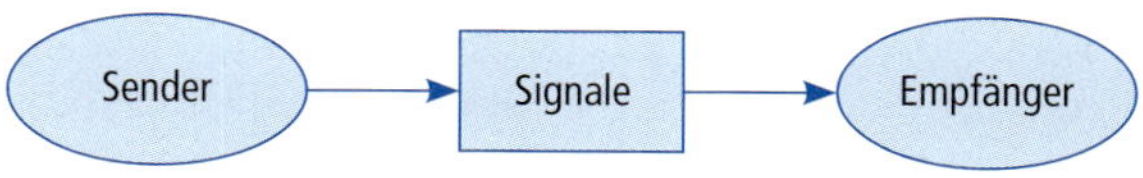

Abbildung 3-3: Das Kommunikationsmodell nach Bühler.

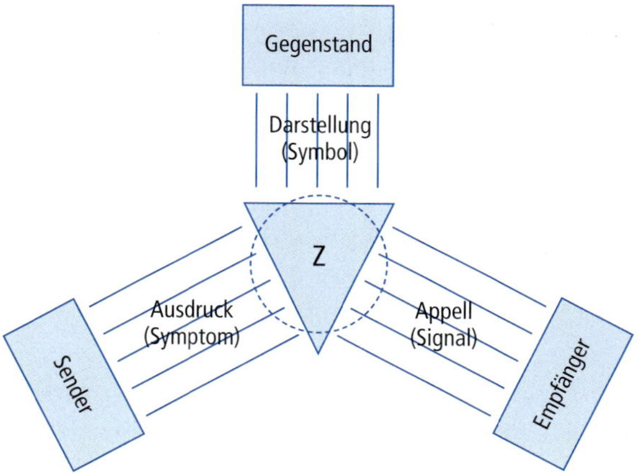

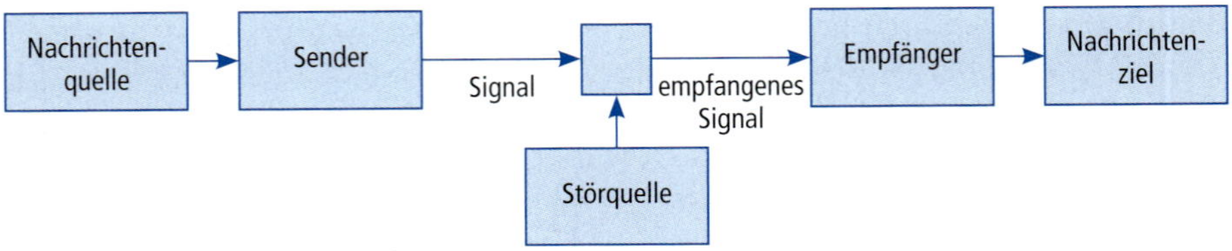

Abbildung 3-4: Das technische Kommunikationsmodell von Shannon und Weaver (1976).

Im Jahre 1949 entwarfen die beiden Nachrichtentechniker und Mathematiker Claude E. Shannon und Warren E. Weaver ein Sender-Empfänger-Modell (s. **Abb. 3-4**), das sich mit den technischen Störquellen beschäftigte; in der Realität zeigte sich, dass die Signale, die vom Sender ausgesendet wurden, nicht identisch beim Empfänger ankamen. Die Umwandlung der Nachricht in ein Signal unterlag technischen Störungen z. B. bei der Umwandlung von Schallwellen in elektrische Schwingungen; außerdem gab es Störquellen während der Übertragung von außen.

Im Vergleich zum Sender-Empfänger-Modell wird im Modell von Shannon und Weaver unterschieden zwischen der Nachrichtenquelle und dem Sender bzw. dem Empfänger und dem Nachrichtenziel. Es werden ausschließlich technische Störquellen von außen oder bei der Kodierung und Dekodierung berücksichtigt.

In den folgenden Kapiteln nehmen wir auf dieses Modell mehrfach Bezug. In Kapitel 5 werden wir das Modell mit weiteren psychologischen Ansätzen aus der Psychotherapie verbinden (Psychoanalyse, Lerntheorie, Humanistische Psychologie, Systemtheorie).

3.1.2 Definitionen von Kommunikation und Interaktion

Bereits 1974 seien zirka 160 verschiedene Definitionen von Kommunikation beschrieben (Mertens 1974, zitiert von Burkart 2002: 20). Inzwischen dürften noch einige hinzugekommen sein. Um deutlich zu machen, was alles mit Kommunikation gemeint ist, möchten wir in sieben Schritten eine möglichst umfassende Definition entwickeln.

Schritt 1: Am Anfang steht die Übersetzung des Fremdwortes und die Klärung der Herkunft und Bedeutung (Etymologie) des Wortes.

1. Kommunikation kommt vom Lateinischen, *communicare* = «teilen», «gemeinschaftlich tun»; «jemanden teilhaben lassen»; «mitteilen», «sich besprechen», «sich verständigen» (zu lat. *communis* = «gemeinschaftlich», «allen gemeinsam») und *communicatio* = «Teilhabe», «Mitteilung», «Verständigung» und bedeutet: «Mitteilung», «Unterredung», seit dem 20 Jh. unter dem Einfluss des Englischen auch «Verständigung», «Informationsaustausch».

Schritt 2: «Mit-teilen» bedeutet konkret, einen anderen an etwas teilhaben lassen. Die Teilhabe geschieht über Verständigung als Handeln und Verhalten in einem sozialen Kontext. Der Soziologe und Philosoph Jürgen Habermas (Habermas/Luhmann 1971;

Habermas 1981) hat eine umfassende Theorie der Gesellschaft formuliert, bei der die *Theorie des kommunikativen Handelns* im Zentrum steht. Er unterscheidet zwischen einem «gegenstandsbezogenen Handeln» und einem «sozialen Handeln». Da dem Handeln unterschiedliche, ja gegensätzliche Motive zugrunde liegen können, unterteilt er das soziale Handeln wiederum in ein «strategisches» und «verständnisorientiertes» Handeln bzw. eine «strategische» und «verständnisorientierte» Kommunikation.

Mit einer «strategischen» Kommunikation werde versucht, Einfluss und Druck auf den Gesprächspartner auszuüben, was wiederum offen oder verdeckt geschehen kann (Beispiel: Verkaufsgespräch).

Dagegen beinhaltet die verständnisorientierte Kommunikation bzw. das verständnisorientierte Handeln einen Verzicht auf jede Form von Gewalt oder Druck zur Durchsetzung von Interessen. Ziel dieser Kommunikation sei der Konsens in einem herrschaftsfreien Handlungsdialog (Diskurs). In dieser idealtypischen Sicht kommunikativen Handelns spielt die Gleichberechtigung der Gesprächspartner eine entscheidende Rolle.

2. Kommunikation ist soziales Handeln und Verhalten; umgekehrt vollzieht sich soziales Handeln und Verhalten durch Kommunikation. Sie kann strategisch oder verständnisorientiert sein.

Schritt 3: Gleichbedeutend oder übergeordnet zum Begriff der Kommunikation wird häufig der Begriff «Interaktion» verwendet. So sprechen wir von sozialer Interaktion oder von Interaktionen von Substanzen oder Systemen in der Chemie oder Physik, die aufeinander reagieren. Interaktion zielt mehr auf den Aspekt von Handlung (lat.: *actio* = «Handlung, Tätigkeit») und Verhalten als Resultat ab und weniger auf den dynamischen Prozess des Austausches von Informationen und Meinungen, wie er bei der Kommunikation im Zentrum steht. Die Interaktion hat nicht nur verbale, sondern auch nonverbale Anteile; ferner findet sie auf bewussten und unbewussten Ebenen statt. Mehr dazu in Kapitel 5.1.

3. Interaktion ist eine Wechselwirkung (Aktion/Reaktion) zwischen Akteuren, die in einem gemeinsamen System oder einer Handlung aufeinander einwirken. Sie hat verbale und nonverbale Anteile sowie bewusste und unbewusste Ebenen. Der Terminus *Interaktion* ist dem der *Kommunikation* – da allgemeiner – übergeordnet. Kommunikation ist eine Form der Interaktion.

Schritt 4: Ein weiteres Merkmal ist, dass die kommunizierenden Menschen in einer räumlichen und zeitlichen Bezogenheit zueinander stehen. Dies ist bei einem Gespräch, einem Telefonat, einem Briefkontakt der Fall. Die Beziehung besteht bereits oder wird durch Kommunikation hergestellt.

Ausnahme: Etwas anders sieht es bei einem Radiosprecher aus, der seine Nachricht an eine ihm unbekannte Anzahl Menschen richtet; er weiß auch nicht, ob überhaupt jemand und wenn ja, wer das Radio angeschaltet hat und ihm auch zuhört. Gleiches gilt für dieses Buch, bei dem wir Autoren auch nicht wissen, ob und wer es überhaupt liest.

Diese Art von Einwegkommunikation erfüllt nicht die Kriterien der Kommunikation, da hier keine Umkehrbarkeit und Wechselseitigkeit (Reziprozität) des Kommunikationsablaufes vorliegt. Diese unilaterale Kommunikation ist primär ein Phänomen der Massenkommunikation.

4. Kommunikation kann nur dann stattfinden, wenn mindestens zwei Menschen zueinander räumlich bzw. zeitlich im Kontakt oder in einer Beziehung stehen.

Schritt 5: Handeln und Verhalten haben immer ein Motiv und damit einen subjektiven Sinn; für den, der handelt, hat sein Handeln eine Bedeutung. So hat Kommunikation eine Intention und ein Ziel, z. B. beim Gesprächspartner eine Einstellung oder Reaktion zu bewirken. Kommunikatives Handeln will etwas mitteilen und bewirken; Gleiches gilt für das Nichthandeln und Nichtkommunizieren, da hier eine potenzielle gedankliche Kommunikation negiert wird. Die Intentionalität steht nur in einem scheinbaren Widerspruch zu Habermas' idealistisch anmutender Forderung nach einem herrschaftsfreien Diskurs. Die Intention kann ja auch sein, ein gemeinsames Verständnis zu erzielen.

5. Kommunikation ist intentional und hat die Absicht, durch eine Mitteilung eine Wirkung zu erzielen.

Schritt 6: Die Kommunikation funktioniert durch die Verwendung von Zeichen (Symbolen). Sprache und Zahlen sind nichts anderes als ein gesellschaftlich vereinbartes System von Zeichen. Voraussetzung ist, dass über die Bedeutung der Zeichen ein Konsens besteht. Fehlt der Konsens, ist Kommunikation nicht möglich bzw. führt zu Störungen der Kommunikation.

Beispiel: Wir können eine uns völlig fremde Sprache nicht aus dem Radio lernen, da wir die Bedeutung der phonetischen Zeichen nicht kennen. Wenn wir aber neben der fremden Sprache noch Gegenstände oder Handlungen sehen – also einen zweiten Wahrnehmungskanal nutzen –, können wir den akustischen Zeichen eine Bedeutung zuordnen.

Menschliche Kommunikation ist somit eine symbolisch vermittelte Interaktion, wobei die verwendeten Zeichen (z. B. Wörter) für die Beteiligten signifikant sind d. h. einen Gegenstand, eine Eigenschaft, eine Idee treffend bezeichnen. «*Kommunikation* ist keineswegs […] ein Vorgang der ‹Übertragung› von Sinn bzw. Information; sie ist gemeinsame Aktualisierung von Sinn, die zumindest einen der Teilnehmer informiert.» (Luhmann 1971: 42).

6. Kommunikation ist eine soziale Interaktion unter Verwendung von gesellschaftlich vereinbarten Zeichensystemen zur gemeinsamen Aktualisierung von Sinn.

Schritt 7: Zwei Gesprächspartner erzeugen in der Kommunikation einen gemeinsamen aktuellen Sinn von etwas. Der gemeinsame Sinn wird in der Kommunikation dialogisch schrittweise abgestimmt. Diese Theorie steht im Widerspruch zu dem in Abschnitt 3.1.1 erläuterten, einfachen Sender-Empfänger-Modell, wonach eine Botschaft (Nachricht im Sinne von objektiven Daten) vollständig und eindeutig von Gesprächspartner A zu Gesprächspartner B übertragen wird. Neuere Erkenntnisse aus Philosophie, Psychologie, Neurobiologie und Medizin sprechen davon, dass in der Kommunikation die Gesprächspartner den Sinn einer Botschaft jeweils in sich neu erschaffen, zusammenbauen, konstruieren müssen, da sie in einer biografisch anderen, d. h. subjektiven sozialen Situation und damit unterschiedlichen Wirklichkeiten leben. Jeder Mensch konstruiert sich also seine Wirklichkeit, zumindest seine soziale Welt mit seinen Beziehungen und Überzeugungen immer wieder neu, da er das Neue selektiv wahrnimmt und mit subjektiv Bekanntem verbindet. Er stellt damit für sich Bedeutungen her. Die objektive Bedeutung der sprachlichen Zeichen wird mit der subjektiven Bedeutung des Menschen verbunden. Diese Erkenntnistheorie heißt «Konstruktivismus». In Kapitel 5.4.2 werden wir auf diesen konstruktivistischen Ansatz näher eingehen.

7. In der Kommunikation verbinden die beteiligten Personen objektive und subjektive Bedeutungen und regen sich wechselseitig zur Konstruktion von Wirklichkeit an.

Zusammenfassend aus den sieben Schritten und Teildefinitionen soll jetzt eine komplexe Definition von Kommunikation formuliert werden:

Definition

Kommunikation

- Kommunikation (lateinisch: *communicatio* = «Mitteilung», «Unterredung»; unter dem Einfluss des Englischen auch «Verständigung», «Informationsaustausch») ist ein sozialer Prozess der Verständigung zwischen Menschen, die in einer räumlich-zeitlichen Beziehung zueinander stehen.
- Sie interagieren medial miteinander, d. h. sie benutzen gesellschaftlich vereinbarte Zeichensysteme für ihren Handlungsdialog.
- Diese Interaktion hat verbale und nonverbale Anteile sowie bewusste und unbewusste Ebenen.
- Kommunikation ist intentional motiviert, entweder mit der Absicht der Beeinflussung oder zur Konsensbildung in einem herrschaftsfreien Diskurs.
- Im Idealfall kommt es bei den Kommunikationspartnern zur gemeinsamen Aktualisierung von Sinn; dabei regen sie sich über die Zuordnung von Bedeutungen gegenseitig zur Konstruktion von Wirklichkeit an.

3.1.3 Kommunikationsmissverständnisse

Der Hirnforscher Gerhard Roth hebt die Konsequenzen des oben erwähnten Konstruktivismus für das Lehren und Lernen hervor. Jedem Erziehenden und Lehrenden stellt sich immer wieder die Frage: «Wie bring ich's rüber?» oder «Wie kommt es an?» oder «Warum kapiert der andere das nicht?» Die Vorstellung, dass Lehrende Inhalte und Bedeutungen auf den Lernenden gemäß dem Sender-Empfänger-Modell übertragen, sei unzutreffend; die Bedeutungen werden vielmehr von dem Lernenden in seinem Gehirn konstruiert. Wörter bestehen aus Konsonanten und Vokalen, sie sind als Laute nur physikalische Wellen und haben per se keine Bedeutung; die Bedeutung eines Wortes muss erkannt, d. h. «gelesen» werden. «Wer des Lesens unkundig ist, wird Buchstaben von Fliegendreck nicht unterscheiden können.» (Roth 2004: 497).

Kompliziert wird das Lernen als Kommunikationsprozess dadurch, dass diese Bedeutungszuschreibungen als innerliche Bewertung von Wahrgenommenem zum großen Teil auch noch unbewusst, quasi automatisch ablaufen und im Gehirn stärker von emotionalen Faktoren als von kognitiven beeinflusst wird.

Es ist einleuchtend, dass durch diese vielen Faktoren eine Menge Kommunikationsmissverständnisse entstehen können. Eine Botschaft wird also nicht im Verhältnis eins zu eins übertragen. Auf Kindergeburtstagen ist das Spiel «Stille Post» bekannt; dabei flüstert ein Kind seinem Nachbarn einen Satz ins Ohr; dieser flüstert seinem Nachbarn ins Ohr, was er verstanden hat; nach sechs bis sieben Stationen kommt dann die Nachricht zur Freude der Beteiligten meist verändert an. Roth (2001: 367) schreibt über die Schwierigkeiten der Kommunikation und des sich Verstehens: «Missverstehen ist das Normale, Verstehen die Ausnahme.»

Kommunikation ist also ein ständiges Bemühen, verstanden zu werden und den erwähnten Sinn (Inhalt, Botschaft) zu aktualisieren. Neben der objektiven Bedeutung eines Wortes spielt also auch die subjektive Bedeutung eine wesentliche Rolle.

Ferner ergibt sich die Bedeutung eines Wortes meist nur aus dem Zusammenhang, aus dem Kontext der vorher oder hinterher geäußerten Gedanken. Beispiel aus Roth (2001): Der Satz: «Ich gehe jetzt zur Bank.» wird von verschiedenen Menschen verschiedenen verstanden, da sich seine Bedeutung nur aus dem Kontext erschließt. Gehen zwei Leute im Park spazieren, ist naheliegend, dass die Person, die diesen Satz äußert, eine Parkbank ansteuern will; es könnte auch sein, dass sie mitteilt, sie will jetzt zu einem Geldinstitut in der Nähe des Parks gehen. Der Kontext bestimmt z. B. auch, ob eine Aussage ironisch oder humorvoll gemeint ist.

3.1.4 Kommunikation und Bezug zum physiotherapeutischen Handeln

Sie werden sich an dieser Stelle vielleicht fragen, was die ausführliche Theorie und komplexe Definition von Kommunikation mit der physiotherapeutischen Tätigkeit zu tun haben soll. Ist das nicht bloß theoretischer Ballast?

Wir sind natürlich nicht dieser Meinung! Denn zum bewussten Kommunizieren und zur Vermeidung von Kommunikationsstörungen ist es erforderlich, die verschiedenen Facetten des Begriffes Kommunikation zu kennen und zu nutzen. Für den Behandlungsprozess ist eine reflektierte und wissenschaftlich fundierte Kommunikation die Grundlage; eine nicht gelingende Kommunikation kann den Behandlungserfolg oder die berufliche Akzeptanz gefährden. Daher versuchen wir in **Tabelle 3-1**, diese komplexe Definition von Kommunikation auf das physiotherapeutische Handeln umzusetzen.

3.1.5 Verbale und nonverbale Kommunikation

Wir kommunizieren nicht nur mit Worten (verbal), sondern auch nonverbal unter Nutzung aller Sinne (Sehen, Hören Tasten, Riechen Schmecken, Lagesinn). Bereits vor 50 Jahren wurde der dominante Einfluss des Nonverbalen in der Zwei-Personen-Interaktion untersucht und experimentell belegt, dass die nonverbale Kommunikation stärkere Eindrücke hinterlässt als die verbale; das heißt, das «Wie» ist wichtiger als das «Was». Das nonverbale Ausdrucks- und Wahrnehmungsverhalten wird zudem von emotionalen und insbesondere unbewussten Motiven beeinflusst.

Tabelle 3-1: Kommunikation und Bezug zur Physiotherapie.

Definition Kommunikation	Bezug zur Physiotherapie
Kommunikation ist ein sozialer Prozess der Verständigung von Menschen, die in einer räumlich-zeitlichen Beziehung zueinander stehen.	Patient und Physiotherapeut begegnen sich in definierten Rollen im gesellschaftlichen Kontext (Gesundheitswesen); sie verständigen sich auf eine räumlich und zeitlich definierte, professionelle therapeutische Beziehung (Dienstleistung).
Sie interagieren medial miteinander, d. h. sie benutzen gesellschaftlich vereinbarte Zeichensysteme für ihren Handlungsdialog. Die Interaktion hat verbale und nonverbale Anteile sowie bewusste und unbewusste Ebenen.	Sie kommunizieren dialogisch über Worte und nonverbal, z. B. körpersprachliche Mitteilungen und Handlungen im Rahmen der Therapiebeziehung. Dabei treten bewusste und unbewusste Motive und Reaktionen auf, z. B. Phänomene von Regression, Übertragung und Gegenübertragung.
Kommunikation ist intentional motiviert, entweder mit der Absicht der Beeinflussung oder zur Konsensbildung in einem herrschaftsfreien Diskurs.	Die Kommunikation und Interaktion erfolgt in der Absicht, Hilfestellung bei Krankheit und Behinderung mit dem Ziel der Heilung, Linderung oder eines besseren Umgangs mit der Störung zu geben. Dabei sind, abhängig von der Persönlichkeit, dem Krankheitsbild und kulturellen Einflüssen, von physiotherapeutischer Seite unterschiedliche Kommunikationsformen denkbar von der direktiven Einflussnahme (Instruktion, Patientenedukation) bis zum gemeinsamen Aushandeln (Konsens, Dialog, Partizipation).
Im Idealfall kommt es bei den Kommunikationspartnern zur gemeinsamen Aktualisierung von Sinn; dabei regen sie sich über die Zuordnung von Bedeutungen gegenseitig zu Konstruktion von Wirklichkeit an.	Durch den professionellen Auftrag und die Beziehung von Patient und Therapeut wird als gemeinsamer Sinn und Zweck die Behandlung des Patienten verfolgt; ferner definiert sich der Therapeut professionell durch diese Aufgabe. Beide wirken kommunikativ und interaktiv aufeinander ein, nehmen einander wahr und verarbeiten die Reize in einem individuellen Lernprozess. Es geht um den wechselseitigen Prozess des Verstehens, der durch persönlichkeits- und krankheitsbedingte Faktoren des Patienten, durch persönliche und professionelle Defizite des Therapeuten oder die Bedingungen, unter denen die physiotherapeutische Behandlung stattfindet, eingeschränkt werden kann.

Abbildung 3-5 teilt die Kommunikation in verbale und nonverbale Aspekte ein. Die verbale Kommunikation lässt sich in die eigentliche Sprache und in die Paralinguistik unterteilen, die nonverbale in die Körpersprache und Lokalisation (räumliche Beziehung).

Die Sprache wiederum besteht aus sichtbaren oder hörbaren Zeichen; das gesprochene Wort besitzt außerdem eine paralinguistische Qualität (griech.: *para* = «neben»; lat.: *lingua* = «Zunge»; «Sprache»), nämlich *wie* die Wörter gesprochen werden: Lautstärke, Stimmhöhe, Sprechtempo. Zur Körpersprache zählen die Körperhaltung, der Blickkontakt, die Mimik des Gesichts, die Gestik der Hände und weitere Ausstattung wie Kleidung, Frisur, Schmuck, Make-up – kurz: das äußere Erscheinungsbild. Mit Lokalisation sind die Stellung des Körpers im umgebenden Raum und die räumliche Beziehung zu anderen Menschen gemeint; hier sind besonders das Nähe-/Distanz-Verhältnis und der Körperkontakt zu nennen.

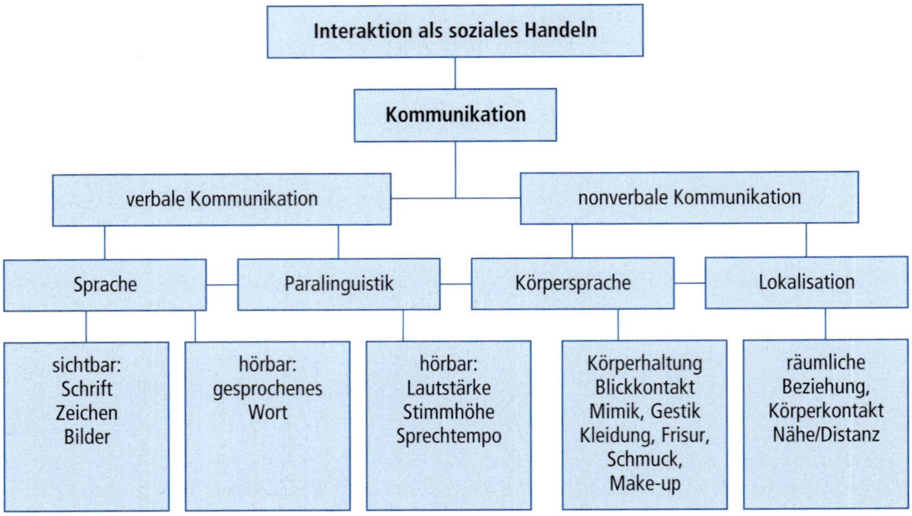

Abbildung 3-5: Verbale und nonverbale Kommunikation (modifiziert nach Lächler/Hornung 2006: 205).

Die paralinguistischen Aspekte und die Körpersprache stehen im Mittelpunkt der nonverbalen Kommunikation. Der Ton macht immer noch die Musik. Die Körpersprache sowie die räumliche Beziehung (Nähe-Distanz und Körperkontakt) stellen sicherlich die ursprünglichsten Formen von Kommunikation dar und geben Informationen über das somatische und psychische Befinden der Person, wie es ihr aktuell geht (Selbstaspekt), aber auch darüber, wie diese Person zu einer anderen steht (Beziehungsaspekt). Neben dem Verbalen werden auf mehreren Kanälen eine Fülle von Informationen ausgesendet, die oft im Gegensatz zu den verbalisierten Inhalten stehen. Verbales und nonverbales Verhalten ist dann nicht kongruent, sondern inkongruent, also sich widersprechend. So kann etwa verbal geäußert werden: «Oh, das ist ja ein schönes Geschenk, darüber freu' ich mich aber!»; während die diskrete nonverbale (Mimik, Gestik) Botschaft lautet: «Wie hässlich! Ich bin enttäuscht!»

3.1.6 Körperkontakt und Distanzzonen in der Physiotherapie

Die in den Gesundheitsberufen Physiotherapie, Pflege und Medizin arbeitenden Personen zeichnen sich durch einen engen Körperkontakt zu ihren Patienten aus. Der Anthropologe Edward T. Hall (zitiert nach Graumann 1972: 1221) hatte 1966 in kommunikativen Situationen US-amerikanischer Mittelschichtangehöriger vier Distanzzonen empirisch festgestellt (**Tab. 3-2**).

In der Physiotherapie bewegen sich der Behandelnde (Hand!) und Patient in der Intimdistanz von 0 bis 60 cm; das entspricht einer Armlänge des Therapeuten. Der Therapeut reguliert die Berührung, nicht der Patient. Physiotherapie ist sehr häufig mit einem engen Körperkontakt zwischen Physiotherapeut und Patient verbunden, z. B. in der Manuellen Therapie (s. **Abb. 3-6**). Von den Gesundheitsberufen Medizin, Pflege und Physiotherapie haben Physiotherapeuten den intensivsten Körperkontakt.

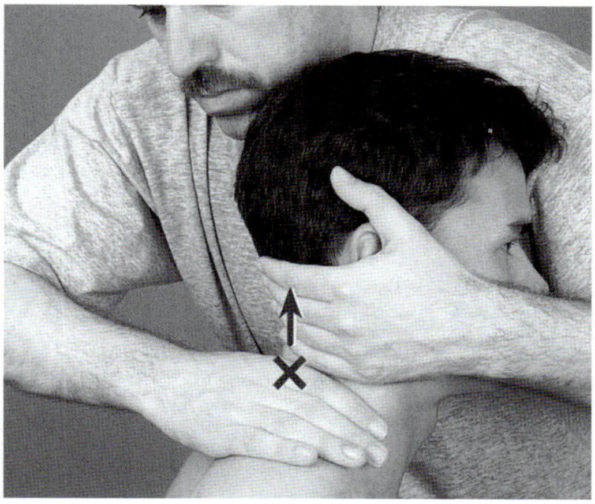

Abbildung 3-6: Körperkontakt in der Manuellen Therapie. Aus: Wolf, U. (2007). Bildatlas der Manuellen Therapie, Bd. 1: Halswirbelsäule, Kiefergelenk, Schulter, Ellenbogen, Hand. Marburg: KVM – Der Medizinverlag. (Foto: Udo Wolf)

Tabelle 3-2: Distanzzonen nach Hall (in Graumann 1972).

Distanz-Zonen	Situationsbeispiel	Distanz in cm
1. Intimdistanz	somatische Behandlung (Pflege, Physiotherapie, Medizin), körperlicher Kampf, Sexualität	0 bis ± 60 cm = 1 Armlänge
2. persönliche Distanz	Schutzsphäre, sich aufrichten, intensiver Blickkontakt, einseitige Vermeidung von Körperkontakt	60–130 cm = 1–2 Armlängen
3. soziale Distanz	Ausschluss einer körperlichen Berührung, nach Möglichkeit den ganzen Körper im Blickfeld	130–230 cm = mehr als 2 Armlängen
4. öffentliche Distanz	Visuell und akustisch ist Kontakt möglich, Intensität nimmt dann mit der Entfernung exponentiell ab.	Ab ca. 400 cm

Mediziner untersuchen ihre Patienten zwar mit der Hand (Palpation und Auskultation von Brust- und Bauchraum), sie benutzen aber häufig Instrumente wie das Stetoskop, das zirka eine Armlänge lang ist. Auch Pflegende haben einen besonderen Körperkontakt zum Patienten, z.B. beim Waschen und Lagern; das Besondere der Pflege ist sicherlich die körperliche Grundpflege, die den abhängigen Patienten unbewusst an die mütterliche Pflege als Baby oder Kleinkind erinnert. Dadurch werden beim Patienten regressive Prozesse und Erinnerungen an frühere Erfahrungen gefördert (z.B. Versorgungs- und Abhängigkeitswünsche). Die professionelle Rolle und Haltung sowie die Arbeitskleidung stellen einen Schutz und ein Symbol der Distanzierung für den Therapeuten dar.

Der Körperkontakt, die körperliche Berührung zwischen Patient und Physiotherapeut, ist sicherlich von einer anderen Qualität als in der Pflege. Sie hat für den Patienten nicht das regressive Potenzial sehr früher Abhängigkeitserfahrungen (vgl. hierzu Kapitel 5.1.2). Die Berührung der Haut als Sinnesorgan mit der Hand, das Tasten der Muskulatur, das Festhalten und Führen in der Physiotherapie bedeuten für den Patienten aber auch eine tiefergehende psychische Berührung. Die Rolle des Hautkontaktes und seine überwiegend positiven Effekte sind in der wissenschaftlichen Forschung der Physiotherapie noch wenig erfasst (Himmelseher 2008).

Sehr viel besser ist untersucht, welche neurophysiologischen und endokrinologischen Effekte durch mechanische Maßnahmen wie Streichungen, Friktionen, Knetungen u. ä. ausgelöst werden. So werden durch Massage Entzündungsmediatoren freigesetzt, Endorphine und Serotonin stimuliert, schmerzhemmende Effekte erzielt, Stresshormone reduziert und positive Effekte auf das zentrale, autonome und vegetative Nervensystem ausgelöst, was eine psycho-physische Entspannung und Wohlbefinden darstellt (Kolster 2003: 22 ff.).

Häufig sprechen Patienten von den «heilenden Händen» der Physiotherapeutin oder des Physiotherapeuten. Dies gilt natürlich für die sogenannten «Hands-on»-Methoden; in der Physiotherapie gibt es auch zunehmend ein «Hands-off», bei dem der Patient – außer bei der Befunderhebung – kaum noch angefasst wird und aktive Übungen z. B. an medizinischen Geräten ausführt.

3.2 Was sind Kompetenzen?

Dieses Lehrbuch behandelt die Theorie und Praxis kommunikativer Kompetenzen in der Physiotherapie; es geht um die Fähigkeit der Physiotherapeuten, professionell mit ihren Patienten zu sprechen, sie zu beraten und zu behandeln. Da das Konzept der kommunikativen Kompetenzen Teil eines bunten Konzeptes von Kompetenzen ist, soll zunächst geklärt werden, was der Begriff «Kompetenz» bedeutet.

3.2.1 Definition: Kompetenz

Der Begriff «Kompetenz» leitet sich vom lateinischen Verb *competere* (zusammentreffen) und dem Substantiv *competentia* (Eignung) ab; er kam in der Juristen- und Verwaltungssprache des 18. Jahrhunderts zur Anwendung und benannte eine Befugnis, Fähigkeit oder institutionelle Zuständigkeit. In einer Person und in einem Amt treffen Fähigkeiten und Zuständigkeiten zusammen, die eine Machtausübung legitimieren. Das Gegenteil wäre Inkompetenz im Sinne von nicht zuständig und unfähig sein.

Vor zirka einem halben Jahrhundert entdeckte die Psychologie den Begriff «Kompetenz» und meinte damit eine der Person eigene Fähigkeit, die sie von Natur aus erhalten und/oder im Laufe der biografischen und beruflichen Entwicklung erworben hat.

Parallel wurde der Terminus «Kompetenz» von der modernen Sprachwissenschaft aufgegriffen und als sprachliche Kompetenz (die Fähigkeit, sich auszudrücken) und Performanz (wie Sprache in sozialen Situationen gebraucht wird, der eigentliche Sprechakt) ausgearbeitet (Chomsky 1969; Duden 2001b).

Exkurs

Anmerkung zur Rhetorik: Die Bedeutung sprachlicher Kompetenz und Performanz wird am deutlichsten in der Rhetorik, der Redekunst. Bereits in der Antike spielte die Rhetorik als politisches Mittel eine wichtige Rolle (Aristoteles, Cicero). Ein rhetorisch begabter Politiker versteht es, in einer Rede sprachgewandt und anschaulich thematisch einen Bogen zu spannen und die Aufmerksamkeit des Zuhörers auf eine zentrale Aussage zu fokussieren; neben Fachkenntnis sollte eine wohldosierte Portion Emotionalität und Witz nicht fehlen. Eine rhetorisch gelungene

Rede ist wie ein intellektueller Spaß, eine Lust, mit der Sprache zu spielen. Schlechte, aber leider oft erfolgreiche Rhetorik bedient sich der Vereinfachung von Inhalt und Sprache und arbeitet mit Klischees, Feindbildern, Spaltungen, dumpfen Emotionen, insbesondere mit Existenzangst und falschen Behauptungen, die immer und immer wiederholt werden. Hier wird sprachliche Kompetenz und Performanz zur Manipulation insbesondere von Gruppen und Massen eingesetzt.

Wenden wir uns der Kompetenz zu. Jedes wissenschaftliche Fach hat ein eigenes Verständnis von diesem Begriff: Sprachwissenschaft, Psychologie, Pädagogik, Soziologie, Wirtschaftswissenschaften, Rechtswissenschaften, Kommunikationswissenschaften etc. Dabei wird nahezu jede Fähigkeit eines Menschen mit dem Zusatz «Kompetenz» kombiniert: Sachkompetenz, Fachkompetenz, Selbstkompetenz, Handlungskompetenz, Entscheidungskompetenz, Richtlinienkompetenz, Sozialkompetenz, Methodenkompetenz, Kernkompetenz, kommunikative Kompetenz, moralische Kompetenz, Motivationskompetenz, Medienkompetenz, Genusskompetenz, Pflegekompetenz und – Kompetenz-Kompetenz; der kompetente Kunde, der kompetente Verbraucher, das kompetente Baby. Auf einem Firmen-LKW stand: «Fassadenkompetenz».

Der Kompetenzbegriff leidet also genauso wie der Kommunikationsbegriff an einem inflationären Gebrauch, er wird bis zur Unkenntlichkeit strapaziert und oft zu Tode geritten (Kompetenz-Kompetenz).

Wir möchten «Kompetenz» folgendermaßen definieren:

Definition

Kompetenz

Kompetenz (lateinisch: Eignung, Fähigkeit) bedeutet das Zusammenwirken von verschiedenen Fähigkeiten zu einer Handlungskompetenz. Sie besteht darin, Fachqualifikationen mit geeigneten Methoden im sozialen Kontext persönlich angemessen anzuwenden. Die vier Kompetenzen (Fach-, Methoden-, Sozial- und persönliche Kompetenz) werden teils durch die psychosoziale Entwicklung, teils durch spezielle Aus- und Weiterbildung erworben.

3.2.2 Sind Kompetenzen «angeboren» oder erlernbar?

In der wissenschaftlichen Diskussion taucht immer wieder die Frage auf, ob die oben genannten Kompetenzen «quasi von Natur» aus einer Person mitgegeben sind oder erlernt werden können (z. B. bei Löwisch 2000). Der Linguist Noam Chomsky vertrat bereits vor 50 Jahren die Auffassung, dass der Mensch eine genetische Anlage für eine Grammatik der Sprache habe (generative Grammatik, angeborene Sprachkompetenz). Neuere Theorien zum Spracherwerb wenden sich wieder dem Aspekt der Performanz (Anwendung der Sprache) zu und der Frage, wie Sprache im sozialen Kontext erfahren und gelernt wird. Es geht scheinbar um den Einfluss von Anlage (engl.: *nature*) und Umwelt (engl.: *nurture*) oder um die müßige Frage von Henne und Ei.

Wir sprechen häufig von «Naturtalenten» oder «wenig Begabten» und auch «Unbegabten». Letztlich handelt es sich hierbei auch um unterschiedliche Grade von erlerntem Verhalten. Fehlen einem Menschen die für einen Beruf erforderlichen persönlichen und sozialen Kompetenzen, so lassen sich bei ihm biografisch bedingte Gründe (Erfahrungsdefizite, Überforderungen, Störungen der Beziehungsfähigkeit, Konflikte und Traumen) aufzeigen. Hier betreten wir den Bereich des Normativen und müssten benennen, was unter normalem und psychopathologischem Verhalten und Erleben zu verstehen ist.

Warum wird jemand Bankangestellter, Gastwirt, Gynäkologe, Kfz-Schlosser, Krankenschwester, Kriminalbeamter, Lehrer, Musiker, Pfarrer, Physiotherapeut, Psychiater, Stewardess, Tänzer, Taxifahrer, Versicherungsvertreter, Werbetexter, Zollbeamter etc.? Was ist das Motiv für diese Berufswahl, sofern überhaupt eine Wahlmöglichkeit bestand? Passt die Persönlichkeit zu diesem Beruf, kann die Rolle in dem Beruf ausgefüllt werden, die gesellschaftlich erwartet wird?

Die Antwort ist also: Kompetenzen sind teilweise angeboren und zum allergrößten Teil psychosozial zu entwickeln. Persönliche Kompetenzen brauchen eine Grundausstattung, die ohne grobe kommunikative Störungsanteile beim Eintritt in die Berufsausübung vorhanden sein sollte; sie sind nicht statisch und werden in der beruflichen Bildung und Berufspraxis weiter entfaltet und reflektiert; der Prozess der Persönlichkeitsbildung und damit der Identität ist zudem nie abgeschlossen und muss immer wieder neu hergestellt werden – eine Erkenntnis, die wir u. a. Erik Erikson (1973) verdanken.

3.2.3 Die professionelle Handlungskompetenz und die vier Basiskompetenzen

In seinem Beruf kompetent zu handeln, wird als professionelle Handlungskompetenz zusammengefasst. Die Handlungskompetenzen sehen wir aus vier Basiskompetenzen gebildet. Es bietet sich ein Schnittmengenmodell an, das veranschaulicht, wie die Basiskompetenzen verschiedentlich kombiniert werden können und die größte Teilmenge die professionelle Handlungskompetenz ergibt (s. **Abb. 3-7**). Die Basiskompetenzen werden im Einzelnen erläutert:

● Die Fachkompetenz

Lange herrschte die Annahme vor, dass die Fach- oder Sachkompetenz, die durch eine fundierte berufliche oder akademische Ausbildung erworben wird, fast alleine ausreiche, auf der Handlungsebene professionell wirksam zu sein. Fachkompetenzen werden in einer Ausbildung oder einem Studium (manchmal auch autodidaktisch) erworben. Mit dem Eintritt in die Berufspraxis muss das geprüfte Fachwissen dynamisch umgesetzt werden. Dabei findet ein Transfer der Theorie in die Praxis und umgekehrt die Rückwirkung der Praxiserfahrung auf die Theorie im Sinne einer Verifizierung/Falsifizierung oder Evaluierung statt.

Einfach gesagt: Was nützt die beste Theorie, wenn sie in der Praxis nichts taugt? Und umgekehrt: Was ist das für eine Praxis, wenn sie sich nicht theoretisch darstellen, begründen und vermitteln lässt? Gerade beim Eintritt in die Berufspraxis zeigt sich das Fehlen weiterer Kompetenzen: In der Regel werden erst jetzt konkrete Methoden erlernt, wiederholt praktiziert und im sozialen Umfeld kommunikativ erfahren, modifiziert und umgesetzt. Wir sprechen nicht umsonst vom «Praxisschock».

Abbildung 3-7: Das Modell der vier Basiskompetenzen.

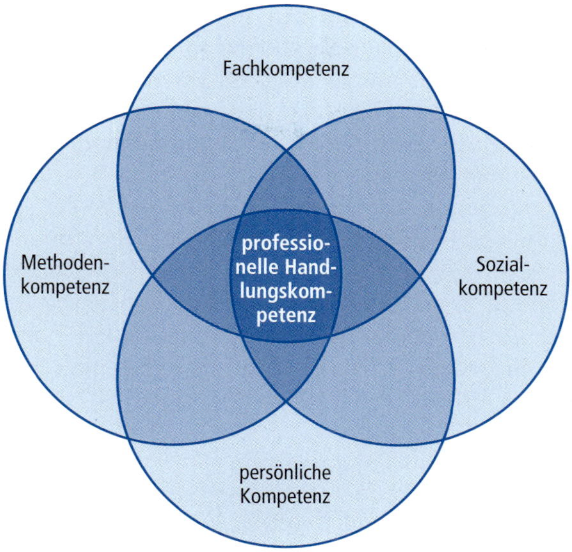

Die Fachkompetenz alleine reicht nicht, die Qualifikation zu entfalten und umzusetzen. Sie lässt sich mit einem starken Motor eines Autos vergleichen, das aber die Kraft aus dem Treibstoff über den Motor nicht in Bewegung umsetzen kann, da ihm das geeignete Getriebe und die Räder fehlen.

Die Methodenkompetenz

Es ist daher außerdem notwendig, differenzierte Methoden zu kennen und zu beherrschen, um das Fachwissen und seinen immanenten Anspruch in die konkrete Praxis umzusetzen. Ohne Methodenkompetenz kommt eine Fachkompetenz im konkreten Handeln beim Adressaten nicht an. Die Methodenkompetenz ist – um beim Bild des Autos zu bleiben – vergleichbar mit dem Getriebe.

Beispielsweise muss ein Lehrer seinen Fachinhalt mit einer bestimmten Methodik und Didaktik transportieren können; ein genialer Mathematiker dürfte ohne all die anderen Kompetenzen seinen Schülern wenig beibringen können, sondern kläglich scheitern.

Zweitens gehört zur Methodenkompetenz auch, das Fachwissen auf dem aktuellen Stand zu halten, sich weiterzubilden und neue und kreative Problemlösungswege zu finden. Die Methodenkompetenz bezieht sich damit auch auf sich selbst: Sie ist eine Methode, die Methoden weiterentwickelt. Die Halbwertszeit einer Ausbildung beträgt oft nur wenige Jahre z. B. in der Medizin fünf bis sieben Jahre; noch kürzer ist sie in der Informationstechnologie. Nicht umsonst sprechen wir vom «lebenslangen Lernen».

Die Sozialkompetenz

Immer dann, wenn der Adressat unseres Fach- und Methodenwissens ein Mensch oder eine Gruppe von Menschen ist, benötigen wir soziale, insbesondere kommunikative Fähigkeiten, um unser Wissen kompetent an «den Mann oder die Frau zu bringen». In der Automobil-Metapher entspräche sie der dosierten Regulierung der Kraftübertragung (Motor-Getriebe) durch Gaspedal, Schaltung, Bremse und Lenkrad, um das Auto angemessen unter den vorhandenen Straßen- und Verkehrsverhältnissen zu steuern.

Die Kenntnis des sozialen, gesellschaftlichen und kulturellen Umfeldes ist wichtig; psychologische Grundlagen des Individuums, der Gruppe und des Systems müssen vorhanden sein und berücksichtigt werden, um beruflich etwas zu bewirken. Ängste, Widerstände und Konflikte sind zu identifizieren, und es ist ihnen zu begegnen.

Beispielsweise scheitern neue Führungskräfte, die über eine gute Fach- und Methodenkompetenz verfügen, häufig an einem Defizit an sozialen und kommunikativen Kompetenzen; sie nehmen die Bedingungen der sozialen Umgebung im Betrieb in Form von Grenzen und Widerständen nicht wahr und beginnen dann in einem grandiosen Alleingang mit einem autoritären Führungsstil und versuchen, unter Einsatz von Macht und Schaffung einer Atmosphäre von Angst, ihre Ziele durchzudrücken. Was sie bewirken sind Unlust, kommunikative Störungen und Widerstand. Im Auto-Beispiel: Hoher Energieverbrauch und Materialverschleiß bei Bremsen, Getriebe und Motor.

- **Die persönliche Kompetenz**

Wir müssen eine personale Fähigkeit oder Kompetenz mitbringen, die sich als eine individuelle Eigenschaft außerhalb des Berufs biografisch entwickelt hat. Hier kommt die individuelle Motivation und psychische Struktur zum Tragen; diese Motivation muss zum sozialen beruflichen Umfeld passen.

In der Automobil-Metapher entspräche das – Metaphern und Vergleiche beginnen zugegebenermaßen irgendwann zu klemmen – der psychischen und physischen Ausstattung des Fahrers und der komplexen Umsetzung beim Autofahren; jeder Führerscheinbesitzer macht die Erfahrung, dass die Wahrnehmungs- und Koordinationsprozesse beim Autofahren anfangs unter hohem Konzentrationsaufwand bewusst gelernt und geübt werden müssen; sie gehen dann mit der Erfahrung in ein automatisches, wenig bewusstes Wahrnehmungs- und Handlungsmuster über und verändern sich dabei auch, schleifen sich ein, aber auch ab.

Beispielsweise ist ein starkes narzisstisches Machtbedürfnis in einer von Konkurrenz und Erfolg bestimmten Umgebung z. B. in der Wirtschafts- und Finanzbranche eher systemkonform als im sozialen Bereich. Helfen als Beruf, sich überhaupt für das Leiden anderer Menschen zu interessieren und darauf einzulassen, ist dagegen systemkonform im Sozial- und Gesundheitswesen. Im extremen Fall könnte diese Motivation als Bewältigungsversuch aus eigenen unbewussten Konflikten oder Idealen gespeist sein (Helfersyndrom); erfahrungsgemäß kommen Helfer damit irgendwann in eine persönliche und berufliche Krise und «brennen mit psychischen und psychosomatischen Symptomen aus» (Erschöpfungs- oder Burn-out-Syndrom).

Bewegungen und Ideen in Gesellschaft, Politik, Wirtschaft und Kunst sind immer mit einer Person, einem konkreten Menschen verbunden. Abstrakte Ideen bleiben blass. Guten Ideen brauchen ein Gesicht; das trifft genauso für Leitungsaufgaben zu. Die konkrete Person muss durch ihr Denken, Fühlen und Handeln für andere erfahrbar, wiedererkennbar und einschätzbar sein.

Bezogen auf berufliche Qualifikationen ist es nachvollziehbar, dass fachliche und methodische Kompetenzen in der Regel sowohl durch eine Schul-, Berufs-, Aus- und Weiterbildung bzw. ein Studium als auch autodidaktisch erworben werden können.

Dagegen stellen die persönlichen, sozialen und kommunikativen Kompetenzen eine Mischung aus anthropologischen (d. h. dem Menschsein eigene) und aus persönlichen psychosozialen Fähigkeiten dar, die bereits vor der schulischen und beruflichen

Tabelle 3-3: Professionelle Handlungskompetenz in der Physiotherapie.

Kompetenztyp	Beschreibung und Erwerb	Bezug zur Physiotherapie (Beispiele)
Fachkompetenz	erworben durch Erziehung, Bildung, Aus- und Weiterbildung als berufliche Qualifikation; hinzu kommt die berufliche Erfahrung	Physiotherapieausbildung, Fachweiterbildung, Hochschulstudium, mehrjährige reflektierte Berufspraxis, Teilnahme an Kongressen und Weiterbildungen, Lektüre von Fachliteratur
Methodenkompetenz	erlernte spezielle Fähigkeiten und Techniken der beruflichen Qualifikation sowie des «lebenslangen Lernens»	spezielle physiotherapeutische Methoden und Techniken zur Therapie und ihre stete Pflege durch Weiterbildung, Fachliteratur
Sozialkompetenz	«angeborene», erworbene und systematisch gelernte Fähigkeiten und Fertigkeiten im Umgang mit Menschen; Sprachkompetenz, kommunikative Kompetenz, Performanz	sich in einem helfenden Beruf der Berufsrolle und dem gesellschaftlichen Auftrag als Therapeut entsprechend verhalten; dabei berücksichtigen, dass Patienten Leidende sind, die akut oder chronisch einer professionellen Hilfe bedürfen; dafür erhält der Physiotherapeut eine Gegenleistung (Bezahlung).
persönliche Kompetenz	gelungene psychosoziale Entwicklung und Lebenserfahrung über die ganze Lebensspanne, bspw. Interesse, Selbstwirksamkeit, Frustrationstoleranz, Reflexionsfähigkeit etc.	Motivation, in einem helfenden Beruf zu arbeiten, Empathie, Nähe-/Distanz-Regulierung, Verarbeitung eigener Hilflosigkeit und Unzulänglichkeit, Reflexivität

Sozialisation entwickelt wurden und durch eine berufliche Sozialisation weiter entfaltet werden.

Wirken die vier Basiskompetenzen zusammen, so handelt es sich um einen Idealfall. **Tabelle 3-3** gibt eine Übersicht darüber, wie die verschiedenen Kompetenztypen generell und speziell in der Physiotherapie erworben werden können.

3.3 Was sind kommunikative Kompetenzen?

Zwischen den vier Basiskompetenzen und der professionellen Handlungskompetenz finden sich verschiedene Schnittmengen. Dabei fungieren die kommunikativen Kompetenzen als eine Verbindungsebene, als «Kitt» zwischen den vier Basiskompetenzen und der professionellen Handlungskompetenz.

Der Autor (Elzer, Sciborski 2007: 47 ff.) schlug ein Modell der kommunikativen Kompetenzen vor, das aus einer dreistufigen Hierarchie von Kompetenzen besteht:

- den vier Basiskompetenzen
- den kommunikativen Kompetenzen
- der professionellen Handlungskompetenz

Andere Autoren zählen die kommunikativen Kompetenzen zu den Basiskompetenzen.

3.3.1 Die Ebene der kommunikativen Kompetenzen

In **Abbildung 3-8** wurden die vier Basiskompetenzen dargestellt, deren Schnittmenge die kommunikativen Kompetenzen ergeben. Das Schnittmengendiagramm veranschaulicht die zentrale Position der kommunikativen Kompetenzen. Wenn das Schnittmengendiagramm um 90 Grad gekippt wird, ist die mittlere Verbindungsebene der kommunikativen Kompetenzen zwischen den vier Basiskompetenzen und der sozialen Handlungskompetenz deutlicher sichtbar (s. **Abb. 3-9**).

Mit den kommunikativen Kompetenzen sind nicht nur die alltäglichen Fähigkeiten zu sprechen und zu schreiben gemeint, sondern eine professionelle Form der Kommunikation und Interaktion, die sich aus der Aufgabe und Berufsrolle ableitet. Zur sprachlichen Kompetenz gehört es, sich in verschiedenen sozialen Situationen adäquat zu verhalten, den «Sprachcode» dem Umfeld und den Kommunikationspartnern entsprechend zu wählen.

Im weiter oben verwendeten Bild des Automobils entspräche den kommunikativen Kompetenzen das angemessene Fahrverhalten, um ans Ziel zu kommen, und dabei die anderen Verkehrsteilnehmer zu berücksichtigen und sich verantwortungsvoll zu verhalten.

Beispielsweise sprechen wir mit einem Vierjährigen anders als mit einem Erwachsenen, mit der Chefin anders als mit dem Lebenspartner; wir äußern und verhalten

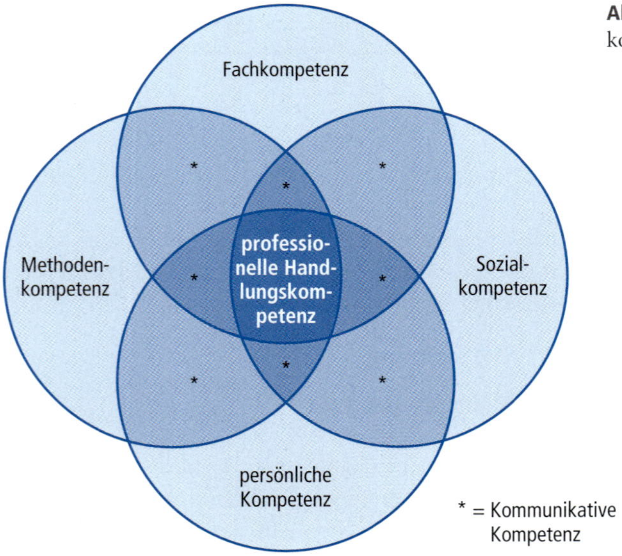

Abbildung 3-8: Das Modell der kommunikativen Kompetenzen.

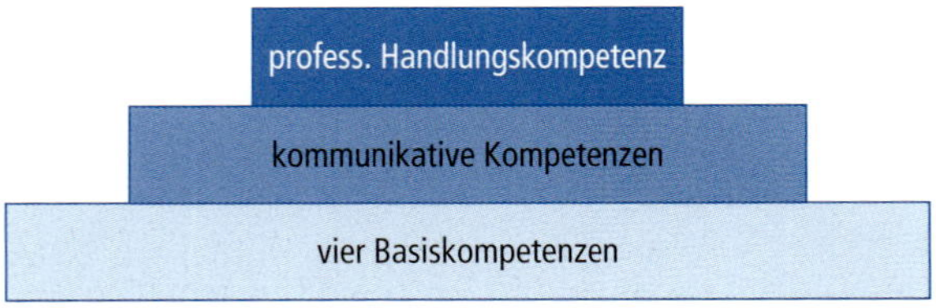

Abbildung 3-9: Kommunikative Kompetenzen als Verbindungsebene.

uns als Fußballfans im Stadion nicht gleich wie als Teilnehmer einer Weiterbildungsveranstaltung.

Die Wahl des Sprachcodes ist ein Erkennungszeichen für soziale Kompetenz und «soziale Intelligenz». Gruppen und Berufe zeichnen sich durch eine Fachsprache aus, die vielfältige Funktionen hat; sie hat eine identifikatorische Funktion nach innen («Er ist einer von uns.», «Wir reden die gleiche Sprache.»; eine Person wird anhand von signifikanten Termini als Insider identifiziert) und eine exklusive Funktion nach außen (Außenstehende sollen von der Verständigung ausgeschlossen werden z. B. «Mediziner-Latein»).

3.3.2 Eine Ethik der Patientenkommunikation

Wie bereits erwähnt wurde, hat Jürgen Habermas (Habermas/Luhmann 1971; Habermas 1976 und 1981) in seiner Gesellschaftstheorie des kommunikativen Handelns eine Universalpragmatik gefordert, die in eine Theorie der «kommunikativen Kompetenz» münden soll. Kernstück dieser kommunikativen Kompetenz sind «Sprechakte» bzw. «Sprechhandlungen» und eine «Bereitschaft zur Verständigung», die von beiden Gesprächspartnern angestrebt wird.

Leider geht es in Gesprächen allzu oft mehr um Selbstdarstellung und den Wunsch, sich unter Einsatz sprachlicher Kompetenzen durchzusetzen und Recht zu haben.

Kommunikative Kompetenz im Sinne von Habermas beinhaltet dagegen einen Verzicht auf diese Machtausübung, sie ist stattdessen «verständnisorientiert». Die Verständnisorientierung hat folgende Merkmale oder Ansprüche:

- den Anspruch auf «Verständlichkeit» als das Bemühen, verstanden werden zu wollen z. B. durch Verzicht auf Sprachbarrieren oder Herrschaftssprache
- den Anspruch auf «Wahrheit» im Sinne, dass beide Gesprächspartner die Existenz des Gesprächgegenstandes kennen
- den Anspruch auf «Wahrhaftigkeit»; d. h. beide Gesprächspartner kommunizieren in echter Absicht und täuschen den anderen nicht
- den Anspruch auf «Richtigkeit»; beide diskutieren vor dem Hintergrund anerkannter gesellschaftlicher Normen und Werte.

Nach Habermas zeichnet sich kommunikative Kompetenz auch dadurch aus, dass die Gesprächspartner erkennen, ob sie gut miteinander kommunizieren können oder nicht. Da Kommunikation sehr störanfällig ist, Missverständnisse und Konflikte auftreten, ist es genauso Teil der kommunikativen Kompetenz, diese Störungen zu erkennen und im Gespräch mit geeigneten Techniken zu beheben (Reparaturversuch). Dies stellt eine Metakommunikation dar. Die Benutzung von Erklärungen und «expliziter Rechtfertigungsversuche» wird von Habermas als «Diskurs» (eigentlich: Gedankenaustausch, heftiger Wortwechsel) bezeichnet. Ziel kommunikativen Handelns ist der Konsens der Kommunikationspartner durch eine «diskursive Verständigung» in einem «herrschaftsfreien Diskurs» (vgl. **Abb. 3-10**).

Welche Bedeutung haben nun diese theoretischen Ausführungen Habermas' für die Kommunikation in der Physiotherapie? Habermas bietet eine Basis für eine Ethik der Kommunikation an. Kommunikation soll frei sein von Machtansprüchen und Selbst-

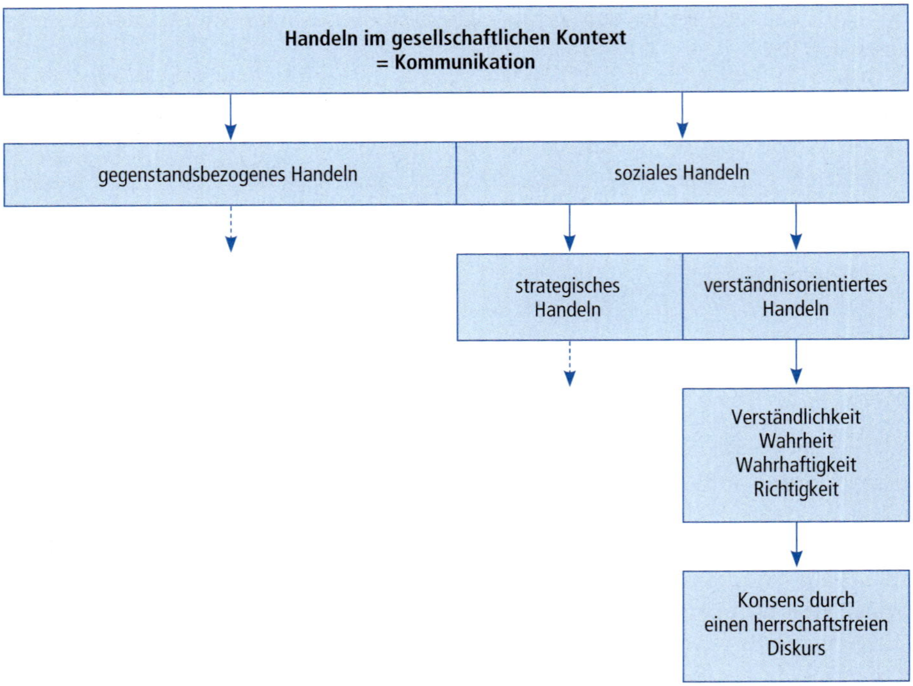

Abbildung 3-10: Schema kommunikativen Handelns nach Habermas (1981).

darstellung; sie ist fern einer Haltung, einem anderen mit kommunikativen und rhetorischen Tricks etwas aufzuschwätzen oder vorzuenthalten. Dies spielt insbesondere in den medizinischen Gesundheitsberufen zunehmend eine Rolle, wenn dem Patienten Zusatzleistungen fragwürdiger Indikation verkauft werden.

Hinter dem Habermas'schen Konzept des herrschaftsfreien Diskurses steht ein Menschenbild, das den anderen als gleichberechtigten und mündigen Partner anerkennt. Dieses Modell bildet die Grundlage für das partnerschaftliche und partizipatorische Modell in der Beziehung zwischen Physiotherapeuten und Patient.

Zusammenfassend möchten wir kommunikative Kompetenzen folgendermaßen definieren:

Definition

Kommunikative Kompetenzen

Kommunikative Kompetenzen sind Fähigkeiten, professionelles Fachwissen mit kommunikativen Methoden in einer sozial definierten Situation unmittelbar anzuwenden und zu evaluieren. Idealtypisch ist diese Kommunikation verständnisorientiert im Sinne eines herrschaftsfreien Diskurses.

Evaluierung bedeut in dieser Definition, dass der Therapeut sich auch vergewissert, was von dem Kommunizierten beim Patienten angekommen ist und wie es verstanden wurde.

3.3.3 Zum Erwerb kommunikativer Fähigkeiten

Analog zu Abschnitt 3.2.2 gilt auch hier die Frage, sind kommunikative Kompetenzen «angeboren» oder erlernbar? Die einfache Antwort ist, dass die basalen Bedürfnisse, mit anderen Menschen in Kontakt und Beziehung zu treten, von Natur aus dem Menschen mitgegeben sind. Man beobachte nur Kleinkinder beim Spiel in Anwesenheit von Erwachsenen. Die Qualität und Angemessenheit wird durch Erziehung und Erfahrung entwickelt. Berufliche kommunikative Kompetenzen müssen von Anfang an erlernt, eingeübt und immer wieder reflektiert werden.

3.3.4 Verschiedene Niveaus der kommunikativen Kompetenz

Hinsichtlich der professionellen Kommunikation lassen sich generell drei unterschiedliche Niveaus kommunikativer Kompetenzen beschreiben:

1. ein nichtprofessionelles Niveau: Lebenserfahrung, Alltagswissen, «gesunder Menschenverstand»; Alltagkommunikation im privaten und beruflichen Bereich, «Small Talk», Konversation, oft verbunden mit Ratschlägen und Empfehlungen, Laienberatung
2. ein semi- oder paraprofessionelles Niveau: allgemeine Kenntnisse der Kommunikation und eventuell ein Training in Gesprächsführung im Rahmen einer Fachausbildung oder eines Studiums; hier wurden theoretische Grundlagen erworben und eventuell exemplarische Übungen durchgeführt; Beispiel: Seminar «Gesprächsführung und Beratung» in der Ausbildung oder im Studium
3. ein professionelles Niveau: fundierte Theoriekenntnisse über Kommunikation und praktische Ausbildung durch Anleitung oder Supervision im Rahmen einer spezialisierten Zusatz- oder Fachweiterbildung; Beispiel: Beratung von Eltern eines an einem neurophysiologischen Defizit erkrankten Babys oder Kleinkindes durch einen Therapeuten oder eine Therapeutin mit Bobath-Ausbildung.

In der Patientenbehandlung sind nicht nur Kompetenzen auf professionellem und semiprofessionellem Niveau erforderlich, sondern auch auf nichtprofessionellem, wenn es um die Kunst des «Small Talks» geht. Dazu mehr in Kapitel 8.8.

3.3.5 Nachtrag: «Schlüsselqualifikationen», «Soft Skills», «Tools»

Parallel zum Begriff der «kommunikativen Kompetenz» wurde der Begriff der «Schlüsselqualifikationen» im Bereich der Berufsforschung kreiert (Mertens 1974). Wie die Bezeichnung bildlich sagt, handelt es sich um Schlüssel, um bestimmte Räume öffnen und betreten zu können. Schlüsselqualifikationen spielen im Bereich der Ökonomie insbesondere bei Personalverantwortung und Managementfunktionen eine wichtige Rolle.

Inzwischen sind «Schlüsselqualifikationen» ebenfalls wie der Terminus «Kompetenz» zu einem überstrapazierten Modebegriff mit vielen Hundert Definitionen geworden. Sie entsprechen am ehesten den zwei Basiskompetenzen: Methoden- und Sozialkompetenz. Mertens (1997, nach Löwisch 2000: 108) teilt die Schlüsselqualifikationen in vier Hauptkategorien ein:

1. «Basisqualifikationen»: z. B. alle Formen des Denkens und der Lernfähigkeit
2. «Horizontalqualifikationen»: die Fähigkeit, sich Informationen zu beschaffen
3. «Breitenelemente»: «spezielle Kenntnisse und Fertigkeiten, die über breite Felder der Tätigkeitslandschaft nachweislich als praktische Anforderungen am Arbeitsplatz auftreten»
4. «Vintage-Faktoren»: Bildungsginhalte und Qualifikationen, die für bestimmte Zeiträume (analog zum Jahrgang eines Weines) gesellschaftlich charakteristisch sind.

Schlüsselqualifikationen werden auch als «Soft Skills» (engl.: *skill* = «Geschicklichkeit, Fertigkeit») bezeichnet – im Gegensatz zu den «Hard Skills» (Fachkompetenzen). Soft Skills beziehen sich hauptsächlich auf die Fähigkeiten zur Kooperation, Teamarbeit, zum Konflikt- und Krisenmanagement; es handelt sich hierbei primär um methodische und soziale Kompetenzen aus betriebswirtschaftlicher Perspektive im Rahmen der Personalentwicklung und Arbeitspsychologie; sie können im Rahmen eines Kompetenztrainings erworben und eingeübt werden z. B. in einem «Skills-Lab», einer Übung unter Laborbedingungen. Ein Beispiel für ein solches Skills-Lab wird in Kapitel 17 beschrieben, in dem es um den Erwerb kommunikativer Kompetenzen im Studium geht.

Neuerdings wird auch die Bezeichnung «Tool» (engl.: *tool* = «Werkzeug») aus dem Computerjargon verwendet. Ein Tool wäre z. B. die Beherrschung kommunikativer Techniken der Präsentation (Vortrag mit Folien oder PowerPoint) und Moderation als Lern- und Problemlösungsprozess durch Gruppenarbeit.

Zusammenfassend: Die Begriffe «Schlüsselqualifikationen», «Soft Skills» und «Tools» sind weiterentwickelte Konzepte oder unter einer bestimmten Perspektive entwickelte Techniken, die im weiten Bereich der Wirtschaft und Bildung Verwendung finden. Sie erfreuen sich einer gewissen modischen Beliebtheit und damit Beliebigkeit. Unseres Erachtens handelt es sich um Varianten der Sozial- und Methodenkompetenzen, die nur im engeren Sinne verwendet werden sollten, damit Sprachverwirrungen und Kommunikationsstörungen nicht ausufern.

3.4 Zusammenfassung

Zusammenfassung

In Kapitel 3 wurden die zentralen Begriffe «Kommunikation», «Kompetenz» und «kommunikative Kompetenzen» hinsichtlich ihrer Entstehungsgeschichte und vielfältigen Inhalte diskutiert und an Beispielen verdeutlicht. Dabei wurde die Unschärfe und Breite der Begriffe deutlich.

Bezogen auf das Thema des Buches und das Berufsfeld der Physiotherapie als Beruf im Gesundheits- und Sozialwesen wurden die drei zentralen Begriffe wie folgt definiert:

1. Kommunikation:

Kommunikation (lateinisch: Mitteilung, Verständigung) ist ein sozialer Prozess der Verständigung von Menschen, die in einer räumlich-zeitlichen Beziehung zueinander stehen. Sie interagieren medial miteinander, d. h. sie benutzen gesellschaftlich vereinbarte Zeichensysteme für ihren Handlungsdialog. Diese Interaktion hat verbale und nonverbale Anteile sowie bewusste und unbewusste Ebenen.

Kommunikation ist intentional motiviert, entweder mit der Absicht der Beeinflussung oder zur Konsensbildung in einem herrschaftsfreien Diskurs.

Im Idealfall kommt es bei den Kommunikationspartnern zur gemeinsamen Aktualisierung von Sinn, dabei regen sie sich über die Zuordnung von Bedeutungen wechselseitig zur Konstruktion von Wirklichkeit an.

2. Kompetenz:

Kompetenz (lateinisch: Eignung, Fähigkeit) bedeutet das Zusammenwirken von verschiedenen Fähigkeiten zu einer Handlungskompetenz. Sie besteht darin, Fachqualifikationen mit geeigneten Methoden im sozialen Kontext angemessen anzuwenden. Die vier Kompetenzen (Fach-, Methoden-, Sozial- und persönliche Kompetenz) werden teils durch die psychosoziale Entwicklung, teils durch spezielle Aus- und Weiterbildungen erworben.

3. Kommunikative Kompetenzen:

Kommunikative Kompetenzen sind Fähigkeiten, professionelles Fachwissen mit kommunikativen Methoden in einer sozial definierten Situation unmittelbar anzuwenden. Idealtypisch ist diese Kommunikation verständnisorientiert im Sinne eines herrschaftsfreien Diskurses.

Wir verstehen kommunikative Kompetenzen vor dem Hintergrund der Theorie des sozialen Handelns nach Jürgen Habermas, die zugleich eine ethische und politische Dimension beinhaltet, nämlich Kommunikation als einen herrschaftsfreien Dialog (Diskurs) zu begreifen. Diese Haltung ist die Voraussetzung für eine partnerschaftlich-partizipative Kommunikation und Interaktion mit Patienten. In den nächsten Kapiteln wird dieser Aspekt weiter vertieft.

4 Menschliche Kommunikation und ihre Bezugswissenschaften

Matthias Elzer

Die Kommunikationswissenschaft steht mit verschiedenen wissenschaftlichen Disziplinen inhaltlich in Verbindung. Die Philosophie der Antike (Aristoteles, um 330 v. Chr.) bezeichnete den Menschen als «zoon politikon» (soziales Lebewesen), was kommunikative Fähigkeiten einschließt. Die Kommunikation des Menschen, insbesondere die Verwendung der Sprache, war bereits vor der Formulierung einer eigenständigen «Kommunikationswissenschaft» ein zentrales Thema in der Philosophie, Anthropologie, Soziologie, Psychologie, Pädagogik, aber auch in der Biologie und in den naturwissenschaftlich-technischen Disziplinen. Wir beschränken uns auf einige für unser Thema relevante Aspekte ausgewählter Bezugswissenschaften: Aspekte aus der Anthropologie, Soziologie und Psychologie.

4.1 Anthropologische Aspekte der Kommunikation

Die Anthropologie ist die Lehre von der Entwicklung des Menschen unter biologischen, kulturellen, sozialen und philosophischen Gesichtspunkten. Der Homo sapiens unterscheidet sich von anderen Lebewesen quantitativ und qualitativ durch eine größere Hirnrinde (Cortex) als neurophysiologisches Substrat insbesondere für die kognitiven Funktionen. Aus der Tierwelt ist bekannt, dass nicht nur Tiere höherer Ordnung wie Säugetiere, insbesondere Primaten, über Kommunikationssysteme durch Laute, Gesten, Gebärden, Bewegungen verfügen und miteinander kommunizieren, sondern auch einfachste Lebewesen wie Insekten, um z. B. Machtbeziehungen (Hierarchien) zu klären, Futterquellen oder Fortpflanzungsbereitschaft mitzuteilen.

Die biologische Anthropologie sah in dem Gebrauch von Werkzeugen und des Feuers einen entscheidenden Evolutionsvorteil gegenüber anderen Lebewesen. Der aufrechte Gang, der die Hände für den Gebrauch von Werkzeugen frei machte, hatte zudem nicht nur Vorteile für eine bessere und weitere Sicht in der Savanne, sondern auch für die Begegnung mit anderen Menschen. Somit kommt der Kommunikation, speziell der Entwicklung der Sprache und Verwendung von Zeichen, ein weiterer Evolutionsvorteil gegenüber anderen Lebewesen zu.

Anthropologische bzw. ethnologische Studien beschreiben, dass es in nahezu allen Kulturen ein bestimmtes Ritual gibt, wenn sich zwei Menschen begegnen. Es handelt sich offenbar um ein archaisches Begrüßungsritual (lat.: *ritus* = «heiliger Brauch»), das in verschiedenen Kulturen variiert wurde.

4.1.1 Das Begrüßungsritual

Es besteht aus einem kurzen Blickkontakt von Auge zu Auge, einer leicht nickenden Bewegung des Kopfes (oder gar Verbeugung), einem Lächeln und dem Zeigen der Hände oder Berühren mit den Händen bis zum Händedruck. Häufig werden ritualisierte Sätze gesagt, die dem Gegenüber etwas Positives wünschen (z. B. «Guten Tag!» [europäische Kultur], «Friede sei mit Euch» [arabische/israelische Kultur], «Haben Sie schon gegessen?» [China]).

Dieses Ritual wird so interpretiert, dass die Menschen sich ohne aggressive Absichten und Waffen gegenübertreten und keine Angst voreinander haben müssen. Der Händedruck, die Umarmung, der Wangenkuss sind weitere körperlich-emotionale Ausdrucksformen, die die Wertschätzung des anderen unterstreichen. Mit der körperlichen Nähe kommt auch der Geruchssinn, der in der Tierwelt eine wichtige Rolle spielt, zum Einsatz («Den kann ich nicht riechen.»). Diese Rituale dienen der friedlichen und angstfreien Kommunikation und Interaktion.

In einigen traditionellen Kulturen gehen die verbalen Rituale so weit, sogar durch Selbsterniedrigung den Gesprächspartner aufzuwerten («Ich Unbedeutender freue mich, den berühmten Herrn Z. begrüßen zu dürfen.» [China]).

Das Archaische des Begrüßungsrituals ist zu erkennen, wenn gesellschaftliche Machtunterschiede zwischen den sich Begegnenden bestehen (Könige, Despoten, Religionsführer): Hier ist eine räumliche Distanz einzuhalten, und Unterwerfungsgesten sind üblich; auch Staatsoberhäupter unterwerfen sich dem Papst gestisch bei der Audienz. Die Höhe des Kopfes repräsentiert die Wertigkeit; wir sprechen heute nicht umsonst von «gleicher Augenhöhe». Eine Verbeugung bedeutet, sich dem anderen unterzuordnen, wenn nicht gar zu unterwerfen. Begleitet wird die Körpersprache durch verbale Selbstverkleinerung und Erhöhung der mächtigen Person. Letztlich erinnern solche Rituale der Begegnung an jene in der Tierwelt, in der die Bedeutung der Gesten instinktiv festgelegt ist und die Machtverhältnisse ausdrückt.

4.1.2 Sprechen und Sprache

Das Sprechen bzw. die Sprache ist ein wesentliches Merkmal des Menschseins – der *conditio humana*. Die menschliche Sprache ist ein elaboriertes System von Zeichen oder Symbolen, das dem Denken, der gesprochenen und schriftlichen/bildlichen Kommunikation dient. Die menschliche Sprache unterscheidet sich von der der Primaten (z. B. Schimpansen) durch den Gebrauch der Grammatik. Auch Tiere können Zeichen und Symbole nutzen, aber beim Relativsatz hören ihre Fähigkeiten auf.

Denken ist zudem Probehandeln. In der Linguistik (Sprachwissenschaft) wird wissenschaftlich unterschiedlich bewertet, inwieweit die Sprache das Denken überhaupt ermöglicht. Die Sprachen der Menschheit haben sehr unterschiedliche Strukturen, die sich in der Art des logischen Denkens und der Emotionen niederschlagen.

Tiere sollen auch die Fähigkeit haben, über Objekte nachzudenken, solange sie präsent sind. Der Linguist Ludwig Jäger (2003) nennt das «online denken». Die Tiere können aber offenbar nicht über abwesende Objekte nachdenken, d. h. «offline denken», wir Menschen dagegen schon. Für die Sprachentwicklung ist das «Nein», das das Kleinkind zu Beginn seines zweiten Lebensjahres entdeckt, ein wichtiger psychischer Schritt. Die Abwesenheit eines gewünschten Objektes und die erträgliche Frustration fördern die Entwicklung von Sachvorstellungen zu Wortvorstellungen (von einem konkreten Objekt zu einem Symbol für das Objekt). Natürlich muss nach der Phase der Entbehrung die gewünschte Befriedigung durch das Objekt erfolgen. Wir unterscheiden zwischen der Objektsprache (Benennung von Gegenständen) und der Metasprache (Sprache über die Sprache).

4.2 Soziologische Aspekte der Kommunikation

Die Soziologie beschäftigt sich wissenschaftlich mit der Geschichte und der Struktur menschlicher Gesellschaften. Gesellschaftliche Strukturen spiegeln sich in der Art wider, wie Menschen dieser Gesellschaft miteinander kommunizieren. Die Soziolinguistik stellt eine Schnittstelle zwischen der Soziologie und der Sprachwissenschaft (Linguistik) dar.

4.2.1 Soziolinguistik: Sprache und Macht

Sprache ist auch ein Ausdruck von Macht («wortgewaltig») bzw. Ohnmacht («sprachlos»). In der Geschichte spiegelt sich Macht und Herrschaft in der Art der Kommunikation wider. So durften im Mittelalter Angehörige einfacher Stände und Klassen das Wort nicht direkt an Herrschende richten, sondern brauchten sozial akzeptierte Fürsprecher eines höheren Standes. In der Schweiz heißt ein Rechtsanwalt heute noch «Fürsprech».

Noch deutlicher war der Herrschaftscharakter in der Schriftsprache zu erkennen, die das einfache Volk nicht beherrschte; man brauchte einen Schreiber und einen Vorleser. In den juristischen Termini «Vormund» und «Mündel» (Beschützer bzw. Schutzbefohlener) ist der Machtaspekt erhalten geblieben.

Das Recht auf freie Rede (nicht nur auf Freiheit der Gedanken) wurde durch den jahrhundertelangen Kampf um Gleichheit und Freiheit als bürgerliches Grundrecht erkämpft. Im öffentlichen und beruflichen Leben unserer Tage geht es aber immer noch nach den archaischen Begrüßungsritualen und mittelalterlichen Machthierarchien zu: Immer dort, wo Einfluss und Macht unterschiedlich auf Personen verteilt sind, bestehen asymmetrische Kommunikationsstrukturen.

Beispiel: Die Königin von England, den Papst, den Chefarzt würden Sie bei einer Begegnung bestimmt nicht fragen: «Na, wie geht's denn heute?» Aber einen Patienten dies salopp zu fragen, ist kein Fauxpas, sondern gehört sogar zur Berufsrolle. Wenn der Patient dagegen Sie aber fragen würde: «Na, wie geht's denn heute?», würden Sie dies bestimmt als nicht der Situation angemessen empfinden und nicht direkt antworten.

Auch in demokratischen Gesellschaften werden Sprache und Sprachcodes benutzt, um soziale Schichten- und Klassenzugehörigkeiten zu markieren. Gesellschaftlicher d. h. ökonomischer und politischer Status lässt sich u. a. an einem Sprachcode und der Verwendung von Sprache (z. B. in der Rhetorik) festmachen.

In einer Profession hat die Fachsprache folgende Funktionen:

1. Über eine verdichtete Terminologie ist eine prägnantere Verständigung möglich (ökonomische Funktion).
2. Sie dient als «Erkennungszeichen» der Identitätsbildung und als Nachweis einer Gruppenzugehörigkeit (Funktion nach innen).
3. Sie dient als Instrument gegenüber Nichtmitgliedern der Profession oder sozialen Gruppe (Funktion nach außen).

Beispiele für diese drei Funktionen von Fachsprache finden sich in der Medizin, der EDV, dem «Jägerlatein», aber auch in der Subkultursprache von Jugendlichen (Peergroups).

Unter dem soziologischen Machtaspekt der Kommunikation ist die in Kapitel 3 diskutierte Theorie des sozialen kommunikativen Handelns von Jürgen Habermas (1981) umso wichtiger, als sie in Gegenüberstellung zu einem «strategischen Handeln» ein «verständnisorientiertes Handeln» favorisiert, das eben auf die Nutzung von Macht und Einflussnahme zugunsten eines herrschaftsfreien Dialogs verzichtet. Patientenkommunikation sollte herrschaftsfrei gestaltet sein.

4.2.2 Die informierte Gesellschaft: Information, Gesellschaft und Weltpolitik

«Wissen ist Macht!» Dieser Aphorismus basiert auf einer historischen Erfahrung gesellschaftlicher Verhältnisse von Macht und Unterdrückung. Macht stützt sich auf Informationsmonopole, die wiederum Machtmonopole sind. Meinungs-, Versammlungs- und Pressefreiheit sind nicht umsonst unveräußerliche Grundrechte jeder demokratischen Gesellschaft. Der Zugang eines Individuums zu Informationsquellen und das Verfügen über Informationen sind essenziell für eine aufgeklärte Gesellschaft. Vor einem halben Jahrhundert, nach der von Menschen gemachten Katastrophe des Zweiten Weltkriegs und ihren Folgen, rückte die Bedeutung des Informationsaustauschs stärker ins Bewusstsein und wurde damit Gegenstand wissenschaftlicher Überlegungen.

Eine wesentliche Rolle spielte in der Nachkriegszeit die technologische Entwicklung von Massenkommunikationsmedien wie Radio, Fernsehen, Telekommunikation (Telefon, Fernschreiber etc.) neben den traditionellen Printmedien (Zeitungen, Zeitschriften, Bücher). Fortan wurden nicht mehr nur materielle Güter (z. B. Land und Bodenschätze) und Energie (z. B. Ölquellen), sondern immer stärker die geistigen Ressourcen (Bildung, Informiertheit) der Menschen als gesellschaftliche Macht angesehen; der Nachrichtentechniker und Informationstheoretiker Karl Steinbuch (1917–2005) prägte 1966 den Begriff von der «informierten Gesellschaft». Informiert sein bedeutet nicht nur Teilhabe an, sondern auch Verantwortung tragen durch die Information und das Wissen. Diese Diskussion ist immer noch aktuell.

Die Informationstechnologie hat sich weltweit rasant entwickelt. Totalitäre Systeme schotten sich nicht umsonst gegen andere Informationen ab und fürchten die Informiertheit ihrer Untertanen. Es besteht die Hypothese, dass der Informationsfluss und -austausch eine größere Schlagkraft habe als militärische Waffen, auch Massenvernichtungswaffen. So gesehen ist der Kalte Krieg zwischen Ost und West durch wechselseitigen Kommunikationsaustausch (Diplomatie, Informationsmedien, persönliche Kontakte) überwunden worden.

Aus soziologischer Sicht ist Machtlosigkeit verbunden mit dem erschwerten Zugang zu und Ausgeschlossensein von Informationen und Kommunikation. Das World Wide Web, wie das Internet bildhaft heißt, ist die logische Konsequenz, Informationen über alle Grenzen hinweg auszutauschen. Leider ist die Partizipation an Information und Kommunikation nicht ungetrübt: Auch der umgekehrte Fall ist heute Wirklichkeit, da der starke Zuwachs an Informationen eine unstrukturierte Informationsüberflutung und damit eine Desinformation zur Folge hat. Beispielsweise nannte die Internet-Suchmaschine «Google» im August 2008 zum Begriff «Kommunikation» zirka 55 700 700 Treffer und für «Kommunikation» + «Kompetenz» 2 980 000 Treffer!

4.2.3 Der mündige Patient: Partizipation und Kommunikation

Vor zirka 40 Jahren begannen die Kritik an Machtstrukturen und die Forderung nach Demokratisierung und Teilnahme an Entscheidungsprozessen sich auch auf das Gesundheitswesen auszuwirken (z. B. Illich 1976). Neben dem «mündigen Bürger» wird vom «mündigen Patienten» gesprochen. Dies bedeutet, dass sich die Beziehung zwischen Patienten und Ärzten (und allen Angehörigen anderer Gesundheitsberufe) verändern muss, d. h. dass einerseits Mediziner ihr Wissens- und Entscheidungsmonopol über Diagnosen und Therapien aufgeben und andererseits Patienten ihre Autoritätsgläubigkeit, Abhängigkeit und Sprachlosigkeit überwinden. Die Beziehung zwischen Arzt und Patient muss sich verändern, weg von einem paternalistischen Modell («Du musst mir vertrauen; ich [Arzt] weiß wie ein Vater genau, was gut für Dich als Kind [Patient] ist.») hin zu einem partnerschaftlichen, partizipatorischen Modell.

Es geht also um Umverteilung von Macht und um gemeinsame Verantwortung. Hierbei kann es nicht dem Arzt und dem Patienten alleine überlassen sein, ihre Beziehung neu zu definieren; sie brauchen auch von dritter Seite (Gesundheitspolitik, Rechtswesen, Ökonomie) veränderte Rahmenbedingungen, wie sie in den letzten Jahren zunehmend angestrebt werden, um mehr Transparenz und Entscheidungsfreiheiten zu ermöglichen. Als Beispiel sei hier die gesetzliche Pflicht zur Information des Patienten durch den Arzt über Prognose, Optionen, Alternativen und Risiken von Therapien erwähnt (Patienteninformation, Aufklärungs- und Beratungspflicht).

Als Gegensatz zum paternalistischen Modell ist das «informative Modell» zu nennen, das vereinfacht sagt: Der Arzt informiert, der Patient wählt aus. Hier trifft sich die Vorstellung, dass der Patient mündig und gut informiert sei, ein Kunde, der die Ware bzw. Dienstleistung kaufe, und diese ihm verkauft werde nach dem Motto: «Bitte schön, ganz wie Sie wollen.» Es ist einleuchtend, dass der Patient mit seiner Entscheidung alleine überfordert ist, da er die Tragweite seiner Wahl letztlich nicht überblicken kann. Die Freiheit und Mündigkeit hat also auch ihre negativen Seiten für den Patienten. Sie käme dann eher dem Laisser-faire-Stil der Erziehung nahe, der letztlich auf eine Vernachlässigung und Gleichgültigkeit hinausliefe.

Zwischen den beiden Extremen des paternalistischen und des informativen Modells liegt das partizipative Modell des «Shared Decision Making» (SDM) resp. der «Partizipativen Entscheidungsfindung» (PEF).

Das Modell des «Shared Decision Making [...] bezeichnet eine Form der Arzt-Patient-Kommunikation, die zum Ziel hat, den Wunsch des Patienten nach Beteiligung an den Entscheidungen über sein Gesundheitsproblem zu realisieren. Arzt und Patient kommunizieren auf einer partnerschaftlichen Ebene über die objektiven und subjektiven Aspekte einer anstehenden Entscheidung. Diese Entscheidung kann aus zwei oder mehr Optionen bestehen, wobei eine davon auch beobachtendes Abwarten sein kann. Vom paternalistischen und informativen Modell der Arzt-Patient-Kommunikation ist das SDM-Modell unterscheidbar anhand der drei Bereiche Informationsfluss, Abwägung und Entscheidung [...]» (Klemperer/Rosenwirth 2005: 5).

Tabelle 4-1 stellt die drei Modelle der Entscheidungsfindung von Arzt und Patient einander gegenüber. Partizipative Entscheidungsfindung und Shared Decision Making betreffen primär die Beziehung zwischen Arzt und Patient, da sie sich in erster Linie auf das therapeutische Vorgehen beziehen.

Die Grundhaltung der gemeinsamen Entscheidungsfindung von Patient und Physiotherapeut, in der der Patient kein passives und entmündigtes Objekt therapeutischen Handelns ist, findet sich in der kleinsten Maßnahme und im Kommunikationsstil wieder.

Dieser partizipative Grundgedanke, der die freie Willensentscheidung des Patienten respektiert und einbezieht, stößt jedoch an seine Grenzen, wenn die Einstellung und das Verhalten des Patienten nicht zu den Vorstellungen von gesundem Verhalten passen; bei bestimmten Arten von Risikoverhalten (Missbrauch von Substanzen wie Alkohol, Nikotin oder Sport; Lebensstil) beispielsweise werden finanzielle Sanktionen erwogen.

In Kapitel 10 wird der Prozess der Partizipation und der Verständigung auf erreichbare Therapieziele in der Physiotherapie ausführlich vorgestellt.

Tabelle 4-1: Modelle der Entscheidungsfindung in der Arzt-Patient-Beziehung (modifiziert nach Klemperer und Rosenwirth 2005: 7).

	paternalistisches Modell	**partizipatives Modell**	**informatives Modell**
Kommunikationsfluss	überwiegend einseitig	beidseitig, interaktiv	überwiegend einseitig
Richtung	Arzt → Patient	Arzt ↔ Patient	Arzt → Patient
Berufsverständnis	medizinisch	bio-psychosozial	medizinisch
Basis der Entscheidung	fachlich, juristisch	alle relevanten Aspekte	alle relevanten Aspekte
Erörterung	Arzt alleine	Arzt und Patient, ggf. andere (Angehörige)	Arzt und Patient, ggf. andere (Angehörige)
Entscheidung	Arzt	Arzt und Patient	Patient
Verantwortung	Arzt	Arzt und Patient	Patient

4.3 Psychologische Aspekte der Kommunikation

Die Kommunikationswissenschaften haben mit der Psychologie inhaltlich die allermeisten Berührungspunkte. Beim Kommunikationsprozess sind drei Phasen zu nennen, die zeitlich sehr schnell ablaufen und fast kaum zu trennen sind:

1. die Wahrnehmung über die Sinnesorgane (peripheres, zentrales Nervensystem)
2. die Verarbeitungsprozesse der wahrgenommenen Reize im Gehirn
3. die somatische, psychische und soziale Reaktion.

Es wirken neurophysiologische und neuropsychologische Prozesse zusammen.

Exemplarisch sollen drei Aspekte herausgestellt werden: Wahrnehmung, Bewusstsein (Denken und Fühlen) sowie Entwicklung.

4.3.1 Wahrnehmung und Kommunikation

Zwischenmenschliche Kommunikation setzt die Wahrnehmung der jeweils anderen Person voraus. Diese Personenwahrnehmung geschieht in einem sozialen Umfeld; sie ist damit eine soziale Wahrnehmung. Es lassen sich Phänomene beschreiben, die zu einer fehlerhaften Wahrnehmung und Bewertung von Menschen und damit zu Missverständnissen in der Kommunikation und Interaktionen führen können. Vier dieser psychologischen Fehlerquellen werden im Folgenden beschrieben. Diese Fehlerquellen sind nahezu unvermeidlich und laufen unbewusst ab; daher ist es für eine Minimierung dieser Fehler wichtig, um die Existenz dieser psychologischen Phänomene zu wissen und das eigene Verhalten immer wieder zu reflektieren:

1. Wahrnehmungstäuschungen als psychophysiologisches Phänomen
2. Wahrnehmungsfehler durch Attribution
3. Wahrnehmungsfehler durch bestehende Einstellungen (Stereotype, Vorurteile)
4. Wahrnehmungsfehler durch Übertragungs- und Gegenübertragungsphänomene.

Zu 1: Wahrnehmungstäuschungen als psychophysiologisches Phänomen:
Aus der experimentellen Psychologie ist lange bekannt, dass unsere Wahrnehmung «das Wahre» (lat.: *verus* = «echt, wahr, wirklich») nicht immer erkennen kann, sondern dass wir etwas falsch oder nur teilweise richtig wahrnehmen. Die Psychologie spricht von Täuschungen und Wahrnehmungsfehlern. Bei den vielen bekannten Experimenten zur optischen Täuschung mag die Bezeichnung «Fehler» im mathematisch objektivierbaren Sinne zutreffen. **Abbildungen 4-1** und **4-2** zeigen die zwei klassischen optischen Täuschungen von Müller-Lyer und Ebbinghaus aus dem ausgehenden 19. Jahrhundert.

Dass die Wahrnehmung einer Täuschung unterliegt, lässt sich durch Nachmessen beweisen. Alle Testpersonen machen übrigens diese Fehler; es handelt sich bei der Täuschung um einen systematischen Fehler, der eine Gesetzmäßigkeit in der Sinneswahrnehmung oder in der Verarbeitung der wahrgenommenen Reize in unserem Gehirn darstellt und durch die recht einfache Versuchsanordnung provoziert wird. Auch wenn dem Betrachter bekannt ist, dass beide inneren Kreise gleich groß sein müssen, sieht er sie unterschiedlich groß.

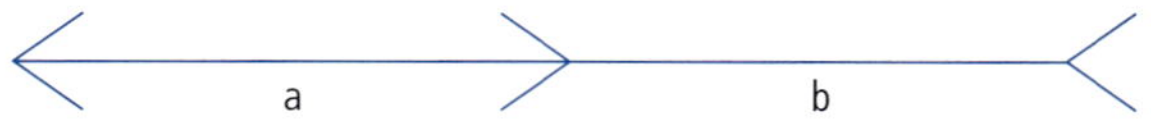

Abbildung 4-1: Müller-Lyer'sche Täuschung. Beide Strecken sind gleich lang (a = b).

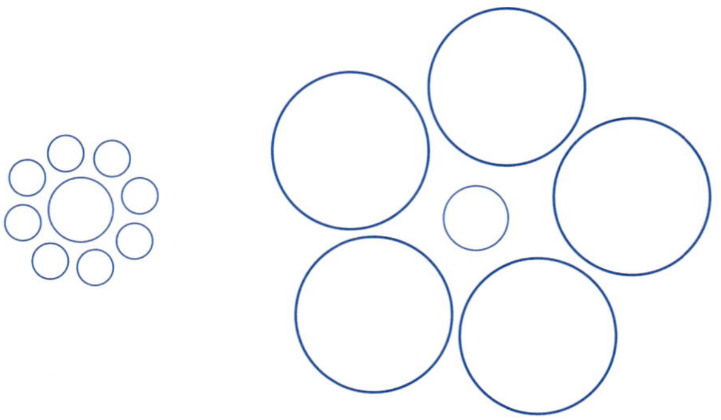

Abbildung 4-2: Ebbinghaus'sche Täuschung. Beide Innenkreise sind gleich groß.

Offenbar können wir unseren Sinnen und Interpretationen nicht immer völlig trauen. Hier eine Auswahl psychologischer Phänomene:

- Die Selektion: Die Wahrnehmung über unsere Sinne wählt aus der Fülle der von außen kommenden Reize nur bestimmte aus; denkbar ist auch, dass die Wahrnehmung vollständig ist, aber deren Aus- und Bewertung im Gehirn selektiv ist, d.h. wir lassen etwas weg.
- Die Ergänzung: Hier liegt das Gegenteil der Selektion vor, indem Informationen in der Bewertung hinzugefügt werden, die durch die Sinne nicht wahrgenommen wurden. Man spricht auch von Übersummation. Wir Menschen haben offenbar ein Bedürfnis, äußere Reize zu einer sinnhaften, ganzheitlichen Gestalt zu strukturieren; dabei kann die Ergänzung wie bei einem lückenhaften Bild richtig oder falsch sein.[1]
- Die Generalisierung: Gemeint ist damit die Tendenz zur Verallgemeinerung. Aufgrund von einzelnen ähnlichen Merkmalen werden Kategorien gebildet, in die das Wahrgenommene subsummiert und eingeordnet wird.

In komplexeren Situationen ist bekannt, dass z.B. Aussagen verschiedener Zeugen über einen Verkehrsunfall stark voneinander und vom tatsächlichen Ablauf (dokumentiert durch eine Videoaufnahme) abweichen können. Bei der Zeugenbefragung wird akribisch herausgearbeitet, was ein Zeuge wahrgenommen oder auch nicht wahrgenommen hat und was bereits seiner Interpretation anheim gefallen und nachträglich als Wahrnehmung eingeflossen ist.

1 Diese Gesetzmäßigkeit der Wahrnehmungsprozesse hat bereits die Gestaltpsychologie vor zirka 80 Jahren experimentell festgestellt. Interessant dabei ist, dass bereits Aristoteles (384–322 v.Chr.) sinngemäß sagte, dass das Ganze mehr ist als die Summe der Teile und früher als die Teile wahrgenommen werde. Eine weitere wichtige Aussage der Gestaltpsychologie ist die Beziehung von Figur und Grund; ein Objekt wird durch seine Umgebung definiert wahrgenommen. Bekannt sind Bilder, in denen Figur und Hintergrund changieren.

Der Zweck dieser physiologischen und psychischen Phänomene wird darin gesehen, dass wir in der Wahrnehmung Informationen nach subjektiver Wichtigkeit und Bedeutung auswählen und zuordnen.

Zu 2: Wahrnehmungsfehler durch Attribution:
Aus der Sozialpsychologie ist die Attributionstheorie (Heider 1958) zu nennen. Ein Attribut ist eine Eigenschaft, ein Merkmal. Diese Theorie versucht zu erklären, wie sich Menschen die Wirklichkeit einer sozialen Situation oder das Verhalten einer Person in einer sozialen Situation erklären. Dabei können Interpretationsfehler auftreten, die «fundamentale Attributionsfehler» genannt werden. Zwei Attributionsfehler sind zu unterscheiden:

1. betrifft die Fremdeinschätzung: Äußere Beobachter schließen aus dem situativen Verhalten einer Person vorschnell auf persönliche Eigenschaften dieser Person («der ist so, weil …»); der Einfluss der sozialen Situation oder die Rolle der Person wird zu wenig berücksichtigt. Dies führt zu einer vorschnellen Bewertung der Person und damit zu möglichen Verständigungs- und Kommunikationsmissverständnissen. Beispielsweise verführt die Rolle des Patienten (leidender Mensch, liegt im Schlafanzug im Bett) Physiotherapeuten, Pflegende und Ärzte zu einem Attributionsfehler. Dies wird deutlich, wenn sie den Patienten später in einer anderen Situation erleben (auf der Straße, in gepflegter Alltagskleidung, nicht mehr leidend); sie erkennen «ihren» Patienten oft nicht wieder.
2. betrifft die Selbsteinschätzung: Ist man selbst Beteiligter, werden die Gründe für einen Misserfolg äußeren, situativen Ursachen und bei Erfolg eher internen und persönlichen Gründen zugeordnet. Offenbar übernehmen wir ungern bei Misserfolgen die Verantwortung; «Schuld» haben die anderen oder die Umstände; der Erfolg aber gebührt mir.

Zu 3: Wahrnehmungsfehler durch bestehende Einstellungen (Stereotype, Vorurteile):
Nach den Wahrnehmungstäuschungen und Attributionsfehlern sind noch weitere Fehlermöglichkeiten zu nennen, mit denen sich die Sozialpsychologie beschäftigt. Es handelt sich jeweils um Einstellungen und Meinungen über Personengruppen, die in einer konkreten sozialen Situation einer einzelnen Person quasi übergestülpt werden:

- Das Stereotyp: Es sind zeitlich stabile, oft starre Einstellungen über Personen oder Personengruppen, die die Wahrnehmung einschränken; wir «sehen» eine Person nur unter einzelnen Merkmalen, die wir dieser Gruppe zuordnen. Es findet eine Selektion und Generalisierung statt. Man unterscheidet Autostereotype (wie man sich selbst sieht) von Heterostereotypen (wie man andere sieht).
  Beispiel für ein Stereotyp: «Ärzte sind gegenüber Pflegenden herablassend und arrogant.» Darin stecken bestimmte Auto- und Heterostereotype.
- Das Vorurteil: Wie beim Stereotyp handelt es sich hierbei aber qualitativ und quantitativ um hartnäckigere Einstellungen, meist mit negativer Bewertung gegenüber Personengruppen. Vorurteile sind besonders durch Sozialisationsvorgänge früh erworben, tief verankert und veränderungsresistent. Manchmal liegt eine Erfahrung zu Grunde, die generalisiert wird. Es findet quasi eine Vor-Verurteilung statt. Es sei erwähnt, dass es neben negativen auch positive Vorurteile gibt. Vorurteile finden sich besonders gegenüber gesellschaftlichen Gruppen und Ethnien.
  Beispiel für ein Vorurteil: «Suchtkranke sind selbst schuld an ihrer Sucht, sie brau-

chen sich nur zusammenzureißen.» oder: «Deutsche sind fleißig und pünktlich, verstehen aber keinen Humor.»

Die Tücke besteht darin, dass Stereotype und Vorurteile die Wahrnehmung «vereinfachen» und scheinbar Denkarbeit «ersparen», da durch voreilige Schlussfolgerungen ein neuer Sachverhalt stimmig gemacht wird. Wir bestätigen uns durch Stereotype und die – scheinbare – Bestätigung von Vorurteilen selbst und fühlen uns «zufrieden»; Denken und Fühlen werden nicht durch etwas Neues «beunruhigt». Beide, Stereotype und Vorurteile, dienen der Abwehr von Angst vor etwas Neuem und Fremdem.

Zu 4: Wahrnehmungsfehler durch unbewusste Übertragungs- und Gegenübertragungsphänomene:
Es handelt sich um ein zentrales Konzept der Interaktion in der psychoanalytischen Therapie, bei dem das psychologische Phänomen bewusst therapeutisch eingesetzt wird: Der Patient entwickelt eine Übertragungsneurose auf den Analytiker. Übertragungen sind individuelle Erfahrungen aus der Lebensgeschichte (Kindheit und Jugendzeit) einer Person, die zu einem späteren Zeitpunkt bei Personen mit ähnlichen Eigenschaften wiederbelebt und unbewusst auf sie gerichtet werden. Übertragungsphänomene sind alltäglich und nicht automatisch pathologisch; sie sind es nur dann, wenn sie von ungelösten intrapsychischen Konflikten oder gar Traumen herrühren.

Die Gegenübertragung ist die Resonanz in einer Person B auf die Übertragung, die Person A unbewusst auf Person B richtet.

An anderer Stelle wird ausführlich auf das Phänomen von Übertragung und Gegenübertragung eingegangen (Kap. 5.1.3 und 5.1.4).

4.3.2 Bewusstsein und Kommunikation

In Abschnitt 4.3.1 wurden die Sinneswahrnehmung und ihre anfällige Weiterverarbeitung im Gehirn besprochen. Die Neurophysiologie, Neurobiologie und Psychobiologie sind Wissenschaften, die in letzter Zeit unter der Bezeichnung Neurowissenschaften (Neurosciences) zusammengefasst werden, in der die akademische Trennung in organische, psychische und soziale Systeme tendenziell überwunden wurde.

Es soll auf ein neurophysiologisches Phänomenen hingewiesen werden: die subliminale Wahrnehmung (lat.: *sublīmis* = «unterschwellig»). Wir nehmen mehr wahr, als uns bewusst ist. Damit wir etwas bewusst wahrnehmen, muss ein optischer oder akustischer Reiz (Bild, Ton) eine gewisse Zeit auf die Rezeptoren der Sinnesorgane einwirken und im Gehirn ankommen.

Hierzu einige Experimente:

1. In der Werbepsychologie ist seit etwa 50 Jahren bekannt, dass Bilder, die unterhalb der Wahrnehmungsschwelle eingestreut sind, bei einfachen Entscheidungen die Motivation beeinflussen können: Eine subliminal gezeigte gekühlte Flasche mit Coca-Cola kann später die Entscheidung zwischen Pepsi-Cola und Coca-Cola zugunsten von Coca-Cola beeinflussen. Die sublimilal «untergejubelten» Reize sind aber nicht so stark, dass sie zu komplexen Handlungsweisen – wie sich in Bewegung setzen und sich irgendwo eine Coca-Cola kaufen – verführen; darauf

hat Roth (2001: 225) hingewiesen. Subliminal wahrgenommene Reize lenken und verstärken also ein vorhandenes Bedürfnis.

2. Die Traumforschung konnte belegen, dass subliminale Außenreize (z. B. ein Bild, das für Bruchteile einer Sekunde gezeigt, oder ein Tonband, das in sehr hoher Geschwindigkeit vor dem Einschlafen abgespielt wurde) im Traum in signifikanter Weise auftaucht; so träumten Versuchpersonen, denen das Märchen von Hänsel und Gretel in vielfacher, d. h. akustisch unverständlicher Geschwindigkeit vorgespielt wurde, z. B. von Lebkuchen oder einer Frau mit einer krummen Nase (Leuschner, Hau und Fischmann 2000).
3. Die Wahrnehmung kann auch durch eine kognitive Aufgabe selektiert werden. Roth (2001: 226) erwähnt einen Versuch von Daniels, in dem Versuchpersonen die Ballbewegungen von zwei Basketball-Mannschaften nach bestimmten Kriterien zählen sollten, was ihnen gut gelang. Dann sollten die Personen den Film nochmals unbefangen anschauen: Erst jetzt nahmen sie wahr, dass während des Spiels eine als Gorilla verkleidete Person sich kurz durch das Spielfeld bewegte, sich auf die Brust trommelte und wieder verschwand.

Neurowissenschaftler (wie Roth) haben inzwischen den psychoanalytischen Terminus des Unbewussten, der von Freud eingeführt und von der Lerntheorie, speziell dem Behaviorismus, als unwissenschaftliches Konstrukt abgelehnt wurde, von dem des Bewusstseins naturwissenschaftlich abgrenzen und in Beziehung zu neurophysiologischen Konzepten setzen können. Bewusstsein ist nicht zu trennen von den Termini «Gedächtnis» und «Erinnerung».

Aktive Prozesse wie Abwehrmechanismen entziehen dem Bewusstsein Inhalte und verdrängen sie ins Unbewusste oder Unterbewusste. Sie sind im Gedächtnis nicht präsent und werden nicht erinnert, aber im Unbewussten sind sie dynamisch vorhanden.

Ein weiterer neuer, die Kommunikation verkomplizierender Aspekt ist, dass Wahrnehmen und damit auch das Lernen kein Prozess ist, in dem eine äußere Wahrheit von einem Menschen verinnerlicht wird vergleichbar einem Kopierer oder Scanner. Einige Vertreter der Hirnforschung stützen sich dabei auf die Theorie des Konstruktivismus; sie besagt, dass der Mensch sein Wissen und seine Erkenntnis für sich jeweils neu zusammenbauen, neu schaffen, d. h. konstruieren muss. Die äußere Wirklichkeit wird nicht 1 : 1 zur inneren Wirklichkeit, sondern sie unterliegt einem Prozess der Bedeutungszuweisung, der auch noch unbewusst abläuft. Der Prozess des Verstehens ist aus konstruktivistischer Sicht sehr differenziert zu betrachten, da Verstehen nicht gleich Verstehen bedeutet. Durch dieses individuell konstruierte Verstehen ergeben sich Unterschiede bei den Kommunikationspartnern hinsichtlich Informationsgehalt und Bedeutung. Dieser Aspekt wurde daher auch in die Definition von Kommunikation (Kapitel 3.1) aufgenommen.

4.3.3 Entwicklung und Kommunikation

Die psychische Entwicklung des Kindes beginnt bereits während der Schwangerschaft. Eine intrauterine Wahrnehmung und eine gewisse kommunikative Fähigkeit im Säuglingsalter gehen der Sprachentwicklung voraus. Die Säuglingsforschung der letzten 25 Jahre versuchte experimentell zu belegen, dass Säuglinge bereits in den ersten

Wochen nicht nur triebhafte, sondern vielmehr kommunikative Bedürfnisse haben, die der Herstellung von Objektbeziehungen und einer sicheren Bindung dienen. Säuglinge sind keine «tabula rasa» (leere Tafel, die von außen beschrieben wird), wie lange angenommen wurde, sondern sie bringen gewisse kommunikative Kompetenzen mit (Stern 1985). Dornes (1993) spricht vom «kompetenten Säugling». Der Säugling ist nicht nur passiver Empfänger, sondern auch aktiver Sender; trotz seiner somatischen Unreife hinsichtlich Motorik und Sensorik und seiner einfachsten psychischen Entwicklungsstufe bewirkt er sozialen Kontakt, interagiert und kommuniziert; er löst bei seiner Mutter bzw. primären Betreuungsperson fast reflektorisch eine emotional stark gefärbte Interaktion aus; es sei auf die Ammen- oder Babysprache hingewiesen, in der Erwachsene Tonlage, Mimik und Verhalten automatisch in einer babygemäßen Weise wählen, wenn sie sich einem Baby zuwenden. In den ersten Lebensmonaten soll der Säugling Zusammenhänge zwischen Seh-, Tast- und Hörfunktionen wahrnehmen können (kreuzmodale Wahrnehmung).

Bereits 1937 beschrieb der Schweizer Entwicklungspsychologe Jean Piaget, dass der Säugling in dem sensumotorischen Stadium der ersten beiden Lebensjahre differenzierte Interaktionen spielerisch entwickelt, die als nonverbale Kommunikation erste Funktionen des Denkens darstellen. Piagets Beobachtungen und theoretische Interpretationen beziehen sich überwiegend auf die Interaktion zwischen dem Säugling und einem Gegenstand (Spielsachen). Beispiel: Zufällig löst ein fünf Monate altes Baby mit einer Rassel ein Geräusch aus, das seine Aufmerksamkeit weckt; durch Wiederholung erkennt es, dass es selbst etwas bewirken kann (Selbstwirksamkeit).

Die Kommunikation des Säuglings ist sehr körperlich mit allen Sinnen, insbesondere über die Haut als Tast- und Kontaktorgan; Lautbildungen entstehen durch Imitation in einer vertrauensvollen Beziehung z. B. auf dem Wickeltisch, beim Stillen, beim Spielen mit der Mutter, dem eigenen Körper und Gegenständen. Die Kommunikation ist mehr nonverbal (Mimik, Gestik, Handlung) als verbal (paralinguistisch, allmählich mit Wortbedeutungen). Das nonverbale Handeln wird mit differenzierenden Lauten begleitet. Handeln, Denken (Verstehen) und Sprache hängen eng zusammen: Die konkrete Handlung des Kleinkindes z. B. mit unterschiedlichen Bauklötzen und Löchern fördert die Wahrnehmung und die Denkvorgänge, aber auch den Umgang mit Gefühlen (Geduld, Frustration); Kleinkinder begleiten ihr Spiel häufig mit Worten, sie paraphrasieren ihre Handlungen. Aus der Reihe: Handeln-Denken-Sprechen, wird später immer mehr: Denken-Sprechen-Handeln.

Interessant ist, dass die ersten Worte des Säuglings und Kleinkindes zwischen dem 10. und 18. Lebensmonat eine soziale Bedeutung und Funktion haben wie «Mama», «Papa» (gemeint ist die eigene Mama bzw. der Papa) oder «Winke-Winke» (Weggehen; trennen). Das «Nein», das zu Beginn des zweiten Lebensjahres entdeckt und angewendet wird, hat ebenso eine soziale Funktion, nämlich den eigenen Willen auszudrücken und sich zu verweigern. Im zweiten Lebensjahr beginnt die eigentliche Sprachentwicklung in einem rasanten Tempo, eingebettet in enge soziale Beziehungen: Mit etwa 18 Monaten ist ein zunehmender Gebrauch von Wörtern zu beobachten (über 50 Wörter), der exponentiell ansteigt, so dass mit etwa 16 Jahren ein Grundwortschatz von zirka 60 000 Wörtern erreicht ist.

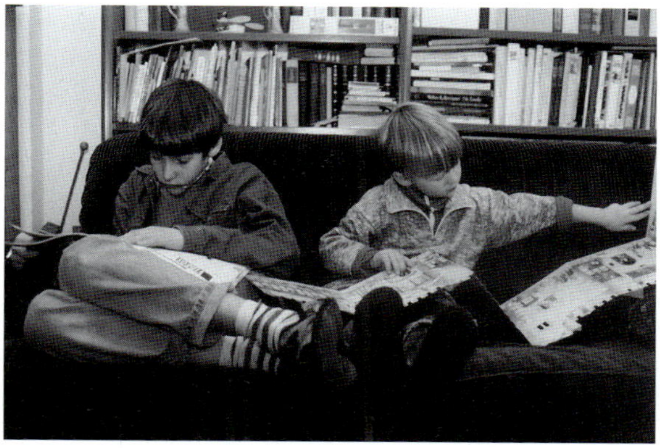

Abbildung 4-3: Lesende Kinder. (Foto: Matthias Elzer)

Eine Bemerkung zur Adoleszenz/Pubertät: Mit ungefähr 15 bis 16 Jahren ist nach Piaget die Fähigkeit zum Denken (Kognition) voll entwickelt; auch der Wortschatz ist theoretisch auf dem Zenit. Wegen der besonderen Funktion der Adoleszenz (Umgang mit dem sexuell sich entwickelnden Körper, Finden der sexuellen und gesellschaftlichen Identität, Ablösung aus dem Elternhaus, Suchen erster außerfamiliärer enger Beziehungen) kommen diese kognitiven Fähigkeiten in der Regel noch nicht zur vollen Entfaltung.

Forschungsergebnisse

- Aus den Beobachtungen über den Mangel an emotionaler Zuwendung (Deprivation) in frühester Kindheit (Säuglingszeit), der als Phänomen des Hospitalismus bekannt wurde (Spitz 1965), wissen wir, dass Säuglinge und Kleinkinder ohne eine bestimmte Qualität der Kommunikation im Sinne eines konstanten emotionalen und körpernahen Kontaktes durch eine stark erhöhte Morbidität und Mortalität gefährdet sind.
- Bereits die Experimente des Stauferkönigs Friedrich II. (1194–1250) beschrieben das Deprivationssyndrom: Friedrich II. wollte herausfinden, welche Sprache ein Mensch von Natur aus spreche. Er ließ Kinder von ihren Eltern trennen, wies die Ammen und Pflegerinnen an, die Kinder gut zu nähren und zu pflegen, aber zu ihnen kein Wort zu sprechen oder mit ihnen gefühlvoll zu kommunizieren. Das Ergebnis ist bekannt: Sie starben alle, da ihnen die emotionale Kommunikation (Zuwendung, Sprache, Körperkontakt etc.) in einer vertrauensvollen und fürsorglichen Beziehung fehlte.
- Bei Frühgeborenen im Brutkasten fördert der liebevolle Körperkontakt (Streicheln) den Anstieg von Körperwachstumshormonen (Somatotropin). Verbale und nonverbale Interaktion verbunden mit einer affektiven und sicheren Beziehung fördert somatische Reifungs- und psychische und soziale Entwicklungsvorgänge des Babys und Kleinkindes.

Das Thema «Entwicklung und Kommunikation» beschränkt sich nicht auf die frühe Kindheit. In den ersten Lebensmonaten und -jahren werden zwar entscheidende Erfahrungen über zwischenmenschliche Beziehungen durch Kommunikation gesammelt, die die Grundlage für eine spätere Gesundheit des Menschen bilden. Frühe emotionale Vernachlässigung, erlittene psychische Traumen und ungelöste intrapsychische Konflikte werden mit hoher Wahrscheinlichkeit im Erwachsenenalter als Störungen in irgendeiner Form manifest. Trotz der fundamentalen Bedeutung der ersten Lebensjahre (Baby- und Kleinkindzeit) sind auch über die gesamte Lebensspanne

(Kindheit, Adoleszenz, Erwachsenenalter, hohes Alter) spezifische Kommunikationsbedürfnisse lebensnotwendig; werden sie unterdrückt, z. B. durch erzwungene Isolation (Haft) oder soziale Vereinsamung (im hohen Alter), entstehen gravierende Störungen.

Der Zusammenhang von Entwicklung und Kommunikation wird auch im hohen Alter deutlich, wenn zunehmende psychische Einschränkungen z. B. bei einer Demenz vorliegen. Die Verwirrung des Dementen entsteht durch den Verlust des Kurzzeitgedächtnisses, der räumlichen, zeitlichen und persönlichen Orientierung. Worte verlieren ihre Bedeutung oder ihr Sinn verglimmt in wenigen Sekunden, bevor das Arbeitsgedächtnis damit etwas anfangen kann.

Die Kommunikation mit schwer dementen Patienten muss daher langsam und eindeutig sein. Körpersprache und nonverbale Äußerungen (Berührung, Kontakt mit Gegenständen) sind manchmal wichtiger als verbale.

Ferner wirkt sich die lebensgeschichtliche, biografische Entwicklung der Gesprächspartner bewusst oder unbewusst auf die Kommunikation aus. Kompetente Kommunikation berücksichtigt den Entwicklungsstand des Gesprächspartners. So ist es für die Gesprächsführung über das Thema Verlust eines nahestehenden Menschen schon ein Unterschied, ob der Patient zweieinhalb, fünf, zehn, 15, 25, 50 oder 75 Jahre alt ist. Einem Fünfjährigen müssen wir den Tod seiner Mutter altergemäß anders nahe bringen als einem 15- oder 50-Jährigen; dazwischen liegen Welten von psychischer Entwicklung, kognitiven und emotionalen Kapazitäten, Lebenserfahrungen und Erwartungen an das Leben.

4.4 Zusammenfassung

Zusammenfassung

Die Kommunikationswissenschaften haben vielfältige Bezugswissenschaften. Beispielsweise misst die Anthropologie der menschlichen Kommunikation einen wichtigen Vorteil in der Evolution bei, sie verändert das Gehirn. Die Soziologie betont den Faktor Macht, der im Kommunikationsverhalten zum Ausdruck kommt. Die Psychologie liefert zahlreiche Konzepte, die die Wahrnehmung betreffen; die Wahrnehmung und die intrapsychische Verarbeitung in kommunikativen Situationen sind behaftet mit einer Reihe von Fehlern, Verwerfungen und Missverständnissen. Hinzu kommt, dass die Kommunikationspartner ihre eigene Entwicklungsgeschichte (Biografie) bewusst und unbewusst einbringen.

Kommunikationsprozesse sind störanfällig und subjektiv. Professionelle Kommunikation sollte um diese Fehler- und Störquellen wissen, sie reflektieren und sie – so gut es geht – vermeiden.

5 Vier wissenschaftliche Konzepte der therapeutischen Gesprächsführung

Da es keine eigenständige Theorie zur therapeutischen Kommunikation gibt, liegt es nahe, diese aus den wichtigsten Psychotherapieansätzen abzuleiten. Denn jede «Psychotherapieschule» weist aufgrund ihres theoretischen Hintergrundes und ihrer Methoden spezifische Merkmale auf, die sie als Therapie definiert. Diese spezifischen Merkmale können auch auf die Beratung und die Technik der Gesprächsführung übertragen werden.

Ziel dieses Kapitels ist es, die spezifischen Merkmale der verschiedenen Psychotherapierichtungen zu kennen und diese für die therapeutische Kommunikation in der Physiotherapie – insbesondere für eine professionelle Gesprächsführung – zu nutzen.

Eine Systematik der verschiedenen Formen von Psychotherapie zu erstellen, ist wegen der historischen, theoretischen und methodischen Überschneidungen nicht ganz einfach. So sind z. B. Hypnose und suggestiv-imaginative Verfahren eng mit der Psychoanalyse verwandt, werden aber heute überwiegend von Verhaltenstherapeuten angewandt. Andererseits gibt es auf dem «Psychomarkt» Hunderte von Psychotherapieformen und -techniken; meist handelt es sich um kurzlebige Moden. Es lassen sich aber einige wenige Konzepte oder Richtungen identifizieren, auf die sich die Psychotherapie und damit die Gesprächsführung und Beratung zurückführen lassen. Kriz (2001) hat die wichtigsten Psychotherapierichtungen unter historischen und theoretischen Gesichtspunkten in vier Hauptgruppen eingeteilt. **Tabelle 5-1** (s. S. 88) gibt einen Überblick über diese vier Ansätze.

Zu 1: Die Psychoanalyse hat bislang als einzige psychologische Richtung ein umfassendes metapsychologisches Konzept der gesunden und der kranken menschlichen Psyche vorgelegt; von zentraler Bedeutung sind unbewusste Konflikte und Traumen für die Symptomentwicklung und ihre Bewusstmachung durch therapeutische Interventionen.

Zu 2: Die Verhaltenstherapie ist lerntheoretisch und damit verhaltensorientiert (behavioristisch) ausgerichtet; sie versteht normales oder gestörtes Verhalten als Ergebnisse von Lernprozessen. Therapie bedeutet Verhaltensänderung durch neue Lernerfahrung.

Tabelle 5-1: Vier Psychotherapieansätze.

Theorie	Psychotherapie (PT)	Vertreter (Beispiele)
1. Psychoanalyse ab ca. 1900	Psychoanalyse und ihre Modifikationen: tiefenpsychologische o. psychodynamische PT. Theorien: Trieb- (ab 1900), Ich-Psychologie (ab 1945), Objektbeziehung (1950), Bindung (1960), Narzissmus (1970), neue Säuglingsforschung (ab 1975)	Freud, Jung, Spitz, Winnicott, Bowlby, Erikson, Mahler, Kohut, Kernberg, Emde, Lichtenberg u. a.
2. Lerntheorie ab ca. 1920	Bedingter Reflex (1900),Behaviorismus (ca. 1920), Verhaltenstherapie (ca. 1950), kognitive Therapien (ca. 1970)	Pawlow, Watson, Skinner, Wolpe, Bandura, Beck, Kanfer, Meichenbaum u. a.
3. Humanistische Psychologie ab ca. 1940	Klientenzentrierte Psychotherapie (1950), Themenzentrierte Interaktion (1960), Transaktionsanalyse (1970), Gestalttherapie (1960) u. a.	Rogers, Cohn, Perls, Berne u. a.
4. Systemische Therapie ab ca. 1960	Systemische Familientherapie (1970) u. a.	Watzlawick, Stierlin, Simon u. a.

Zu 3: Die Therapieansätze der Humanistischen Psychologie bestehen aus einer Gruppe von verschiedensten Therapiemethoden, deren Gemeinsamkeit in einem philosophisch abgeleiteten, positiven Menschenbild besteht. Durch die Therapie sollen die positiven Ressourcen im Menschen erlebt und belebt werden.

Zu 4: Den systemischen Psychotherapien liegt ein systemtheoretischer Ansatz zugrunde; Gegenstand der Therapien sind beispielsweise pathologische Kommunikationsstrukturen in Gruppen (z. B. Familien) und ihre Veränderungsmöglichkeiten.

Im Folgenden sollen die spezifischen Merkmale dieser vier Psychotherapiekonzepte und der Nutzen für ein reflektiertes kommunikatives Handeln in der Physiotherapie herausgearbeitet werden.

5.1 Der Beitrag der Psychoanalyse zur Kommunikation

Matthias Elzer

Die Psychoanalyse ist landläufig als eine Therapie bekannt, in der der Patient auf einer Couch liegt und über aktuelle Ängste, Konflikte und (sexuelle) Phantasien als Erwachsener spricht, die ihren Ursprung in Konflikten und Traumen der Kindheit haben. Dieses Klischee ist zwar nicht falsch, aber doch extrem verkürzt. Denn Psychoanalyse ist viel mehr:

1. eine Therapie zur Behandlung seelisch kranker Menschen
2. eine metapsychologische Theorie über die gesunde und kranke Psyche des Menschen, über Gruppenprozesse, soziale Systeme sowie Gesellschaft und Kultur
3. eine hermeneutische Forschungsmethode.

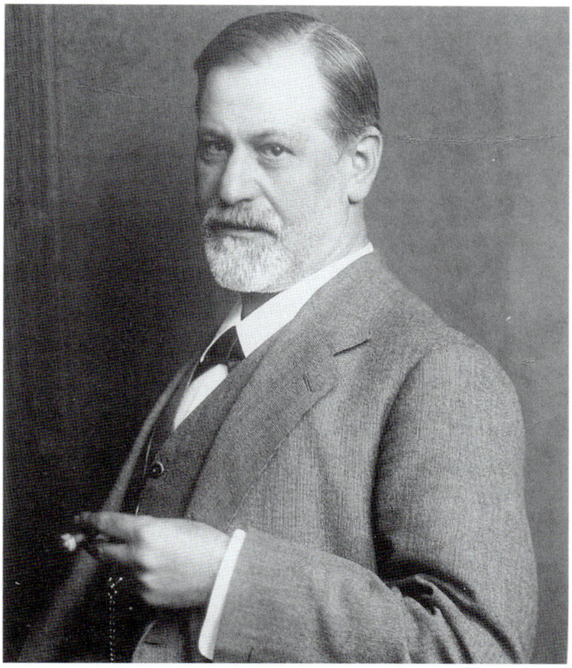

Abbildung 5-1: Sigmund Freud. (Quelle: Sigmund-Freud-Museum, Wien)

Die Theorie und Praxis der Psychoanalyse wurde von Sigmund Freud **(Abb. 5-1)** begründet, in den letzten 100 Jahren von vielen Psychoanalytikern und Psychoanalytikerinnen stetig weiterentwickelt und damit komplexer – von der Krankenbehandlung bis zum allgemeinen Verständnis menschlichen Verhaltens. Sie liefert zudem wesentliche Beiträge zu verschiedensten gesellschaftlichen und wissenschaftlichen Disziplinen, in denen gesundes oder krankhaftes menschliches Verhalten eine Rolle spielt: Medizin (inklusive Psychosomatik), Psychologie, Soziologie, Philosophie, Pädagogik, Rechtswissenschaften, Ökonomie, Politik, Kunst etc.

Für die menschlichen Kommunikations- und Interaktionsprozesse, insbesondere für die professionelle Gesprächsführung – ganz gleich, in welchem Kontext diese stattfindet – lieferte die Psychoanalyse folgende bedeutsame Aspekte:

1. das Phänomen des Unbewussten
2. das Phänomen der Regression auf Seiten des Patienten
3. das Phänomen der Übertragung beim Patienten und Therapeuten
4. das Phänomen der Gegenübertragung beim Therapeuten
5. die Asymmetrie der professionellen Gesprächssituation.

5.1.1 Das Unbewusste

Die Annahme, dass es neben bewussten Bereichen der menschlichen Psyche auch einen unbewussten, dem Bewusstsein nicht zugänglichen Bereich gibt, ist das wichtigste Merkmal der psychoanalytischen Theorie. Experimentell wurde dieses Phänomen durch die Hypnose in der zweiten Hälfte des 19. Jahrhunderts z. B. durch den Pariser Neurologen Jean-Martin Charcot (1825–1893) nachgewiesen und aus der klinischen Arbeit mit Patienten empirisch gewonnen. Im Traum und in den Fehlleistungen (z. B. etwas vergessen oder sich versprechen wie: «Da kommt was zum Vorschwein» statt «zum Vorschein») werden wir tagtäglich mit dem Phänomen des Unbewussten konfrontiert. Sigmund Freud (Wien) beschrieb in der Traumdeutung (1900) und später 1913 und 1915 ein simples Modell, das er das «topographische Modell» (griech.: *topos* = «Ort, Lage im Raum» u. a.) nannte, und unterteilte es in drei Bereiche: Das Bewusstsein ist das, was wir wissen und benennen können, und das Unbewusste ist das, was wir nicht wissen und benennen können, da es durch Verdrängung vom Bewusstsein ferngehalten wird. Dazwischen gibt es als Übergangszone das Vorbewusste, das im Moment nicht bewusst ist, aber leicht ins Bewusstsein gerufen werden kann (s. **Abb. 5-2**).

Das Modell wird gerne mit dem Bild eines Eisbergs verglichen, bei dem nur ein Teil über der Wasseroberfläche sichtbar und der größere Teil unsichtbar ist; er verändert sich ständig, ist dynamisch, nicht statisch. Die Ursache für die Entstehung des Unbewussten liegt in dem psychischen Abwehrprozess (Abwehrmechanismen: Verdrängung, Verleugnung, Verschiebung, Projektion etc.) unangenehmer und konfliktbesetzter Erlebnisinhalte und Phantasien. In der kindlichen Entwicklung tritt im Alter von etwa fünf Jahren eine natürliche «kindliche Amnesie» auf, d. h. Erinnerungen an das Kleinkindalter werden scheinbar «vergessen». Neuropsychologisch ist davon auszugehen, dass jedes Erlebnis, jede Stunde der Vergangenheit in irgendeiner Form im Gehirn abgespeichert bleibt.

Gelegentlich wird statt vom «Unbewussten» vom «Unterbewussten» gesprochen; das Unterbewusste ist ein Terminus von Carl Gustav Jung (Zürich), eines Zeitgenossen Freuds.

Kritik am Konzept des Unbewussten: Die Hypothese über die Existenz und Bedeutung des Unbewussten wird von der Lerntheorie, insbesondere dem amerikanischen Behaviorismus abgelehnt, da das Unbewusste wissenschaftlich nicht zu beweisen sei; das Unbewusste existiere damit nicht und sei reine Spekulation. Die humanistischen und systemtheoretischen Richtungen benutzen das Konzept des Unbewussten in mehr oder minder expliziter Form. Die aktuelle Hirnforschung sieht dagegen die Theorie Freuds, u. a. über das Unbewusste, als bestätigt und experimentell nachweisbar an (Roth 2001).

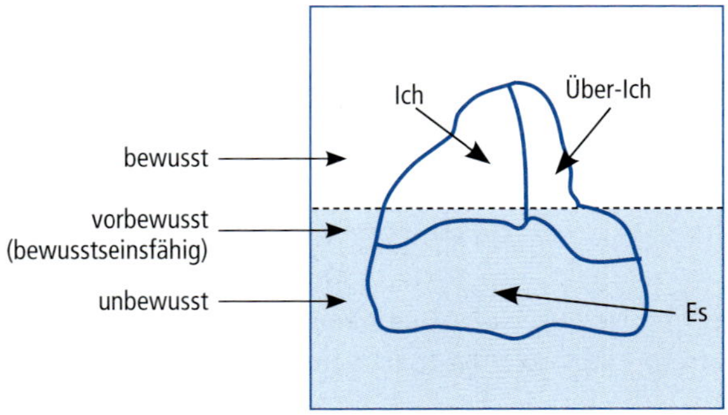

Abbildung 5-2: Freuds topographisches Modell (bewusst, vorbewusst, unbewusst) und sein Modell des psychischen Apparates (Es, Ich, Über-Ich), veranschaulicht als Eisberg. Während das Es (Triebe) ausschließlich unbewusst ist, haben das Ich und das Über-Ich bewusste, vorbewusste und unbewusste Anteile.

Critical Incident

Für unser Thema bedeutet dies, dass private und professionelle Kommunikation von unbewussten Faktoren beeinflusst wird, ohne dass die Kommunizierenden sich dessen bewusst sind. Der US-amerikanische Hirnforscher Kandel, der 2000 den Nobelpreis für Medizin erhielt, sagt, dass 80 bis 90 Prozent dessen, was wir tun, im Unbewussten begründet ist (Kandel 2008: 65).

5.1.2 Die Regression des Patienten

Definition

Regression

Mit Regression (lat.: *regredi, regressum* = zurückgehen) wird das Wiederbeleben biografisch früherer Gefühls- und Gedankenqualitäten bis hin in die frühste Kindheit bezeichnet. Die Person schreitet quasi emotional auf ein früheres Entwicklungsniveau zurück.

Es spricht quasi das Kind im Erwachsenen. Entwicklungspsychologisch sind alle Erfahrungen der Biografie des Erwachsenen (insbesondere die emotionalen) im Gehirn gespeichert und überwiegend im Unbewussten abgelagert.

Regression ist ein Alltagsphänomen und per se, wie übrigens auch die Übertragung, nicht pathologisch. Regressive Reaktionen können auch besonders in affektiv aufgeladenen Situationen angemessen sein z. B. beim Sport und Spielen, beim Tanzen in einer Diskothek oder in der Sexualität. In psychischen Belastungs- oder Stresssituationen treten regressive Phänomene auf: So kann starke Prüfungsangst zu infantilem Trotz mit Leistungsverweigerung oder Kontrollverlust der Darmfunktion wie in den ersten Lebensjahren führen: somatisch: Diarrhö (Durchfall) als vegetative Funktionsstörung des Darms ist ein Angstäquivalent; psychosozial: «Schiss haben», bei der Prüfung durchzufallen und vor anderen beschämt und «beschissen» dazustehen.

So gesehen ist die psychische Regression ein alltägliches Phänomen. Etwas anderes ist es im Falle einer akuten oder chronischen Erkrankung. Kranksein stellt nahezu für jeden Menschen eine narzisstische, d. h. das gesunde Selbstwertgefühl betreffende Kränkung durch die damit verbundenen Einschränkungen dar. Jede somatische oder psychische Erkrankung oder soziale Störung löst im Patienten gewöhnlich regressive Prozesse auf körperlicher, seelischer und sozialer Ebene aus. Zur Patientenrolle gehören in der Regel regressive Phänomene.

Leiden und Krankheit erinnern den Patienten (lat.: *patiens (patientis)* = [er]duldend, leidend) an biografische Erfahrungen der Hilflosigkeit und Abhängigkeit, wie sie in der Kindheit die Regel waren. Bei der Regression aktiviert der Betroffene biografisch frühere somatische, psychische und soziale Erfahrungen und Verhaltensweisen.

Praxisbeispiel

Beispiel: Eine körperliche Krankheit mit Bettlägerigkeit und Aufenthalt in einer Klinik ist für einen Patienten mit Hoffnungen auf Hilfe und Heilung sowie entsprechenden Erwartungen an das pflegende und medizinische Personal verbunden und belebt frühere, aus der Kindheit stammende passive Wünsche, versorgt und umsorgt zu werden. In Ärzte, Pflegepersonen oder auch

Physiotherapeuten werden daher unbewusst Erwartungen nach Hilfe und Linderung gesetzt, die früher z. B. in die Mutter gesetzt wurden.

Andere Patienten zeigen ein gegenteiliges Verhalten: Sie haben große Probleme, den eher passiven Zustand des Krankseins anzunehmen, und wehren sich gegen die pflegerische und ärztliche Hilfe, da sie das Gefühl unerträglich finden, von anderen abhängig und auf jemanden angewiesen zu sein; sie möchten autonom und selbstbestimmt sein; sie können Hilfe nur schlecht annehmen oder medizinisch begründete Anweisungen und Verbote (Therapie) nicht akzeptieren.

Ein besonderer Fall liegt vor, wenn ein Patient eine psychische Störung z. B. eine Neurose, Persönlichkeitsstörung oder Psychose hat. Hier zeigt sich eine regressive Fixierung in alltäglichen sozialen Situationen und in privaten oder beruflichen Beziehungen. Da nach epidemiologischen Studien 25 bis 30 % der Bevölkerung behandlungsbedürftige psychische Störungen haben, zeigen sich regressive Phänomene sowie spezifische Übertragungen in der Kommunikation und Interaktion recht häufig.

Die Regression ist eine Voraussetzung für das Phänomen Übertragung. Derjenige erlebt sich oder verhält sich also nicht adäquat, sondern weist durch sein Empfinden und Verhalten auf die infantilen Wurzeln eines ungelösten Konfliktes oder gar eines Traumas hin. Die Regression wird durch einen weiteren Aspekt verstärkt.

5.1.3 Die Übertragung

Im Unbewussten sind Inhalte und biografische Erfahrungen eines Menschen nicht statisch abgespeichert, sondern das Unbewusste ist dynamisch; das bedeutet, es arbeitet weiter; es beeinflusst auch die Wahrnehmung, das Denken und das Fühlen eines Menschen in einer aktuellen Situation vor dem Hintergrund seiner biografischen Vorerfahrungen.[1] Er «sieht» also die Gegenwart durch die Brille von gestern. Dem Betroffenen ist dieser Einfluss früherer biografischer Erfahrungen meist nicht bewusst, er weiß nicht, dass er diese Brille aufhat. In Kapitel 4.3.1 wurden die selektive Wahrnehmung und die intrapsychische Bearbeitung des Wahrgenommenen diskutiert; auf diese beiden Prozesse wirken unbewusste Übertragungen ein.

Das Vorliegen unbewusster psychischer Übertragungsprozesse ist vermutlich eine der wichtigsten Störungsquellen in der menschlichen Kommunikation und führt zwangsläufig zu Missverständnissen!

Praxisbeispiel

Ein triviales Beispiel:

Wenn einer von zwei Gesprächspartnern Gefühle von Antipathie gegenüber seinem Gegenüber hegt – insbesondere, wenn diese ihm nicht bewusst sind –, wird das Gespräch sehr wahrscheinlich einen anderen Verlauf nehmen, als wenn sich beide Gesprächspartner sympathisch

1 Diese Annahme ist Teil der Theorie des Konstruktivismus.

sind und in der Gesprächssituation wohl fühlen. Ist dem Gesprächspartner seine Antipathie dagegen bewusst – aus welchen Gründen auch immer –, so kann er sich bemühen, das Gespräch dennoch ohne seine persönlichen Anteile professionell und sachorientiert zu führen.

Für die professionelle Kommunikation in der Physiotherapie sollten Sympathie und Antipathie keine Störfaktoren sein. Professionell bedeutet, dass wir allen Patienten mit der gleichen Güte und Qualität begegnen. Die Realität zeigt aber, dass dies nicht so ist und dass die Beziehung von bewusster und unbewusster Sympathie und Antipathie dem Patienten gegenüber beeinflusst wird.

Mit Übertragung bezeichnet die Psychoanalyse das psychologische Phänomen, dass Menschen unbewusste oder bewusste Gefühle, Gedanken, Erfahrungen, Phantasien aus früheren relevanten Lebenssituationen (z. B. konflikthafte Situationen der Kindheit/Jugendzeit) auf heutige ähnliche Situationen und andere Personen übertragen.

Übertragungsphänomene sind allgegenwärtig, d. h. sie kommen immer und überall im Alltag vor und sind – wie auch die Regression – nicht automatisch pathologisch zu nennen.

Praxisbeispiel

Hierzu ein weiteres triviales Beispiel:

Es dürften die meisten Menschen mit einem spontanen Gefühl von schlechtem Gewissen und etwas Angst reagieren, wenn sie vor ihrem Haus ein Polizeiauto stehen sehen; hier werden frühere, mehr oder minder ernsthafte Erfahrungen oder Phantasien automatisch mit dieser Situation verknüpft und in Beziehung zur eigenen Person gebracht im Sinne von: «Was ist passiert? Habe ich was ausgefressen?» Wenn dann ein Polizist mit Pizzaschachteln um die Straßenecke kommt und in den Streifenwagen einsteigt, setzt eine Realitätsprüfung ein, und die ängstliche Phantasie verschwindet rasch.

Sowohl Patienten als auch Therapeuten zeigen normalmenschliche Phänomene der Übertragung, und beide übertragen aufeinander. Es ist aber notwendig, beide Übertragungsphänomene getrennt zu betrachten.

5.1.3.1 Die Übertragung des Patienten

Milde Übertragungsphänomene treten in fast jeder Situation auf und sind recht flüchtig. Pathologische Übertragungsphänomene zeichnen sich durch ihre Unangemessenheit, eine gewisse Intensität und ihre Wiederholungen aus; sie sind Hinweise dafür, dass es sich bei dem Betreffenden um einen bislang nicht gelösten intrapsychischen Konflikt aus früheren Lebensabschnitten handelt. Die inadäquate Reaktion ist somit ein Indiz für die Qualität einer psychischen Störung.

Praxisbeispiel

Ein Beispiel aus einer psychosomatischen Ambulanz einer Universitätsklinik:

Ein junger Patient wird aus der Orthopädie zu mir zum Konsil überwiesen. Er kommt auf Krücken ins Behandlungszimmer und lässt sich unaufgefordert in meinen Analytikersessel fallen, legt die Beine auf den Fußhocker und hält die Krücken gegen mich gerichtet, als seien sie

Maschinengewehre. Er schimpft auf den Orthopäden, der ihn hierher geschickt hat, er habe es ja nicht am Kopf, sondern am Fuß und ich solle ihn wohl für verrückt erklären. Ich sage nichts, sondern höre ihm weiter freundlich zu, obgleich ich die Provokation überdeutlich spüre. Ich frage, was mit seinem Fuß los sei.

Dann erzählt er seine Geschichte, dass er eine schwere Sprunggelenkfraktur habe, die trotz OP nicht richtig heile, die Ärzte (Patient: «Alles arrogante Idioten dort.») gäben ihm die Schuld daran. Auf meine weitere Nachfrage erklärt er, er habe das Sprunggelenk bei einem Motorradunfall gebrochen. Weiter? Das Motorrad war geklaut, es gab Ärger mit der Polizei, Krach mit dem Boss etc. Meine freundliche Intervention: «Und so wie Sie hier reinkommen und loslegen, suchen Sie vielleicht auch mit mir Krach.» Der Patient reagiert zunächst ärgerlich, schildert aber im weiteren Verlauf, dass er sich mit allen Autoritäten («alles Idioten») anlege. Im biografischen Teil des Interviews beschreibt er einen Dauerkonflikt mit seinem Vater, dem er offenbar ständig etwas beweisen müsse, aber nur Misserfolge und Ärger zustande bekommt. Ich: «Im Ergebnis sind Sie dann der Idiot, dem nichts gelingt, und machen andere für Ihr Pech verantwortlich.» Über diese Interpretation war der Patient zunächst alles andere als erfreut, konnte aber wohl einiges davon annehmen.

Der Patient inszenierte mit mir seinen zentralen Konflikt und machte mich sofort zu einem väterlichen Übertragungsobjekt, das sich mit ihm beschäftigen soll – vielleicht nach dem Motto: «Hiebe statt Liebe.»

Interessant ist, dass das Übertragungsverhalten häufig den zentralen Konflikt des Patienten beinhaltet, der von Patienten im Erstkontakt besonders deutlich inszeniert wird. Dazu muss die Untersuchungssituation – wie oben gezeigt – offen und unstrukturiert sein, damit sich das spontane Übertragungsangebot entfalten kann.

Hier eine umfassende Definition der Übertragung als alltägliches und pathologisches Phänomen:

Definition

Übertragung

Die Übertragung ist ein alltägliches und normales psychologisches Phänomen. Pathologische Übertragungsphänomene zeichnen sich durch eine unangemessene Intensität und Tendenz zur Wiederholung aus und sind Hinweise für eine psychische Störung.

Sie sind im Grunde eine zeitliche Verschiebung eines früheren, meist infantilen Konfliktes oder Traumas auf einen späteren Zeitpunkt; der Konflikt wird an einem falschen, aber ähnlichen Objekt, in einer ähnlichen Situation und zu einer falschen, späteren Zeit übertragen und damit reinszeniert.

Um das unbewusste Übertragungsangebot des Patienten zu verstehen, stellen sich Therapeuten daher folgende Fragen:

Selbstreflexion

Leitfragen:

«Wie geht der Patient mit mir um?» und etwas genauer:
«Welche Person soll ich unbewusst für den Patienten sein?»

Die psychoanalytische Therapie fördert die ohnehin vorhandenen Übertragungsphänomene, macht sie bewusst und nutzt sie therapeutisch. Diese Förderung der Übertragungsbereitschaft wird durch die regressive Situation des Patienten und die Asymmetrie der Beziehung begünstigt.

Nicht nur in der analytischen Psychotherapie, sondern in jeder therapeutischen Beziehung (Physiotherapie, Pflege, Medizin, Psychologie, Sozialarbeit etc.) überträgt der Patient/Klient unbewusst Wünsche und eventuell konfliktbesetzte Themen auf den Helfer; dies geschieht besonders im Erstkontakt, in dem der Leidensdruck und die Erwartung des Patienten an den Therapeuten besonders hoch sind.

5.1.3.2 Die eigene Übertragung des Therapeuten

Da auch Therapeuten Menschen sind, zeigen auch sie eine eigene Übertragungsbereitschaft auf andere Menschen. Sie unterscheidet sich prinzipiell nicht von der des Patienten. Diese ist für den therapeutischen Umgang aber dann besonders störend, wenn sie dem Therapeuten unbewusst bleibt, er seine biografischen Erfahrungen und möglichen neurotischen Störungsanteile auf den Patienten überträgt und diese an ihm ausagiert. Dadurch kann das Anliegen des Patienten nicht alleiniger Gegenstand der Therapie werden, sondern wird mit den Anteilen des Therapeuten vermischt; es kann dadurch im Extremfall zu einem Missbrauch der Therapie für die Probleme des Therapeuten kommen, was sich z. B. in der Befriedigung materieller, narzisstischer oder gar sexueller Bedürfnisse zeigen kann; dadurch wird der Patient statt behandelt «misshandelt» und geschädigt.[2]

Praxisbeispiel

Beispielsweise «erinnert» eine klagende, fordernde Patientin eine Physiotherapeutin unbewusst an ihre eigene Mutter, der sie es als Kind selten recht machen konnte. Sie überträgt diese wichtige Beziehungserfahrung auf die Patientin und fühlt sich in ihrem therapeutischen Handeln «wie ein Kind verunsichert». Anfangs war sie sehr um die Patientin bemüht, doch nach einiger Zeit fühlte sie sich immer mehr unwohl und war erleichtert, als die Behandlung der Patientin von einer Kollegin übernommen wurde.

Zum Übertragungsphänomen des Patienten gibt es komplementär neben der persönlichen Übertragung des Therapeuten ein weiteres spezifisches Übertragungsphänomen beim Therapeuten: die Gegenübertragung.

5.1.4 Die Gegenübertragung des Therapeuten

Das Gegenstück zur Übertragung des Patienten ist die Gegenübertragung des Therapeuten auf das Übertragungsangebot des Patienten. Sie kann eine unbewusste oder bewusste Reaktion sein. Die Gegenübertragung ist somit die komplexe Reaktion des Therapeuten abzüglich seiner eigenen Übertragungsbereitschaft (s. o.). Durch die

2 Damit Therapeuten ihren eigenen unbewussten Störungsanteil oder ihre neurotischen Seiten erkennen und außerhalb der therapeutischen Beziehung zu ihren Patienten lassen können, muss sich der angehende Psychoanalytiker durch eine eigene mehrjährige Analyse («Lehranalyse») einer gründlichen Selbsterfahrung unterziehen und seine psychischen Konflikte möglichst optimal bearbeiten. Diese Selbsterfahrung wird leider nicht bei allen Formen psychotherapeutischer oder therapeutischer Ausbildung gefordert.

empathische Haltung stellt sich der Therapeut als Projektionsleinwand, als Resonanzkörper für die Bilder bzw. Schwingungen des Patienten zur Verfügung – er macht sich durch seine Neutralität und Anonymität zum Objekt für das unbewusste Übertragungsangebot des Patienten.

Definition

Gegenübertragung

Gegenübertragung ist somit die kognitive, affektive und somatische Reaktion des Therapeuten auf die Übertragung des Patienten. Dabei muss der Therapeut seine eigenen privaten Übertragungsanteile auf den Patienten kennen und subtrahieren können. Die Gegenübertragung ist die Reaktion des Therapeuten minus seine eigene Übertragung.

Die Gegenübertragung läuft automatisch und meist unbewusst ab. Die Reaktionen des Therapeuten sind sehr komplex und lassen sich auf einer kognitiven, einer affektiven und einer somatischen Ebene beschreiben gemäß den Fragen:

Selbstreflexion

Leitfragen:

«Was macht der Patient mit mir?» und
«Welche Gefühle und Reaktionen löst er in mir aus?»

Praxisbeispiel

Beispielweise kann die Gegenübertragung in einem spontanen Gefühl von Sympathie oder Antipathie, Interesse oder Desinteresse gegenüber dem Patienten bestehen. Warum wirkt ein Patient langweilig, macht den Therapeuten müde, lullt ihn geradezu ein, obgleich der Therapeut kein Schlafdefizit hat? Warum verspürt der Therapeut einen gewissen Ärger, hätte richtig Lust, sich mit dem Patienten zu streiten? Warum ist das anfängliche Mitleid dem Patienten gegenüber in Ungeduld umgeschlagen? Warum ist der Therapeut im Gespräch außergewöhnlich aktiv, redet viel, hat den Wunsch, dem Patienten aktiv zu helfen, und glaubt, die Probleme des Patienten mit Ratschlägen lösen zu müssen? Offenbar hat der Patient durch seine passive Art den Therapeuten aktiviert.

Auch Freud erging es zunächst nicht anders: Früh erkannte er das Phänomen der Übertragung; er sah die psychotherapeutische Arbeit zunächst als einen kriminalistischen, archäologischen Entdeckungs- und Aufklärungsprozess, als ein verstandesmäßiges Erkennen an; er musste aber erfahren, dass Patienten in ihm auch Gefühle auslösten, die er als Therapeut eigentlich nicht haben wollte und ihm fremd waren. Diese komplementäre Gegenübertragung war ihm also lästig. Erst allmählich erkannten Freud und andere Psychoanalytiker nach ihm, wie wertvoll die emotionale Reaktion des Therapeuten für die Therapie ist. Der Therapeut darf diese Gegenübertragung haben, ganz egal wie heftig und unprofessionell sie scheint; ihm bleibt sowieso nichts anderes übrig, er bekommt sie ab, ob er will oder nicht; er sollte sie aber verstehen, sich bewusst machen und professionell und abstinent einsetzen und nicht blind am Patienten ausagieren.

5.1.4.1 Die Reflexion der Übertragung und Gegenübertragung

Gegenübertragungsgefühle und -gedanken aufseiten des Helfers werden häufig nicht wahrgenommen und durch die aktive Berufsrolle vertuscht: Es wird gehandelt, ohne zu verstehen. Gegenübertragungsphänomene sind emotionaler Natur (z.B. Ablehnung, Ekel, Ärger, Wut) und meist nicht bewusst; sie machen Angst und werden abgewehrt. Der Helfer verhält sich dem Patienten gegenüber dann oft nicht authentisch (echt) und kann seine Gefühle von Ablehnung oder besonderer Zuneigung nicht zulassen geschweige denn verbalisieren. Dennoch sind die Gegenübertragungsgefühle da. Sie sind sogar wertvolle Hinweise auf das unbewusste Übertragungsangebot des Patienten. Durch die Bewusstmachung des Übertragungs-Gegenübertragungs-Geschehens als einer Wiederholung einer früheren Beziehungserfahrung kann der Weg für ein weniger pathologisches Erleben und Verhalten beim Patienten eingeleitet werden.

Psychoanalytiker und psychoanalytische Psychotherapeuten müssen eine sog. «Lehranalyse» als Selbsterfahrung machen, damit sie sich selbst kennenlernen, ihre eigenen Störungsanteile durcharbeiten und nicht auf ihre Patienten übertragen. Bei anderen Therapieberufen ist eine Selbsterfahrung nicht erforderlich. Angehörige von Gesundheitsberufen können aber durch eine entsprechende Reflexion diese Übertragungs- und besonders Gegenübertragungsprozesse in gewissem Umfang erkennen und damit professionell einsetzen.

Eine Reflexionsmöglichkeit bieten sogenannte Balint-Gruppen. Michael Balint hatte in London nach dem Zweiten Weltkrieg Fallseminare für Allgemeinmediziner initiiert, damit diese ihre Patienten, insbesondere die Patienten mit psychosozialen und psychosomatischen Störungen, die zwischen 25 und 50 % der Patienten einer Praxis ausmachen, besser verstehen und behandeln können. Die Balint-Gruppen finden inzwischen weltweit als eine Form der Supervision und Reflexion in Berufen des Sozial- und Gesundheitswesens statt (Elzer 2004).

Praxis-beispiel

Beispielsweise äußerte in einer Balint-Gruppensitzung ein Physiotherapeut folgende Phantasie: Er ging im Flur einer Klinik hinter seinem Patienten mit einem Meniskusschaden her. Herr S. ist ein 50-jähriger schwieriger, da aggressiv-entwertender Patient, den keiner mag. Der junge Physiotherapeut hatte für einen kurzen Moment den Impuls, dem Patienten von hinten die Krücke wegzutreten. Stattdessen sagte er im Vorbeigehen jovial: «Na, Herr S., heut' geht's ja ganz gut, nicht wahr?» Er klopfte ihm sogar auf die Schulter und überholte ihn, ohne eine Antwort abzuwarten.

Die Schilderung dieser Phantasie war ihm sehr peinlich, aber er konnte mit Unterstützung der kollegialen Gruppe seine Gefühle formulieren, dass ihm der Patient wegen seiner aggressiven Art Angst und Wut, wahrscheinlich auch Angst vor seinen eigenen Reaktionen mache. Der Patient war im Umgang latent aggressiv, entwertend und besserwisserisch. Der Therapeut erkannte, dass er früher schon immer Schwierigkeiten hatte, sich angemessen gegen aggressive Männer abzugrenzen, und jede Kränkung mit einem Gefühl von Ohnmacht «runterschluckte». Seine eigene Heimtücke (von hinten umtreten) kam ihm doppelt beschämend vor.

5.1.5 Die Asymmetrie der professionellen Gesprächssituation

Beziehungen zwischen Therapeuten und Patienten sind durch ihr Rollenverständnis asymmetrisch: Der Patient ist – wie das Wort sagt – der Leidende, er hat das Recht und muss auch seine Beschwerden und Ängste äußern können. Er überträgt unbewusst oder bewusst Erwartungen und Gefühle auf den Therapeuten. Der Therapeut sollte sich bewusst sein, dass das zum Behandlungssetting dazugehört, und die Rolle annehmen.

Er selbst sollte, was seine Person und sein Leben außerhalb der Berufsrolle betrifft, abstinent bleiben, den Patienten nicht mit seinen Themen belasten oder daran teilhaben lassen, auch wenn es der Patient vielleicht wünscht.

Die Nähe-Distanz der therapeutischen Beziehung sollte professionell reguliert werden. Eine zu enge Beziehung, was sich z. B. im Du ausdrückt, private Meinungen oder Einblicke ins Privatleben des Therapeuten können die Behandlung belasten. Der Patient wünscht sich unbewusst vielleicht eine enge, manchmal freundschaftliche Beziehung zum Therapeuten. Manchmal werden gerade zwischen männlichen Patienten und Physiotherapeutinnen erotische Phantasien und intime Angebote bis Übergriffe sichtbar, mit denen dann schwer umzugehen ist, da sie auf der Metaebene bewusst angesprochen und geklärt werden müssten.

Die Asymmetrie und Abstinenz ist besonders bei chronischen Patienten in der Langzeitbehandlung schwierig aufrechtzuerhalten; es entwickeln sich oft freundschaftliche Beziehungen. Und der Physiotherapeut oder die -therapeutin sind meist die einzigen Menschen, die den Patienten noch anfassen oder ihn in seinem Alltag mit wenigen sozialen Kontakten besuchen.

5.1.6 Der Nutzen der Psychoanalyse für die Kommunikation

Zusammenfassung

Zusammenfassend können wir festhalten, dass die psychoanalytische Theorie und der therapeutische Umgang Konzepte anbieten, die die Rolle des Unbewussten in der zwischenmenschlichen Kommunikation erklären; es finden zwischen den Gesprächspartnern Übertragungen aufeinander statt, die letztlich mit dem aktuellen Gesprächspartner wenig zu tun haben, sondern aus der Biografie des jeweiligen Individuums kommen. Diese Übertragungen sind dann besonders störend, wenn es sich um die Wiederholung von ungelösten Konflikten und Traumen handelt.

Die Gegenübertragung als Niederschlag der Übertragung des Patienten im Therapeuten kann, wenn sie bewusst reflektiert wird, zu einem besseren Verständnis des Patienten führen.

Eine Krankheit stellt eine Beeinträchtigung des Selbstwertgefühls dar und löst nahezu bei jedem Menschen regressive Phänomene als Wiederbelebungen früherer Abhängigkeitserfahrungen und Erwartungen an Pflegende, Physiotherapeuten oder Ärzte aus. Gibt es in der biografischen Entwicklung des Patienten ungelöste Konflikte und traumatische Erfahrungen, so werden sie mit großer Wahrscheinlichkeit in der therapeutischen Beziehung übertragen, d. h. reinszeniert und wiederholt werden; dadurch können die um Rationalität bemühte Patient-Physiotherapeut-Beziehung und der Behandlungserfolg beeinträchtigt werden.

Die Reflexion der Regression, der Übertragungs- und der Gegenübertragungsdynamik sowie ein professioneller Umgang damit ermöglichen es, den Patienten in seiner bio-psychosozialen Ganzheit zu verstehen und professionell zu behandeln.

5.2 Der Beitrag der Lerntheorie zur Kommunikation

Matthias Elzer

Die Lerntheorie beschreibt das Phänomen des Lernens bei Menschen oder anderen Lebewesen. Beim Wort Lernen fällt dem Leser sicherlich die eigene Schulzeit mit allen angenehmen und unangenehmen Erinnerungen ein. «Non scholam, sed vitam discimus» («Nicht für die Schule, sondern für das Leben lernen wir») wurde im Lateinunterricht gepredigt – ein wahrer Satz, der sich aber während der Schulzeit dem Schüler nicht wirklich erschließt, sondern erst hinterher und oft zu spät.

Lernen geschieht aber nicht nur am Lernort Schule, sondern Lernen ist ein ständiger Vorgang, der bereits vor der Geburt angefangen hat. Föten «lernen» bereits, auf bestimmte Reize an der mütterlichen Bauchdecke zu reagieren. Babys und Kleinkinder sind geradezu neugierig, lern- und wissbegierig. Aktuell ist nicht nur in der beruflichen Bildung, sondern allgemein in der Erwachsenenbildung der Slogan vom «lebenslangen Lernen» zu hören. Manfred Spitzer, Hirnforscher aus Ulm und engagiert im Bereich Pädagogik, postuliert mehrfach, dass unser Gehirn hungrig nach Lernen ist, oft geben wir ihm aber keine gute Nahrung. Lernen hört also nie auf.

5.2.1 Lernen

Lernen als soziales und psychisches Phänomen wird abgegrenzt von biologischen Phänomenen wie Reflexen, Instinkten oder Reifungsvorgängen des Körpers, die angeboren sind und als Programm eigenständig ablaufen; sie sind willentlich nicht oder nur indirekt zu beeinflussen. Lernen ist aber nicht ausschließlich ein geistiger Vorgang.

Auch in der Biologie oder Medizin wird davon gesprochen, dass der Körper durch bestimmte Reaktionen zeigt, dass er etwas gelernt hat, wenn er z. B. auf einen fremden Stoff von außen mit einer zellulären und humoralen Abwehr reagiert – ein Prozess, den wir Allergie nennen. Taucht der fremde Stoff (das Allergen) ein zweites Mal auf, reagiert das System schneller und heftiger mit der Antwort (Immunantwort), weil der Körper sich den ersten Vorgang durch bestimmte Zellveränderungen in Lymphozyten gemerkt hat (sog. Memory-Cells). Das Abwehrsystem des Körpers hat also etwas gelernt und reagiert mit einer Verhaltensänderung, die manchmal für den Körper sogar sehr gefährlich werden kann (allergischer oder anaphylaktischer Schock).

Zurück zu einem sozialen, kommunikativen Beispiel: Ein Kleinkind bekommt von der Tante, die zu Besuch kommt, immer ein paar Süßigkeiten mitgebracht; es hat die Erfahrung gemacht, dass mit dem Erscheinen der freundlichen Tante in der Regel etwas Leckeres verbunden ist, so dass es die Tante bei der Begrüßung immer gleich fragt: «Hast Du mir was mitgebracht?» Über die Freude des Kindes ist die Tante wiederum hoch erfreut und verstärkt dadurch das Verhalten des Kindes.

Durch eine charakteristische Interaktion mit der Tante hat das Kind eine angenehme (süße) Erfahrung gemacht, die eine Erwartungshaltung aufbaut und in einer späteren Situation zu einem bestimmten Verhalten (Begrüßung und Sprache) führt. Das Verhalten des Kindes ist zwischen der ersten Begegnung mit der Tante und den nachfolgenden sichtbar verändert.

Lernvorgänge ereignen sich – wie in diesem Beispiel – durch Erfahrung und Beobachtung («die Tante bringt mir immer Süßigkeiten mit»). Sie müssen meist wiederholt erfahren werden genauso, wie sie mit Wiederholungen eingeübt werden (Üben und Trainieren).

Lernen kann allgemein folgendermaßen definiert werden:

Definition

Lernen

Lernen ist ein Vorgang, in dem ein Mensch durch eine Erfahrung in einer konkreten Situation eine innere Bereitschaft (Potenzial, Disposition) aufbaut und in einer erneuten oder ähnlichen Situation eine anhaltende Änderung im Verhalten zeigt.

Diese Definition des Lernprozesses ist bewertungsneutral, sie beschreibt die Struktur, keinen Inhalt. Der Lernprozess ist nicht direkt beobachtbar, sondern er ergibt sich aus dem Ergebnis der Verhaltensänderung. Wir wissen meist nicht, wie der Lernprozess im Menschen aussieht, wie er das Wahrgenommene innerlich verarbeitet, wie sein Gedankengang innerlich aussieht («black box»); wir schließen es erst an der Oberfläche aus seinem Verhalten, seinen Handlungen oder seinen verbalen Äußerungen.

In den letzten Jahren ist in die Theorie über die inneren Prozesse des Denkens und Lernens durch neuropsychologische Erkenntnisse etwas Licht gekommen: Lernen ist nicht die Übernahme eines Inhaltes von außen im Sinne eines Kopiervorganges, sondern der Lernende muss sich dieses Wissen neu aneignen und selbst herstellen, d.h. konstruieren. Die durch den Lernprozess bewirkte Verhaltensänderung muss länger anhaltend sein.

Für den Zusammenhang und Stellenwert von Kommunikation und Lerntheorie sind zwei Aussagen zu treffen:

1. Lernen erfolgt durch Interaktion und Kommunikation:
   Lernen ist eine Interaktion des Lernenden mit einer Person (Lehrender), mit einem Gegenstand oder mit einer abstrakten Idee. Lernen erfolgt durch Interaktion und Kommunikation; menschliche Kommunikation eignet sich besonders zur Vermittlung von Inhalten in einem Lernprozess.
2. Kommunikation und Interaktion sind ein Lernprozess:
   Kommunikation hat auch die Absicht, im Kommunikations- und Gesprächspartner eine Einstellungs- und Verhaltensänderung zu bewirken; es soll ein Lernprozess angeregt werden. Die Kommunikationspartner lernen gegenseitig voneinander. Hierzu zitieren wir einen Teil der komplexen Definition aus Kapitel 3: «Kommunikation ist intentional motiviert, entweder mit der Absicht der Beeinflussung oder zur Konsensbildung in einem herrschaftsfreien Diskurs. Im Idealfall kommt es bei den Kommunikationspartnern zur gemeinsamen Aktualisierung von Sinn; dabei regen sie sich über die Zuordnung von Bedeutungen wechselseitig zur Konstruktion von Wirklichkeit an.»

Selbst-reflexion

Eine «Warnung» in eigener Sache

Auch dieses Lehrbuch zur Kommunikation in der Physiotherapie hat – wie der Titel sagt – die Absicht, eine Disposition und ein Potenzial in Ihnen anzuregen, damit sich Ihre innere Einstellung zur Patientenkommunikation und Ihre Gesprächsführung in der Praxis ändern. Wir gehen also von einem bestehenden oder zukünftigen Änderungsbedarf aus. Wir möchten Ihr Denken, Fühlen und Handeln beeinflussen, indem wir Sie an unseren Gedanken und Erfahrungen teilhaben lassen. Dabei gehen wir davon aus, dass viele oder zumindest einige Gedanken für Sie neu bzw. im Kontext neu zusammengestellt sind. Sie müssen also einen Nutzen davon haben, dass Sie das Buch lesen.

Wir stellen uns vor, dass Sie an dem Thema «Kommunikation in der Physiotherapie» von sich aus interessiert sind (intrinsische Motivation) oder durch Ausbildung, Studium, Weiterbildung von außen angeregt oder sogar gezwungen werden, sich mit diesem Thema zu befassen (extrinsische Motivation). Wenn der letztere, ungünstige Fall vorliegen sollte und Sie sich zu diesem Thema eher gezwungen fühlen, haben wir die Aufgabe, Ihnen das Thema auf eine anregende Weise näher zu bringen und bei Ihnen etwas intrinsische Motivation zu wecken. Dazu müssen Sie uns aber die Chance geben, dass wir bei Ihnen Gehör finden, gedanklich bei Ihnen ankommen bzw. Sie sich diese Inhalte neu konstruieren. Dazu ist es notwendig, dass Sie sich die Zeit nehmen, das Buch systematisch zu lesen.

Wahrscheinlich wollen Sie eigentlich nur sofort wissen, wie Sie mit Ihren Patienten «richtig» sprechen können. Sie hätten gerne ein Ratgeber-, Anleitungs- oder «Kochbuch» oder Ähnliches. Die Lerntheorie und andere Theorien zeigen aber, dass spontane Verhaltensänderungen aus dem Nichts heraus nicht möglich sind. Natürlich können Sie einfach drauflos gehen und irgendwie mit Patienten kommunizieren nach der Methode: Versuch und Irrtum. Aber unsere Erfahrung ist, dass Sie dann nicht wissen, was und warum Sie das tun. Es fehlt Ihnen ein Konzept, ein Plan, besonders dann, wenn Schwierigkeiten in der Gesprächsführung und Kommunikation auftreten. Hierfür sind neben der Lerntheorie auch andere, tiefergehende Ansätze hilfreich.

Aber warum das Rad immer neu erfinden? In diesem Buch finden Sie neben breit angelegten theoretischen Überlegungen viele Bespiele aus der Praxis, damit sich Ihre Gesprächspraxis und der kommunikative Umgang mit Ihren Patienten kompetenter, das heißt fundierter, reflektierter entwickeln kann.

Professionelle Kommunikation ist nämlich nicht nur Arbeit oder eine Last, sondern sie macht auch Spaß, es gibt eine Lust zu kommunizieren; auch wenn die Kommunikation in der Physiotherapie und Medizin sehr häufig nichts mit lustvollen Themen zu tun hat, sondern mit einem Leidenden, dem Patienten.

Es gibt natürlich auch Erfolgserlebnisse, wenn wir einem Patienten bei der Genesung (Heilung) oder Linderung seiner Krankheit helfen konnten. Wir haben es aber häufig mit Leid, Schmerzen, Angst, Behinderung, Trauer, Depression und Tod zu tun. Hier liegt die Befriedigung dann darin, dem Patienten in einer schwierigen Situation geholfen oder ihn zumindest begleitet zu haben.

Denn sehr schnell können wir selbst in die Rolle des Patienten kommen und sind dankbar, wenn die Physiotherapeuten, Pflegenden und Ärzte professionell, kompetent und teilnahmsvoll mit uns sprechen und umgehen.

Nach der Klärung des Phänomens Lernen wenden wir uns nun der Theorie über das Lernen zu. Dabei gehen wir historisch vor. Die Lerntheorie lässt sich in zwei große Gruppen unterteilen, die sich historisch entwickelt haben: den Behaviorismus und den Kognitivismus.

5.2.2 Der Behaviorismus

Die amerikanische Psychologie hat in der ersten Hälfte des 20. Jahrhundert die Lerntheorie durch vielfältige Ansätze geprägt. Der amerikanische Behaviorismus (amerikanisch: *behavior* = «Benehmen, Verhalten») ist die Theorie und Erforschung des Verhaltens. Sie ist streng an naturwissenschaftliche Kriterien angelegt, wie einer ihrer entschiedensten Vertreter, John B. Watson 1913 (zitiert nach Lück/Müller 1999: 113) schrieb: «Psychologie, wie der Behaviorist sie sieht, ist ein vollkommen objektiver, experimenteller Zweig der Naturwissenschaften. Ihr theoretisches Ziel ist die Vorhersage und Kontrolle von Verhalten.»

Die Lerntheorie jener Zeit leitete ihre Erkenntnisse überwiegend aus Experimenten mit Tieren ab und übertrug sie erst in der zweiten Hälfte des 20. Jahrhunderts auf den Menschen, wenngleich bereits in den 1920er-Jahren vereinzelte Versuche am Menschen gemacht wurden. Der reine Behaviorismus wurde wegen seines konsequenten naturwissenschaftlichen Selbstverständnisses der Laborversuche an Tieren und fragwürdigen Übertragbarkeit auf den Menschen hart kritisiert («Rattenpsychologie»). Unter den auf wenige Parameter reduzierten Laborbedingungen bestehen zwar zwischen dem tierischen und menschlichen Verhalten durchaus Parallelen, aber das soziale Umfeld des Lernens und die intrapsychischen Prozesse finden im Behaviorismus keine Berücksichtigung.

Parallel zum und unabhängig vom amerikanischen Behaviorismus stellte um 1900 der Arzt und Physiologe Iwan P. Pawlow (s. **Abb.5-3**) im zaristischen Russland (Petersburg) bei Experimenten an Hunden zur Erforschung der Physiologie des Magendarmtraktes eher nebenbei die Theorie des bedingten Reflexes auf. Für seine Forschung am Verdauungstrakt erhielt er 1904 den Nobelpreis für Medizin. Er wollte die reinen organischen Vorgänge der Verdauung erforschen, störte sich aber daran, dass die Hunde die Versuchsanordnung dadurch durcheinanderbrachten, dass sie bereits mit dem Verdauungsvorgang anfingen («Sabbern» durch Speichelfluss, Magensaftsekretion bei einem Hund mit einer Magenfistel), als sie das Futter rochen, sahen, den Fressnapf klappern hörten oder die Person das Labor betrat, die das Futter brachte. Pawlow verband dann das Füttern der Hunde mit bestimmten Reizen wie Glockenton, Licht und geometrischen Symbolen. Im nächsten Schritt setzte er nur die Reize, und die Hunde sabberten, als gäbe es etwas zu fressen.

Diese Gesetzmäßigkeit nannte er den bedingten Reflex, sie wurde später als Klassische Konditionierung bezeichnet.

5.2.2.1 Klassische Konditionierung nach Iwan Pawlow (1927)

Im Deutschen wird dieses Schema auch «Reiz-Reaktions-Mechanismus» genannt. Wegen der internationalen Abkürzungen sollten wir hierfür die englischen Wörter und Abkürzungen S und R benutzen: Reiz = Stimulus (S) löst eine Reaktion/Antwort = Response (R) aus.

Das Stimulus-Response-Modell der klassischen Konditionierung läuft in mehreren Schritten ab, die wir hier Schritt für Schritt erläutern:

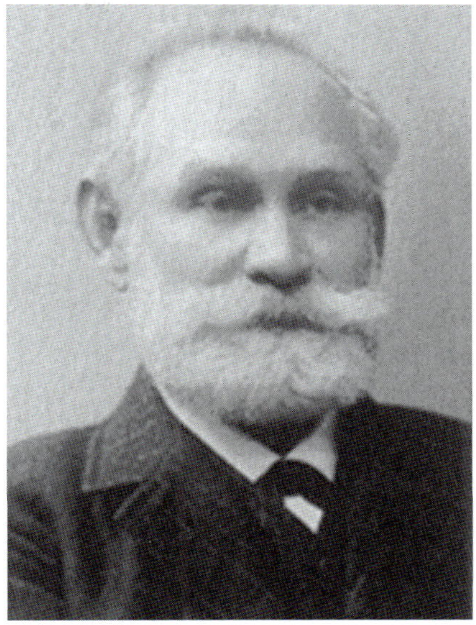

Abbildung 5-3: Iwan Pawlow. (Quelle: Bodenmann, G.; Perrez, M.; Schär, M.; Trepp, A. (2004). Klassische Lerntheorien. Bern: Verlag Hans Huber, S. 44)

Der natürliche Vorgang ist, dass ein Stimulus (Futter) eine physiologische Antwort («Sabbern», Speichel- und Magensaftsekretion beim Hund) auslöst:

	S (stimulus)	→	**R** (response)
Beispiel:	Futter		Sekretion

Pawlow nannte den gewöhnlichen Stimulus einen unkonditionierten Stimulus, unkonditioniert deshalb, weil er ohne weitere andere Bedingungen (lat.: *conditio*), also natürlich abläuft; die Reaktion (Response) bezeichnete er ebenfalls als unkonditioniert:

	US (unconditioned stimulus)	→	**UR** (unconditioned response)
Beispiel:	Futter		Sekretion

Als nächstes wird ein neutraler Stimulus (Glockenton), der für den Hund bisher ohne Bedeutung war, ausprobiert. Der Hund reagiert nicht:

	NS (neutral stimulus)	→	**keine R** (response)
Beispiel:	Glockenton		keine Sekretion

Dann wird der neutrale Stimulus (Ton) zusammen mit dem unkonditionierten Stimulus (Futter) mehrfach wiederholt angeboten, die mehrfache Wiederholung ist dabei wichtig, es zeigt sich eine bekannte Reaktion (Sekretion):

	US (unconditioned stimulus) + **NS** (neutral stimulus)	→	**UR** (unconditioned response)
Beispiel:	Futter + Glockenton		Sekretion

Im letzten Schritt wird der unkonditionierte Reiz (Futter) weggelassen und nur der vorher neutrale Stimulus (Glockenton) angeboten, der nun zum konditionierten Stimulus wird, an die Stelle des unkonditionierten Stimulus (Futter) tritt und eine konditionierte Antwort (Sekretion) auslöst:

	CS (conditioned stimulus)	→	**CR** (conditioned response)
Beispiel:	Glockenton		Sekretion

Der Zusammenhang zwischen dem Futter und der Sekretion geht nun vom Futter auf den Glockenton über. Der Lernprozess besteht darin, dass S durch CS substituiert wird.

Dieser Lerneffekt ist aber nicht von Dauer, da der konditionierte Stimulus (Glocke) bald immer weniger die konditionierte Antwort auslösen kann, der Effekt nutzt sich ab. Pawlow nannte diesen nachlassenden Effekt Auslöschung (Extinktion, von engl.: *extinction*). Durch die wiederholte Darbietung des inzwischen schwachen CS (Glocke) zusammen mit dem US (Futter) wurde die Wirkung des Glockentons wieder aufgefrischt.

Ferner beobachtete Pawlow, dass weitere Stimuli wie andere Töne, Licht oder Streicheln des Hundes auch die Wirkung eines konditionierten Stimulus bekamen, die Wirkung also auch auf diese abfärbte. Dieses Phänomen nannte er Generalisierung (Verallgemeinerung).

Sowohl das Abrichten von Tieren als auch die Erziehung von Kindern sowie die Regulierung von Verhaltensweisen bei Erwachsenen (Verkehrszeichen, Ge- und Verbote) erfolgen letztlich nach dem Prinzip der klassischen Konditionierung nach dem «Wenn …-dann-…-Prinzip».

5.2.2.2 Operante Konditionierung nach Burrhus F. Skinner (1938)

Der US-amerikanische Psychologe Burrhus Frederic Skinner baute auf dem «Gesetz der Auswirkung» (engl.: *law of effect*) von Edward Lee Thorndike (1905) auf, das besagt, dass angenehme Effekte eher wiederholt werden als unangenehme. Skinner experimentierte u. a. mit Ratten und Tauben und konditionierte sie so, dass sie bei bestimmten Stimuli mit einem kleinen Futter belohnt wurden, wenn sie vorher eine richtige Taste drückten oder anpickten. Ihr Verhalten wurde also durch die Belohnung verstärkt, sie lernten dadurch immer besser, solange sie hungrig waren. Dieser Lerneffekt geht verloren, wenn die Belohnung längere Zeit ausbleibt (Extinktion, Auslöschung).

Skinners Konditionierung wird *operant* (lat.-engl. = «eine bestimmte Wirkungsweise in sich habend»; Duden 2001b), manchmal auch «instrumentell» genannt und bedeutet, dass der Lerneffekt nicht von dem Reiz alleine ausgeht, sondern von dem, was der Reiz zusätzlich auslöst und bewirkt. Beim operanten Konditionieren werden neue Verhaltensweisen (Tasten drücken) gelernt, die in der Natur des Tieres so nicht vorkommen; beim klassischen Konditionieren sind es natürliche Reaktionen oder Reflexe

Abbildung 5-4: Skinner-Box. (Foto: Prof. Dr. Wolfgang Hauber, Universität Stuttgart. Abdruck mit freundlicher Genehmigung)

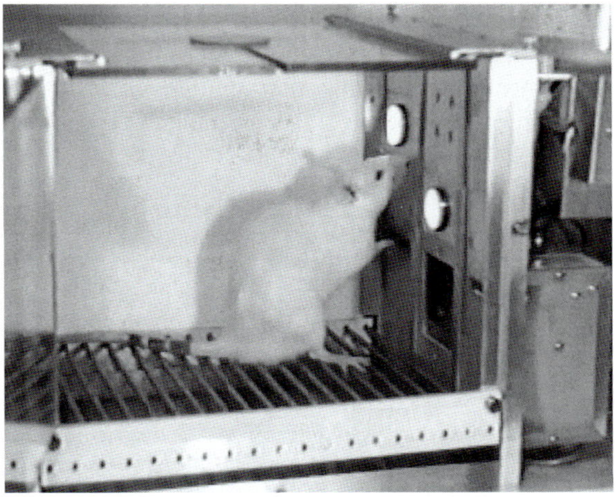

(Futter, Sekretion). Denn keine Taube drückt in der Natur mit dem Schnabel Tasten, um ein Korn zu bekommen; sie hat es in der «Skinner-Box» (Labor; s. **Abb. 5-4**) gelernt.

Beispielsweise müssen Suchhunde beim Zoll, die auf das Entdecken von Rauschgiften konditioniert wurden, nach dem erfolgreichen Aufstöbern mit einem anderen «Leckerli» abgelenkt und belohnt werden, damit sie diese Eigenschaft nicht verlernen. Auch wenn sich beim Zoll herausstellen sollte, dass der Hund sich geirrt hat und kein Rauschgift gefunden wird, erhält er eine Belohnung, damit er sein Suchverhalten beibehält.

Umgekehrt kann durch die Versuchsanordnung im Labor («Skinner-Box») statt einer Verstärkung des Verhaltens durch Belohnung eine Abschwächung oder Auslöschung durch Bestrafung erzielt werden; dadurch wird ein unerwünschtes Verhalten vermieden (s. **Tab. 5-2**). Statt des begehrten Futters bekommt das Tier etwas Unangenehmes oder Schmerzhaftes wie einen elektrischen Schlag. Beispiel: schwach elektrisch geladener Zaun auf einer Viehweide.

Skinners Grundlagenforschungen hatten seit der Nachkriegszeit einen großen Einfluss auf die Erziehung und Pädagogik. Sie beschreiben wissenschaftlich, was Erziehung von Kindern in Schule und Elternhaus bisher ausgemacht hatte: Belohnung und Bestrafung. Erwünschtes Verhalten wird verstärkt durch Belohnung oder den Erfolg, unerwünschtes Verhalten wird bestraft, indem ein unangenehmer Reiz/Stimulus

Tabelle 5-2: Möglichkeiten der operanten Konditionierung

	Stimulus ist angenehm	Stimulus ist unangenehm
Stimulus taucht auf	positive Verstärkung	Bestrafung I
Stimulus verschwindet	Bestrafung II (Entzug)	negative Verstärkung

gesetzt (schlechte Noten, Tadel, Schläge, Strafarbeit) oder ein angenehmer Reiz/Stimulus weggenommen wird (Fernsehverbot, Taschengeldsperre, Hausarrest).

Autoritäre Erziehungsstile arbeiten primär mit Bestrafung bzw. Angst vor der Bestrafung. Dieses Verhalten wird vom Kind gelernt und später als Erwachsener genauso ausgeübt und damit sozial vererbt.

Leider funktionieren viele soziale Mechanismen nach der operanten Konditionierung; es sind Lernprozesse, die durch Belohnung und Bestrafung gesteuert werden. Sie sind dann besonders wichtig, wenn keine oder nur eine geringe intrinsische Motivation oder Einsicht vorliegt.

Exkurs

Anwendung der Konditionierung in der Desensibilisierung

Die behavioristischen Erkenntnisse der klassischen und der operanten Konditionierung, die aus den Tierversuchen stammten, wurden in den 1950er-Jahren zunehmend therapeutisch auf den Menschen angewandt. Das Lernen ist dann effektiver, wenn die Erreichung eines bestimmten Lernzieles in kleine Schritte aufgeteilt wird, wobei jeder Schritt positiv durch eine Belohnung verstärkt wird. Die Belohnung muss nicht etwas Materielles sein wie bei der Ratte (Futter), sondern kann beim Menschen auch in einem Lob, einer positiven, anerkennenden Geste bestehen. Diesen Mechanismus kennen wir aus der täglichen Erziehung von Kindern; Lernprozesse werden in nah-, mittel und langfristige Ziele aufgeteilt und schrittchenweise erarbeitet und belohnt.

Joseph Wolpe (1958) entwickelte die Methode der systematischen Desensibilisierung bei Störungen, die konkrete Ängste vor Tieren (z. B. Hunde, Spinnen), Menschen oder sozialen Situationen aufwiesen; solche Angststörungen heißen im Fachterminus Phobien. Es soll durch Lernen ein bestehendes Verhalten durch eine schrittweise Herabsetzung der Empfindlichkeit für eine konkrete Angstquelle abgebaut werden; dieser Vorgang heißt Desensibilisierung (Minderung der Empfindlichkeit).

Angst ist eine sinnvolle, natürliche psychophysische Reaktion, die uns vor einer Gefahr schützt: «Signalangst» (Freud 1926). Angst ist ein psychophysischer Vorgang, in dem der Körper durch Reaktionen des vegetativen Nervensystems eine reale Bedrohung von außen mit einer Kampf- oder Fluchthaltung abzuwenden versucht; dabei werden die sympathischen Funktionen des vegetativen (autonomen) Nervensystems aktiviert (z. B. Adrenalin) und die parasympathischen Funktionen gehemmt (z. B. Acethylcholin). Zum Kämpfen oder Weglaufen muss das Herz-Kreislauf-System aktiviert werden, um Sauerstoff zur Verbrennung von Energie bereitzustellen. Ein Panikzustand oder eine Phobie ist eine Angst von innen, weniger oder gar nicht von außen; sie wird meist stärker als eine reale Gefahr von außen erlebt.

Beispiel: Spinnenphobie. Die meisten Menschen, besonders Frauen, fürchten sich vor spinnenartigen Tieren, die mit den acht, manchmal behaarten Beinchen schnell und unkontrolliert irgendwo hinflitzen können. (Real dürfte die Spinne vermutlich mehr Angst vor dem Menschen haben als umgekehrt.) Die Desensibilisierung nutzt daher auch Entspannungstechniken, damit die körperliche Angst als innere Quelle die äußere Angstquelle nicht völlig dominiert. Es geht also sehr um Kontrolle über ein Objekt und über eigene Gefühle.

Desensibilisierung ist eine Expositions- und Konfrontationstechnik, d. h. der Betreffende wird dem Objekt oder der Situation, die Angst macht, schrittweise ausgesetzt. Dabei lernt er, dass er nicht so viel Angst haben muss, sein Körper ruhiger reagieren kann, er die Situation durchaus überleben kann. Die oft tiefsitzende Angstquelle wird sozusagen «überlernt», sie ist nicht weg, aber derjenige kann sie mit weniger Angst oder angstfrei erleben, er kann sie kontrollieren. Neuropsychologische Untersuchungen zeigen, dass die Angstquelle in den tieferen Hirnstrukturen aber noch vorhanden ist.

5.2.2.3 Lernen am Modell nach Albert Bandura (1971)

Der kanadische Psychologe Albert Bandura (*1925) verließ mit seiner Forschung die lerntheoretischen Laborexperimente mit Tieren, deren Aussagen auf den Menschen übertragen wurden, und wandte sich direkt dem Menschen in seinem sozialen Umfeld zu. Aus Experimenten mit Kindern, die in der Gruppe Filme über aggressives oder sozial verträgliches Verhalten sahen und später imitierten, was sie beobachtet hatten, entstand die «Theorie des Beobachtungslernens», das auch «soziales Lernen» oder auch «Lernen am Modell» genannt wird. Vorbildfunktion und Nachahmung (Imitation) bestimmen den Lernprozess.

Exkurs

Spiegelneurone – Empathie – Vorbildfunktion

In jüngster Zeit wurde in der Hirnforschung anhand von bildgebenden Verfahren entdeckt, dass im Frontalhirn von Affen und Menschen bestimmte Nervenzellen aktiviert werden, die zu der gesehenen Handlung passen, aber ohne dass die motorische Hirnrinde, von der aus die Handlung gesteuert wird, in Aktion tritt. Das Gehirn tut so, als würde es handeln.

Diese Nervenzellen wurden «Spiegelneurone» genannt. Sie spiegeln innerlich die gesehene oder vorgestellte Handlung wider.

Beispielsweise sieht der begeisterte Zuschauer eines Fußballspiels, wie der Stürmer gerade auf das Tor schießen könnte; der motorische Vorgang der Beinbewegung wird im Gehirn vorbereitet, aber nicht motorisch ausgeführt. Der Zuschauer geht also gedanklich und emotional mit. (Es kann natürlich sein, dass das Bein des TV-Zuschauers eine motorische Reaktion zeigt und mit dem Schienbein gegen den Couchtisch zuckt, auf dem das Bier steht und umfällt.)

Wahrscheinlich ist das Phänomen der Spiegelneurone das, was wir mit «Denken ist Probehandeln» beschreiben.

Die Spiegelneurone werden als die neurophysiologische Entsprechung für die menschliche Fähigkeit angesehen, sich in andere Menschen, ihre Lage und Empfindungen einzufühlen (Empathie). Zum Beispiel: Wir sehen, wie sich jemand wehtut, und spüren den Schmerz körperlich (im Magen, reagieren mit schmerzhafter Mimik), als hätten wir die Schmerzen erlitten. Diese Reaktion ist besonders bei engen Beziehungen intensiv: Einer Mutter tut es manchmal mehr weh als ihrem Kind, das sich den Kopf anstößt.

Die Vorbildfunktion (Eltern, Lehrer, Geschwister, Mitschüler, Freunde, Idole) und das soziale Lernen durch Beobachtung haben in der familiären Erziehung und schulischen Pädagogik besonders bei Kindern und Jugendlichen einen großen Einfluss, der bewusst genutzt werden kann.

5.2.3 Der Kognitivismus

Mit der Theorie des sozialen Lernens (auch Modell- oder Beobachtungslernen) von Bandura u. a. wurde eine «kognitive Wende» in der Psychologie eingeleitet, die sich neben dem Behaviorismus parallel etabliert hat. Der Behaviorismus hat – wie eingangs erwähnt – den wissenschaftlichen Ansatz, Verhalten und Lernprozesse nur naturwissenschaftlich objektivierbar zu messen. Behavioristen interessieren sich nicht für die psychologischen Prozesse im Inneren des Lernenden. So habe Skinner kurz vor seinem Tod 1990 noch vehement die «kognitive Wissenschaft» als «Rückfall in die Introspektionsmanie zu Beginn des 20. Jahrhunderts» bezeichnet (in Myers 2005: 354).

Kritiker des Behaviorismus wiesen darauf hin, dass Lernen nicht nur durch unmittelbare Belohnung erfolge, sondern dass das Individuum auch ohne ein äußeres Belohnungssystem durch intrinsische Motivation und Neugierde, aus eigenem Antrieb etwas wissen und können will, lernt.

Die kognitive Verhaltenstherapie rückt die subjektive Wahrnehmung und Interpretation des Patienten in den Vordergrund; dies ist ein psychologischer Fortschritt, da der Ansatz sich von der äußeren Verhaltensbewertung hin zu einem subjektiven Verständnis der Innenwelt des Patienten verändert hat. Meinungen, Motive und Begründungen als innere, subjektive Vorgänge des Patienten spielen bei den kognitiven Therapien eine große Rolle. Damit wird der Stimulus-Response-Mechanismus zugunsten einer «Verinnerlichung» und «Subjektivität» verlassen.

Die Kognitionspsychologie bietet Konzepte dafür an, was zwischen dem Stimulus und der Antwort im Menschen passiert, wie er denkt, bevor er handelt.

Mit Kognition (lat.: *cognitio* = «Vorstellung, Erkenntnis») sind die Prozesse des Wissens, der Aufmerksamkeit, Erinnerung und Schlussfolgerung gemeint; auch der Inhalt der Prozesse wie Begriffe und Gedächtnisinhalte sind Gegenstand (Zimbardo/Gerrig 2004: 344).

Kognitive Psychologie beschäftigt sich mit den höheren geistigen Prozessen wie Aufmerksamkeit, Wahrnehmung, Denken, Problemlösen, Sprache und Gedächtnis. Das Menschenbild der Kognitionspsychologie ist nicht auf ein Stimulus-Response-Modell reduziert.

Eine interdisziplinäre Kognitionswissenschaft führte zu der Theorie des Konstruktivismus, dass der Lernende den wahrgenommenen Lernstoff in sich selbst neu konstruieren muss.

Am Beispiel der funktionalen Verhaltensanalyse, die am Anfang einer jeden verhaltenstherapeutischen Behandlung steht, soll verdeutlicht werden, worin der kognitive Ansatz besteht. Ihr Vorgehen zeigt die «kognitive Wende» der Lerntheorie und kann als Prinzip für Gespräche im professionellen und therapeutischen Kontext hilfreich sein, da hier auf bestehende Begründungszusammenhänge und subjektive Theorien des Patienten über seine Krankheit und Wege für seine Gesundung eingegangen werden kann.

5.2.3.1 Die funktionale Verhaltensanalyse

Die funktionale Verhaltensanalyse fragt nicht nach den Ursachen (warum?) eines Problems, sondern nach den Bedingungen (wie?) – den vorausgehenden, den begleitenden und den nachfolgenden Bedingungen.

Praxis-beispiel

Beispiel Nikotinmissbrauch: Es geht nicht um die durchaus wichtige Frage: *«Warum rauchen Sie eigentlich so viel?»*, sondern um die Fragen: *«In welchen Situationen greifen Sie zur Zigarette?»*, *«Was machen Sie, während Sie rauchen?»* und *«Was geschieht bzw. wie fühlen Sie sich, wenn Sie die Zigarette geraucht haben?»*

Auch durch eine genaue Protokollierung könnte dem starken Raucher das Ausmaß seines Genussmittelmissbrauchs klar werden, denn gewöhnlich wird das Ausmaß einer Sucht verleugnet und weniger angegeben, als real konsumiert wird.

Es werden also die Bedingungen behandelt, nicht das Problem direkt, auch keine Ursachen. Die Vorstellung ist, dass mit der Verhaltensänderung der Bedingungen eine Beeinflussung des Problems stattfindet. Theoretisch ließe sich dies auch aus dem operanten Konditionieren und dem Modell-Lernen verstehen; durch genaue Analyse und Protokollierung lassen sich aber das fehlerhafte Verhalten durch Selbstbeobachtung kognitiv verstehen, der Stimulus kontrollieren und eine Selbstregulation einleiten.

5.2.4 Behaviorismus, Kognitivismus und die Kommunikation

Die oben referierten theoretischen Grundlagen der behavioristischen Lerntheorie haben nicht nur direkte Auswirkungen auf das Lernen, die Erziehung und die Psychotherapie (hier Verhaltenstherapie), sondern auch auf die Kommunikation und Gesprächsführung.

Ein Gespräch hat ein manifestes oder ein latentes Ziel: die Beeinflussung. Die Gesprächspartner verfolgen Absichten mit dem Gespräch, haben bewusste oder unbewusste Motive, sich mitzuteilen und beim Gegenüber etwas zu bewirken. Ein Gespräch ist zweckgerichtet (intentional; Intention, von lat.: *intentio* = «Anspannung, Aufmerksamkeit; Bestreben, Vorhaben»).

Praxis-beispiel

Im Gespräch wirken wir auf unser Gegenüber ein und benutzen unbewusst Methoden der Konditionierung. So verbinden wir Inhalte miteinander, verknüpfen Aspekte, die vorher nichts miteinander zu tun hatten, so dass Argument A seine Bedeutung an Argument B überträgt wie beim konditionierten Reiz und der konditionierten Reizantwort (vgl. Pawlows Hunde). Wir erzeugen im Gespräch neue Zusammenhänge durch Verknüpfungen.

Oder es werden neue Verknüpfungen durch verbale Belohnung, z. B. «*ja!*», «*richtig, genau*», «*prima*», «*finde ich gut*» sowie durch paralinguistische (Änderung des Tonfalls, angenehme Brummtöne) und nonverbale (z. B. Mimik, Gestik, zustimmendes Kopfnicken) Mitteilungen gefördert.

Ebenso finden sich im Gespräch verbale «Bestrafungen» mit Androhung von negativen Konsequenzen wie z. B. «*nein!*», «*Da werde ich sauer, wenn …*» oder «*Da machst du einen gewaltigen Fehler.*». Auch hier wirken paralinguistische (z. B. höhere und lautere Stimme) oder nonverbale Mitteilungen (z. B. Gesichtsmimik: Anspannen der Lippen, Augenbrauen hochziehen, kaum merkliches, verneinendes Kopfschütteln; ablehnende Handgesten).

Etwas subtiler ist das soziale Lernen, bei dem die Gesprächspartner Gedanken über das Verhalten des anderen anbieten, Empfehlungen oder gar Ratschläge aussprechen wie z. B. «*An deiner Stelle würde ich …*», oder direkt spiegeln wie etwa: «*Ja, das habe ich auch schon erlebt, aber ich würde …*».

In Gesprächen nehmen wir also laufend Konditionierungsversuche vor, weil wir etwas bewirken wollen.

5.2.4.1 Patientenedukation

In therapeutischen und professionell geführten Gesprächen können diese Konditionierungen und der Einsatz kognitiver Techniken zur bewussten Gesprächstechnik gehören, z. B. bei der sogenannten Patientenedukation.

Hier soll – wie der Begriff sagt – der Patient offenbar «erzogen»[3] werden, zu einer bestimmten Einsicht gelangen und ein bestimmtes Verhalten dauerhaft erlernen.

Patientenedukation ist Erziehung des Patienten. Diese Grundhaltung wird durch den englischen Ausdruck *education* etwas wissenschaftlich verschleiert. Die Gesprächsführung und Beratung ist nach einem Plan in kleine Schritte aufgebaut, damit der Patient zu einem definierten Ziel geführt werden kann. Dieser von der Lerntheorie übernommene, meist unidirektionale Gesprächsansatz kommt bei Informations- und Beratungsgesprächen zum Einsatz.

Hier ist die Haltung, ein vorgegebenes Ziel durch Information und Anwendung von kommunikativen Methoden zu erreichen. Ob das Lernziel schließlich erreicht wird, ist an der überdauernden Verhaltensänderung des Patienten zu erkennen und nicht daran, dass er am Ende des Gesprächs sagt, er habe alles verstanden. Gemessen wird der Erfolg am Verhalten des Patienten, z. B. bei einem Diabetiker an den Blutzucker-Laborwerten: Wenn der Patient seine Ernährungsgewohnheiten (= sein Verhalten) ändert, verbessern sich die Werte.

Kritik an der Patientenedukation: Andere theoretisch begründete Kommunikationsstile, Haltungen und Techniken aus der Psychoanalyse und der Humanistischen Psychologie (nach Rogers) haben nicht diesen instruktiven und kontrollierenden Ansatz der Lerntheorie, der auf eine Änderung des Verhaltens und Einsicht (Kognition) zielt. Sie arbeiten stärker über die Beziehung und die emotionalen Komponenten des Themas, das emotionale Erleben, das dem einsichtsvollen Handeln oft im Wege steht, (gemäß der neutestamentlichen Erfahrung: «Der Geist ist willig, doch das Fleisch ist schwach»). Ihr Ziel ist ein gemeinsames Verständnis im Gespräch und die affektive und kognitive Einsicht, die dem Patienten eine optionale, nicht erzwungene, sondern autonome und selbstverantwortliche Änderung seines Erlebens und Verhaltens ermöglicht.

Die Patientenedukation berücksichtige nicht ausreichend die emotionalen und unbewussten Widerstände des Patienten. Sie eignet sich aber besonders dort, wo die Einsichtsfähigkeit und die freie Willensentscheidung aufgrund von Persönlichkeitszügen des Patienten oder Besonderheiten der Krankheit (z. B. Sucht, Demenz) eingeschränkt oder nicht möglich sind. Dabei ist die zeitliche Dauer der Krankheitsbewältigung als Lernprozess zu berücksichtigen.

---

3 erziehen: v. althochdeutsch (= ahd.; ca. 700–1050 n. Chr.) irziohan = «zu etwas anleiten, jemandes Geist und Charakter bilden und seine Entwicklung fördern», eigentlich «herausziehen»; die heutige Bedeutung entwickelte sich bereits in ahd. Zeit nach dem lat. Vorbild *ēducāre* = «großziehen, ernähren, erziehen» (Duden 2001a: 948). Das englische Wort *education* hat neben «Erziehung» auch die Bedeutung von «Bildung» und «Weiterbildung».

5.2.4.2 Massenkommunikation und Gesundheitsaufklärung

Nicht nur in der alltäglichen Gesprächsführung und therapeutischen Kommunikation der Zweipersoneninteraktion finden wir die Mechanismen der Konditionierung, sondern auch in der Information und Aufklärung über gesundheitliche Fragen im Rahmen der Gesundheitsförderung (Lernprozesse in Gruppen und Massen).

Ein gutes Beispiel sind die Nichtraucherkampagnen. Rauchen ist bekanntlich ungesund, es wird aber weiter geraucht. Vor Jahrzehnten wurde in der Gesundheitsaufklärung durch Anzeigen auf die Folgen von Lungenkrebs hingewiesen; es wurden Plakate gedruckt, die ein Skelett mit einer qualmenden Zigarette zeigten mit dem doppelsinnigen Spruch: «Rauchen macht schlank.»

Auch heute wird diese Methode der klassischen und operanten Konditionierung angewendet, wenn auf Zigarettenschachteln gesetzlich vorgeschrieben aufgedruckt wird: «Rauchen führt zur Verstopfung der Arterien und verursacht Herzinfarkte und Schlaganfälle.» Auf einer Tabakdose aus England steht kurz und knapp: «Smoking kills.» (s. **Abb. 5-5**). Hier wird mit Aversion und Bestrafung nach Pawlow und Skinner gearbeitet. Aber wirkt diese Methode? Kann durch die Konfrontation und Drohung, dass Rauchen zu einem bösen Ende führen kann, das Raucherverhalten nachhaltig beeinflusst werden?

Ein anderer Ansatz besteht in der Kampagne «Keine Macht den Drogen», die über den gesellschaftlichen Bereich des Sports die Jugend vor der Gefahr durch Drogen bewahren möchte. Dieser Ansatz entspricht der Lerntheorie von Bandura (soziales Lernen durch Beobachtung). Positiv besetzte und bewunderte Vorbilder und Stars, die sich gegen Drogen aussprechen oder zumindest die Aufkleber tragen, sollen einen Lernprozess durch Imitation und Identifikation mit dem Idol bewirken («Olli Kahn und Michael Schumacher kiffen nicht», Drogen sind «uncool»).

Allgemein hat sich in der Sozialpsychologie, Werbepsychologie und in der Arbeitspsychologie (im Management) die Erfahrung durchgesetzt, dass abstrakte Forderungen sehr wenig ausrichten. Das anonyme menschliche Elend eines Krieges oder einer Naturkatastrophe wird kognitiv wahrgenommen und mit «ist ja schlimm» abgehakt. Wird aber ein Einzelschicksal einer Person geschildert und lässt man das Individuum

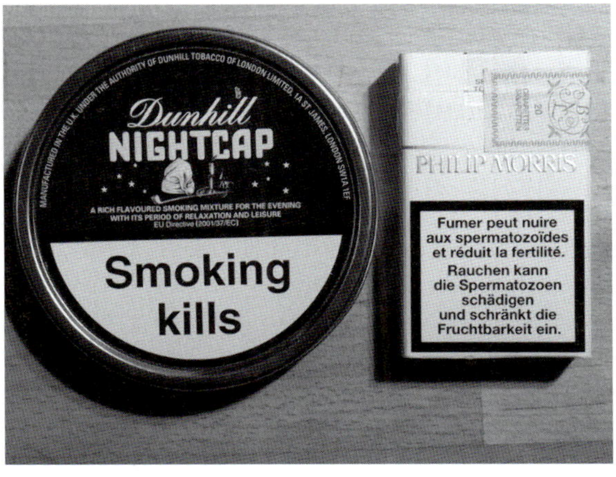
Dunhill
NIGHTCAP
Smoking
kills
PHILIP MORRIS
Fumer peut nuire aux spermatozoïdes et réduit la fertilité.
Rauchen kann die Spermatozoen schädigen und schränkt die Fruchtbarkeit ein.

Abbildung 5-5: Gesetzlich vorgeschriebene Warnhinweise auf Tabakwaren. (Foto: Matthias Elzer)

zu Wort kommen, so ist die Betroffenheit (und die Spendenbereitschaft) um ein Vielfaches höher, da hier die Emotionen angesprochen werden. Die Emotion ist viel wirkungsvoller als die Kognition. Diese Erfahrung kann positiv genutzt werden, z. B. in Lernprozessen in der Schule, der Ausbildung, der Patientenkommunikation. Aus der Public Relation (PR) stammt der Satz: «Will eine Idee ankommen, muss sie ein Gesicht haben.» Das Arbeiten mit Emotionen, um zu manipulieren, wird leider oft genug missbraucht.

Inzwischen kommt man von der Beeinflussung des individuellen Verhaltens in der Gesundheitsaufklärung ab, indem die äußeren Bedingungen gemäß der politisch opportunen Devise «null Toleranz» verändert werden, indem Rauchen im öffentlichen Raum (Post, Bahnhöfen, Schulen, Hochschulen, Restaurants etc.) bei Strafe verboten wird, einerseits um die Nichtraucher zu schützen, andererseits um den Rauchern den Konsum zu erschweren und gesellschaftlich negativ zu sanktionieren.

5.2.5 Der Nutzen der Lerntheorie für die Kommunikation

Zusammenfassung

Der Grundsatz der Lerntheorie und ihrer therapeutischen Anwendung in der Verhaltenstherapie ist, dass bestimmte Dinge nicht richtig gelernt wurden und «falsches» Denken und Verhalten durch Lernprozesse wieder verlernt werden können. Für die Kommunikation ist bedeutsam, dass in fast jeder Art von Kommunikation lerntheoretische Effekte zu finden sind, da sie eine Absicht und ein Ziel der Beeinflussung durch Information hat. Die Frage ist, welche Methode kommt zur Anwendung: Konditionierung, Bestrafung, Belohnung, Imitation, kognitive Einsicht oder emotionale Neuerfahrung.

Lerntheoretisch bestimmte Kommunikation und Gesprächsführung kommen immer dann zum Einsatz, wenn intentional auf das Verhalten z. B. zum Wohle eines Patienten eingewirkt und ein Ziel erreicht werden soll. Kommunikation unter lerntheoretischen Gesichtspunkten ist kein tendenziell herrschaftsfreier Diskurs.

Andere Ansätze zur Kommunikation haben ein anderes Menschenbild und stellen die Freiheit des Menschen, sich ändern zu wollen oder sich nicht ändern zu wollen, ins Zentrum (Psychoanalyse, Humanistische Psychologie).

5.3 Der Beitrag der Humanistischen Psychologie zur Kommunikation

Claudia Sciborski

Humanitas (lat. = Menschlichkeit) hieß schon bei dem römischen Politiker, Philosophen und Redner Marcus Tullius Cicero (106–43 v. Chr.) eine mit Milde und Menschlichkeit gepaarte ethisch-kulturelle Höchstentfaltung aller menschlichen Kräfte. Sie drückt sich in der Sprache aus. Nur die Sprache erlaubt es, mit anderen menschlich umzugehen und durch Literatur und Kommunikation menschlich zu leben.

Als Humanismus wird dann geschichtlich weiter die italienische Renaissance (Wiedergeburt) im 14. bis 16. Jahrhundert bezeichnet. In dieser Zeit findet die Entdeckung des Menschen statt und zwar als eigenständiges, geistiges Individuum.

Auch im sogenannten Neu-Humanismus Ende des 18. und Anfang des 19. Jahrhunderts in Deutschland geht es um die Idee von der Menschlichkeit des Menschen (Böhm 2000: 250).

Unter der Überschrift «Humanistische Psychologie» werden seit den 1960er-Jahren verschiedenste Psychotherapieverfahren und -schulen zusammengefasst, die sich vor dem Hintergrund des humanistischen Menschenbildes vereinen lassen: Individualpsychologie (Alfred Adler), Gestalttherapie (Fritz und Laura Perls), Psychodrama (Jakob Levy Moreno), Themenzentrierte Interaktion (Ruth Cohn), aber auch Bioenergetische Analyse (Alexander Lowen), Transaktionsanalyse (Eric Berne) und die Klientenzentrierte Gesprächspsychotherapie (Carl R. Rogers). Bis auf den Ansatz von Rogers haben die meisten dieser Therapieansätze ihre Wurzeln in der Psychoanalyse (Freud u.a.), die letztlich nicht weniger humanistisch ist, aber doch insofern auch ein kritisches Menschenbild zeichnet, als der Mensch von Natur nicht nur gut ist, sondern auch eine aggressive, zerstörerische Seite hat.

Im Folgenden soll in besonderer Weise der klientenzentrierte Ansatz der Beratung und Psychotherapie nach Carl Rogers vorgestellt werden, der zu den typischsten humanistischen Therapieansätzen gezählt wird. Dieser Ansatz wurde zwar aus der Psychotherapie heraus entwickelt, Rogers übertrug ihn aber auch auf andere Settings wie Schule, Verwaltung und Beratung im engeren Sinne (Rogers 1999). Er findet lebendige Verbreitung in der Gesprächsführung bei sozialen Berufen. Sehr viele Konzepte der Gesprächsführung und Beratung beziehen sich ebenfalls auf Rogers' Ansatz. Daher wird in den folgenden Darstellungen aufbauende und weiterführende Literatur verwendet, die Rogers' Ansatz zum größten Teil für die praktische Beratung helfender, therapeutischer Berufe erklärt.

5.3.1 Die Klientenzentrierte Gesprächsführung nach Carl Rogers

Die Personen- bzw. Klientenzentrierte Beratung und Psychotherapie wurde um 1940 von Carl Rogers begründet.

Carl Ransom Rogers (s. **Abb. 5-6**) wurde 1902 in den USA, in der Nähe von Chicago geboren, studierte u.a. Agrarwissenschaften und Theologie. Danach studierte er bis 1931 klinische Psychologie an der Columbia University, New York. Er entwickelte in den 1940er-Jahren die nicht-direktive Beratung und im Weiteren die klientenzentrierte Therapie. Er hat sich durch seinen Therapie-/Beratungsansatz bewusst von der Verhaltenstherapie und dem medizinischen Krankheitsverständnis abgrenzen wollen. Er starb 1987.

5.3.1.1 Grundannahmen der Klientenzentrierten Gesprächsführung

Rogers sieht den Menschen von Grund auf als gut oder gesund an, nicht schlecht oder krank. Störungen der menschlichen Psyche werden weniger als Krankheit verstanden, sondern als Defizit an Bewusstheit und Mangel an Wachstum (Kriz 2001: 172). Die Theorie geht davon aus, dass Menschen nicht mit einem Bewusstsein von sich selbst, d.h. mit einem Selbst, geboren werden. Das Selbst eines Menschen entwickelt sich erst, und zwar im Kontakt, in der Interaktion mit den wichtigsten Bezugspersonen in der Kindheit.

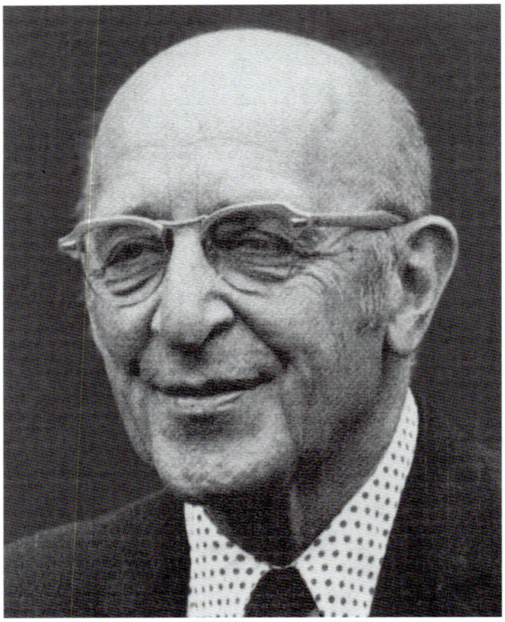

Abbildung 5-6: Carl R. Rogers. (Quelle: Kindler-Verlag)

Im Vordergrund steht ferner die Selbstverantwortlichkeit des Klienten, für den der Therapeut oder Berater ein Klima schafft, in dem der Klient (nicht Patient) seine eigenen Entdeckungen machen und seine eigenen Entscheidungen treffen kann. Der Klient soll seine Selbstheilungskräfte entfalten. Primäres Ziel ist nicht, Probleme durch den Berater zu lösen, sondern den Individuen eine Hilfestellung in ihrem persönlichen Wachstumsprozess zu geben. Aus diesem Wachstumsprozess heraus kann dann die selbstständige Problembewältigung erfolgen (Groddeck 2002: 81).

Die Beratung ist gekennzeichnet durch Permissivität bzw. Nichtdirektivität. Sie ist frei von jeder Form von Dirigismus, sondern ist stattdessen von Wärme, Anteilnahme und Akzeptanz als Grundhaltungen getragen.

Rogers' Theorie stützt sich auf eine «Lebenskraft», die er als «Aktualisierungstendenz» bezeichnet. Darunter versteht er die innere Motivation eines jeden, seine Potenziale bestmöglich entfalten zu wollen. Rogers geht davon aus, dass jedes menschliche Wesen bestrebt ist, das Beste aus seinem Leben zu machen.

Begründung dafür ist laut Rogers: Die Grundbedürfnisse des Menschen (ausreichende Zufuhr von Luft, Wasser, Nahrung sowie psychosoziale Bedürfnisse wie Anerkennung, Sinnsuche, Streben nach neuen Erkenntnissen und Erfindungen) beweisen, dass es in der Natur von Lebewesen liegt, das Beste aus der Existenz zu machen. Laut Rogers weiß der Organismus, was für ihn gut ist.

Das Menschenbild des humanistischen, klientenzentrierten Ansatzes bekennt sich zu folgenden Annahmen:

1. Autonomie und soziale Interdependenz (wechselseitige Abhängigkeiten):
   Der Mensch strebt aus seiner postnatalen biologischen und emotionalen Abhängigkeit heraus nach Unabhängigkeit von äußerer Kontrolle. Er entwickelt ein aktives Selbst, das zunehmend in die eigene Entwicklung eingreifen und die Ver-

antwortung für das eigene Leben übernehmen kann. Autonomie ist aber sozialverantwortlich zu verstehen. Denn: Nur ein Individuum, das für sich selbst verantwortlich ist, kann Verantwortung für die Gemeinschaft übernehmen. Eine Person, die entdeckt hat, dass sie sich selbst ändern kann, wird auch zu notwendigen Veränderungen der Umwelt beitragen.
2. Selbstverwirklichung:
   Selbstaktualisierungstendenzen bzw. Wachstumsbedürfnisse werden als grundlegende Antriebskräfte des Organismus angenommen, die in ständigem Austausch mit der sozialen Umwelt bei günstiger Konstellation vorhandene Fähigkeiten weiter entfalten und ausdifferenzieren lassen.
3. Ziel und Sinnorientierung:
   Neben den materiellen Grundlagen seiner Existenz prägen humanistische Wertvorstellungen wie Freiheit, Gerechtigkeit und Menschenwürde das Leben und Handeln eines Menschen. Handlungen sind grundsätzlich intentional, d. h. sinnstrukturierend und zielorientiert, und bilden so für das Bewusstsein eine Brücke zwischen innerer und äußerer Realität.
4. Ganzheit:
   Betonung der Ganzheitlichkeit von Gefühl und Vernunft, von Leib und Seele.

Beratung ist in diesem non-direktiven Ansatz nur dann hilfreich, wenn sie nicht in das Leben der Klienten hinein interveniert, sondern ihnen hilft, sich sicherer, angstfreier und gestärkt zu fühlen. Folgende Aspekte sind dabei hilfreich:

- In der Beratung soll ein guter menschlicher Kontakt zwischen dem Berater und dem Klienten hergestellt werden, in dem sich der Klient sicher und akzeptiert fühlen kann. Der Berater sollte sich nicht scheuen, emotionale Wärme zu zeigen.
- Der Klient soll seine Gefühle frei ausdrücken und ausagieren können.
- Der Klient soll in einem solchen Gespräch in den von ihm erlebten Gefühlen sein spontanes Selbst erkennen und akzeptieren.
- Aufgabe des Beraters ist es, den Klienten anzuleiten, dass dieser verantwortliche Entscheidungen treffen kann.
- Der Klient soll zusammenfassende Einsichten aus dieser Arbeit gewinnen und formulieren, nicht der Berater!
- Am Ende dieser Erfahrung der Beratung soll ein Erziehungsprozess oder auch Umerziehungsprozess stehen, d. h. der Berater stellt in dieser Phase unterstützende Informationen bereit, damit der Klient seinen Weg alleine weitergehen kann.
- Der nicht-direktive Ansatz betont die Bedeutung der Gefühle und der Emotionen in der Beratungssituation, es wird nicht nur auf die kognitiven Aspekte des Problems geachtet.
- Der Fokus der Behandlung liegt auf der Gegenwart. Die Ursachen des Problems werden nicht in der Vergangenheit gesucht (Rogers 1940, zitiert nach Groddeck 2002: 79 ff.).

5.3.1.2 Drei Basisvariablen als Grundhaltung des Beraters

Rogers nennt eigentlich sechs Bedingungen beim Berater, die erfüllt sein müssen, um eine Persönlichkeitsveränderung beim Klienten zu bewirken. Drei Aspekte erläutert er dabei ausführlicher und bezeichnet sie als die drei «Basisvariablen». Sie sind im klientenzentrierten Ansatz Grundbedingungen einer erfolgreichen Beratung:

1. positive Wertschätzung und emotionale Wärme (Akzeptanz)
2. Echtheit (Selbstkongruenz)
3. einfühlendes Verstehen (Empathie).

Nach Rogers fördern diese Grundhaltung des Beraters und sein Beziehungsangebot Veränderungen beim Ratsuchenden. Berater und Klient sollen sich als Partner begegnen – wenn auch mit unterschiedlichen Anliegen. In dieser Begegnung sollte der Klient erfahren, dass der Berater ihn bei der Erforschung seines Selbst verständnisvoll begleitet, ihn durch seine Haltung ermutigt, nicht bewertet (oder entwertet) und in seinen Problemen akzeptiert, ohne ihm die Verantwortung für sich abzunehmen. Hier nun einige Erläuterungen, die zum besseren Verständnis der drei Basisvariablen führen sollen:

Definition

1. Positive Wertschätzung und emotionale Wärme (Akzeptanz)

Synonym: Respekt, Achtung, bedingungslose Annahme des Klienten.

Der Berater soll dem Klienten als Menschen, nicht als Patienten begegnen, ihm nicht seine Wertvorstellungen aufdrängen, keine direkten Ratschläge erteilen. Die Wertschätzung und emotionale Wärme baut beim Klienten Ängste ab, abgelehnt, kritisiert zu werden.

Diese Anteilnahme oder Wertschätzung soll ein Klima der Veränderung fördern. Gleichzeitig bedeutet diese bedingungslose Annahme des Klienten keineswegs, dass seine Handlungen gebilligt und seine Einstellungen geteilt werden müssen. Vielmehr ist eine tiefe Achtung vor menschlichem Leben und seiner Vielfalt gemeint. Hier ist der religiöse Einfluss Rogers zu erkennen, der in diesem Zusammenhang von Liebe im Sinne des theologischen Begriffes «Agape» spricht (liebende Gemeinschaft).

Solche Empfindungen sind schwer zu lehren bzw. zu lernen oder zu trainieren (Kriz 2001: 178 ff.).

Folgende Ziele und Überzeugungen stehen hinter dieser Haltung: Ein Therapeut oder ein Berater, der dem Klienten wertschätzend begegnet, wird ähnliche Gefühle beim Klienten auslösen, so dass dieser sich selbst gegenüber ebenfalls mehr Achtung und Akzeptanz entgegenbringen kann. Ebenso soll der Klient lernen, zwischen seinem Wert als Mensch und der Bewertung seiner Handlungen zu differenzieren.

2. Echtheit (Kongruenz)

Synonym: (Selbst-) Kongruenz, Aufrichtigkeit, «ohne-Fassade-sein».

Kongruenz könnte man auch mit Unverfälschtheit, Übereinstimmung mit sich selbst übersetzen.

Diese Haltung setzt beim Berater eine reife, gesunde Persönlichkeit voraus, die sich nicht hinter Fassaden, Floskeln, Rollen versteckt. Es geht um Wahrhaftigkeit und Ganzheitlichkeit beim Therapeuten und Berater. Dies bezieht sich auf sein Denken, Fühlen, seine verbalen Interventionen und seine paralinguistischen und nonverbalen Äußerungen (Mimik, Gestik, Körperhaltung). Die Echtheit schafft beim Klienten das nötige Vertrauen, um sich zu öffnen.

Es besteht eine genaue Übereinstimmung oder Kongruenz zwischen dem körperlichen Empfinden und den Äußerungen gegenüber dem Klienten. Auch hier bedarf es einer ehrlichen Selbsterkenntnis, um der eigenen, oft versteckten, ungewollten oder unbewussten Verlogenheit auf die Spur zu kommen.

Echtheit des Beraters soll Vertrauen auf Seiten des Klienten hervorrufen (Kriz 2001: 179).

3. Einfühlendes Verstehen (Empathie)

Synonym: Verständnis, nicht wertendes Eingehen.

Empathie bedeutet Einfühlen in die subjektive Welt und Erlebenswelt des Klienten; sie bedeutet nicht, sich mit dem Klienten zu identifizieren.

Rogers war der erste, der den Ausdruck «Empathie» als Teil einer Therapie verwendete. Empathie ist die Fähigkeit, den inneren Bezugsrahmen eines anderen genau und mit den emotionalen Komponenten und Bedeutungen wahrzunehmen, als ob man die andere Person wäre, aber ohne jemals die «Als-ob»-Bedingung außer Acht zu lassen. Empathie ist die Fähigkeit, die Gefühle einer anderen Person genau wahrzunehmen und ihr dieses Verstehen auch mitzuteilen. Es geht hier nicht um Mitleid, sondern um Mitgefühl.

Das Einfühlungsvermögen stellt die eigentliche Grundlage des Helfens und Beratens dar. Es gibt auch die Möglichkeit, lediglich mitfühlende Worte auszudrücken, ohne echtes Mitgefühl zu verspüren. Empathie ist eben mehr als das gesagte Wort: Sie ist «Sein» und «Mit-Sein».

Man kann von zwei Ebenen der Empathie sprechen. Auf der ersten Ebene antwortet der Therapeut oder Berater auf das Gesagte und «spiegelt» es wider: Er vermittelt, was er verstanden hat. Er zeigt dem Klienten, dass er ihn gehört hat. Er zeigt dies, indem er auf der gleichen Ebene bleibt wie der Klient und auch keinen Schritt weitergeht. Auf das zu antworten, was ausgesprochen wurde, ist der erste wichtige Schritt beim klientenzentrierten Beraten. Wenn genügend Informationen ausgetauscht sind, sollte der Therapeut oder Berater auf die zweite Ebene wechseln: auf die fortgeschrittene, sorgfältige und zielgerichtete Empathie. Hier geht es weniger um das Spiegeln von Wörtern als um das Spiegeln von Gefühlen, von Verhaltensweisen und unterschwelligen Absichten.

Diese zweite, tiefere Ebene der Empathie nimmt auch die unausgesprochenen Gefühle oder Überlegungen auf (Tschudin 1990: 43 ff.).

Nach Rogers' Persönlichkeitstheorie vermag eine Berater-Klient-Beziehung, die durch die oben beschriebenen drei Aspekte gekennzeichnet ist, einen Prozess auszulösen, der die im Individuum verschütteten Selbstheilungs- und Selbstaktualisierungskräfte freilegt. In einem Klima von Achtung, Echtheit und Verständnis entwickelt der Klient nach Rogers durch Freisetzung dieser Kräfte mehr Autonomie (statt Abhängigkeit), Selbstakzeptanz, Selbstachtung (statt Selbstablehnung und Abwertung), Bewusstheit gegenüber seinem Erleben, Flexibilität, Kreativität.

Interventionstechnisch ist dabei die «Verbalisierung emotionaler Erlebnisinhalte» (VEE) als besonders wichtig anzusehen, durch die der Berater dem Klienten ein Feedback gibt. Er verbalisiert das, was er von den Erlebnisinhalten des Klienten verstanden und gefühlt hat; er formuliert für den Klienten die Erlebnisinhalte. Dabei spiegelt der Berater nicht nur, sondern er beleuchtet etwas, was der Klient nicht direkt benennen kann. Gegenüber dem analytischen Ansatz wird wenig interpretiert oder gedeutet (z. B. Zusammenhang zur Biografie, Kindheit oder zur aktuellen Übertragung in der beraterischen Beziehung), sondern die Verbalisierungen der Erlebnisinhalte bewegen sich im «Hier und Jetzt». Die Haltung und Funktion der Beratung sind überwiegend stützender und helfender Art. Die Beratung verzichtet auf einen aufdeckenden, konfrontativen Interventionsstil.

5.3.1.3 Der Beratungsprozess nach Rogers

Am Ende des Beitrages zu Rogers' gesprächstheoretischem Ansatz möchten wir noch einmal näher auf sein Werk eingehen, in dem er im Besonderen seinen nicht-direktiven Ansatz vorstellt. Rogers soll somit selbst zu Worte kommen, denn seine Schüler und Nachfolger (z. B. Thomas Gordon, «Aktives Zuhören», «Du-Botschaften») haben seinen Beratungsansatz zum Teil praxisnah weiterentwickelt und hilfreiche Empfehlungen zur Gesprächsführung gegeben, die oftmals mit Rogers' Ansatz gleichgesetzt werden. Auch in diesem Band finden Sie in Kapitel 9 eine Übersicht zu Techniken der Gesprächsführung.

Im Jahre 1942 erschien Rogers' Buch mit dem Titel «Counseling and Psychotherapy: Newer Conecpts in Practice». Auf deutsch heißt das Buch «Die nicht-direktive Beratung». Dort wird u. a. eine vollständige Mitschrift eines achtstündigen Beratungsprozesses («Der Fall Herbert Bryan») Wort für Wort wiedergegeben. Rogers war der erste Psychotherapeut, der Behandlungsstunden auf einen Tonträger aufzeichnete. Das war damals etwas ganz Neues, zumal es einen außerordentlich hohen technischen Aufwand bedeutete.[4] Der Fall wurde nicht nur abgedruckt, sondern von Rogers minutiös kommentiert. Dieses Werk zeigt vor allem, wie Rogers selbst Gespräche geführt hat. Dabei geht er sehr kritisch mit sich um (Groddeck 2002: 82 ff.).

In diesem Werk beschreibt er sein Verständnis des non-direktiven Beratungsprozesses. Seine Grundannahme besagt: «Wirksame Beratung besteht aus einer eindeutig strukturierten, gewährenden Beziehung, die es dem Klienten ermöglicht, zu einem Verständnis seiner selbst in einem Ausmaß zu gelangen, das ihn befähigt, aufgrund dieser neuen Orientierung positive Schritte zu unternehmen. Aus dieser Hypothese folgt zwangsläufig, daß alle Techniken auf die Entwicklung dieser freien und gewährenden Beziehung, dieses Verständnisses des eigenen Selbst in der beratenden und in anderen Beziehungen, und dieser Tendenz zur positiven, selbstinitiierten Handlung abzielen sollten» (Rogers 1999: 28).

Rogers stellt in seinem Werk die Kennzeichen des direktiven und des nicht-direktiven Standpunkts einander gegenüber und bezieht sich hierbei auf die Dissertation von E. H. Porter. Dabei betont er, dass das Typische der direktiven Gesprächstechnik das Überreden des Klienten, Hinweisen auf notwendige Korrekturen, Interpretieren und das Stellen gezielter Fragen ist. Nicht-direktive Gesprächstechnik zeichnet sich im Erkennen der verbal oder in Handlungen ausgedrückten Gefühle des Klienten aus, damit der Klient sich seiner Einstellungen und Gefühle bewusster wird und demzufolge an Einsicht und Selbstverständnis gewinnt (Rogers 1999: 115).

Die nicht-direktive Beratung lässt den Klienten aktiv sein, «der wesentlich mehr über seine Probleme spricht. Die primären Techniken des Beraters helfen dem Klienten, seine Gefühle, Einstellungen und Reaktionen klarer zu erkennen und zu verstehen, und ermutigen ihn, über sie zu sprechen. […] Der Berater kann dieses Ziel des weiteren dadurch erreichen, daß er den Inhalt dessen, was der Klient gesagt hat, wie-

4 Zu dieser Zeit bedeuteten Tonaufnahmen noch einen sehr hohen Geräteaufwand. Zwei Aufnahmegeräte mit Schellackschallplatten wurden verwendet, die je 78 Umdrehungen pro Minute machten. Die Platten mussten alle drei Minuten ausgewechselt werden. Ein Gespräch dauerte 45 Minuten, d. h. zwei Aufzeichnungstechniker bespielten für ein Gespräch mindestens 15 Schellackplatten (Groddeck 2002: 82).

derholt oder klärt. Nicht selten gibt er dem Klienten Gelegenheit, seine Gefühle zu spezifischen Themen auszudrücken. Weniger häufig stellt er spezifische Fragen, die eine Information als Antwort erwarten. Gelegentlich gibt er Informationen oder Erklärungen in bezug auf die Situation des Klienten» (Rogers 1999: 117).

Praxistipp

Folgende Regeln stimmen für ihn mit dem nicht-direktiven Beratungsansatz überein, da sie ausdrücklich die Verwendung von Ratschlag, Überredung und Disput ausschließen und betonen, dass das Gespräch dem Klienten gehört und ihm Gelegenheit zu freiem Sprechen bieten soll:

- Der Interviewer soll dem Sprechenden geduldig und freundlich, aber auch in verständnisvoll kritischer Weise zuhören.
- Der Interviewer soll keinerlei Autorität demonstrieren.
- Der Interviewer soll weder Ratschläge noch moralische Verweise erteilen.
- Der Interviewer soll nicht mit dem Sprechenden diskutieren.
- Der Interviewer soll nur unter bestimmten Voraussetzungen reden oder Fragen stellen:
  - um der Person das Reden zu erleichtern
  - um Befürchtungen oder Ängste beim Sprechenden zu zerstreuen, die seine Beziehung zu dem Interviewer beeinflussen können
  - um den Sprechenden für die genaue Darstellung seiner Gedanken und Gefühle zu loben
  - um das Gespräch auf ein Thema zu bringen, das übergangen oder vernachlässigt wurde (Rogers 1999: 117 ff.).

5.3.2 Einschätzung und Zusammenfassung

Die klientenzentrierte Therapie und Beratung nach Rogers hat eine große Bedeutung für die Beratung und Gesprächsführung in der Pflege, Pädagogik, Sozialpädagogik, aber auch in den therapeutischen Gesundheitsberufen.

Klientenzentrierte Beratungsansätze sind wachstums- und ressourcenorientierte Ansätze. Ausgehend von der Überzeugung, dass der Klient in sich die Fähigkeit hat, sich in konstruktiver Weise zu entwickeln – Rogers bezeichnet dies als Selbstaktualisierungstendenz – geht es darum, Bedingungen herzustellen, die dieses Entwicklungspotenzial aktivieren. Dies geschieht, indem in der Gesprächssituation zu der Person, zu dem Klienten, eine Beziehung hergestellt wird. Wesentlich ist die Grundhaltung des Beraters, die getragen ist von den drei Basisvariablen Akzeptanz, Kongruenz und Empathie.

Die wesentlichen Prinzipien der klientenzentrierten Methode finden sich in einem klassischen Konzept der Sozialarbeit wieder: der Sozialen Einzelhilfe (engl.: *social casework*). Auch in der Physiotherapie sollten folgende Prinzipien, die aus der Sozialarbeit kommen, gelten:

- Der Ansatz der Hilfe zur Selbsthilfe findet sich auch in der Physiotherapie, das bedeutet, die Selbstkompetenz des Patienten zu fördern und zu stärken, z. B. bei der Rückenschule, bei Bewegungsprogrammen.
- Die Beziehung zwischen Physiotherapeut und Patient ist wesentlich für den Erfolg der Therapie, sie sollte daher partnerschaftlich, non-direktiv, also nicht direktiv, patriarchalisch, autoritär sein.

- Die Vernachlässigung der Vergangenheit zugunsten der Gegenwart, des Hier und Jetzt soll die aktuelle Aufmerksamkeit auf die jetzige Situation des Patienten lenken.

5.4 Der kommunikationstheoretische Beitrag

Claudia Sciborski

Der kommunikationstheoretische Beitrag in diesem Kapitel beginnt mit einigen kurzen Bemerkungen zur systemtheoretischen Entwicklung der Kommunikationstheorie. Aus dieser systemtheoretischen Sicht hat sich dann die konstruktivistische Sicht der Kommunikation entwickelt. Es werden daher die fünf Axiome der Kommunikation, die durch Paul Watzlawick und Mitarbeiter – Vertreter der konstruktivistischen Kommunikationstheorie – im deutschsprachigen Raum bekannt geworden sind, dargestellt.

Außerdem werden die kommunikationspsychologischen Erkenntnisse Friedemann Schulz von Thuns aufgeführt, der verschiedene psychologische Ansätze in seine Darstellungen einbezogen hat. Er vermittelt die Störungen der Kommunikation in allgemein verständlicher Sprache und möchte zugleich zu Klärungen dieser Störungen verhelfen.

5.4.1 Anmerkungen zum systemtheoretischen Ansatz

Exkurs

In den 1940er-Jahren wurde die Kybernetik oder auch Steuerungstheorie (griech.: *kybernētikē [téchnē]* = «Steuermannskunst»; die Wissenschaft der Systematik von Steuer- und Regelmechanismen in Technik, Biologie und den Gesellschaftswissenschaften) für die Kommunikation entdeckt. Vor allem Gregory Bateson, Zoologe, Anthropologe und Mitglied der sogenannten «Palo-Alto-Schule» erkannte mit Hilfe dieser Kybernetik, dass menschliche Kommunikation nicht linear, sondern systemisch zu betrachten ist. Er nahm den englischen Begriff *feedback*, «Rückkopplung», mit auf in die Kommunikation und erweiterte damit die bisherige Vorstellung von linearen Kommunikationsmodellen. Er beschrieb Kommunikation als ein System von Mitteilungen, das in Form von Schleifen funktioniert. Die Reaktion auf eine Mitteilung geht vorwiegend vom Empfänger – also nicht vom Sender – aus, der auf die Mitteilung reagiert und durch seine Reaktion ein «feedback» gibt (Marc/Picard 1991: 11 ff.).

Der Begriff «System» bezieht sich ursprünglich auf Einheiten, die aus mehreren Teilen bestehen, wobei aber diese Einheiten immer mehr sind als die Summe ihrer Teile. System bezeichnet sowohl eine Menge von Elementen als auch die Relationen, die Beziehungen, die zwischen diesen Elementen bestehen.

Der Begriff «System» wird heute vorwiegend mit der Systemtheorie des Soziologen Niklas Luhmann verbunden, wurde aber schon im 19. Jahrhundert von Ökonomen benutzt, «als sie versuchten, ein allgemeines Modell der Wirtschaft zu entwerfen, um die Beziehungen zwischen Angebot, Nachfrage, Geld und Kapital zu erklären […]» (Marc/Picard 1991: 28). In den 1940er-Jahren wurde der systemische Ansatz in der Kybernetik, der Mathematik, Informatik und der Robotik benutzt. Dabei wurde z. B. bei der Entwicklung von automatisch gesteuerten Luftabwehrgeschützen festgestellt, wie wichtig es für zielgerichtetes Handeln ist, eine Rückmeldung, also ein *feedback* über die Auswirkungen früherer Leistungen zu erhalten. Ein Apparat soll die Auswirkungen seiner Aktion bewerten und sein zukünftiges Verhalten auf der Basis der vergangenen Taten korrigieren. Dieser Prozess wurde als Feedback bezeichnet (Marc/Picard 1991: 28 ff.).

Ausgehend von der Mathematik, Elektronik und auch der Biologie wurden die Erkenntnisse des Rückkopplungsmechanismus von Maschinen auf das Interaktionssystem zwischen Menschen übertragen. Somit fand der Begriff «System» Einzug in andere Disziplinen wie die Ökonomie, Unternehmensführung, Soziologie und Anthropologie. Gregory Bateson nahm 1952 den systemischen Ansatz auf, um die menschliche Kommunikation zu erforschen. Dabei steht – wie oben erwähnt – die Grundannahme im Mittelpunkt, dass das System als Ganzes sich anders als die Summe der isoliert betrachteten Einzelteile verhält. Das systemtheoretische Konzept in der Tradition von Bateson wird Personale Systemtheorie genannt. Das Denken und Handeln von Personen wird hier als ein wichtiger Faktor für den Zustand eines sozialen Systems gesehen (König/Zedler 2002: 192).

Watzlawick spricht von einem offenen System lebender Organismen, die mit der Umwelt in einer Beziehung des Austausches stehen.

Luhmann hat einen anderen Begriff von «Kommunikation» und «System» als Watzlawick, der zu den Vertretern der Personalen Systemtheorie gehört. Luhmann vollzieht einen Wechsel und bringt den Begriff von geschlossenen Systemen in die Diskussion. In Bezug auf den Menschen bedeutet das eine Neuorientierung des Denkens weg von der Vorstellung des Menschen als Subjekt, das Bewusstsein hat.

Das Sein des Menschen ist nach Luhmann nichts anderes als Operationen des Gehirns und des Nervensystems, die durch Sinnesreize Anstöße erhalten, aber ansonsten ein in sich geschlossenes und selbstreferentielles System darstellen.

Nach Luhmann produzieren soziale Systeme Kommunikation. Kommunikation ist nach Luhmanns Verständnis nicht der sprachliche Interaktionsprozess von Subjekten, sondern als subjektloses Geschehen, als ständiger Prozess zu verstehen (Retter 2000: 196 ff.).

5.4.2 Der konstruktivistische Ansatz

Konstruktivismus und Systemtheorie weisen Berührungspunkte auf, ergänzen sich, haben jedoch unterschiedliche Schwerpunkte.

Der Konstruktivismus betont das Wie des Erkennens gegenüber dem Was der Erkenntnis. «Wie des Erkennens» bedeutet hier: Der Mensch erschafft sich seine eigene Wirklichkeit, weil er ein lebender Organismus ist. Die im Laufe des Lebens eines jeden Einzelnen gemachten Erfahrungen und Erkenntnisse machen seine Individualität aus. Es ist seine Lebensgeschichte und Biografie, die nur er allein gelebt hat, und jeder Einzelne sieht daher die Wirklichkeit durch die Brille seiner Vergangenheit. Er konstruiert sich so seine Wirklichkeit aufgrund der Erfahrungen, die in seinem Gedächtnis gespeichert sind. Er nimmt so genannte Bedeutungszuschreibungen aufgrund der erlebten Ereignisse vor, die nur der Einzelne so durchführt und von keinem anderen wiederholt werden.

Gleichzeitig soll aus konstruktivistischer Sicht jeder erkennen, dass auch der andere die Welt durch seine Brille der Vergangenheit sieht. Im Idealfall führt das zu Respekt vor der Wahrnehmung des anderen.

Diese Wirklichkeit konstruieren Menschen mit Hilfe der Sprache. Wenn die nötige Reflexionsleistung nicht durchgeführt wird, kommt es in der Regel zu Störungen der Kommunikation. Hier schlagen wir den Bogen zu Paul Watzlawick und zu seinen fünf Axiomen der menschlichen Kommunikation. Er ist ein Vertreter der konstruktivistischen Kommunikationswissenschaft. Sein Schwerpunkt liegt in der Analyse dessen, wie die Kommunikationspartner den jeweiligen Kommunikationsaustausch verstehen. Wenn zwei (oder mehr) Kommunikationspartner Wörter austauschen, interpretieren sie in der Regel die Bedeutung der Wörter unterschiedlich. Ohne einen kommunikativen Austausch über ihre unterschiedlichen Wahrnehmungen tappen die Kommunikationspartner in die Falle der Kommunikationsstörungen. Es sollen an dieser Stelle die fünf Axiome der menschlichen Kommunikation vorgestellt werden.

5.4.3 Die menschliche Kommunikation nach Paul Watzlawick

Gemeinsam mit einer Forschergruppe aus Psychiatern und Anthropologen hat der österreichische Psychotherapeut und Kommunikationswissenschaftler Paul Watzlawick im Institut für Grundlagenforschung in Palo Alto (Kalifornien) in den 1960er-Jahren die menschliche Kommunikation erforscht. Den theoretischen Hintergrund ihrer Kommunikationstheorie bilden Erkenntnisse aus der Kybernetik, Mathematik, Ethnologie, Biologie, Literatur, Psychologie und der Psychoanalyse. Ergebnisse dieser Forschungen sind in seinen zahlreichen Veröffentlichungen und Büchern, hier vor allem in dem Standardwerk: «Menschliche Kommunikation. Formen, Störungen, Paradoxien» ausführlich nachzulesen. Dieses Werk erschien erstmals 1967 in englischer Sprache unter dem Titel «Pragmatics of Human Communication. A Study of Interactional Patterns, Pathologies, and Paradoxes».

Exkurs

Paul Watzlawick (s. **Abb. 5-7**) ist 1921 in Villach/Kärnten in Österreich geboren und am 31. März 2007 in Palo Alto, Kalifornien, gestorben. Er legte in Villach seine Matura, das österreichische Abitur, ab. Seine Mutter war Italienerin, er wuchs somit mit verschiedenen Sprachen und Kulturen auf. Eine gewisse kosmopolitsche Neigung wurde ihm daher mit in die Wiege gelegt. Nach seiner Matura studierte er zunächst in Venedig Philosophie und Sprachen. In Zürich wurde er anschließend zum Analytiker der Jung´schen Richtung ausgebildet. Danach erhielt er 1957 den Lehrstuhl für Psychotherapie an der Universität von El Salvador in Zentralamerika. Er blieb dort drei Jahre, und auf seinem zunächst geplanten Weg zurück nach Europa passierte er 1960 die Vereinigten Staaten von Amerika. Zunächst arbeitete er während eines Jahres an der Temple-Universität (Philadelphia) zum Thema «nichtverbale Kommunikation».

Ende 1960 ging er nach Palo Alto, blieb dort – ohne nach Europa zurückzukehren – und wurde Forschungsbeauftragter am Mental-Research-Institute und Professor in der Abteilung für Psychiatrie und Verhaltenswissenschaften an der Stanford-Universität, in der Nähe von San Francisco, Kalifornien (Watzlawick/Kreuzer 1988: 7 ff.).

In Palo Alto erforschte er zusammen mit dem Anthropologen Gregory Bateson (Doppelbindungstheorie, s. unten) und dem Psychiater Don D. Jackson die Grundlagen der menschlichen Kommunikation und ihrer Pathologie.

Abbildung 5-7: Paul Watzlawick.
(Foto: Friedrich Rauch
© Verlag Hans Huber)

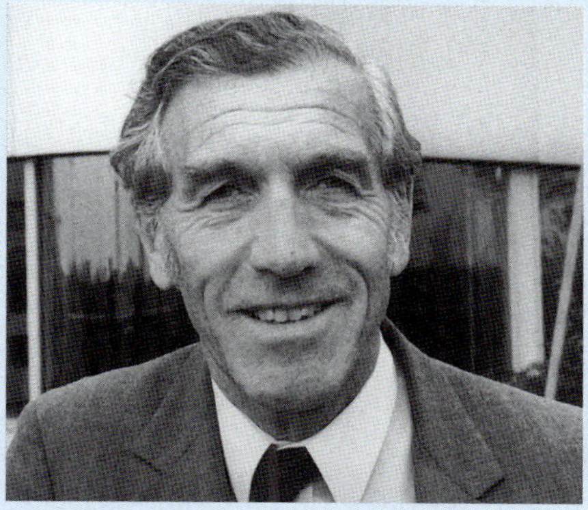

Vor allem wurde die Kommunikation innerhalb von Familien beobachtet. Die Familie wurde als System betrachtet, in dem das Verhalten jedes Mitgliedes an das Verhalten aller anderen Familienmitglieder gebunden ist und davon abhängt.

Dabei fiel ihnen auf, dass Eltern – besonders in den Familien, die psychologische Hilfe in Anspruch nahmen – nicht immer aufrichtig und ehrlich mit ihren Kindern kommunizierten. Die Art und Weise, wie in der Familie kommuniziert wurde, war gestört. Die Körpersprache drückte dabei häufig etwas anderes aus, als die verbale Sprache mitteilte. Eine Mutter versichert beispielsweise ihrem heranwachsenden Sohn, dass sie ihn liebe; als er sie aber bei einer Begrüßung umarmen möchte, kann die Mutter die Umarmung nicht zulassen und stößt den Sohn fast schon weg. Hier entsteht ein Widerspruch zwischen verbaler und nonverbaler Kommunikation, der – wenn er zu einer chronischen Erscheinung und zur Gewohnheit wird – zu sogenannten Doppelbindungen führen kann. Der Begriff «Doppelbindung» wurde zum ersten Mal 1956 von Bateson, Jackson, Weakland und Haley unter dem Titel «Toward a Theory of Schizophrenia» beschrieben als Widersprüchlichkeit zwischen der verbalen und nonverbalen Kommunikation, der Inhalts- und Beziehungsebene, die zu Kommunikationsstörungen führen kann. Diese Kommunikationsstörungen können pathologisch werden, wenn Personen in Situationen leben, in denen Doppelbindungen zu einer chronischen Erscheinung und damit langsam zu einer gewohnheitsmäßigen Erwartung werden (Kinder). Zwei oder mehrere Personen stehen in einer engen Beziehung zueinander (Familie, aber auch in Krankheit, Gefangenschaft, materieller Abhängigkeit).

Wenn der Empfänger aufgrund seiner Abhängigkeit nicht darüber metakommunizieren oder sich aus der Beziehung zurückziehen kann, kann er nicht *nicht* reagieren, aber sich auch nicht in angebrachter Weise verhalten. Eine in einer Doppelbindung gefangene Person läuft Gefahr, für richtige Wahrnehmung bestraft und darüber hinaus als böswillig oder verrückt bezeichnet zu werden, wenn sie es wagen sollte, zu behaupten, dass zwischen ihren tatsächlichen Wahrnehmungen und dem, was sie wahrnehmen sollte, ein wesentlicher Unterschied besteht (Watzlawick et al. 1969: 194 ff.).

Störungen in der Kommunikation sind die Regel, so lautet Watzlawicks Credo. Für ihn ist die Kommunikation gerade deshalb so schwierig, weil jede Person sich auf ihre individuelle Wahrnehmung verlässt und diese für wahr und wirklich hält. Die sprachlichen Äußerungen eines anderen werden also sehr eigensinnig (nach dem eigenen Sinn) ausgelegt. Die Äußerungen von Person A werden von dem Empfänger Person B interpretiert und in der Regel von Person B anders verstanden, als Person A es meinte. Dadurch entstehen Missverständnisse – auch wenn die Kommunikationspartner die gleiche Muttersprache sprechen. Wenn dann noch kulturelle Unterschiede dazukommen, so wird die Verständigung untereinander noch viel schwieriger. Missverständnisse und Fehlinterpretation des gesprochenen Wortes und der Körpersprache des anderen sind daher die Regel.

5.4.3.1 Die fünf Axiome der Kommunikation und ihre Störungen

Bevor wir uns den Axiomen im Einzelnen zuwenden, sollen zunächst einige wichtige Begriffe **(Tab. 5-3)** geklärt werden:

Axiom 1: «Man kann nicht *nicht* kommunizieren.»[5]

Watzlawick et al. stellen folgende Definition von Kommunikation auf: Eine einzelne Kommunikation ist eine Mitteilung. Ein wechselseitiger Ablauf von Mitteilungen zwischen zwei oder mehreren Personen wird als Interaktion bezeichnet. Eine Interaktion ist mehr als eine einzelne Mitteilung. Zur Kommunikation zählen nicht nur Worte, sondern auch alle so genannten paralinguistischen Phänomene (wie z. B. Tonfall, Schnelligkeit oder Langsamkeit der Sprache, Pausen, Lachen und Seufzen), Körperhaltung, Ausdrucksbewegung (Körpersprache) kurz, Verhalten jeder Art. Wenn man akzeptiert, dass alles Verhalten zwischen Personen einen Mitteilungscharakter hat, d. h. Kommunikation ist, so folgt daraus, dass man nicht *nicht* kommunizieren kann. Handeln oder Nichthandeln, Worte oder Schweigen haben demnach immer Mitteilungscharakter: Sie beeinflussen andere, und diese anderen können nicht *nicht* auf diese Kommunikation reagieren und kommunizieren damit selbst (nach Watzlawick et al. 1969: 50 ff).

Für Watzlawick bedeutet Kommunikation Verhalten, und Verhalten hat kein Gegenteil. Man kann sich also nicht *nicht* verhalten – mehr noch: Jedes Verhalten in einer zwischenpersönlichen Situation hat Mitteilungscharakter.

Tabelle 5-3: Begriffsklärungen.

Begriff	Erklärung
Axiom	Das Wort Axiom kommt aus dem Griechischen und bedeutet eigentlich: «Was für wichtig erachtet wird». Darunter versteht man einen Grundsatz, der unmittelbar einleuchtet und seinerseits nicht weiter zu begründen ist. Unter einem Axiom versteht man eine sichere Annahme, einen Lehrsatz, der weder beweisbar ist noch eines Beweises bedarf (Duden 2001 a). Hier im Kontext der Kommunikation beschreiben die fünf Axiome die Grundeigenschaften der zwischenmenschlichen Kommunikation.
pragmatische Axiome	«Pragmatisch» drückt in diesem Kontext die Wirkung des kommunikativen Verhaltens aus. Watzlawick und Kollegen verwenden die beiden Begriffe «Kommunikation» und «Verhalten» praktisch gleichbedeutend.
Metakommunikation	griech.-neulat.: meta = «über»: Kommunikation über Kommunikation
Syntax	Lehre vom Satzbau als Teilgebiet der Grammatik (Duden 2001 b)
Semantik	Bedeutung, Inhalt eines Wortes, Satzes oder Textes (Duden 2001 b)

5 Die fünf Axiome sind nach Watzlawick et al. 1969: 50 ff. zitiert.

«Handeln oder Nichthandeln, Worte oder Schweigen haben alle Mitteilungscharakter: Sie beeinflussen andere, und diese anderen können ihrerseits nicht *nicht* auf diese Kommunikation reagieren und kommunizieren damit selbst.» (Watzlawick et al. 1969: 51).

Treten Menschen in eine räumliche und/oder zeitliche Beziehung zueinander, so kommunizieren sie, auch wenn sie nicht kommunizieren wollen.

Verknüpfung Theorie/ Praxis

Bezug zur Physiotherapie: Nach dieser Beschreibung können sich also weder Patient noch Physiotherapeut nicht *nicht* verhalten und somit nicht *nicht* kommunizieren – oder positiv ausgedrückt: Sowohl Patient als auch Physiotherapeut verhalten sich und kommunizieren. Jeder Ausdruck, jedes Handeln oder auch Nichthandeln sagt etwas aus. Alles Verhalten ist demnach Kommunikation und hat eine Wirkung. Und dieses Verhalten findet verbal und nonverbal statt. Die Körpersprache ist daher von großer Bedeutung, da jede innere Bewegung, Gefühle, Emotionen durch den Körper ausgedrückt werden (Molcho 1998: 26).

Stimmt man diesem ersten Axiom zu, so ist die logische Konsequenz, dass es unmöglich für den Menschen ist, nicht zu kommunizieren. Auch der, der mit seinem Verhalten ausdrücken möchte, dass er nicht kommuniziert, der Nein zur Kommunikation sagen will, kann dies nicht *nicht* kommunizieren, denn auch die Verneinung selbst ist eine Kommunikation.

Das bedeutet: Auch der bewusste Versuch, durch Schweigen oder Ignorieren nicht mit anderen Menschen zu kommunizieren, ist Kommunikation, hat Mitteilungscharakter.

Trotzdem versucht der, der keinen zwischenmenschlichen Kontakt möchte, nicht zu kommunizieren.

Praxisbeispiel

Beispiel: Im Flugzeug möchte Herr A mit Herrn B Konversation führen. Herr B möchte das aber nicht. Durch folgende Verhaltensweisen kann er dem Konversationsbedürfnis von Herrn A begegnen:

1. Abweisung: «Ich will mich mit Ihnen nicht unterhalten.», oder sogar: «Halten Sie doch den Mund!» Diese direkte sprachliche Abweisung findet aus Gründen der Höflichkeit sehr selten statt.
2. Annahme: Herr B wird nachgeben und notgedrungen eine wortkarge Konversation mitmachen, um diese versanden zu lassen.
3. Entwertung: Die Aussagen des Herrn A werden von Herrn B mit entwertenden, missachtenden und beleidigenden Kommentaren beantwortet. «Ist ja Unsinn, was Sie da erzählen!»
4. Symptome vortäuschen (Schläfrigkeit, Taubheit, Unverständnis der Sprache): «Ich bin müde.», «Ich habe Kopfschmerzen.», «Ich verstehe nichts.» (Watzlawick et al. 1969: 72 ff.).

Axiom 2: «Jede Kommunikation hat einen Inhalts- und einen Beziehungsaspekt, derart, dass letzterer den ersteren bestimmt und daher eine Metakommunikation ist.»

«Wenn man untersucht, was jede Mitteilung enthält, so erweist sich ihr Inhalt vor allem als Information. Dabei ist gleichgültig, ob diese Information wahr oder falsch, gültig oder ungültig […] ist.» (Watzlawick et al. 1969: 53).

Der Inhalt einer Mitteilung enthält in der Regel eine bloße Information, «gleichzeitig aber enthält jede Mitteilung einen weiteren Aspekt, [...] nämlich einen Hinweis darauf, wie ihr Sender sie vom Empfänger verstanden haben möchte. Sie definiert also, wie der Sender die Beziehung zwischen sich und dem Empfänger sieht» (Watzlawick et al. 1969: 53).

Jede Kommunikation besitzt also immer einen Inhalts- und einen Beziehungsaspekt. Der Inhaltsaspekt sagt etwas darüber aus, was mitgeteilt wird. Das «Wie» beim Beziehungsaspekt sagt etwas darüber aus, wie die beiden, die miteinander kommunizieren, zueinander stehen. Von der Art der Beziehung beider Kommunizierenden hängt die Akzeptanz oder Ablehnung der Information ab, die auf der Inhaltsebene mitgeteilt wurde.

Beziehungen werden verhältnismäßig selten bewusst und ausdrücklich definiert. «Im Allgemeinen ist es so, dass die Definition der Beziehung um so mehr in den Hintergrund rückt, je spontaner und ‹gesunder› die Beziehung ist, während ‹kranke› (d. h. konfliktreiche) Beziehungen u. a. durch wechselseitiges Ringen um ihre Definition gekennzeichnet sind, wobei der Inhaltsaspekt fast völlig an Bedeutung verliert.» (Watzlawick et al. 1969: 55).

Der Inhaltsaspekt vermittelt die «Daten», der Beziehungsaspekt entscheidet darüber, wie diese Daten von den Gesprächspartnern aufgefasst werden. Das hängt davon ab, wie sie zueinander stehen. Oft findet diese emotionale Seite einer Nachricht im Unbewussten statt und wird von den Kommunikationspartnern nicht bewusst wahrgenommen. Dennoch stellt der Beziehungsaspekt eine Kommunikation – so Watzlawick et al. – über eine Kommunikation dar, und ist daher eine Metakommunikation.

Die Fähigkeit zur Metakommunikation ist eine wesentliche Bedingung für eine erfolgreiche Kommunikation. Indem die Gesprächspartner es schaffen, sich von dem eigentlich Gesprochenen zu distanzieren, das Gesprochene sozusagen von einer höheren Ebene aus betrachten, können sie über ihre Kommunikation kommunizieren und dadurch untereinander oder auch mit Hilfe eines Dritten Missverständnisse und Konflikte klären.

Verknüpfung Theorie/Praxis

Bezug zur Physiotherapie: Immer da, wo Physiotherapeuten sich mitteilen oder interagieren, enthält die Kommunikation einen Inhalts- oder Sachaspekt sowie einen Beziehungsaspekt. Dies geschieht offen oder auch zwischen den Zeilen. Physiotherapeutische Tätigkeit wird nun vermehrt um pädagogisch-edukative Aufgaben ergänzt, wie z. B. beraten, anleiten oder unterrichten. Konstruktivistische Pädagogen vertreten die Auffassung, dass beim Lernen und Unterrichten der Beziehungsebene der Vorrang vor der Inhaltsebene zu geben ist.

Lernen geschieht leichter, wenn der Lehrende und der Lernende eine entspannte Beziehung zueinander haben und das Lernen in einem konfliktfreien Klima erfolgt. Wird der Lehrende vom Lernenden akzeptiert oder sogar gemocht, nimmt er die Inhalte, die der Lehrende vermittelt, leichter auf (Reich 2002: 10 ff.).

Die Art und Weise des sozialen Kontaktes und der emotionalen Beziehung kann sich also lernfördernd oder lernhemmend auswirken. Speziell durch das Bewusstwerden des Beziehungsaspektes und die Reflexion darüber kann der Physiotherapeut seine Beziehung zu Patienten, Angehörigen und auch Mitarbeitern klären und professionell gestalten.

Störungen:

Der Idealfall ist dann gegeben, wenn sich die Partner sowohl über den Inhalt ihrer Kommunikation einig sind als auch eine anerkennende und respektvolle Beziehung zueinander haben. Hier liegt keine Störung vor.

Im schlechtesten Fall liegt der umgekehrte Sachverhalt vor, d. h. die Partner sind sich sowohl auf der Inhalts- als auch auf der Beziehungsstufe uneinig. Wenn eine extreme Antipathie unter den Gesprächspartnern besteht, werden die Ansichten und Vorschläge des anderen in der Regel keine Anerkennung finden. Ohne Klärung der gestörten Beziehung werden die Gesprächspartner keinen gemeinsamen Nenner finden.

Wenn die Gesprächspartner eine stabile Beziehung haben, indem sie positiv und anerkennend zueinander stehen, so können sie unterschiedliche Meinungen zulassen, ohne dass die Beziehung zerbricht. Dafür ist eine gewisse Reife und Toleranz der Gesprächspartner nötig.

Häufig haben Konflikte in Teams oder auch in familiären Beziehungen ihre Ursache darin, wie jeweils der Inhalts- oder Beziehungsaspekt einer Kommunikation bewertet wird, d. h. letztlich, welche Gefühle der eine im Moment für den anderen hat.

Tabelle 5-4 stellt zusammenfassend kommunikationstheoretische Aspekte der Inhalts- und der Beziehungsebene einander gegenüber.

Axiom 3: «Die Natur einer Beziehung ist durch die Interpunktion der Kommunikationsabläufe seitens der Partner bedingt.»

Der Ausdruck «Interpunktion» kommt aus der Sprachwissenschaft und bedeutet ursprünglich Zeichensetzung.

Dieses Axiom beschäftigt sich jedoch mit dem, was durch den gegenseitigen Mitteilungsaustausch zwischen den Kommunikationspartnern geschieht. Dieser gegenseitige Austausch wird nicht allein als ein Reiz durch eine Person A und die Reaktion

Tabelle 5-4: Inhalts- und Beziehungsebene.

Inhaltsebene	Beziehungsebene
etwas sachlich berichten	etwas emotional mitteilen, z. B. im Befehlston
was gesagt wird	wie etwas gesagt wird
digitale Kommunikation	analoge Kommunikation
verbal	nonverbal
kognitiv	affektiv
rationale Ebene	emotionale Ebene
Kommunikation (Mitteilung)	Metakommunikation (über die Kommunikation kommunizieren)

darauf durch Person B gesehen, sondern dieses Verhalten hat nach Watzlawick einen dreifachen Aspekt: Es ist Reiz (Stimulus), Reaktion und Verstärkung.

Dieses Axiom geht davon aus, dass oft nicht erkennbar ist, wo der Anfang eines Konfliktes liegt. Wo liegt der Ausgangsreiz, der Anfang, die Aktion und wo die Reaktion darauf? Subjektiv reagiert jede Seite auf den Angriff des anderen, jeder hat eine andere Vorstellung von Aktion und Reaktion bzw. der Interpunktion. Jede Seite hat aus ihrer Sicht «recht». Aber von außen betrachtet, ist nicht erkennbar, wer «recht» hat.

Praxisbeispiel

Das folgende Beispiel eines streitenden Ehepaares ist mehr als bekannt, aber es verdeutlicht das Problem der unterschiedlichen Sichtweisen und Interpunktionen:

Mann: «Ich setze mich lieber an den PC, weil du keine Lust hast, dich mit mir zu unterhalten.»

Frau: «Ich habe keine Lust, mich mit dir zu unterhalten, weil du ja lieber an deinem PC sitzt.»

Da die Ehefrau immer mehr nörgelt, zieht der Mann sich immer mehr zurück; weil der Ehemann sich immer mehr zurückzieht, nörgelt die Ehefrau immer mehr.

Beide tun «mehr desselben». Das Verhalten des einen verstärkt das Verhalten des anderen, es entsteht ein Teufelskreis, der unbeschränkt weitergeführt werden kann. Das Verhalten auf beiden Seiten ist jeweils zugleich Ursache und Folge des Verhaltens des jeweils anderen. Die Aussage X («lieber PC») und Aussage Y («keine Lust») wird durch die Zeichensetzung (Interpunktion: Komma/Punkt) von beiden subjektiv unterschiedlich gesetzt: Mann: «X, Y.» Frau: «Y, X.»

Der Hund beißt sich in den Schwanz und dreht sich im Kreise. Ohne die unterschiedliche Punktsetzung wäre die Kommunikation eine Kreis- oder Spiralbewegung.

Wie kann dieser Teufelskreis durchbrochen werden? Die Partner hätten die Möglichkeit, durch Metakommunikation diesen Teufelskreis anzuhalten. Doch dazu müssten sie beide auf ihre subjektiven Sichtweisen verzichten und ihr System quasi von oben anschauen und feststellen, 1. dass jeder Recht hat und 2. dass sie auf dieser Kommunikationsebene endlos im Kreise drehen werden (s. **Abb. 5-8**).

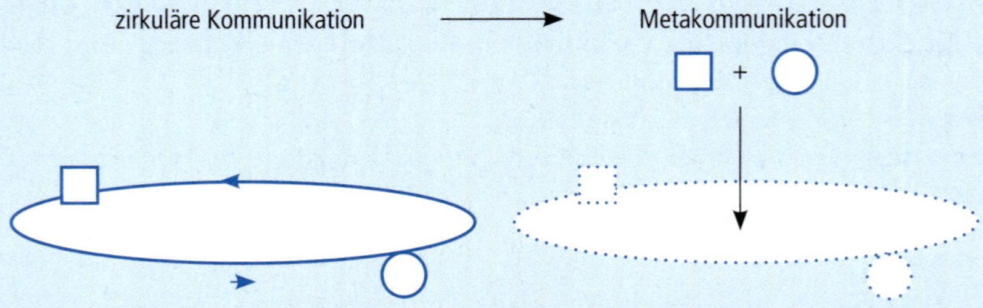

Abbildung 5-8: Zirkuläre Kommunikation und Wechsel zur Metakommunikation.

Zwei Beispiele aus der Psychiatrie sollen für die Interpunktion sensibilisieren:

Praxisbeispiel

«Ein paranoischer Patient misstraut den Motiven anderer; dies veranlasst die anderen, ihn von der Ehrlichkeit und Aufrichtigkeit ihrer Absichten zu überzeugen, was seinen Argwohn nicht nur bestätigt, sondern bestärkt, denn, so folgert er, wenn sie nicht vorhätten, ihm zu schaden, würden sie sich nicht so viel Mühe geben, ihn von ihrem Wohlwollen zu überzeugen.

Ein depressiver Patient zieht sich zurück; sein zurückgezogenes Wesen bekümmert die ihm Nahestehenden; sie versuchen, ihm zu helfen, indem sie ihm mehr Aufmerksamkeit schenken; wenn er ihre Besorgnis und Unruhe bemerkt, fühlt er sich doppelt schuldig, weil er den anderen Schmerzen bereitet; wenn sie seine derart verstärkte Depression sehen, so geben sie sich noch mehr Mühe und sind zugleich noch unglücklicher, weil sie ihm nicht helfen können, was nun seine Depression [...] steigert.» (Watzlawick/Beavin 1990: 107).

Störungen:
Immer da, wo die Kommunikationspartner unausgesprochen von ihrer subjektiven Wirklichkeit ausgehen, kann es zu Konflikten in der Beziehung der Partner kommen. Es kommt zu Missverständnissen, zu Störungen der Interpunktion.

1. Diskrepante Interpunktion: Hier ist eine Störung der Informationsweitergabe aufgetreten, die falsch interpretiert wurde. «Diese Konflikte treten vor allem dann auf, wenn die Partner innerhalb einer Beziehung annehmen, dass der andere (oder die anderen) im Besitz derselben Information ist, wie man selbst oder dass er dieselben Schlussfolgerungen aus dieser Information ziehen müsse. Ein einfaches Beispiel eines Ablaufs ist das folgende: A schreibt B einen Brief, in dem er ein gemeinsames Unternehmen vorschlägt und B zur Teilnahme einlädt. B sagt zu, doch sein Brief geht bei der Zustellung verloren. Nach einiger Zeit des Wartens kommt A zu dem Schluss, dass B seine Einladung ignoriert, und beschließt, B nun seinerseits zu ignorieren. B dagegen fühlt sich gekränkt, dass A seine Zusage ignoriert, und beschließt, mit A keine Verbindung mehr aufzunehmen. Von diesem Punkt an wird ihr stillschweigender Zwist so lange andauern, bis sie nachforschen, was aus ihren beiden Briefen wurde, d.h. bis sie über ihre Mitteilungen zu metakommunizieren beginnen. Nur so werden sie feststellen können, dass A nichts von B's Antwort wusste, während B nicht wusste, dass seine Antwort A nicht erreicht hatte.» (Watzlawick et al. 1969: 92).
2. Interpunktion und Wirklichkeitserleben: Durch die komplexen Wahrnehmungsvorgänge wird die Wirklichkeit subjektiv getönt empfunden («Meine Wahrnehmung ist die wirkliche und richtige.»). Es entsteht auch hier ein Teufelskreis, der nur durch echte Metakommunikation zu durchbrechen wäre.
3. Ursache und Wirkung: Die Interaktion ist nicht linear, sondern kreisförmig. Von außen gesehen ist nicht ersichtlich, wo der Anfang des Aktions-Reaktions-Mechanismus liegt (z.B. Wettrüsten der Supermächte, wer fühlt sich «zuerst» von wem bedroht?).
4. Selbsterfüllende Prophezeiung: Diese bewirkt, dass eine vermutete Reaktion durch das eigene Verhalten (Aktion) sich auch tatsächlich einstellt und so die eigene Vorahnung bestätigt wird. Oft wird dies so interpretiert: «Habe ich es nicht immer schon vorhergesehen?» Eine Person prophezeit etwas, das dann auch in Erfüllung geht.
   Beispiel: «Keiner mag mich!» Mit dieser Haltung trete ich mürrisch, abweisend und unattraktiv anderen gegenüber und erfahre dann auch Abweisung und Ablehnung. Es erfüllt sich wieder einmal, dass mich keiner mag.

Die Klärung von unterschiedlichen Verständnissen – von Missverständnissen – ist immer dann nötig, wenn Kommunikationspartner weiterhin miteinander sprechen wollen oder müssen. Dies geschieht in persönlichen Beziehungen, aber vor allem auch in beruflichen Arbeitsbeziehungen und Beziehungen zwischen Patienten und Physiotherapeuten.

Axiom 4: «Menschliche Kommunikation bedient sich digitaler und analoger Modalitäten. Digitale Kommunikationen haben eine komplexe und vielseitige logische Syntax, aber eine auf dem Gebiet der Beziehung unzulängliche Semantik. Analoge Kommunikationen dagegen besitzen dieses semantische Potenzial, ermangeln aber die für eindeutige Kommunikationen erforderliche logische Syntax.»

Digitale Elemente der Kommunikation sind Wörter. Digitale Kommunikationsanteile sind komplex, vielseitig und abstrakt. Mit der digitalen Kommunikation hat man die Möglichkeit der genauen Erklärung von Zusammenhängen.

Analoge Elemente der Kommunikation sind Ton, Tonfall, Gestik. Analoge Kommunikationsanteile sind beziehungs- und bedeutungsreich.

Auf dem Gebiet der Beziehung wird fast ausschließlich analog kommuniziert. Die Glaubwürdigkeit und Echtheit in einer besonderen Beziehung erkennt das Gegenüber intuitiv an den Gesten und der gesamten Körpersprache.

Jede Kommunikation hat einen Inhalts- und einen Beziehungsaspekt, so besteht menschliche Kommunikation gleichzeitig aus digitalen und analogen Elementen, die sich in jeder Mitteilung ergänzen. Der Inhaltsaspekt wird digital übermittelt, der Beziehungsaspekt ist vorwiegend analoger Natur (Watzlawick et al. 1969: 62 ff.). Menschliche Kommunikation enthält sowohl analoge als auch digitale Elemente. Analoge Kommunikation ist mehrdeutig und kann daher Quelle von Missverständnissen sein, digitale Kommunikation ist eindeutig, jedoch wird hier der Beziehungsaspekt vernachlässigt.

Verknüpfung Theorie/ Praxis

Man kann eine Sprache nicht ausschließlich durch das Hören im Radio oder von Tonträgern in der fremden Sprache erlernen. Die Wörter der fremden Sprache sind als Symbole korrekt (digitale Kommunikationsanteile), aber für den Lernenden nicht verstehbar, da er ihre Bedeutung nicht kennt. Sie sind nur in der Übersetzung in die eigene Sprache bzw. im erlebten sozialen Kontext versteh- und lernbar. Grammatik und Syntax müssen bekannt sein, um über das bloße Hören eine fremde Sprache zu verstehen. Dennoch gibt es die Möglichkeit, sich in einem fremden Land, dessen Sprache man nicht spricht und nicht versteht, zu verständigen. Über die analoge Kommunikation durch Gesten, Mimik und Zeichensprache («mit Händen und Füßen reden») ist eine, wenn auch eingeschränkte und sehr rudimentäre, Kommunikation möglich. Die Menschen einer anderen Sprache erkennen die Bedeutung «Durst», wenn man als nicht Sprachkundiger eine Geste zum Trinken macht. Hier wird die semantische Bedeutung («Durst») erkannt, ohne die Syntax einer Sprache zu benutzen.

Die Aussage: «Ich liebe Dich!» ist eine Aussage im Bereich der analogen Kommunikation, da die Bedeutung und Tragweite dieser Aussage sehr stark von der Situation, dem Kontext und der Beziehung abhängt. Diese Aussage erhält ihre Wortbedeutung und ihre Authentizität durch die Art und Weise, wie der eine Partner es zu dem anderen sagt, durch seinen Tonfall und durch die Gesten, die damit verbunden sind (z. B. Verlobungsring, Blumen …). Würde diese Liebeserklärung durch einen Skalenwert zwischen 1 und 10 – also digital – ausgedrückt, wäre sie abstrakt und unter Umständen enttäuschend für den Geliebten.

Störungen:
Die analoge Kommunikation benötigt zum besseren Verständnis die digitale Sprache, sonst ist sie Quelle von Fehlinterpretationen und Missverständnissen und führt zu Störungen. Analoge Kommunikation ist mehrdeutig. Tränen können Ausdruck von Freude oder Trauer oder Wut sein, ein Lächeln kann Freundlichkeit aber auch Hohn ausdrücken. Ein Geschenk ist eine analoge Mitteilung und kann Ausdruck der Zuneigung, der Bestechung oder der Wiedergutmachung sein (Watzlawick et al. 1969: 97).

Digitale Aussagen sind klar, können aber auch «blutleer», gefühllos sein. Gefühle können nur schwer digital ausgedrückt werden, dagegen in analoger Form sehr gut.

Kommunikative Störungen entstehen immer dann, wenn eine Negation ausgedrückt werden soll. Digital kann das Wort «nicht», die Verneinung, klar ausgedrückt werden, analog dagegen nicht. Es gibt keine analoge Entsprechung zum (digitalen) Wort «nicht».

Critical Incident

Wenn Patienten aufgrund ihrer Krankheit nicht mehr digital kommunizieren können, gibt es zwar die Möglichkeit der analogen Kommunikation durch Gesten, Mimik, Zeichensprache, dennoch sollten Physiotherapeuten wissen, dass diese analoge Kommunikation Quelle von Missverständnissen und Fehlinterpretationen sein kann.

Axiom 5: «Zwischenmenschliche Kommunikationsabläufe sind entweder symmetrisch oder komplementär, je nachdem, ob die Beziehung zwischen den Partnern auf Gleichheit oder Unterschiedlichkeit beruht.»

Beziehungen können als symmetrische und komplementäre Interaktion beschrieben werden. Im einen Fall beruht die Beziehung auf gleichem im anderen Fall auf unterschiedlichem Verhalten.

Die Interaktion der Partner ist symmetrisch, wenn sie sich spiegelbildlich verhalten. Das Verhalten ähnelt sich. Symmetrische Beziehungen zeichnen sich durch Streben nach Gleichheit und Verminderung von Unterschieden zwischen den Partnern aus, während komplementäre Interaktionen auf sich gegenseitig ergänzenden Unterschiedlichkeiten basieren. In der komplementären Beziehung gibt es zwei verschiedene Positionen: Ein Partner nimmt die sogenannte superiore, primäre Stellung ein, der andere die entsprechende inferiore, sekundäre. Komplementäre Beziehungen beruhen auf gesellschaftlichen oder kulturellen Kontexten (wie z. B. Mutter und Kind, Arzt und Patient, Lehrer und Schüler) (Watzlawick et al. 1969: 69 ff.).

Symmetrische Beziehung oder Kommunikation bedeutet, dass beide Partner die gleiche Meinung haben, sie wollen das Gleiche, sie stehen in Konkurrenz zueinander.

Beispiel: Beide Partner möchten, dass ihre Krankheiten von dem anderen gebührend beachtet werden.

Komplementäre Beziehungen oder Kommunikationsabläufe sind ungleich, unterschiedlich, können sich aber auch ergänzen.

Beispiel: Ein Partner ist depressiv, der andere hysterisch, die Rollen und das Verhalten sind unterschiedlich, aber auch klar verteilt.

Die beiden Formen können aber in einer guten partnerschaftlichen Beziehung stabilisierend wirken, und sich sogar abwechseln bzw. ergänzen (Watzlawick et al. 1969: 103 ff.).

Störungen:
Wenn die Kommunikation überwiegend auf Komplementarität beruht, kann dies zu einer Erstarrung der Beziehung führen, weil die Rollen festgelegt sind, man sich irgendwann vielleicht nichts mehr zu sagen hat.

Eine starre Komplementarität kann außerdem zur Entwertung der Beziehung führen. Eine komplementäre Beziehung, wie z.B. eine Mutter-Kind-Beziehung, ist für das Frühalter des Kindes lebenswichtig, doch in der weiteren Entwicklung kann und darf diese Beziehungsform nicht so bleiben, sondern muss sich zur Symmetrie hin entwickeln.

Wenn die Kommunikation überwiegend auf einer Symmetrie beruht, kann dies bis zur Eskalation führen, wenn beide Interaktionspartner um die gleiche Position konkurrieren.

Critical Incident

Auch in der Beziehung zwischen Physiotherapeut und Patient findet eine komplementäre Interaktion statt, wenn Patienten sich extrem hilflos geben und Physiotherapeuten direktiv Anweisungen geben. Physiotherapeuten sollen hier die Komplementarität reflektieren und sich um eine symmetrische, d.h. aktivierende und patientenorientierte Therapie bemühen.

Hier einige Beispiele für komplementäre bzw. symmetrische Interaktionen:
- Geben/Befolgen von Anweisungen: komplementär (Geben = superior, Befolgen = inferior)
- Fragen/Antworten: komplementär (Fragen = inferior, Antworten = superior)
- Behauptung/Zustimmung: komplementär (Behauptung = superior, Zustimmung = inferior)
- Stellungnahme/Stellungnahme: symmetrisch
- Anweisung geben/mit anderen Anweisungen reagieren: symmetrisch (Marc/Picard 1991: 75).

5.4.4 Kritische Zusammenfassung

Das Verdienst der Schule von Palo Alto besteht ohne Zweifel darin, menschliche Kommunikation aus multidisziplinärer Sicht dargestellt zu haben. Paul Watzlawick hat in zahlreichen Veröffentlichungen die Erkenntnisse über die Kommunikation publik gemacht und einer breiten Öffentlichkeit nahe gebracht.

Kommunikationsstörungen sind ein alltägliches Phänomen, daher haben die Aussagen zu den fünf Axiomen der Kommunikation einen hohen Gebrauchswert und wurden auch weiter entwickelt (z.B. durch Friedemann Schulz von Thun, Abschnitt 5.4.5).

Von besonderer Bedeutung ist die «Entdeckung» des Beziehungsaspektes, der jeder Kommunikation innewohnt. Der immer schon vorhandene Beziehungsaspekt wurde nun zur Sprache gebracht. In den 1960er- und 1970er-Jahren hat sich dadurch das Sprechen über den Beziehungs- und Gefühlsanteil der Kommunikation entwickelt und etabliert. In dieser Zeit entstand ein besonderes Interesse, Kenntnisse über die intrapsychischen Vorgänge des Menschen zu erhalten. Gleichzeitig haben immer mehr Menschen professionelle Psychotherapie für sich in Anspruch genommen.

Die Kenntnisse dieser Axiome für die Zwei-Personen-Interaktion sind fruchtbar und verhelfen zum einen zu einem besseren Verständnis von Kommunikationsabläufen, zum anderen zum Erkennen der Störungsanteile innerhalb der Kommunikation. Beide Kenntnisse zusammen sollen dahin führen, Möglichkeiten anzuwenden, um Störungen zu überwinden.

Critical Incident

Wir wollen es aber nicht unterlassen, einige kritische Gedanken – fast 40 Jahre nach den Veröffentlichungen von Watzlawick et al. – zu diesem Kommunikationsansatz zu betrachten:

Zu berücksichtigen ist der Kontext, in dem die Kommunikationsforschungen entstanden sind. Vor allem in den Vereinigten Staaten von Amerika wurden in den 1960er-Jahren die Kommunikationsstrukturen in Familien untersucht, die psychologische und/oder psychiatrische Hilfe benötigten. Die Kommunikation über das Medium Computer war zu dieser Zeit z. B. noch kein so alltägliches Thema wie heute. Die menschliche Kommunikation hat sich im 21. Jahrhundert dahingehend verändert, dass die Vermittlung von Inhalten über digitale Medien ohne einen menschlichen Kommunikationspartner geschieht. Es gibt demnach im Bereich der Computertechnik die Möglichkeit, Kommunikation rein auf der Inhaltsebene digital stattfinden zu lassen. Ein Beispiel ist der Vormarsch des E-Learnings. Wenn der Teilnehmer mit Hilfe eines Lernprogramms sich Wissen aneignet, geschieht dies ohne den sozialen Aspekt der Kommunikation durch einen Lehrer oder eine Lerngruppe. In diesem bisherigen sozialen Setting, in dem sich Lernende und Lehrende an einem Ort befinden, wird nicht allein über die rationale und kognitive Ebene gelernt, sondern über die emotionalen Kommunikationskanäle der Beziehungsebene und der analogen Kommunikation findet Vermittlung ebenso statt.

Auch behandelt die Forschergruppe von Palo Alto noch nicht das Phänomen der Personen, die aufgrund von zerebralen Schädigungen durch unterschiedliche angeborene oder erworbene Erkrankungen oder auch durch Unfälle so in ihrer Kommunikationsfähigkeit – verbal und nonverbal – eingeschränkt sind, dass sie bei allen Aktivitäten des täglichen Lebens auf einen anderen angewiesen sind. Wenn Menschen sich nicht mehr sprachlich mitteilen und ihre Interessen vertreten können, entscheiden und sprechen andere an ihrer Stelle und für sie, z. B. bei Patienten im Wachkoma.

Selbstreflexion

Es ist ein großes Verdienst der Autoren Watzlawick, Beavin und Jackson, grundsätzliche Aussagen in beschreibender Form über die zwischenmenschliche Kommunikation gemacht zu haben. Watzlawick und Kollegen wollten die Unmöglichkeit aufzeigen, dass der Mensch *nicht* kommunizieren kann, und stellten zur Erklärung dieser Kommunikationsfähigkeit Störungen dar. Diese Kommunikationsstörungen könnten ebenso zu der Argumentation verwendet werden, dass der Mensch eine «incommunicabilis existentia», eine nichtmitteilbare Existenz ist, eine Existenz, die nicht kommunizierbar bis ins Letzte ist. Menschen können sich nicht mitteilen, sie können einander letztlich eben nicht verstehen. Ein anderer wird immer ein Rätsel für den anderen Anderen bleiben. Weil der Mensch eben einzigartig und individuell ist, kann er auch von keinem anderen verstanden werden, und diese Tatsache belässt den Menschen in letzter Konsequenz in einer Einsamkeit. In diesem Sinn sind Verstehen und Verständigung in ihrer Totalität nicht möglich, aber genau deshalb benötigt der Mensch den Dialog, die Kommunikation, Begegnung und Beziehung, um diese Nichtmitteilbarkeit stückweise zu überwinden.

Im Bereich der Kommunikation kann von einer Paradoxie, d. h. einer Widersprüchlichkeit gesprochen werden. Kommunikation ist zugleich unmöglich und doch möglich. Wohl wissend, dass Missverständnisse die Regel sind, ist es gerade die Aufgabe der professionellen Kommunikation, diese Missverständnisse zu minimieren und zu überwinden. Möglich ist diese Kommunikation dann – allerdings in begrenzter Weise –, wenn die Kommunikationspartner aus sich heraustreten, nicht in ihrem eigenen Verstehen der Dinge stecken bleiben, sondern dieses Über-sich-Hinausgehen zur Metakommunikation führt.

Man könnte von einer Illusion sprechen, wenn Menschen denken, sie könnten störungsfrei mit einem anderen kommunizieren. Wenn ich jedoch weiß, wo die Ursache der Störungsquelle liegt, kann ich darüber reflektieren und somit auf der Metaebene über die Kommunikation kommunizieren.

5.4.5 Angewandte Kommunikationstheorie: Das Kommunikationsmodell von Friedemann Schulz von Thun (1981, 2007)

Matthias Elzer, Claudia Sciborski

Nachdem wir die Grundlagen der menschlichen Kommunikation in theoretische und philosophische Ansätze eingebettet haben, wenden wir uns nun einem bekannten Modell der angewandten Kommunikation zu.

Das Kommunikationsmodell des Hamburger Kommunikationswissenschaftlers Friedemann Schulz von Thun steht zwar in der Tradition der klientenzentrierten Gesprächsführung (Rogers), Schulz von Thun hat aber den systemischen Ansatz von Watzlawick u.a. mit Therapieansätzen der Humanistischen Psychotherapie (z.B. Cohn, Berne) verbunden, erweitert und in seinem Bestseller «Miteinander reden» (1981, 1994) in anschaulicher Form wiedergegeben. Er hat sein Modell in den letzten Jahren immer mehr verfeinert und auf andere Bereiche z.B. Consulting und Coaching ausgedehnt.

5.4.5.1 Die vier Seiten des Nachrichtenquadrates

Ausgehend vom klassischen Sender-Empfänger-Modell sagt Schulz von Thun, dass eine Nachricht aus vier Seiten eines Quadrates bestehe (vgl. **Abb. 5-9**):

1. Der Sachinhalt: worüber ich informiere
2. Die Selbstoffenbarung: was ich von mir kundgebe
3. Die Beziehung: was ich von Dir halte, wie wir zueinander stehen
4. Der Appell: wozu ich Dich veranlassen möchte.

In diesem Nachrichtenquadrat finden sich die aus dem 2. Axiom von Watzlawick bekannten Anteile einer Nachricht: Die Inhalts- und die Beziehungsebene. Neu an diesem Modell sind die Seiten «Selbstoffenbarung» und «Appell».

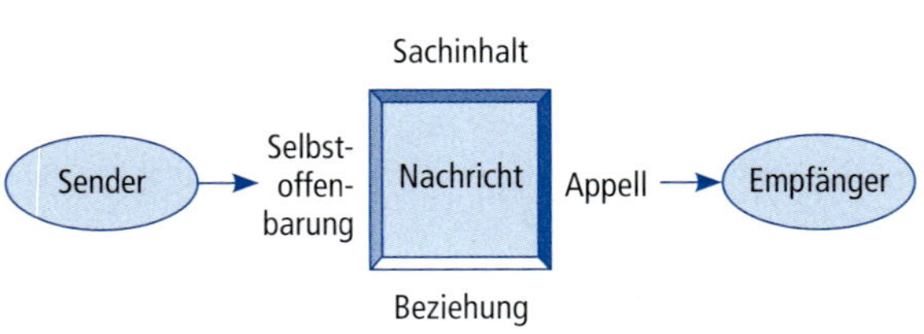

Abbildung 5-9: Das Nachrichtenquadrat nach Schulz von Thun (1994).

Jede Nachricht ist vieldeutig, sie kann jeweils von einer oder mehreren der vier Seiten gesendet und gelesen werden. Nachrichten enthalten:

- verbale und nonverbale Anteile
- explizite (direkt ausgesprochene) und implizite (nicht ausgesprochene) Botschaften
- kongruente (übereinstimmende) und inkongruente (widersprüchliche) Botschaften
- eine Qualifizierung nach dem Kontext, nach der Art der Formulierung, nach nonverbalen Anteilen (Körpersprache, Mimik, Gestik) sowie nach paralinguistischen Anteilen (Sprachtenor).

Die vier Seiten des Nachrichtenquadrates im Einzelnen:

a) Der Sachinhalt

Hauptziel ist die Weitergabe von sachlichen Inhalten, ohne dass die anderen drei Seiten die Oberhand gewinnen und den Informationswert abschwächen. Dabei spielt die Verständlichkeit beim Empfänger eine entscheidende Rolle (vgl. **Tab. 5-5**). Kommunikation sollte – genauso wie ein Vortrag oder ein Text – abhängig vom Kontext und den Adressaten verständlich sein.

b) Die Selbstoffenbarung

Jeder Sender teilt auch etwas über sich selbst mit, er offenbart sich automatisch in irgendeiner Weise. Etwas Unangenehmes von sich preiszugeben oder beim Empfänger «schlecht anzukommen» ist beunruhigend; Schulz von Thun nennt das Selbstoffenbarungsangst. Zur Abwehr dieser Angst werden Techniken angewandt wie:

- Selbstdarstellung: Imponiertechnik («Angeben»), Fachsprache, Fremdwörter
- Selbstverbergung: unpersönlich bleiben, eine Fassade von Sachlichkeit und Neutralität aufbauen («man», «es»)
- Selbstverkleinerung: sich unsicher und hilflos stellen (*understatement, fishing for compliments*)

Tabelle 5-5: Verständlichkeit eines Vortrags nach Schulz von Thun.

Verständlichkeit						
	++	+	0	–	– –	
einfach	++	+	0	–	– –	kompliziert
gegliedert	++	+	0	–	– –	unübersichtlich
prägnant, kurz	++	+	0	–	– –	weitschweifig
stimulierend	++	+	0	–	– –	nicht stimulierend

Die Schraffierungen stellen die ideale Gewichtung für die Verständlichkeit eines Sachinhaltes dar.

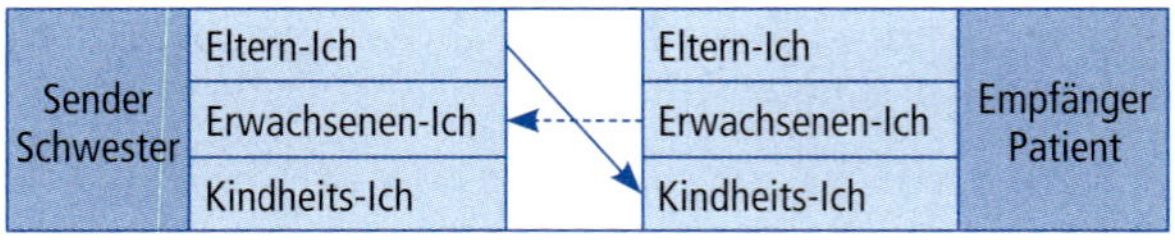

Abbildung 5-10: Transaktionsanalyse nach Eric Berne.

c) Die Beziehung

Unter der Beziehungsgestaltung einer kommunikativen Situation lassen sich allerlei Aspekte aufzählen; Hauptfrage ist: Welche Art von Beziehung haben der Sender und der Empfänger zueinander und welche Beziehung möchte der Sender zum Empfänger gestalten? Diese Beziehung ist von der sozialen Situation und den Rollen abhängig. Die Beziehung zu Mitarbeitern, Vorgesetzten, Patienten, Partnern, Kindern, Freunden schlägt sich auch in einer spezifischen Kommunikation nieder. Zu verschiedenen Beziehungsstilen s. Kapitel 8.5.

Schulz von Thun verweist u. a. auf das Modell der Transaktionsanalyse von Eric Berne (1910–1970), in der Empfänger und Sender jeweils in ein Eltern-, Erwachsenen- oder Kindheits-Ich unterteilt werden und aus unterschiedlichen Haltungen heraus miteinander sprechen. Beispielsweise sagt eine Schwester zu einem älteren Patienten: «Jetzt sind Sie aber mal ganz brav und essen Ihren Teller leer.» Der Patient antwortet «Wahrscheinlich sagen Sie mir noch, ‹… damit morgen schönes Wetter wird›. Ich habe aber keinen Hunger mehr!»

Die Gesprächssequenz ließe sich nach der Transaktionsanalyse wie in **Abbildung 5-10** dargestellt skizzieren. Die Schwester spricht mit dem älteren Patienten aus einer Elternrolle heraus, als sei er ein kleines Kind. Der Patient antwortet mit etwas Ironie von der Position des Erwachsenen zu einer Erwachsenen.

d) Der Appell

Jede Art der Kommunikation hat einen gewissen appellativen Anteil, der Sender möchte beim Empfänger etwas bewirken und ihn beeinflussen. Diese Einflussnahme kann offen oder subtil und versteckt erfolgen. In einem mehr lerntheoretisch konzipierten Gespräch wäre der Appell explizit verbal formuliert: «Ich möchte, dass Sie jetzt Folgendes bedenken und dann auch tun.» Sehr häufig sind diese Appelle aber implizit durch die Art, wie die Nachricht ausgesprochen wird (Paralinguistik) und mit welchen nonverbalen Signalen sie gesendet wird.

5.4.5.2 Die vier «Ohren des Empfängers»

Die gleichen vier Seiten des Nachrichtenquadrates lassen sich aus der Perspektive des Empfängers nachzeichnen; Schulz von Thun spricht anschaulich von den «vier Ohren des Empfängers». Der Empfänger dekodiert (entschlüsselt) jeweils die einzelnen Seiten der Nachricht. Dabei versteht er nach der Theorie des Konstruktivismus (vgl. Abschnitt 5.4.2) und je nach seiner Persönlichkeit die vom Sender gesendete Nachricht etwas anders, da er aus den einzelnen Seiten dieser Nachricht Unterschiedliches heraushört oder hineininterpretiert. Er sendet nun in der Rolle des Senders eine Antwort an den ursprünglichen Sender, der nun als Empfänger ebenfalls die neue Nachricht mit verschiedenen Ohren hört, wahrnimmt, dekodiert. Die Kommunikation nimmt einen zirkulären Verlauf (vgl. **Abb. 5-11**).

Abbildung 5-11: Der Kreislauf der Kommunikation und die vier Ohren des Empfängers.

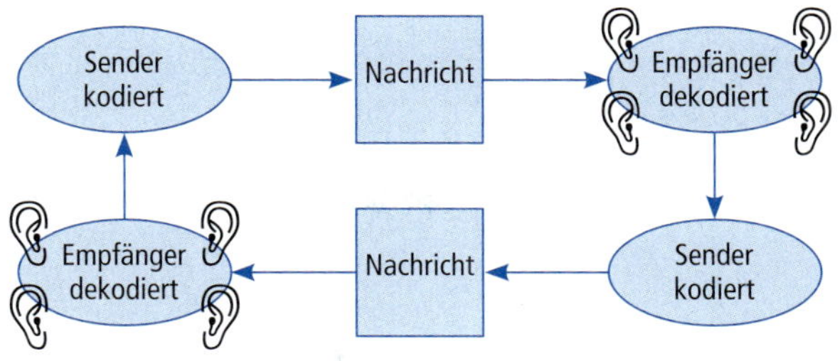

5.4.5.3 Andere Metaphern des Modells

Mittlerweile hat Schulz von Thun andere Metaphern für sein Kommunikationsmodell gefunden. Auf die Frage, ob alle vier Seiten von gleicher Bedeutung sind, antwortet er nun (Schulz von Thun 2007: 16 ff.): «Prinzipiell ja, nicht unbedingt punktuell in einem gegebenen Augenblick zwischen zwei Menschen. Punktuell kann und wird die eine oder andere Seite eine größere Relevanz haben.» Sein Kommunikationsmodell muss daher nicht mehr zwingend als Quadrat dargestellt werden.

Eine andere und etwas metaphorische Gestalt ist für ihn nun die Harfe mit vier Saiten. «Wer kommuniziert, schlägt immer alle vier Saiten gleichzeitig an, wobei die explizite Botschaft den dominierenden Oberton repräsentiert. Die anderen drei Saiten schlagen die Untertöne an. Der Empfänger hört einen Vierklang. Ein ‹schräger› Unterton kann die ganze Quadrophonie zum Missklang werden lassen.» (Schulz von Thun 2007: 16 ff.).

Ebenso distanziert sich Schulz von Thun (2007) stärker von dem Begriff der vier Seiten einer «Nachricht». Er ersetzt diesen nun lieber mit dem Begriff «Äußerung». «Nachricht» ist für ihn eher technisch und sachlich, «Äußerung» dagegen eher menschlich und alle vier Aspekte umfassend (Schulz von Thun 2007: 19 ff.).

5.4.5.4 «Entstörungen» durch Metakommunikation

Die jeweils vier Seiten des Nachrichtenquadrates beim Senden und Empfangen deuten zugleich die vielen Störungsmöglichkeiten bei der Kommunikation an. Der Inhalt oder die Sachebene erleidet bei jedem Sender-Empfänger-Vorgang einen Verlust und eine Umformung der Nachricht. Die zurückgesendete Nachricht bedeutet für den Sender zugleich ein Feedback; er kann überprüfen, wie viel seiner Information angekommen ist und verstanden wurde bzw. was durch den rücksendenden Empfänger hinzugefügt oder weggelassen wurde. Wahrnehmungen, Interpretationen und Gefühle auf der bewussten Ebene – ganz zu schweigen von den unbewussten Wahrnehmungskanälen und Verarbeitungsmechanismen – können die wechselseitigen Kommunikations- und Interaktionsprozesse in ungeahnte Gefilde steuern.

Zur kommunikativen Kompetenz gehört die Selbstwahrnehmung von kognitiven und affektiven Veränderungen. Diese sollten im Falle einer spürbaren Störung der Kommunikation wahrgenommen, als Selbstoffenbarung verbalisiert und auf einer Metaebene kommuniziert werden. Metakommunikation ist eine Kommunikation über die Kommunikation (*meta* = «über»); die Gesprächsteilnehmer «exzentrieren» sich quasi und schauen ihr System von einem äußeren Punkt an (vgl. **Abb. 5-12**).

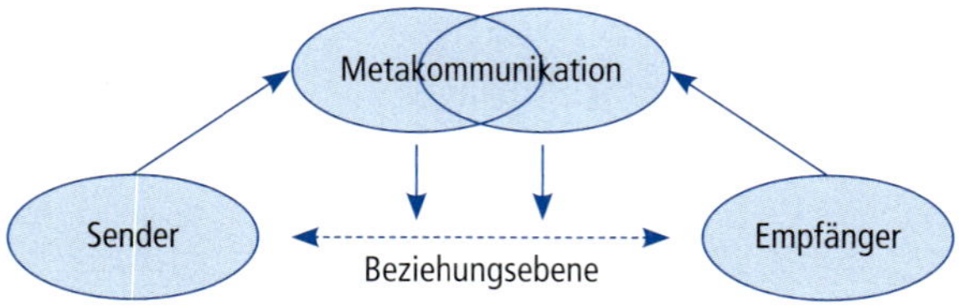

Abbildung 5-12: Gemeinsame Metakommunikation als Ausweg aus der Kommunikationsstörung.

Praxisbeispiel

Beispiel: Wenn der Empfänger und/oder der Sender sich zunehmend unbehaglich fühlen und den Eindruck haben, dass das Gespräch etwas «schief wird», es jetzt «um etwas anderes geht», ist es hilfreich, diesen Eindruck mit Worten zu benennen. Dabei ist es notwendig, dass der Wechsel von der Informationsebene auf die Metaebene nicht mit einem Vorwurf oder moralischen Appell vonstatten geht: «Was redest Du hier eigentlich? Es geht offenbar um was ganz anderes!» Besser wäre, eine Form der Selbstoffenbarung zu wählen wie: «Ich habe den Eindruck, in unserem Gespräch reden wir inzwischen über etwas ganz anders. Das sollten wir klären, sonst kommen wir nicht weiter.» Auf diese Weise können beide einen Wechsel zur Metaebene «ohne Gesichtsverlust» vornehmen und die aktuelle Störung der Kommunikation klären.

Mit einer gemeinsamen Metakommunikation kann man im Prinzip jede Kommunikationsstörung «entstören», zumindest eine Eskalation oder Erstarrung vermeiden.

Ruth Cohn, die die psychotherapeutische Gruppentechnik der «Themenzentrierten Interaktion (TZI)» vor etwa 50 Jahren konzipierte, empfiehlt in der Gesprächsführung und Kommunikation folgende drei Grundregeln (Cohn 1979):

1. «Sei dein eigener Chairman.» (im Sinne von: Rede für dich selbst.)
2. «Sprich in der Ich-Form.» (statt: man, es)
3. «Störungen haben Vorrang.»

Zu Regel 3: Erst wenn die Störung geklärt ist, kann die Kommunikation sinnvoll weitergehen; gelingt das nicht, sollte die Kommunikation mit der Feststellung der unüberwindlichen Differenzen abgebrochen und vertagt werden, etwa in dem Sinne: «Wir sind uns zumindest einig, dass wir uns nicht einig sind.» – ein Statement, das regelmäßig in der Politik und Diplomatie verwendet wird.

5.4.5.5 Kritische Schlussbemerkung

Zusammenfassung

Das Kommunikationsmodell von Friedemann Schulz von Thun verbindet anschaulich das Organon-Modell von Bühler (vgl. Kap. 3.1.1), die Grundlagen der systemtheoretischen Kommunikationstheorie von Watzlawick et al. mit Psychotherapieansätzen der Humanistischen Psychologie. Es zeigt praxisnah, wie menschliche Kommunikation in der privaten Zweierbeziehung funktionieren, aber auch nicht funktionieren kann. Es lässt sich auch in gewissen Grenzen auf berufliche dialogische Kommunikation anwenden. Schulz von Thuns Modell wurde auch auf den Bereich Coaching und Organisationsberatung ausgeweitet.

Es basiert aber auf dem Sender-Empfänger-Modell und berücksichtigt nicht die kommunikativen Aspekte der Psychoanalyse (Unbewusstes, Übertragung, Gegenübertragung und Regression) oder der Lerntheorie. In seiner neuen überarbeiteten Ausgabe von «Miteinander reden» distanziert er sich von dem technischen Sender-Empfänger-Modell.

6 Kommunikation in Gruppen

Matthias Elzer

In Kapitel 5 wurden Theorien vorgestellt, die die Kommunikation zwischen zwei Menschen, eine Zweipersoneninteraktion betrafen. Die Interaktion zwischen zwei Personen stellt die kleinste und einfachste Form der Kommunikation dar; die Prozesse und Ebenen sind noch überschaubar, wenn zwei Menschen verbale und nonverbale Informationen miteinander austauschen. Fast alle Kommunikationstheorien basieren auf diesem Zweipersonenmodell. Sie gehen von dem aus der Technik abgeleiteten Modell aus, dass ein Sender eine Nachricht an einen Empfänger schickt und dieser eine Nachricht zurückschickt (vgl. **Abb. 6-1**).

Dabei wird die intendierte Nachricht verbal und nonverbal verschlüsselt (kodiert). Der Empfänger entschlüsselt (dekodiert) die Nachricht und wird jetzt zum Sender einer erneut kodierten Nachricht und schickt sie als Feedback (Rückmeldung) an den Sender. Dieser wird jetzt zum Empfänger, er dekodiert die Nachricht; er erhält eine Rückmeldung (Feedback), wie seine ursprüngliche Nachricht verstanden und weiterverarbeitet wurde. Er wird nun wieder zum Sender, schickt eine kodierte Nachricht als Feedback usw.

In einer Gesprächssituation entseht in Sekundenschnelle eine Spirale von Sender- und Empfängerprozessen mit einer den Gesprächspartnern eigenen Dynamik. Die vier theoretischen Ansätze (Psychoanalyse, Lerntheorie, Humanistische Psychologie, Kommunikationstheorie), die in Kapitel 5 vorgestellt wurden, zeigen, dass die Kommunikation bereits zwischen zwei Menschen außerordentlich komplex und störungsanfällig ist, wenn wir dem Kommunikationskreislauf auch noch eine unbewusste Ebene unterlegen. Die Anzahl der Kommunikationspartner hat erhebliche Auswirkungen auf die Qualität der Kommunikation und Interaktion.

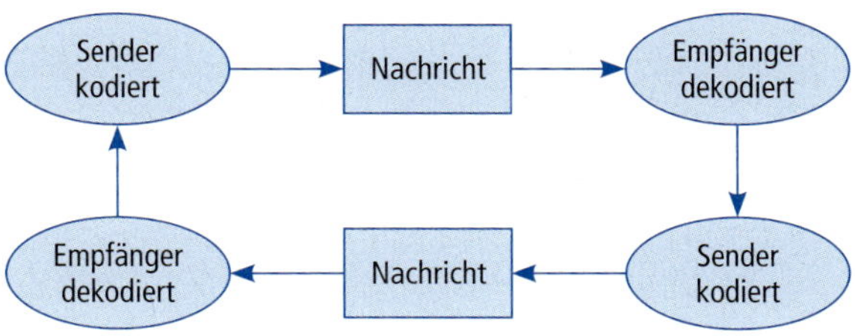

Abbildung 6-1: Kreislauf der Kommunikation von zwei Personen.

6.1 Kommunikation als Mehrpersoneninteraktion

Wie ist es aber, wenn mehrere Menschen, also drei, fünf, zehn, zwanzig, hundert, ... miteinander oder wenn ein Einzelner mit einer Gruppe kommunizieren möchte? Taugt das aus der Technik entlehnte klassische Sender-Empfänger-Modell dann überhaupt noch etwas zum Verständnis? Müssten nicht Modelle von hierarchisch organisierten Netzen – vergleichbar der Theorie von den neuronalen Netzen des Gehirns – herangezogen werden? Bleiben die Sachinhalte dabei auf der Strecke?

Hierzu dient eine Einführung in die Gruppendynamik.

6.1.1 Gruppendynamische Grundbegriffe

Die Anzahl der an der Kommunikation beteiligten Individuen hat einen erheblichen Einfluss auf die Inhalte und Struktur der Kommunikation.

Definition

Die Gruppe
Das deutsche Wort «Gruppe» ist eine Lehnwort aus der französischen Sprache: *groupe*, das seinerseits wiederum auf das italienische *gruppo* = «Ansammlung, Schar, Gruppe» zurückgeht. Eine Gruppe besteht aus einer Anzahl von menschlichen Individuen, die sich gegenseitig beeinflussen. Der Begriff wird auch auf Gegenstände oder abstrakte Begriffe angewandt.

Das Individuum
Individuum heißt übersetzt: «Das Unteilbare»; gemeint ist der Mensch als Einzelwesen. Intrapsychisch entsteht das Individuum aus verinnerlichten Objektbeziehungen; an erster Stelle ist dabei die frühe Zweierbeziehung zwischen Mutter und Kind zu nennen. Individuation entsteht aus Separationsvorgängen und Kampf um Autonomie, speziell aus der frühen Dyade (Zweierbeziehung). Diese verinnerlichten Erfahrungen mit Objekten nennen wir Objekt-Repräsentanzen, sie haben bewusste und unbewusste Anteile. Denken ist ein inneres Sprechen, Kommunikation mit sich selbst und mit den verinnerlichten Objekten. So gesehen besteht das Individuum intrapsychisch aus Selbst-, Objekt- und Gruppenrepräsentanzen.

Das Paar
Es besteht aus zwei Personen, die eine Beziehung zueinander haben (Zweierbeziehung). Der Urtyp ist die Dyade, die Beziehung zwischen Mutter und Kind. Das Besondere des Paares ist der Ausschluss eines Dritten. Gelegentlich wird die Zweierbeziehung als die kleinste Gruppeneinheit bezeichnet, was nicht korrekt ist. Das Paar hat eine Sonderstellung zwischen Individuum und Gruppe; im Paar hat das Individuum keine Wahl zwischen zwei Objekten, sondern kann sich nur durch Nähe oder Distanz zu einem Objekt verhalten.

Eine Kleingruppe
Sie besteht aus drei bis 25 Personen; Blickkontakt, Kommunikation und persönliche soziale Beziehungen mit emotionalem Austausch sind gut möglich (Primärgruppen). Eine Kleingruppe lässt sich gut in einem Kreis anordnen. Die Dreierbeziehung ist die kleinste Einheit der Gruppe («Skatrunde»); entwicklungspsychologisch entspricht dies der Triade aus Kind, Mutter und Vater. Als Prototyp der Kleingruppe ist die Familie zu nennen. Das Individuum sucht Kleingruppen; in der Adoleszenz stellt die Gruppe (Peergroup: Gruppe von gleichaltrigen Kindern und Jugendlichen) ein wichtiges Mittel bei der Ablösung von den primären Objekten der eigenen Familie und einen Übergang in eine neue, intime Zweierbeziehung dar.

Sonderfall «Arbeitsgruppe»: In der Arbeitspsychologie wird die optimale Größe einer Arbeitsgruppe mit fünf Personen angegeben («fünf Finger sind eine Hand»); bei dieser Größe ist die regressive Gruppendynamik (s. Abschnitt 6.1.5) noch gering.

Sonderfall «Therapiegruppe»: Eine Therapiegruppe ist eine spezielle Form einer Arbeitsgruppe bestehend aus fünf bis zehn Personen (doppelte Arbeitsgruppe).

Die Großgruppe

Von einer Großgruppe spricht man ab 25 bis ca. 100 Personen; Blickkontakt, verbale Kommunikation und persönliche soziale Beziehungen mit emotionalem Austausch sind stark eingeschränkt und nur innerhalb von Teilen der Gruppe möglich (Sekundärgruppe). Eine Großgruppe kann man kaum in einen Kreis setzen, die Mitglieder können nur punktuell miteinander kommunizieren. Großgruppen brauchen eine Führungsperson. Beispiele für Großgruppen sind Schulklassen, Studenten in einer Vorlesung, Mitgliederversammlungen eines Vereins.

Die Masse

Sie besteht aus über 100 bis x-tausend Personen; sie ist niedrig organisiert. Die Masse teilt sich in Führer und Geführte, sie hat ein gemeinsames Ziel und ein Miteinander. Die Dynamik einer Masse ist gegenüber der Großgruppe noch primitiver und affektgeleitet. Die psychologischen Theorien, die sich bereits vor über 100 Jahren mit dem Phänomen der Masse beschäftigten, sahen in ihr einen ungesteuerten Prozess, der ein verantwortlich denkendes Individuum unterdrückt; mit anderen Worten: Das Individuum ist in der Masse intrapsychisch verändert.

Beispiele für eine Masse sind Großveranstaltungen wie Sportveranstaltungen, Demonstrationen. In einem Fußballstadion finden sich zwei gegnerische Massen (Fans der beiden Mannschaften). Hier können pathologische Phänomene wie Massenpanik oder Massenhysterie entstehen, die eine Entladung heftiger, individuell unterdrückter Emotionen, meist Aggressionen, darstellen.

Die Menge

Eine unstrukturierte und ziellose Masse, in der die Individuen nebeneinander existieren, nennen wir eine Menge. Eine Menge hat kein gemeinsames Ziel, kein Miteinander. In der Menge kann das Individuum wegen der Beziehungs- und Orientierungslosigkeit sich sehr einsam und verloren fühlen.

Beispiele: Die Bevölkerung einer Innenstadt; die Individuen, Paare oder Kleingruppen gehen ihren unterschiedlichen Zielen nach, es gibt aber gegenüber der Masse kein gemeinsames Ziel, keine Führung.

6.1.2 Das Verhältnis von Individuum und Gruppe zueinander

Gruppe und Individuum stehen in einer dynamischen Beziehung; dabei zeigen sich zwei Extremsituationen:

1. Ist die Beziehungsstruktur der Gruppe zu rigide, der Sog in die Gruppe und der Druck auf das Individuum zu stark, verlieren die Teilnehmer ihre Individualität und Freiheit (Deindividuation).
2. Ist dagegen die Beziehungsstruktur und der Zusammenhalt (Kohärenz) in der Gruppe zu locker, verliert die Gruppe ihr Ziel und ihre Struktur und die Beziehungen zwischen den Teilnehmern lösen sich auf; die Gruppe fällt auseinander.

Für die Gruppe und das Individuum ist die sich dynamisch ausbalancierende Mitte somit der beste Zustand.

6.1.3 Zur Entstehung von Gruppen

Über die Entstehung von Gruppen gibt es verschiedene Modelle und Vorstellungen.

Eine neue Gruppe entsteht aus der Anzahl der Individuen, die sich mit einem bestimmten Ziel und zu einem bestimmten Zweck (z. B. Gründung einer Bürgerinitiative oder Selbsthilfegruppe) treffen. Eine Gruppe hat immer ein Ziel; ohne ein explizites oder implizites Ziel fällt die Gruppe wieder auseinander. Betroffenheit, Leidensdruck, materielle oder ideelle Vorteile oder Lustgewinn sind die allgemeinen Motive, weshalb Menschen sich zu einer Gruppe zusammenschließen. Gewöhnlich geht die Initiative von wenigen besonders aktiven Individuen (Initiatoren, Keimzelle) aus, die über eine fachliche und soziale Kompetenz verfügen. Häufig ist diese Kompetenz mit einer Motivation zur Übernahme von Leitungsfunktionen verbunden.

In Workshops mit Kleingruppen und kleinen Großgruppen mit Selbsterfahrungscharakter zeigen sich die immer wiederkehrenden Phänomene und Phasen der Gruppenbildung.

Nach Leuzinger und Luterbacher (1994: 100) lassen sich vier Phasen der Gruppenentstehung beobachten; sie beziehen sich auf das Modell von Bruce W. Tuckman, 1965. Nehmen wir den Fall an, dass sich 40 Individuen aus äußeren oder inneren Motiven (Gruppenziel: Weiterbildung) treffen. Das gemeinsame Ziel macht aus dieser Anzahl von Individuen jetzt eine Gruppe, genauer eine Großgruppe, in der die persönliche Kontaktaufnahme unter den Teilnehmern nur in Zweierbeziehungen, Klein- oder Untergruppen möglich ist. Handelt es sich um eine führerlose Gruppe, da kein Leiter oder Organisator erkennbar ist, läuft in der Gruppe mit steter Regelmäßigkeit die gleiche Dynamik ab.

1. Die Phase: Formierung («Forming»)

Mitglieder einer neuen Gruppe erleben die Gruppensituation mit Gefühlen von Unsicherheit und unbewusster Angst. (Vielleicht erinnern Sie sich noch, wie Sie sich in einer neuen Klasse oder im Erstsemester oder in einem Weiterbildungsseminar gefühlt haben.) Es bilden sich sofort Rollen heraus, meist die des Führers und – interessanterweise – des Clowns und der passiven Mitläufer. Der Führer möchte zielorientiert die Angst vor dem Chaos abbauen, indem er eine Struktur (z. B. Tagesordnung) in die undifferenzierte Gruppe zu bringen versucht; der Clown verkörpert den lustvollen Aspekt der Gruppensituation. Beide, Führer und Clown, wehren die unangenehme, vielleicht unheimliche und beängstigende Gruppensituation mit ihren Aktivitäten ab. Es entstehen Wellen von Schweigen und Aktivität («Man könnte doch …»), Lachen und Irritation. Zumindest ist die Atmosphäre emotional hoch angespannt.

2. Phase: Konflikte («Storming»)

Nachdem die undifferenzierte Gruppe sich in den Wellen von Angstabwehr (Lachen, Witze) und Strukturierungsbedürfnis hin und her bewegt hat, entstehen zunehmend Frustration und Ärger über die chaotischen Zustände oder darüber, dass eine oder mehrere Personen sich zum Führer aufschwingen; häufig entsteht jetzt auch die Rolle des Opponenten, der mit dem selbsterklärten Führer rivalisiert. Es bilden sich Spaltungen, Untergruppen, Paare; kontroverse Meinungen und Konflikte treten auf. Es sind Sympathie und Antipathie einzelner Gruppenmitglieder spürbar.

3. Phase: Normierung («Norming»)
Nachdem die Konfliktphase ergebnislos hin und her gewabert ist, verändert sich die Dynamik. Es werden Wünsche nach Regeln und nach Teilzielen formuliert. Wenn nicht ein Führer mit Zustimmung des Großteils der Gruppe die Initiative übernommen hat, wird die Gruppe eine Führungsperson bestimmen und mit Aufträgen versehen: «Du bist der Diskussionsleiter.» Es gibt eine Tendenz zu einem Mehrheitsentscheid über Inhalte und Strukturen.

4. Phase: Arbeit («Performing»)
Erst nachdem die Normierungsphase die hohen Emotionen geglättet hat, etwas Struktur in die Setzung von kurz- und mittelfristigen Zielen gebracht wurde und sich die vorläufigen Rollen gefunden haben, kann die Gruppe in die Arbeitsphase eintreten.

Für das Verhältnis zwischen Individuum und Gruppe ist in dieser Phase eine Balance wünschenswert; Leuzinger und Luterbacher (1994: 101) sprechen von Interdependenz, was bedeutet, «dass die Gruppenmitglieder die Illusion einer völligen Unabhängigkeit ebenso wie das Gefühl einer völligen Abhängigkeit von anderen Gruppenmitgliedern, insbesondere vom Gruppenleiter, aufgegeben haben».

Das Vier-Phasen-Modell der Gruppenentwicklung macht deutlich, dass eine neue Gruppe aus kompetenten Einzelpersonen nicht aus dem Stand heraus ihre Arbeit aufnehmen kann. Es müssen erst die Phasen der Ängste, der Konflikte und der Normierung durchlebt sein. Werden diese nicht ausreichend dynamisch durchlebt, tauchen sie immer wieder auf; auch streng geleitete Gruppen durchleben diese Phasen. Führungskräfte sollten dies wissen und damit kommunikativ umgehen können.

Sogar bei jedem geschäftlichen Meeting oder jeder Konferenz sollten die ersten zehn Minuten dem «Aufwärmen» und dem beiläufigen Gespräch («Small Talk») gehören, um sich gegenseitig zu begrüßen, Belanglosigkeiten auszutauschen, Verabredungen zu treffen, sich mit Kaffee/Wasser einzudecken. Dann kann es umso sachlicher losgehen. Selbstredend sollten Verspätungen vermieden werden, da sie eine Störung und Missachtung der Gruppe und ihrer Mitglieder bedeuten.

Ein anderes Beispiel für einen derartigen Prozess ist die Zusammenstellung einer Mannschaft bei einem Teamsport: Die einzelnen Spieler sind in der Regel kompetent und fit, sie sind aber noch lange kein Team, das vertrauensvoll, intuitiv und kreativ zusammenspielt. Sie brauchen eine Interdependenz als leistungsbereite und verantwortungsvolle Individuen und eine schlafwandlerische Sicherheit im Team.

6.1.4 Rollen und Strukturen in der Gruppe

Ursprünglich versteht man unter einer Rolle einen Darstellungspart, festgehalten auf einer Schriftrolle, der einem Schauspieler zugewiesen wird. In der griechischen Antike legten die Schauspieler in einem Bühnenstück vor dem Publikum eine Schauspielermaske an, um klar zu machen, dass sie eine Rolle spielen, die sie eigentlich nicht sind. Die Redewendungen «eine Rolle spielen» oder «eine Maske aufsetzen» sind von dieser Bedeutung her zu verstehen und auf die Rollen, die in Gruppen identifiziert werden, zu übertragen.

Rollen sind Erwartungen an eine Person in gesellschaftlichen Situationen und Positionen. Dies verdeutlicht, dass eine Rolle nur eine an die Person herangetragene Aufgabe ist, sich rollengemäß zu verhalten; eine Person *spielt* also die Rolle, sie *ist* nicht die Rolle. Andererseits gibt es Rollen, die sehr gut zur Persönlichkeit des Schauspielers oder Menschen passen, er spielt also in der Rolle auch sich selbst.

Jeder Mensch hat gleichzeitig verschiedene soziale Rollen: Er ist vielleicht Vater oder Mutter, aber auch Sohn oder Tochter, Vorgesetzter oder Untergebener, Arbeitsloser, Patient etc. Er kann durch diese Rollen in Konflikte geraten, die wir Interrollenkonflikte nennen. Beispielsweise möchte jemand im Beruf der beliebte und gute Vorgesetzte sein, muss aber Entscheidungen (Abmahnung und Entlassung) über andere Mitarbeiter fällen.

Zu einer Rolle in einer Gruppe kann man auf zwei Wegen kommen: Die Gruppe delegiert bestimmte Rollen an Gruppenmitglieder, ohne dass diese geeignete Persönlichkeitseigenschaften dafür mitbringen; die Gruppe braucht diese Rollenfunktion. So geschieht es beispielsweise, dass die Gruppe eine Person mehr oder minder in die Rolle des «Führers» respektive «Sündenbocks» steckt, obwohl sich diese Person gar nicht dafür eignet. Andererseits bringen einzelne Gruppenmitglieder bestimmte Motive und Persönlichkeitseigenschaften mit, mit denen sie sich in die jeweilige Rolle drängen lassen; oder sie selbst streben – bewusst oder unbewusst – aufgrund ihrer Persönlichkeitseigenschaften eine solche Rolle an. Es gibt z. B. Persönlichkeiten, die – aus welchen Gründen auch immer – immer wieder Führungsfunktionen innehaben, vom Klassensprecher bis zum Chef im Unternehmen, Vorstand eines Vereins oder Patientensprecher im Altenheim; das Gleiche gilt für den erwähnten Sündenbock, der sich unbewusst für diese Rolle offenbar anbietet.

Im Folgenden werden Rollen beschrieben, die immer oder häufig in Gruppen besetzt werden. Die Rollenkonstellation ist von dem Gruppenziel und von den Persönlichkeiten der Gruppenmitglieder abhängig. Durch die Ausbildung von Rollen entsteht eine dynamische Struktur in der Gruppe.

Definition

1. Der Gruppenführer oder Leiter

Die Führer- oder Leiterrolle ist trotz des Bemühens, nach demokratischen Prinzipien die Macht zu kontrollieren und Handlungsfähigkeit einer Gruppe zu erreichen, unverzichtbar. Gruppen brauchen Führung. Die Frage ist nur, wie diese organisiert wird. Es drängen sich Personen mit einem Führungsbedürfnis in diese Rolle, meist handelt es sich um narzisstische Bedürfnisse und weniger um Sachkompetenz.

2. Der Opponent

Häufig, nicht zwangsläufig baut sich zur Führerrolle die Rolle eines Opponenten auf. Er ist der Gegenspieler zum Führer und strebt danach, ihn abzulösen. Er kann auch «der zweite Mann», der mehr oder weniger Kritische in einer Gruppe sein. Durch das Vorhandensein von Opponenten spalten sich Gruppen in Lager.

3. Der Tüchtige

Sehr häufig findet sich eine Person, die recht unnarzisstisch, fleißig und zuverlässig ihre Arbeit erledigt und zwar mehr, als von ihr erwartet wird. Sie ist mehr ziel- und ergebnisorientiert und weniger gruppenorientiert.

4. Der Beliebte
Diese Person ist durch ihre Persönlichkeit und sozialen Kompetenzen in der Gruppe beliebt und befriedigt die sozialen und kommunikativen Bedürfnisse der Gruppe. Ein seltener Idealfall liegt vor, wenn der Führer zugleich auch noch der Tüchtige und der Beliebte ist.

5. Der Clown/Kasper
Er ermöglicht es durch sein freches und humorvolles Verhalten – Witz, Spott, Satire – der Gruppe, ihren emotionalen Bedürfnissen Luft zu machen. Oft wird der Clown persönlich nicht ganz erst genommen. Aus dem Mittelalter ist die Rolle des Hofnarren bekannt: Ein kleiner, bunt angezogener, eher lächerlicher Mann durfte unterhaltsam dem Herrscher die Meinung sagen (singen, geigen), ohne dass er dafür bestraft wurde.

6. Der Außenseiter
Aufgrund persönlicher Eigenschaften versuchen sich bestimmte Gruppenmitglieder mehr außerhalb oder am Rand einer Gruppe zu platzieren. Sie haben zum Gruppengeschehen eine gewisse Distanz, die als Beratungsfunktion genutzt werden kann. Andererseits werden nicht gruppenkonforme Mitglieder von der Mehrheit in die Außenseiterposition gedrängt, von Kontakten und Informationen ausgeschlossen und letztlich aus der Gruppe ausgestoßen.

7. Die «graue Eminenz»
Wie beim Außenseiter verschafft sich die graue Eminenz eine Sonderrolle in der Gruppe und in der Beziehung zum Führer, indem sie sich mehr im Hintergrund hält. Ihre Sachkompetenz wird meist sehr geschätzt. Sie wirkt als Berater, ohne ins Rampenlicht zu treten. Graue Eminenzen werden auch oft als «Königsmacher» bezeichnet, da sie im Hintergrund die Fäden ziehen. Gelegentlich treten sie später in die Führerrolle, teils durch Autorität, teils als «Königsmörder».

8. Der Sündenbock
Gruppen brauchen Sündenböcke bzw. machen Mitglieder zu solchen, wenn etwas schiefläuft und sich der Führer oder die Gruppe entlasten wollen. Die Schuld wird einer Person aufgebürdet, sie wird quasi im alttestamentlichen Sinn geopfert. Die Politik, aber auch Organisationen versuchen über Sündenböcke ihre eigenen Fehler und Konflikte zu lösen. Sündenböcke werden zur Abschreckung der Gruppe geopfert bzw. «in die Wüste geschickt». Bestimmte Mitglieder bieten sich aufgrund ihrer psychischen Struktur an, dass sie diese undankbare Rolle aufgedrängt bekommen.

9. Der Mitläufer
Der Großteil einer Gruppe nimmt die Rolle der Mitläufer ein. Mitläufer orientieren sich an der herrschenden Meinung, meist an der Führung. Sie sind meist wenig konfliktfähig, oft ängstlich. Die Mitläufer sind die «Wasserträger» oder «Indianer» des «Häuptlings» (Führers). An ihnen lassen sich die regressiven Mechanismen (s. Abschnitt 6.1.5) in der Gruppe gut erkennen. In der Gruppe verhalten sie sich angepasst, als Einzelpersonen klagen sie häufig genau diese Umstände an, die sie vorher selbst aktiv unterstützt oder passiv geduldet haben.

Es sind weitere Rollen denkbar, die mit den Merkmalen der Gruppe und den Merkmalen der Gruppenmitglieder korrelieren. Andererseits gibt es Gruppen, die neben der Leitungsrolle keine weiteren Rollen aufweisen; eine solche Gruppe wäre dann sehr homogen. Gruppen haben ein sicheres Gespür für ihre Rollen und können sie in der Metakommunikation (Gespräch der Gruppe über die Gruppe) benennen. Es gibt auch die Methode, durch soziometrische Tests (schriftliche oder mündliche Befra-

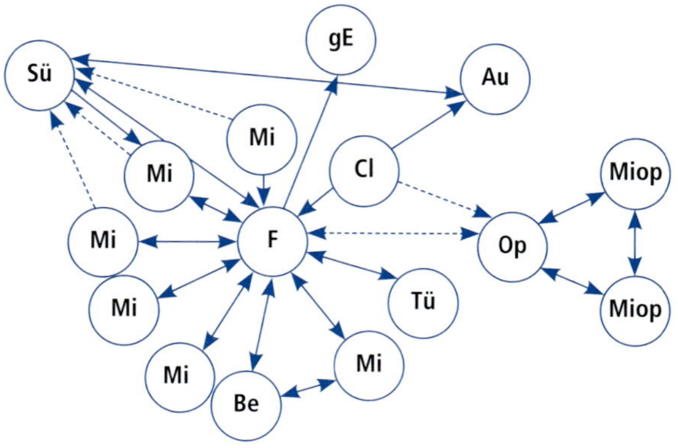

Abbildung 6-2: Soziogramm.
------ Antipathie —— Sympathie
F = Führer
Mi = Mitläufer
Op = Opponent
Miop = Mitläufer des Opponenten
Tü = Tüchtiger
Sü = Sündenbock
gE = graue Eminenz
Au = Außenseiter
Cl = Clown
Be = Beliebte

gung über die gegenseitige Wahrnehmung der Gruppenmitglieder voneinander) oder durch Beobachtung von außen die Rollenstruktur der Gruppe zu erkennen. Ein bekanntes Verfahren ist das Soziogramm (Jakob L. Moreno) bzw. die Soziomatrix, mit deren Hilfe sich Gruppenstrukturen und Rollen durch Beobachtung und Befragung der Gruppenmitglieder messen und in grafischer Form abbilden lassen. Diese Befunde beschreiben die Gruppenstruktur, sie sagen wenig darüber aus, warum diese Struktur so ist; dies bedarf der weiteren Interpretation durch die Gruppenmitglieder. Das Soziogramm in **Abbildung 6-2** zeigt die oben beschriebenen Rollen in ihrer Beziehung zueinander.

In Teams, Kleingruppen und Großgruppen haben einzelne Mitglieder sehr schnell «ihre Rolle weg», die sie so einfach nicht mehr loskriegen; sie klebt an ihnen. Für die Kommunikation in Gruppen ist es daher ebenso wichtig zu erkennen, welche Rolle ich selbst eingenommen oder von der Gruppe oder Teilen der Gruppe zugewiesen bekommen habe, wie zu wissen, welche Rolle mein Gesprächspartner in der Gruppe haben könnte.

Als Kommunikationsstörung erweist sich die Erfahrung, dass bestimmte Rollenträger bewusst oder unbewusst von der Kommunikation ausgeschlossen werden, sie erhalten oft nicht die gleichen Informationen wie andere Gruppenmitglieder. Oder es wird mit ihnen einfach nicht gesprochen. Eine der beliebtesten Methoden des «Mobbings» am Arbeitsplatz ist es, jemanden überhaupt nicht zu beachten, nicht mit ihm zu sprechen, ihn nicht grüßen; er ist quasi Luft, nicht existent.

Es wird deutlich, dass durch die Rollenstruktur und den unreflektierten Umgang eine Fülle von Missverständnissen und Konflikten in Gruppen und Organisationen entstehen, die der Gruppe und ihren Zielen letztlich schaden, besonders dann, wenn diese Konflikte eine Menge Zeit und Energien verzehren. Es gibt Organisationen und Institutionen, die sich überwiegend mit sich selbst beschäftigen statt mit ihrer eigentlichen Aufgabe.

6.1.4.1 Gruppen ohne Leitung?

Arbeitsgruppen können ohne eine Leitung und Führung dennoch funktionieren, wenn alle Mitglieder der Gruppe gleichberechtigt sind und sich für die gesamte Gruppe verantwortlich einbringen. Diese führerlose Gruppe muss ein stark strukturierendes und motivierendes gemeinsames Ziel haben, die Gruppenmitglieder müssen sehr diszipliniert kommunizieren und Geduld für den Meinungsbildungsprozess mitbringen.

Kleine Gruppen kommen unter bestimmten Bedingungen durchaus ohne Leitung aus.

Ein interessantes Beispiel stellt das «Orpheus Chamber Orchestra» (New York, USA) dar. Es ist eine Orchester ohne Dirigent (engl.: *conductor*) und nennt sich «a self-governing organization» (http://www.orpheusnyc.com/). Aber auch hier wechselt, rotiert die Rolle des Dirigenten von Stück zu Stück. Ganz ohne Leitung geht es also auch hier nicht.

Fachbereiche von Hochschulen organisieren ihre Leitung durch ein Rotationsprinzip, dass die Leitung (Dekan) vom Fachbereichsrat demokratisch gewählt wird. Dennoch bilden sich auch dort vielfältige Rollen aus, Konflikte gibt es auch da reichlich. Im Hochschulgesetz z. B. von Hessen sind die Leitungsgremien stark verkleinert worden (sechs Professoren und der Dekan, sowie Repräsentanten der Gruppe der Studierenden, und anderer Mitarbeiter), um handlungsfähig zu bleiben.

6.1.5 Regression und Suggestibilität in Gruppen und Massen

Das Individuum und die Gruppe stehen in einem spannungsreichen Verhältnis; das Individuum sucht und braucht Gruppen, die Gruppe besteht aus Individuen. Ohne die Gruppe (Primärgruppe) wäre das Individuum nicht existenzfähig.

Tagtäglich ist für jeden von uns sinnlich erfahrbar, dass Gruppen je nach Größe eine spezifische Dynamik entfalten. Ein Hauptphänomen dabei ist die Regression.

Mit Regression ist das psychische und soziale Zurückentwickeln des Individuums auf ein frühes, unreifes Niveau gemeint – hier durch die Dynamik einer Gruppe. Regression bezieht sich auf das Wahrnehmen, Erleben, Fühlen, Denken und Handeln. An anderer Stelle (vgl. insbesondere Kap. 5.1) haben wir das Phänomen der Regression beim einzelnen Menschen durch die Dynamik einer Erkrankung kennengelernt.

Die Regression in der Gruppe verändert den psychischen Apparat des Individuums: Das Über-Ich (Gewissen) und die Ich-Funktionen (Wahrnehmen, Denken, Bewerten) schrumpfen zugunsten der Triebe (Es), die libidinösen (liebevollen) Energien werden an einen Führer abgetreten, er wird geliebt, bewundert, unkritisch idealisiert; gleichzeitig besteht die Illusion, dass der Führer jeden Einzelnen gleich liebe (ein Aspekt, den Freud in «Massenpsychologie und Ich-Analyse» 1921 u. a. herausgearbeitet hat). Individuelle Aggressionen werden durch den Führer und die Ideologie auf ein äußeres Objekt gelenkt und dürfen dafür kollektiv gegen sie ausgelebt werden. Das Individuum wird durch die Gruppe – und erst recht durch die Masse – seines Selbstwertgefühls, seines Ich-Gefühls einerseits beraubt (Deindividuation; «Ich bin nicht wichtig.»), andererseits wird es durch ein Wir-Gefühl vergrößert und sogar narzisstisch aufgepumpt («Wir sind jetzt stark.»). Das Individuum ist in der Gruppe und Masse sehr empfänglich für Suggestionen. Gruppendynamische Experimente, die z. B. Gegenstand von Büchern und Filmen waren, haben dies eindrücklich bewiesen; dabei werden sogar die Wahrnehmung, das klare Denken und der Verstand unter dem Gruppendruck außer Kraft gesetzt.

Das Phänomen Regression tritt bereits in einer Kleingruppe auf, aber erst recht in Großgruppen und Massen. Je größer die Gruppe, desto größer der Druck auf das Individuum, umso stärker regredieren die psychischen Funktionen des Individuums.

Beispielsweise verhalten sich Jugendliche bereits in Kleingruppen aggressiver, handeln in der Gruppe gefährlicher, als wenn sie als Einzelpersonen agieren. Die individuelle Verantwortung wird abgetreten, der Verstand und das Gewissen schalten sich weitgehend aus.

Man schaue sich die emotionalen Reaktionen von Erwachsenen an Massenveranstaltungen wie z. B. Fußballspielen an. Ein anderes Beispiel ist, wie Menschen in Großgruppen und Massen sich zu grausamen und unempathischen Gefühlen, Gedanken und Handlungen hinreißen lassen (Pogrome, Massenhysterien in totalitären Systemen). Die Politik und die Geschichte sind voll von diesen regressiven, die Wahrnehmung und das Denken einengenden Prozessen. Das größte und verheerendste Massenphänomen unserer Zeit war der Faschismus in Deutschland, in dem das «Volk der Dichter und Denker» zum Volk der Richter und Henker wurde.

6.1.6 Kommunikation in Klein- und Großgruppen

Für das Individuum sind die kommunikativen Bedingungen in einer Klein- oder Großgruppe wegen der regressiven Dynamik gänzlich andere als in der Zweierbeziehung oder in der Arbeitsgruppe (fünf Personen); die Dynamik einer Gruppe kann stimmungsmäßig vernünftige Sachinhalte zum Kippen bringen. Gewöhnliche Gruppenprozesse werden also durch emotionale Kommunikationsstile und Interaktionen beeinflusst – eine Erfahrung, die unserem Bedürfnis nach Rationalität widerspricht. Gruppen laufen Gefahr, von Führern und Rhetorikern manipuliert und instrumentalisiert zu werden.
Strukturell kann die «Kommunikation in Gruppen» von der «Kommunikation mit der Gruppe» unterschieden werden:

1. «In der Gruppe» findet ein Dialog oder vielleicht Trialog statt, wenn zwei oder drei Personen abwechselnd miteinander sprechen und andere Gruppenmitglieder zuhören oder sich dialogisch in das Gespräch einschalten. Das Sprechen in Gruppen erfordert von den Beteiligten eine große Disziplin und Rücksichtnahme auf die anderen Teilnehmer. Sehr schnell kommt der Punkt, wo mehrere Dialoge stattfinden und die Kommunikation in Paarbildungen oder Kleinstgruppen zerfällt. An dieser Stelle bestimmt die Gruppe einen Diskussionsleiter, der die Reihenfolge der Wortmeldungen regelt.
2. Mit einem Dialog «mit der Gruppe» ist die Situation gemeint, dass ein Redner zu einer ganzen Gruppe spricht. Die Gruppenmitglieder stehen untereinander nicht in Kontakt. Ein Vortrag oder eine Vorlesung ist ein solcher Fall.

Die Leitung von Sitzungen und Versammlungen erfordert eine fachliche und kommunikative Kompetenz mit entsprechender Einfühlung. Institutionen, Organisationen und Vereine haben für den Ablauf von Meinungsfindungs- und Entscheidungsprozessen eine Geschäftsordnung, in der das Setting formal geregelt ist. Eine

Versammlungs- und Diskussionsleitung (z. B. Mitgliederversammlung eines Vereins) muss mit dieser Geschäftsordnung vertraut sein und diese korrekt, ohne Eigeninteressen anwenden.

Critical Incident

Ohne Kenntnis und angemessene Berücksichtigung der malignen Effekte der Gruppendynamik ist eine Problem- und Konfliktlösung in Gruppen und Institutionen (z. B. Praxen, Krankenhäusern) nicht erfolgreich. Einer zielführenden und sachlichen Lösung von Problemen ist die Dynamik der Gruppe oft im Wege. Konfliktbesetzte Entscheidungen in hierarchisch geführten Gruppenprozessen können und müssen oft über machtlegitimierte Führungsentscheidungen von Vorgesetzten gefällt werden; sehr häufig lösen «von oben» getroffene Entscheidungen des Managements bei den betroffenen Mitarbeitern Ängste, Frustrationen und Widerstände aus, die die Zielerreichung beeinträchtigen können. Anhaltende Konflikte auf der Sachebene und erst recht auf der Ebene der zwischenmenschlichen Arbeitsbeziehungen bedürfen letztlich einer Problemlösung durch kompetente Organisationsberater, die von außen und möglichst unabhängig die latenten Konfliktherde identifizieren und mit den Beteiligten Lösungen erarbeiten. Ein anderer Ansatz ist die Beratung und das Training von Führungskräften durch einen *Coach* (engl., = «Trainer, Nachhilfelehrer») im sogenannten *Coaching*.

6.2 Gruppenarbeit mit der Moderationsmethode

Eine seit vielen Jahren praktizierte Methode, die Arbeit in einer Gruppe zu organisieren, stellt die Moderationsmethode dar. Sie ermöglicht, in einer Gruppe unter formaler Führung (Moderatoren) die Lösung eines Problems bzw. einer Aufgabe kreativ und effektiv herbeizuführen. Die Moderationsmethode ist eine geradezu demokratische Arbeitsform, in einer Gruppe einen Lernprozess oder eine Problemslösung zu ermöglichen und die Ressourcen der einzelnen Gruppenmitglieder zu entfalten. Moderatoren (lat.: *moderare* = «mäßigen»; engl.: *to moderate* = «eine Versammlung,

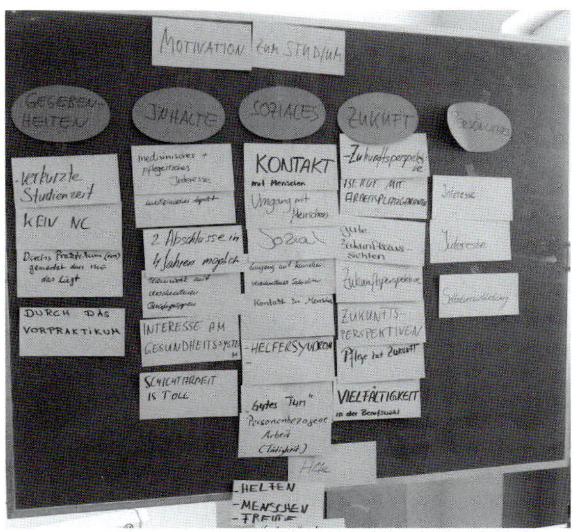

Abbildung 6-3: Arbeiten mit der Moderationsmethode. (Foto: Matthias Elzer)

ein Gespräch oder eine Diskussion leiten») sind Fachleute für die Methode, sie müssen nicht unbedingt Fachleute für das zu behandelnde Thema sein, manchmal ist das Fachwissen sogar im Wege, da der Moderator «inhaltlich mitmischen» möchte. Die Rolle des Moderators wird mit der der Hebamme bei der Geburt verglichen: Sie hilft nur der Mutter (Gruppe), das Kind (Lösung) zur Welt zu bringen.

Die Moderationsmethode hat auch ihre Grenzen durch den großen Aufwand an Zeit, Materialien zur Visualisierung (bunte Karten, Pin-, Plakatwände, vgl. **Abb. 6-3**), Wechsel von Groß- und Kleingruppenarbeit. Ferner eignet sie sich nicht, wenn das Ergebnis als Lernziel bereits feststeht, das die Gruppe in einem Lernprozess erreichen soll (z. B. Seminar zur Wissensvermittlung). Die Moderationsmethode ist ergebnisoffen, die Arbeit kann also auch scheitern.

6.3 Zusammenfassung

Zusammenfassung

Die Kommunikation verändert sich quantitativ und qualitativ, wenn sie in Klein- oder Großgruppen stattfindet. Während das Zweipersonen-Modell von Sender und Empfänger in seiner Wechselwirkung schon genug kompliziert und störanfällig ist, ist der Kommunikationsprozess in Gruppen noch ungleich störungsanfälliger. Dies hängt mit der intrapsychischen Veränderung des Individuums durch die Gesetzmäßigkeiten der Gruppe und mit der Gruppendynamik selbst zusammen. Individuum und Gruppe stehen in einem dynamischen, bipolaren Verhältnis; extreme Varianten (rigider Gruppendruck vs. Beziehungs- und Ziellosigkeit) gefährden das Individuum respektive die Gruppe. Es bilden sich Rollen aus, die die Gruppe dynamisieren.

Gruppenkommunikation bedarf daher gewisser Regeln und Strukturen sowie einer Führung z. B. durch einen Diskussionsleiter oder einen Moderator. Fehlt eine Führung, schafft sich die Gruppe selbst Regeln und benennt Führer, um arbeitsfähig zu werden. Unstrukturierte Gruppen durchlaufen mehrere Phasen, bis sie sich zu einer Arbeitsgruppe gefunden haben.

7 Interkulturelle Kommunikation

Matthias Elzer

«Wir alle sind Ausländer, fast überall.» Dieser bekannte Satz verdeutlicht, dass Ausländer nicht nur die anderen sind, sondern dass jeder selbst einer ist – bis auf einen Fall: im Heimatland. Am deutlichsten ist es zu spüren, wenn wir uns in einer fremden Umgebung nicht mehr zurechtfinden und nicht wie gewohnt kommunizieren können.

7.1 Das Fremde und die Kommunikation

Eine kommunikative Situation läuft immer vor einem gesellschaftlichen und kulturellen Hintergrund der beteiligten Personen ab. Hier sind grundsätzlich unterschiedliche Settings denkbar. Der einfachste Fall liegt dann vor, wenn beide Gesprächspartner den gleichen gesellschaftlichen und kulturellen Hintergrund haben. Ist das nicht der Fall, ergeben sich zwei entgegengesetzte Möglichkeiten:

1. Wir selbst sind Gast, Tourist, Berufstätiger, Migrant in einer fremden Kultur.
2. Ein Gast, Tourist, Berufstätiger, Migrant lebt in unserem Kulturkreis.

Für beide Fälle gilt, dass der «Fremde in der Fremde» die sprachlichen, sozialen, kulturellen, politischen, religiösen und historischen Eigenheiten eines Landes und seiner Bevölkerung kennen und respektieren sollte, auch wenn sie ungewohnt und schwer nachzuvollziehen sind. Besonders im internationalen Tourismus, wenn sich Europäer in fernen Ländern erholen und amüsieren wollen, treten die interkulturellen Konflikte zutage. Es prallen verschiedene Kulturen mit entgegengesetzten Ritualen, Kommunikations- und Interaktionsformen aufeinander, die wechselseitig einem «Kulturschock» gleichkommen. Die Begegnungen der Kulturen bleiben nicht ohne negative Auswirkungen. Gute Reiseführer führen daher den Touristen in die kulturellen Besonderheiten des Gastlandes ein, ebenso bereiten Firmen ihre Auslandsmitarbeiter darauf vor. Durch die breite Mobilität der Menschen, den wachsenden Tourismus und intensivierten Handel, die Globalisierung der Wirtschaft mit ihren Strukturfolgen und die elektronischen Formen des Informationsaustausches und der Kommunikation – das weltweite Informationssystem des Internets wird nicht umsonst mit www (World Wide Web) abgekürzt und überall verstanden – ist die Welt enger zusammengerückt und zugleich stärker in Bewegung gekommen.

Praxis-beispiel

Um Probleme der interkulturellen Kommunikation zu erfahren, müssen wir nicht in exotische Länder reisen. Bereits bei der verbalen Begrüßung wird dies deutlich. Wir Deutsche neigen dazu, die Begrüßung eines Engländers oder Amerikaners – «How are you?» – direkt zu beantworten. Eine Gesprächsführung erfolgt nach einem kulturell festgelegten Ritual, das wir als Fremder kennen sollten. Interkulturelle Unterschiede lassen sich gut beim gemeinschaftlichen Essen erfahren: So ist es zum Beispiel in China nicht üblich, ja sogar ekelerregend und beleidigend, sich bei Tisch die Nase zu putzen – ein Vorgang, der in Europa kein ernstes Problem darstellt. Zum Naseputzen gehen die Chinesen auf die Toilette. Dagegen war es in China bis vor kurzem noch gang und gäbe, auch bei Tisch die Nase hochzuziehen und den Husten- bzw. Nasenschleim in einen bereitstehenden Topf (Spucknapf) zu spucken – ein Verhalten, das in Europa die gleichen Reaktionen (Ekel) wie das Naseputzen bei Tisch in China auslösen würde.

Oder: In Thailand ist es verwerflich, beim Sitzen auf dem Boden die Beine zum Gesprächspartner auszustrecken, sie müssen nach hinten angewinkelt werden und weg vom Gesprächspartner zeigen.

Es ließen sich Hunderte interessanter Beispiele nennen, in denen wir in anderen Kulturen in Fettnäpfchen treten oder die Scham- und Ehrgefühle der Menschen dort verletzten.

Praxis-beispiel

Ein persönliches Beispiel für ein simples Missverständnis in der sprachlichen Kommunikation möchte der Autor (M. E.) noch erzählen:

Vor einigen Jahren begrüßte ich in Schanghai am Vorabend eines zehntägigen Weiterbildungsseminars zwei chinesische Arztkollegen. Dr. S. und Dr. Z. sind mir seit Jahren bekannt, da beide von meinen KollegInnen und mir ausgebildet wurden und inzwischen selbst kompetente Dozenten sind. Das Wiedersehen fand im Gästeappartement der Klinik bei chinesischem Bier und Brandy statt. Die Unterhaltung wurde in deutscher Sprache geführt, da beide gut Deutsch sprechen; wenn wir nicht weiterwussten, versuchten wir es auf Englisch; meine Chinesischkenntnisse bestehen nur aus wenigen Worten. Zu Dr. S., einem weltoffenen, extrovertierten, stattlichen Mann, habe ich eine längere Beziehung; wir duzen uns seit einem Deutschlandaufenthalt; unsere beiden Familien kennen sich von privaten Einladungen. Zu Dr. Z. bestand eine Arbeitsbeziehung, und wir verwendeten das formalere «Sie».

Im Laufe des Abends bot ich dem eher introvertierten Dr. Z. das Du an, da wir schon viele Jahre kollegial zusammenarbeiteten: «Wir sollten uns duzen», sagte ich zu Z., der nur ernst nickte und nichts dazu sagte. Die heitere Kommunikation war von da an einseitig verändert: S. und ich diskutierten angeregt weiter, Z. wirkte irritiert, verstummte, rauchte und hustete nervös. Mir fiel der Bruch in der Atmosphäre auf und ich fragte Z., ob mit ihm etwas nicht in Ordnung sei; er antwortete freundlich, aber nichtssagend. Darauf unterhielt sich S. mit seinem Kollegen auf Chinesisch, bis beide in einen heftigen Lachanfall ausbrachen und mir unter Tränen erklärten, Z. habe verstanden, ich hätte ihm vorgeschlagen, mit ihm «duschen» zu wollen; er hätte plötzlich die Welt nicht mehr verstanden, dass sein geschätzter Lehrer aus Germany ihn quasi homophil verführen wollte.

Dieses schöne Missverständnis wurde dann noch psychoanalytisch weiter ausdiskutiert. Jedes Wiedersehen oder E-Mail von Dr. Z. und mir begann von da an mit der Frage, ob der andere «schon geduscht» habe – in Abwandlung der traditionellen chinesischen Anrede, ob der andere «schon gegessen» habe.

Zum interkulturellen Verständnis dieses Beispiels ist zu ergänzen, dass Chinesen normalerweise ausländische Gäste nicht auf dem Hotelzimmer, sondern bei einem Essen im Restaurant oder in der Lobby des Hotels zu beruflichen oder privaten Gesprächen treffen. Ferner genießen in der Tradition des Philosophen Konfuzius Eltern, Lehrer, Professoren und andere Autoritäten eine hohe Wertschätzung und (unkritische) Idealisierung. Weiter ist anzumerken, dass das Thema Homosexualität in China, auch in der Weltmetropole Schanghai, immer noch tabuisiert wird.

Nicht auszudenken wären die Folgen, wenn ich die Irritation, die ich bei Dr. Z. ausgelöst hatte, nicht auf einer Metaebene angesprochen hätte.

Interkulturelle Kommunikation berührt sehr häufig Grenzen, Ordnungen und Rituale, die für die Menschen der jeweils anderen Kultur eine moralische und schambesetzte Bedeutung haben. Letztlich handelt es sich dabei um Gewohnheiten und Bräuche, die den emotionalen und körperlichen Umgang (Nähe-Distanz) untereinander betreffen und regeln. Dies ist bereits bei kurzen Aufenthalten in einer fremden Kultur erfahrbar.

7.2 Interkulturelle Kommunikation mit Migranten

Im Folgenden soll die Kommunikation mit Menschen anderer kultureller Herkunft (Migranten) im mitteleuropäischen Kulturraum behandelt werden.

7.2.1 Migration in Deutschland

Migration (lat.: *migratio* = «Auswanderung, Umzug»; *migrare* = «wandern; auswandern, ausziehen, übersiedeln») definiert der «Migrationsbericht 2004» der Bundesregierung auf Seite 4:

Definition

Migration

«Von Migration spricht man, wenn eine Person ihren Lebensmittelpunkt über eine sozialbedeutsame Entfernung verlegt, von internationaler Migration, wenn dies über Staatsgrenzen hinweg geschieht. Die internationale Migration von und nach Deutschland beinhaltet die Zu- und Fortzüge über die Grenzen des Landes (Außenwanderung). Wenn im Folgenden von Migration die Rede ist, bezieht sich dieser Terminus immer auf internationale Migration, schließt also die Binnenmigration innerhalb Deutschlands aus.» (Bundesministerium des Innern 2004: 4).

Zur Größenordnung der Migration sagt der Bericht: «Zwischen 1997 und 2002 wurden jährlich rund 850 000 Zuwanderungen nach Deutschland registriert. Im Jahr 2003 sank die Zahl der Zuzüge erstmals seit 1991 auf unter 800 000 und lag bei rund 769 000. Die Zahl der Fortzüge blieb in etwa konstant – sie schwankte zwischen 1997 und 2003 zwischen 600 000 und 750 000.» (Bundesministerium des Innern 2004: 4). Im Jahre 2007 wurden in Deutschland laut Statistischem Bundesamt 680 766 Zuzüge und 636 854 Fortzüge registriert (Statistisches Bundesamt 2009). Zu- und Fortzüge halten sich also fast die Waage. Rund 27 % der Familien in Deutschland hatten 2007 einen Migrationshintergrund. Von Migration wird gesprochen, wenn die Dauer mehr als ein Jahr beträgt und durch das Meldesystem erfasst werden kann.

Auf die vielfältigen Gründe für eine Migration (freiwillige: ökonomische Gründe; erzwungene: politische Lage, Kriege, Verfolgung) kann hier nicht weiter eingegangen werden. Für den einzelnen Menschen ist das Motiv, die Ursache und die Dauer seiner Migration von erheblicher Bedeutung. Es ist ein Unterschied, ob jemand als Manager, Fußballprofi, Altenpflegerin, Fabrikarbeiter, Spätaussiedler, Student, Asylsuchender, Staatenloser, Illegaler etc. hier lebt und ob er alleine oder mit Familie in einer für ihn fremden Kultur befristet oder für immer lebt und die Brücken zu seiner Kultur abgebrochen wurden.

Der Anteil der Migranten an der Gesamtbevölkerung ist nicht identisch mit dem der Ausländer, der – laut Migrationsbericht (Bundesministerium des Inneren 2004: 67) – Ende 2003 bei 8,9 % lag. So sind die Kinder der zweiten und dritten Migrantengeneration zwar Ausländer, aber keine Migranten mehr, da sie hier geboren und aufgewachsen sind. Umgekehrt ist nicht jeder Migrant zugleich Ausländer (z. B. deutschstämmige Aussiedler, Eingebürgerte).

7.2.2 Generationen, Assimilation und Integration

Bei der folgenden Erklärung beziehen wir uns sinngemäß auf David und Borde (2001: 61 ff.). Es werden bei zeitlich nicht begrenzter Migration drei Generationen unterschieden. Viele Migrantenfamilien weisen inzwischen mehrere Generationen auf:

1. Generation: Die Migranten sind als Zuwanderer meist mit einer abgeschlossenen Sozialisation (Erziehung, Ausbildung) nach Deutschland gekommen. Die Integration oder Anpassung an das Aufnahmeland ist oft nur im wirtschaftlichen und gesellschaftlichen Bereich erkennbar, das eigene kulturelle und ethnische Leben wird in der Familie, unter Landsleuten, in einem Stadtteil fortgesetzt.

2. Generation: Bei dieser ist die Sozialisation noch nicht abgeschlossen bzw. der zweite Teil erfolgte im Aufnahmeland. Diese Generation lebt quasi in zwei Kulturen, wodurch sich zahlreiche Konflikte zwischen der Kultur des Heimat- und des Aufnahmelandes ergeben hinsichtlich Werten, Religion, familiärer Verpflichtung, individuellen Lebenszielen.

3. Generation: Sie gibt die Kultur ihres Herkunftslandes und ihrer Eltern auf, ist mit der Kultur des Aufnahmelandes größtenteils identifiziert bzw. daran assimiliert. Die Weitergabe von kulturellen Werten und Einstellungen der Herkunftskultur ist aber über die Generationen auch in der dritten und den nachfolgenden Generationen intrapsychisch noch über die Generationen hinweg wirksam.

Sehr häufig kommen die Migranten aus patriarchalischen Traditionen, in denen eine emanzipierte Entwicklung der Kinder und besonders der weiblichen Familienmitglieder, wie sie in unserem Kulturkreis selbstverständlich ist, erschwert oder unterdrückt wird; z. B.: Frauen dürfen nur in Begleitung ihrer Ehemänner/Väter/Brüder die Wohnung verlassen. Sie werden von den Familienoberhäuptern daran gehindert, die Landessprache zu lernen, Mädchen dürfen sich im Schulunterricht nicht an allen Disziplinen (Sport) beteiligen; männliche Familienmitglieder verteidigen bzw. rächen die so genannte Familienehre, manchmal sogar durch Mord, meist an weiblichen Mitgliedern der eigenen Familie.

Es werden unterschiedliche Termini verwendet, wenn es um Migration geht, wie: Akkomodation, Akkulturation, Assimilation und Integration oder Segregation; in der politischen Diskussion tauchen auch Schlagworte wie «Parallelgesellschaft», «Subkultur» und «Ghetto» auf. Sie beschreiben alle die verschiedenen Stufen und Grade zwischen genuiner Aufrechterhaltung der Herkunftskultur einerseits und deren völliger Aufgabe mit Übernahme der Kultur des Aufnahmelandes andererseits.

Die Frage, wie und bis zu welchem Grad Zuwanderer in die Kultur des Aufnahmelandes integriert werden können und sollen und mit welchen – positiven und negativen – Folgen, stellt eine der größten Herausforderungen für die Gesellschaften der Aufnahmeländer dar. Einerseits bergen schlecht oder gar nicht integrierte Ausländergemeinschaften sozialen Sprengstoff; ein gewisser Grad an Integration der Migranten in die Gesellschaft ist notwendig. Andererseits kann das Ziel nicht in einer völligen Assimilation und Integration der Menschen unter Verleugnung ihrer kulturellen Herkunft und Wurzeln bestehen.

Wir sollten uns fragen, ob wir uns als Deutsche in Afrika oder in Asien völlig in die gesellschaftlichen, kulturellen, ethisch-moralischen und religiösen Wertesysteme integrieren ließen? Sehr wahrscheinlich nicht.

Die Aufnahmegesellschaften werden durch die Migration peripher beeinflusst; das Fremde ist unheimlich, es macht Angst. Es entstehen soziale Konflikte, die gelöst werden müssen. Durch Migration und den Kontakt mit anderen Kulturen finden sich aber auch vielfältige kulturelle Bereicherungen, die das Aufnahmeland beleben, ohne dass ein Identitätsverlust droht. In den Jahren nach dem Zweiten Weltkrieg hat Deutschland alleine durch die kulinarische Seite der Migration z. B. der italienischen, spanischen, griechischen, türkischen, asiatischen Küche eine große Bereicherung erfahren.

7.2.3 Gesundheitsrisiken und spezifische Barrieren

Bei den Migranten und Ausländern handelt es sich um eine sehr heterogene Bevölkerungsgruppe. Razum et al. (2004: A2885) weisen darauf hin, dass Migranten bis auf spezifische Krankheiten (Infektionskrankheiten) und erhöhte Müttersterblichkeit nicht kränker seien als die deutsche Bevölkerung.

Der Zugang der Migranten zur Gesundheitsversorgung ist vermutlich abhängig vom Grad ihrer Assimilation und Integration. Es können sich Gesundheitsrisiken durch spezifische Barrieren ergeben. Razum et al. (2004) zählen hierzu drei Ursachenkomplexe auf:

1. Kommunikationsprobleme
2. differenzierte Krankheitskonzepte
3. mit der Migration gemachte Erfahrungen.

Wir möchten eine weitere Barriere hinzufügen:

4. der Umgang mit dem Körper, besonders dem nackten Körper in der ärztlichen Untersuchung, der Pflege und der physiotherapeutischen Behandlung.

Darauf sowie auf die beiden erstgenannten Komplexe wollen wir hier näher eingehen.

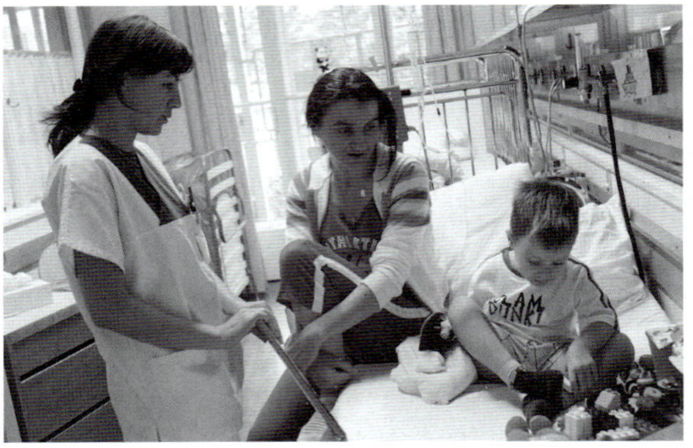

Abbildung 7-1: Migranten im Krankenhaus. (Aus: Domenig, D. (2007). Transkulturelle Kompetenz. Bern: Verlag Hans Huber. Foto: Nathalie Flubacher)

Verknüpfung Theorie/ Praxis

1. Kommunikationsprobleme:

«Manche Migranten haben unzureichende Deutschkenntnisse oder verfügen über einen lückenhaften Wortschatz für die komplexen Entitäten Körper, Gesundheit, Befinden und Sexualität. [...] Zudem fehlen in den Gesundheitseinrichtungen Hinweise auf angebotene Leistungen in den Sprachen der Migranten, auch visuelle Kommunikationshilfen sind äußerst selten. Nur vereinzelt werden Dolmetscherdienste für den Gesundheitsbereich angeboten.» (Razum et al. 2004: A2886). Neben den geringen Deutschkenntnissen spielt der Analphabetismus eine nicht zu unterschätzende Rolle.

Durch die starken Familienbindungen der Migranten haben es Pflegende, Ärzte und Physiotherapeuten häufig nicht nur mit dem eigentlichen Patienten, sondern mit begleitenden Familienangehörigen, die als Dolmetscher fungieren, zu tun. Dies ist eine große Hilfe bei der Verständigung. Dabei zeigt sich aber auch, dass das Familienmitglied eine Filter- und Kontrollfunktion in der Kommunikation ausübt. Im Herkunftsland wird die Grundpflege eines stationär Kranken nicht von Pflegenden, sondern von Familienangehörigen durchgeführt, was Migranten im Aufnahmeland fortzusetzen wünschen; dies kann einerseits eine Entlastung, andererseits eine Konfliktquelle (z. B. Misstrauen, fordernde Haltung) sein. Gleiches gilt für die Ernährung in Krankenhaus, die meist nicht den Gewohnheiten des Patienten entspricht. Dauerbesuchende Familienangehörige werden zu mitpflegenden Angehörigen, ein Setting, das aus der ambulanten und Kinderkrankenpflege (Rooming-in) bekannt ist.

Was bei organisch fassbaren und diagnostisch messbaren Krankheiten von Migranten eher lösbar scheint, stellt bei psychischen Störungen oft ein unüberwindbares Kommunikationsproblem dar, da der psychisch oder psychosomatisch Kranke seine Beschwerden und die dahinterstehende Dynamik verbal selbst ausdrücken sollte. Die Anwesenheit eines Dritten (Dolmetscher, Familienangehöriger) erschwert die Diagnostik und Therapie. Das Frankfurter Psychoanalytische Institut (FPI) bietet daher in seiner Internationalen Ambulanz psychodiagnostische Interviews durch Psychoanalytiker in über zehn Sprachen an. Dies ist ein Fortschritt.

Die Kommunikation in der Hochsprache eines Landes kann aber das Problem der regionalen Sprachen und Dialekte nicht lösen.

Durch diese sprachlichen Barrieren ist die Bindung eines Migranten an einen Hausarzt, der auch sein familiäres Umfeld kennt, deutlich geringer als in der deutschen Bevölkerung. Die Folge sind die Inanspruchnahme von anonymen Notfalldiensten und das «Doktor-Hopping».

2. Krankheitsverständnis:

Neben den Sprachbarrieren stellt ein kulturell bedingt anderes Krankheits- und Gesundheitsverständnis gegenüber dem in Deutschland bestehenden eine inhaltliche Barriere dar. Viele Krankheitsbilder werden vom Patienten anders erlebt und ausgedrückt; psychosoziale Konflikte werden stärker durch körperliche Beschwerden, meist Schmerzsyndrome, ausgedrückt als bei der deutschen Bevölkerung; seelische Störungen werden somatisiert. Wegen des anderen Ursachenverständnisses von Krankheiten ist die Mitarbeit in der Therapie (Compliance) erschwert, wenn z. B. eine Infektion gut mit Antibiotika behandelbar ist, sie aber durch magisches Denken auf Kräfte einer feindselig gesinnten Person («böser Blick», Hexerei, Vergiftung) zurückgeführt wird. Häufig werden von Migranten parallel neben der «westlichen Medizin» aus dem Herkunftsland stammende Therapieansätze, die wir als Okkultismus (Lehre und Praktiken von übersinnlichen Kräften) und Schamanismus (Religionsformen von Naturvölkern) bezeichnen, angewendet, besonders dann, wenn die westliche Medizin keine ausreichenden Erfolge zeigt.

Die Gesundheits- und Krankheitskonzepte der beiden Kulturen passen oft nicht zusammen, selten ergänzen sie sich. Operative Eingriffe (früher Magenresektion, HNO-Operationen, Bandscheiben-Operationen etc.) wurden und werden vermutlich bei Migranten schneller und häufiger durchgeführt als bei der Bevölkerung des Aufnahmelandes und kommen dem Krankheitskonzept des Migranten tragischerweise auch noch entgegen (das Böse herausschneiden).

3. Beziehung zum Körper:
Medizinische Therapien sind meist Behandlungen am Körper des Patienten. Verschiedene Kulturen haben unterschiedliche Regeln im Umgang mit dem Körper und speziell mit dem nackten Körper. Es geht meist um enge Grenzen des Schamgefühls oder um religiös determinierte Verbote. Der weibliche Körper steht dabei in der Regel im Mittelpunkt. In streng islamischen Kulturen ist der Körper der Frau in der Öffentlichkeit teilweise oder auch ganz zu verhüllen (Burka). Der weibliche Körper und die damit verbundene sexuelle Ausstrahlung (Körperformen, Haut, Haare) stellt offenbar eine massive Gefahr für das Normensystem dar. Auch in der intimen medizinischen Untersuchungs- und Behandlungssituation bestehen diese Normen fort – wenn auch weniger streng gehandhabt. Der Therapeut ist ein Fremder, der weder mit dem Blick noch mit der Hand den unbedeckten Körper der Frau berühren darf. Häufig kommen daher Frauen in Begleitung von Familienangehörigen zur Untersuchung und Behandlung, um die unbewussten Phantasien (Therapeut, Patient) und Regeln zu kontrollieren. Gerade in der Physiotherapie ergeben sich dadurch Barrieren und Einschränkungen einer fachgerechten Behandlung und erst recht für ein Gespräch über konflikthafte Themen. Thailändische Physiotherapeuten mit einem westlichen Bachelor- und Masterabschluss massieren ihre Patienten z. B. mit einem Holzstäbchen, wobei der Körper des Patienten bekleidet bleibt.

Prinzipiell sollte der Therapeut daher gleichgeschlechtlich sein. In der physiotherapeutischen Behandlung mit Patienten aus entsprechenden Kulturen sollte dieses am Anfang der Behandlung verbal kommuniziert werden.

Die oben genannten Barrieren erschweren nicht nur die kurative Medizin (Behandlung, Pflege im Krankheitsfall), sondern auch die Prävention und gesundheitliche Aufklärung.

7.2.4 Interkulturelle Kompetenz in der Physiotherapie

Forschungsergebnisse

Die gesundheitliche Versorgung von Migranten und Ausländern bedeutet für ein Einwanderungsland und eine – insbesondere in Ballungszentren und Großstädten wie beispielsweise Berlin – multikulturelle Gesellschaft eine starke Herausforderung. Die Gesundheitsinstitutionen und ihre Mitarbeiter müssen ihre Patienten dort abholen, wo sie sind. Es kann nicht gelingen, den Migranten in die bei uns übliche Patientenrolle zu pressen. Institutionen des Gesundheitswesens, die Gesundheitsberufe selbst und die einzelnen Berufstätigen sollten über eine «interkulturelle Kompetenz» verfügen. Es handelt sich im Wesentlichen um soziale und kommunikative Kompetenzen von Gesundheitsfachkräften (Medizin, Pflege, Physiotherapie, Geburtshilfe etc.). Diese Personen sollten über folgende Kompetenzen verfügen (nach Scheitza 1996, zitiert aus Habermann 2003: 12):

1. Einstellungs- und Persönlichkeitsmerkmale
   - Motivation und Interesse an interkulturellem Kontakt
   - Respekt gegenüber Sitten und Gebräuchen anderer Menschen
   - Unvoreingenommenheit, Verzicht auf negative Bewertungen
   - Höflichkeit, Freundlichkeit, Diplomatie
   - Geduld und Toleranz
   - Ambiguitätstolerenz (Aushalten von Mehrdeutigkeiten)
2. Wissen und Kenntnisse
   - allgemeines Wissen und Bewusstheit über Kulturunterschiede
   - Kenntnisse über spezifische Kulturen
   - Sprachkenntnisse
3. Fähigkeiten
   - Kommunikationsfähigkeiten
   - ruhiges und kontrolliertes Verhalten bei Schwierigkeiten
   - Fähigkeiten zur Lösung von Konflikten
   - reflektierter Umgang mit Stereotypen

Diese interkulturellen Kompetenzen sind in Weiterbildungsprogrammen erlernbar. Es wäre jedoch wünschenswert, das Thema interkulturelle Kompetenzen bereits in die Ausbildungen und Studiengänge der Gesundheitsberufe aufzunehmen, um eine kulturelle Sensibilität zu wecken und nicht erst in der beruflichen Praxis damit konfrontiert und letztlich überfordert zu werden. Kritiker an dem Konzept «interkulturelle Kompetenz» fragen sich, ob es zum Professionsverständnis der Gesundheitsberufe sich nicht von selbst verstehe, über solche Kompetenzen zu verfügen (Habermann 2003).

7.3 Zusammenfassung

Zusammenfassung

Kommunikation kann nicht losgelöst von der sozialen Situation und den gesellschaftlichen Bedingungen betrachtet und angewendet werden.

Am Thema der interkulturellen Kommunikation wurde aufgezeigt, dass die Kommunikation zwischen Gesprächspartnern aus unterschiedlichen gesellschaftlichen und kulturellen Welten eine komplexe Herausforderung darstellt, da sich beide – alleine schon aufgrund der Sprachbarrieren, der unterschiedlichen Sozialisation und Wertevorstellungen – um eine gemeinsame Verständigung und ein gegenseitiges Verstehen bemühen müssen.

Der Schriftsteller Max Frisch formulierte in einer Diskussion über die Arbeitsimmigranten der Schweiz den berühmt gewordenen Satz: *«Wir riefen Arbeitskräfte und es kamen Menschen.»* Ähnlich ist es im medizinisch-therapeutischen Umgang mit Patienten aus anderen Kulturen; eine ausschließliche Krankheitsorientierung wird sehr schnell scheitern; eine Personenorientierung, die den kulturellen Hintergrund des Patienten berücksichtigt, ist für eine kompetente Behandlung notwendig (vgl. hierzu Kap. 8.3). Der Kontakt mit Patienten aus fremden Kulturen erfordert erweiterte kommunikative Kompetenzen, eine interkulturelle Kompetenz.

8 Setting und professionelle therapeutische Beziehung

Matthias Elzer

Professionelle Kommunikation unterscheidet sich deutlich von nichtprofessioneller und semiprofessioneller Kommunikation (vgl. Kompetenzniveaus in Kap. 3.3.4). Professionell bedeutet, dass eine Person in ihrer beruflichen Rolle ein spezifisches theoretisches Fachwissen für ihre Adressaten erfolgreich anwenden kann. Professionalität setzt sich aus Wissen und Können zusammen.

Mindestens zwei Menschen mit einem definierten Ziel (Behandlungsvertrag) treten in verschiedenen Rollen in Beziehung. Die Rollen (Patient, Therapeut) sind gesellschaftlich durch Sozialisationsprozesse und auch durch das Rechtssystem definiert. Zwischen den Kulturen gibt es ein unterschiedliches Rollenverständnis (vgl. Kap. 7). Die professionelle Kommunikation erfolgt unter Rahmenbedingungen, die «Setting» genannt werden.

8.1 Definition: Setting

Mit dem Begriff «Setting» (engl.: *setting* = «Lage, Umgebung, Rahmen, Schauplatz») werden die Rahmenbedingungen einer sozialen Situation bezeichnet.

Allgemein gestalten die Teilnehmer einer Gesprächssituation ihr Setting nach unausgesprochenen Regeln und Ritualen, die ihrer Beziehung entsprechen. Freunde sprechen miteinander anders als Geschäftspartner oder Patient und Therapeut.

Definition

Setting

Das Setting ist bestimmt durch den Zweck, die soziale Situation, die äußeren, materiellen Rahmenbedingungen und die expliziten und impliziten Vereinbarungen der Beteiligten (Behandlungsvertrag, Auftrag, Regeln). Es schafft den Raum und den Rahmen für die helfende Beziehung; es gibt Sicherheit durch Regeln. Je nach Situation gehören zum Setting kommunikative (verbale, nonverbale) Interaktionen und Handlungen. Das Setting beeinflusst unmittelbar die Entfaltungsmöglichkeiten und die Grenzen der Gesprächssituation und damit auch deren Qualität.

In einer therapeutischen Gesprächssituation ist der professionelle Gesprächspartner für die Einhaltung des Settings verantwortlich; das Gespräch steht und fällt mit der Einführung und Aufrechterhaltung des professionellen Settings. Dabei ist die Beziehung eine asymmetrische, da Patient und Therapeut unterschiedliche Rollen innehaben.

Das Setting in der Psychotherapie

Ursprünglich kommt der Begriff «Setting» aus der analytischen Psychotherapie. Durch das Setting werden die äußeren Bedingungen, in der die Therapie abläuft, festgelegt: Dauer der Sitzung (50 min), Frequenz (ein- bis viermal pro Woche), Bezahlung, Ausfall von Stunden, Ferienregelung, räumliche Bedingungen (Anordnung der Sessel [face-to-face] oder Sessel-Couch bei der Analyse), störungsfreie Atmosphäre (keine Störung durch Dritte, Telefon, Computer etc.) und ähnliches mehr. Der Therapeut sorgt für die Rahmenbedingungen, damit der Patient in Ruhe an seiner inneren Welt arbeiten kann.

Beim Malen entspräche das Setting den Bedingungen und Materialien (eine stabile, gut vorbereitete, auf einen Holzrahmen gespannte Leinwand, Pinsel, Farben, Lichtverhältnisse etc.), damit der Künstler seine Ideen ausdrücken kann.

Es ist nachvollziehbar, dass das Setting eine Grundbedingung darstellt, ohne die eine professionelle Therapie oder ein professionelles Gespräch nicht ablaufen kann. Verstöße gegen das Setting behindern oder beschädigen die Therapie und letztlich die beteiligten Personen (Patient und Therapeut).

Setting als Regeln im Sport

Ein anderes Beispiel, das Setting zu verdeutlichen, wäre der Sport: Zum Setting gehören neben dem geeigneten und definierten Spielfeld die festgelegten und akzeptierten Spielregeln und die Person, die auf die Einhaltung der Regeln achtet: der Schiedsrichter. Selten kann bei einem sportlichen Wettbewerb auf die Rolle des Schiedsrichters verzichtet werden. Er verkörpert die Regeln, quasi das Gesetz. So würde das «Setting Fußballspiel» verletzt werden, wenn der Schiedsrichter grob gegen die Regeln pfeift oder ein Spieler sich den Ball schnappen, ihn unter das Trikot stecken und wie beim Rugby ins Tor laufen würde, ohne dass dies Konsequenzen hätte.

8.2 Wesen und Ethik der therapeutischen Beziehung

Die Begriffe «therapeutisch» und «Therapie» kommen aus dem Griechischen: *therapeía* bedeutete «das Dienen, der Dienst; die Pflege»; erst im 18. Jh. wurde die Bezeichnung als medizinischer Fachausdruck mit der Bedeutung «Kranken-, Heilbehandlung» aus dem Griechischen entlehnt. Der *therápōn* ist eigentlich der «Diener», auch «Gefährte», und «therapieren» hieß ursprünglich «dienen». (Duden 2001a).

Therapieren bedeutet also: jemandem dienen, jemanden begleiten, behandeln. Der idealistische Anspruch helfender Berufe, wie er in der selbstlosen christlichen Nächstenliebe (Caritas), als Dienst an den Schwachen und Bedürftigen einer Gesellschaft (Communitas) oder im Humanismus zum Ausdruck kommt, spiegelt sich im Bedeutungswandel des Wortes wider. Helfende Berufe sind heute aber eher bezahlte Dienstleistungen.

Für die Physiotherapie hieße das, der Therapeut wendet sein Fachwissen beim Patienten mit dem Ziel an, ihm bei der Heilung, Linderung oder Vermeidung gesundheitlicher Beeinträchtigungen mit der ihm zur Verfügung stehenden Kompetenz zu helfen.

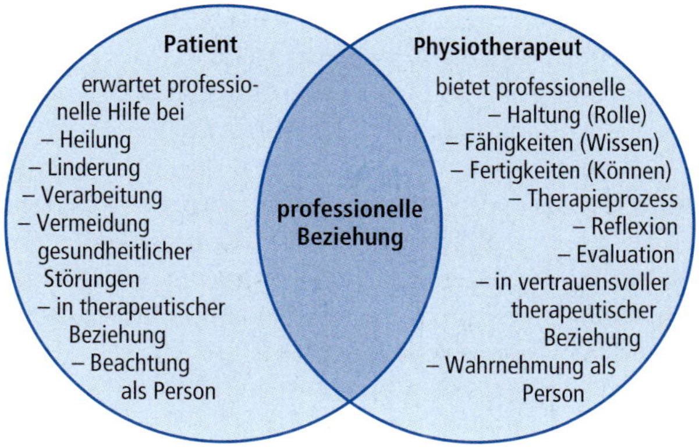

Abbildung 8-1: Die therapeutische Beziehung.

Physiotherapeuten und Patienten treten miteinander im Rahmen eines gesellschaftlich vereinbarten Vertrages in Beziehung; aufgrund seiner Krankheit und/oder Behinderung fordert der Patient Leistungen an. Seltener kommt diese Beziehung ohne das Vorliegen einer Krankheit und Behinderung aus Gründen der Beratung und Prävention zustande. Der Patient erwartet professionelle Hilfe bei der Heilung oder Linderung der Beschwerden, bei der Verarbeitung der Krankheit (Coping) und zur Vermeidung einer Erkrankung bzw. Verschlechterung (Prävention). Der Therapeut bietet in seiner Berufsrolle seine Fähigkeiten (Fachwissen) und Fertigkeiten (therapeutisches Handeln) an. Sein Handeln ist geplant (wissenschaftliche oder empirische Begründung) und sollte reflektiert sein.

Beide, Patient und Therapeut, treten in eine professionelle Beziehung zueinander, kommunizieren und interagieren miteinander. Es handelt sich um eine helfende Beziehung: **Abbildung 8-1** stellt diese Beziehung grafisch dar.

Für diese beruflich definierte Hilfe erhält die Therapeutin eine materielle Gegenleistung (Geld, Lohn) und gegebenenfalls eine ideelle (Anerkennung, Dankbarkeit) durch den Patienten. «Professionell» weist darauf hin, dass die Therapeutin eine anerkannte Fachkompetenz erworben hat und diese als Beruf in einer gesellschaftlich definierten Rolle (Gesundheitsberuf) ausüben darf.

Dies bedeutet zugleich, dass es keine unprofessionellen, dem Patienten unbekannten z. B. privaten Motive des Therapeuten geben darf. Unprofessionell wäre es, dem Patienten primär aus finanziellen (z. B. Bereicherung) oder narzisstischen (z. B. Bewunderung durch den Patienten und Aufwertung der helfenden Person) oder idealistischen Motiven (z. B. sein Seelenheil zu retten etc.) diese Hilfe anzubieten.

8.2.1 Vertraulichkeit und Datenschutz

Ein wesentlicher Aspekt bei Gesprächen im Gesundheitsbereich ist die Vertraulichkeit. Bestimmte Professionen wie Ärzte, Psychologen, Rechtsanwälte, Steuerberater, Journalisten, Geistliche genießen Rechte und Pflichten (Arztgeheimnis, Mandantenschutz, Zeugnisverweigerungsrecht, Beichtgeheimnis) zum Schutze ihrer Patienten, Mandanten und Klienten. Es geht häufig um sensible, intime Daten. Generell sollte ein Patientengespräch unter Ausschluss eines Dritten (Mitpatienten, Angehörige) und störungsfrei (Telefon) ablaufen. Gebote der Vertraulichkeit, des Datenschutzes und der Ethik sind zu wahren. Ferner sollte das Gespräch möglichst «auf gleicher Augenhöhe», d.h. mit einem partnerschaftlichen Selbstverständnis und nicht in einer inferioren Position für den Patienten ablaufen.

Abweichungen von diesem Setting sind nur in Notfallsituationen gerechtfertigt. Es muss dabei nicht nur die Privatsphäre des Patienten gewahrt, sondern auch eine Beunruhigung oder Traumatisierung anderer Menschen (Mitpatienten, Kinder, Unbeteiligte) vermieden werden, wenn das Gespräch bzw. die Untersuchung nicht unter vier Augen stattfinden kann.

Critical Incident

Selten kann auf Station von ärztlicher Seite ein Gespräch unter vier Augen geführt werden – ein unhaltbarer Zustand! Die Institution Krankenhaus verhindert eine vertrauliche Gesprächssituation und damit eine tiefergehende, die gesamte Person umfassende Kommunikation mit dem Patienten nach einem bio-psychosozialen Krankheitsverständnis. Solche Gesprächsituationen stellen eine «institutionelle Abwehr» gegen eine vertrauliche Arzt-Patient-Beziehung dar. Auch in der Physiotherapie verstoßen die räumlichen Verhältnisse in Kliniken und Praxen gegen dieses Gebot der Vertraulichkeit, wenn andere Patienten Ohrenzeugen der Unterhaltung sind.

Wir sollten uns selbst fragen, ob wir als Patient unser Leiden und unsere Ängste vor Dritten in einer ungeschützten Gesprächssituation ausbreiten möchten? Wer möchte auf dem Stationsflur, zwischen Tür und Angel, vor Mitpatienten Fragen hinsichtlich seines weiteren Schicksals stellen und abgefertigt werden?

Auf jedem Postamt oder bei jeder Passkontrolle wird inzwischen auf eine gewisse vertrauliche Sphäre geachtet (gelbe Linie und Abstand zu Dritten). In Krankenhäusern hat sich dieses Bewusstsein noch nicht durchgesetzt, es sei denn bei Patienten, die sich diese Exklusivität der Privatsphäre als Privatpatienten erkaufen können.

8.3 Patientenorientierung versus Krankheitsorientierung

In der Medizin westlicher Industriegesellschaften und unabhängig von der Art des Gesundheitssystems dominiert ein krankheitsorientierter, auf naturwissenschaftliche Kausalzusammenhänge (Anatomie, Biochemie, Physik, Mikrobiologie etc.) reduzierter Krankheitsbegriff. Psychosoziale Anteile des Krankheitsbegriffs bestehen darin zumindest theoretisch, sind aber eher nachgeordnet. Auch die Physiotherapie ist durch die naturwissenschaftlich orientierte Medizin stark geprägt; in den letzten Jahren rücken die psychosozialen Aspekte und damit ein patientenorientierteres Verständnis stärker ins Bewusstsein.

Es dominiert in der Medizin und auch in der Physiotherapie der modernen Industrieländer ein «biomechanisches Konzept» des menschlichen Körpers nach einem «Maschinenmodell», das sich aus der Industriekultur der zweiten Hälfte des 19. Jahrhunderts ableiten lasse (von Uexküll/Wesiack 1996: 20). Krankheit werde als eine Art «Betriebsschaden» im menschlichen Körper verstanden, Medizin und auch die Physiotherapie reduziere sich auf einen «Reparaturvorgang» physikalischer oder biochemischer Organstörungen. **Abbildung 8-2** zeigt eine Gegenüberstellung von Krankheitsorientierung und Patientenorientierung.

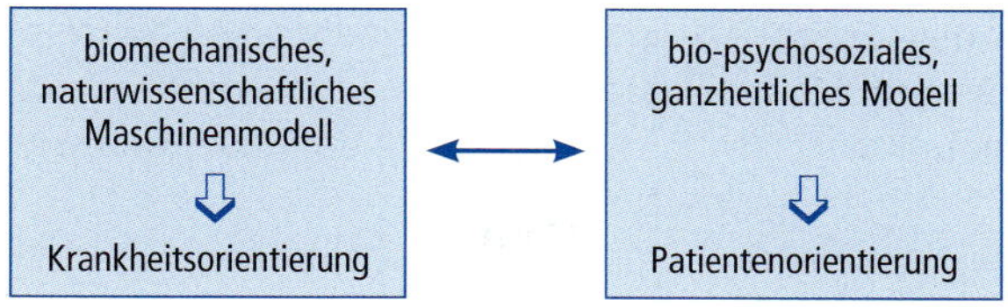

Abbildung 8-2: Krankheitsorientierung versus Patientenorientierung.

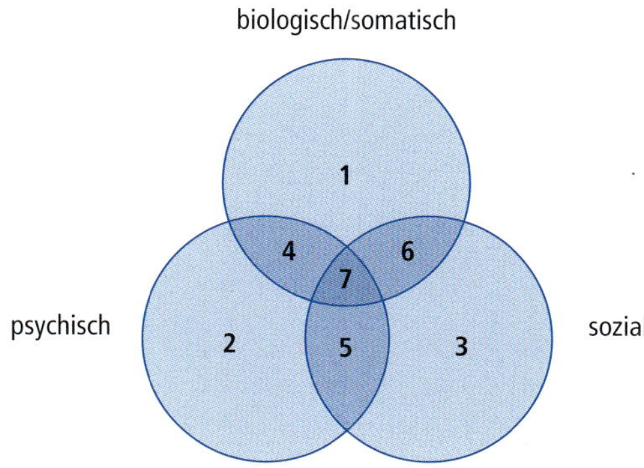

Abbildung 8-3: Das ganzheitliche bio-psychosoziale Krankheitsmodell. Das Schnittmengenmodell zeigt die sieben Möglichkeiten der unterschiedlichen Gewichtung körperlicher, seelischer und sozialer Anteile beim Krankheitsgeschehen.

Zugespitzt formuliert: Es werde die Krankheit und nicht der erkrankte Mensch behandelt. Die Reduzierung des Patienten auf seine Krankheit und Diagnose kommt in der beruflichen Alltagssprache zum Ausdruck, wenn vom «Bandscheiben-Vorfall im Zimmer 4» die Rede ist, statt von «Herrn Krause, der an einem Bandscheibenvorfall erkrankt ist».

Der ganzheitliche, bio-psychosoziale, patientenorientierte Krankheitsbegriff ist der Anspruch, einen an einer Erkrankung leidenden Menschen in seiner körperlichen, psychischen und sozialen Komplexität insbesondere seiner Krankengeschichte und Lebensgeschichte zu sehen und zu verstehen. **Abbildung 8-3** veranschaulicht das ganzheitliche, bio-psychosoziale Modell. Dieses Schnittmengenmodell erlaubt es, die Erkrankung des Patienten in unterschiedlicher Gewichtung (1–7) zu verstehen.

8.4 Die Bedeutung der personalen Beziehung in der Therapie

Für den therapeutischen Umgang ergibt sich, dass die Behandlung des Patienten von einem Therapeuten oder einer Therapeutin von Anfang bis zum Ende in personaler Kontinuität durchgeführt werden sollte. Es handelt sich um einen vom Therapeuten begleiteten Prozess. Die professionelle Beziehung ist besonders in der Krankenbehandlung notwendig, einerseits für das Vertrauensverhältnis des Patienten, andererseits für das professionelle Handeln des Therapeuten selbst. Die Historie (Anamnese) des Patienten, der Erkrankung und des Therapieprozesses ist in der personalen Beziehung zwischen Therapeut und Patient aufgehoben und gegenwärtig. Patienten wünschen, dass der Therapeut über sie fachlich Bescheid weiß, und sie bringen Vertrauen einer konkreten Person und nicht nur einer anonymen Einrichtung entgegen.

Die Krankenbehandlung ist eine besondere Dienstleistung am Menschen. Patienten sind durch ihre Erkrankung mehr oder minder in einer besonderen Situation, die sich durch Abhängigkeit und regressive Phänomene auszeichnet. Es werden bewusste und unbewusste Erwartungen an den Therapeuten gerichtet, es entstehen Übertragungsbeziehungen (vgl. Kap. 5.1.3).

8.4.1 Die körpernahe Beziehung in der Physiotherapie

Wie andernorts ausgeführt zeichnet sich die Behandlung in der Physiotherapie durch Kontakt und Interaktion in der Intimdistanz des Patienten aus (vgl. Kap. 3.1.6). Physiotherapeuten haben einen intensiveren Körperkontakt zu ihren Patienten als z. B. Ärzte und Pflegende.

Durch die Berührung der Haut als Sinnesorgan mit der Hand, durch das Tasten der Muskulatur, das Festhalten und Führen tritt der Physiotherapeut in eine intensive Beziehung zum Patienten. Die Rolle des Hautkontaktes ist in der physiotherapeutischen Forschung wenig behandelt worden. Bekannt ist, welche neurophysiologischen und endokrinologischen Effekte Massagetechniken bewirken: Freisetzung von Entzündungsmediatoren, Stimulation von Endorphinen und Serotonin, Reduzierung von Stresshormonen, Hemmung von Schmerzreizen etc. (vgl. Kap. 3.1.6). Diese physiologischen Vorgänge sind eng mit psychischen z. B. Gefühlen verbunden.

Der therapeutische Körperkontakt über die Hände oder der großflächigere Einsatz z. B. bei der Manuellen Therapie stellt eine Beziehung mit bewussten und unbewussten Erwartungen des Patienten an den Therapeuten her. Im Gegensatz zur Pflege stehen diese Körpererfahrungen bewusst oder unbewusst nicht nur mit frühesten Kindheitserfahrungen, sondern auch mit späteren Körpererfahrungen aus dem Erwachsenenalter (z. B. sinnliche, erotische Berührung) in Verbindung. Diese sinnlich erlebte körperliche Zuwendung kann gelegentlich zu Konflikten in der Therapie führen, da unbewusste Wünsche, Phantasien und dadurch ausgelöste Ängste und Scham das fachgerechte therapeutische Handeln belasten. Auch hier hilft nur die Metakommunikation, das Thematisieren z. B. der verführerisch erlebten körperlichen Nähe. Zum Umgang mit Konflikten sei auf das Kapitel 13.7 verwiesen.

8.4.2 Der Therapeut als Teil eines «ideellen Gesamttherapeuten»

Die Beziehung zwischen Patient und Physiotherapeut findet in einer exklusiven Zweierbeziehung statt (ausgenommen Gruppenbehandlung). Diese therapeutische Beziehung ist aber nur eine unter mehreren anderen (Hausarzt, Fachärzte, ggf. andere Gesundheitsberufe); der Therapeut ist nur ein Teil eines «ideellen Gesamttherapeuten». Es ist sinnvoll, sich das individuelle therapeutische Netz des Patienten, insbesondere bei schwer- und mehrfach Erkrankten und Behinderten, bewusst zu machen; es besteht aus mehreren Settings.

Alle beteiligten Ärzte, Therapeuten, Pflegende und soziale Betreuer müssen bei Bedarf miteinander kommunizieren, dabei kommt dem Hausarzt eine zentrale Rolle als Koordinator zu.

Es sei an dieser Stelle nur angemerkt, dass auch hier zu viele Therapeuten die Therapie verderben können und besondere Patienten viele Gesundheitsleistungen – aber nicht die fachlich angemessenen – erhalten.

Ein besonderer Fall sind die Patienten, die ihre psychosozialen Probleme in somatischer Form ausagieren und ständig auf der Suche nach dem besten Therapeuten sind, der sie aber letztlich auch enttäuschen wird (sog. «Koryphäenkiller»).

8.4.3 Problem Therapeutenwechsel

Ein Wechsel des Therapeuten wäre nur dann vertretbar, wenn die Beziehung zwischen Patient und Therapeut gestört ist, die Behandlung belastet wird oder spezifische Techniken zur Anwendung kommen, die nicht von einer Person ausgeführt werden können. Gleiches gilt für Vertretungen (Krankheit, Urlaub, Wochenenddienst).

Physiotherapeuten unseres Studiengangs und Patienten berichten, dass sie in einer Praxis nicht selten von ständig wechselnden Therapeuten behandelt werden; der Wechsel wird mit Dienstzeiten und Praxisorganisation begründet. Vonseiten der Patienten wird dieser ständige Therapeutenwechsel in der Regel als störend und unprofessionell erlebt. Er ist Ausdruck einer Art Beziehungslosigkeit. Patienten wünschen sich eine konstante therapeutische Beziehung besonders dann, wenn die Handlungskompetenzen (vgl. Kap. 3.2) stimmen. Eine Behandlungsorganisation, die keinen Wert auf die therapeutische Beziehung legt, ist nicht professionell, das Krankheitsverständnis entspricht dem oben genannten Maschinenmodell und hat mehr mit industrieller Fließbandarbeit im 20-Minuten-Takt zu tun.

Beim Arzt, beim Zahnarzt, beim Friseur, sogar in der Autowerkstatt und sonstigen Dienstleistungsberufen wird auf die konstante personale Beziehung zum Kunden großer Wert gelegt.

8.4.4 Therapeutische Beziehung als «Kundenbeziehung»

Critical Incident

Aktuell werden in Deutschland Patienten (lat.: *patiens (patientis)* = «leidend») vielfach als «Kunden» auf einem «Gesundheitsmarkt» verstanden; Gesundheit wird dadurch zu einer käuflichen Ware bzw. Dienstleistung. Diese neue Gesundheitsideologie und Ökonomisierung von Krankheit bzw. Gesundheit ist äußerst kritisch zu betrachten. Leider macht sich dieser Ansatz auch immer stärker in der ärztlichen Versorgung breit, indem Ärzte in Deutschland dem Patienten diagnostische und therapeutische Maßnahmen – oft von fraglichem Nutzen – zusätzlich neben den Kassenleistungen als Zusatzleistung (sog. Individuelle Gesundheits- oder «IGel»-Leistung) anbieten und verkaufen. Der Arzt verkommt damit zum Händler.

Umgekehrt bedeutet das ebenfalls nicht, dass der Kunde eine bestimmte Leistung gegen entsprechende Honorierung anfordern kann gemäß dem Slogan, der «Kunde ist König».

Im Bereich «Wellness» – ein Kunstwort aus den englischen Wörtern «well-being» (Wohlbefinden), «fitness» (gute gesundheitliche Verfassung) und vielleicht auch «happiness» (Glück) – ist er eher ein Kunde.

Es gibt kritische Positionen, die besagen, dass sich die Rolle von Patienten und Kunden unter dem Aspekt der ethischen Verantwortung nicht vereinen lassen; Gesundheit und Krankheit können keinen Warencharakter annehmen (Kick, 2006). Gesundheitsleistungen sind kein Selbstbedienungsladen. Arzt und Therapeut sollten einzig aufgrund ihrer Fachkompetenz zusammen mit dem Patienten vor dem Hintergrund der gesundheitspolitischen versicherungsrechtlichen Regularien entscheiden, welche Therapie im konkreten Fall fachlich indiziert ist.

Ein Lehrbuch über Gesprächsführung ist daher keine Anleitung zur Rhetorik und Verkaufstechnik mit dem Ziel, sich selbst oder ein Produkt gut darzustellen und zu verkaufen. Unsere Gesprächspartner sind keine Käufer und Kunden, die nur eine Ware oder Dienstleistung wünschen, sondern Patienten (Leidende), die von kompetenten Fachleuten Heilung oder Linderung ihrer Leiden erwarten.

Exkurs

Ein Exkurs in die Pflege, der auch für die Physiotherapie gültig sein könnte: Arets et al. (1999) unterstreichen den Gedanken von der «Pflege als Dienstleistung» und stellen den «Service» am Patienten, der zu einer höheren Patientenzufriedenheit führt, in den Vordergrund. Service (lat.: *servus* = «Knecht, Diener»; *servitium* = «Sklavendienst») ist allgemein das «Bedienen» von Kundenwünschen. Auch hier ist die Nähe zum ursprünglichen Dienen unübersehbar. Arets et al. (1999: 24 ff.) zählen zum Service in der Pflege:

- professionelle Berufshaltung
- Informationen für den Patienten, damit dieser selbst entscheiden kann
- Zeigen von Anteilnahme; keine Routinebehandlung, sondern zusätzliche Aufmerksamkeit
- Patientenerwartungen kennen und Zufriedenheit messen; dies setzt Kommunikation mit dem Patienten über seine Erwartungen voraus.
- effektiver Umgang mit Beschwerden; Beschwerden ernst nehmen, sie decken Schwächen in der Dienstleistung Pflege auf.
- berufliche Repräsentanz (Aussehen, Ausdruckweise, Umgangsformen, Bemühen um das Wohl des Patienten).

8.4.5 Therapeutische Beziehung als «Klientenbeziehung»

Critical Incident

Neben dem ökonomisch intendierten Kundenbegriff findet sich in der Physiotherapie gelegentlich die Bezeichnung «Klient», statt Patient. (So sei Referenten auf dem World Congress of Physical Therapy (WCPT) in Vancouver 2007 die Sprachregelung «Klient» empfohlen worden.)

Häufig wir der Terminus «Klient» gewählt, da der Bezeichnung «Patient» (der Leidende) etwas Negatives anhaftet, im Sinne eines abhängigen Kranken. So verwenden im Gesundheitswesen Berufsgruppen dann die Bezeichnung «Klient», wenn Distanz zum Medizinbetrieb hergestellt werden soll und der Patient als gleichwertiger Partner verstanden wird. Carl Rogers sprach daher nur von Klient, weil er sich von dem medizinischen Denken absetzen wollte; außerdem verfügt seine Psychologie über kein Konzept einer Krankheitsentstehung (Pathologie). Er versteht seine Therapie auch nicht als Krankenbehandlung. Gleiches gilt für andere Formen von Psychotherapie z. B. die Gestalttherapie.

«Klient» (von lat. *cliens* = Höriger, Schutzbefohlener) bedeutet m. E. von seiner Wortbedeutung her vielmehr eine Abhängigkeit eines Menschen von einem Fachmann. Rechtsanwälte, Steuerberater, Sozialarbeiter etc. sprechen von Klienten, für die sie entsprechend dem Auftrag eine Angelegenheit regeln. Der Klient bleibt dabei meist passiv, der Fachmann spricht für ihn z. B. bei Gericht. Die dahinterstehende «Advokaten-Funktion» (lat.: Sachverständiger) drückt zwar die helfende Beziehung aus, aber beinhaltet in einem größeren Maße den Abhängigkeitsaspekt und verleugnet das Wesen der Krankenbehandlung.

Krankenbehandlung ist Behandlung eines Patienten, da ein Mensch leidet. Auch in der Physiotherapie.

8.5 Persönlichkeitsstile und Kommunikation

Die menschliche Kommunikation wird nicht nur durch strukturelle, sondern auch durch psychische Eigenschaften der beteiligten Personen inhaltlich und formal beeinflusst. Es geht um die subjektiven oder personalen Faktoren der Kommunikation.

Persönlichkeitseigenschaften und eventuelle Störungen der Persönlichkeit lassen charakteristische Kommunikationsstile und Dynamiken im Gespräch entstehen. Treffen zwei oder mehr Personen mit ihren Eigenarten («Chemie») aufeinander, zeigt sich, ob die Kommunikation gelingt («die Chemie stimmt») oder nicht («es kracht»).

Beispielsweise läuft ein Gespräch mit einem phlegmatisch-introvertierten Menschen anders ab als mit einem dynamisch-extrovertierten; Gespräche zwischen zwei Ostfriesen, zwei Münchnern oder zwei Italienern verlaufen verbal und nonverbal im Kommunikationsstil auch jeweils anders, wenngleich sie alle zum gleichen Ziel kommen können.

Friedemann Schulz von Thun (1993: 57 ff.) stellt acht Stile zusammen, die mit spezifischen Persönlichkeitseigenschaften oder -typen korrelieren:

1. bedürftig-abhängiger Stil
2. helfender Stil
3. selbstloser Stil
4. aggressiv-entwertender Stil
5. sich beweisender Stil
6. bestimmend-kontrollierender Stil
7. sich distanzierender Stil
8. mitteilungsfreudig-dramatisierender Stil.

Aus einer systemtheoretischen Perspektive beschreibt Schulz von Thun die Dynamik, wenn zwei Menschen mit solchen Persönlichkeitsstilen kommunizieren; dabei verwendet er zunächst sein in Kapitel 5.4.5.1 beschriebenes «Nachrichtenquadrat» (Sachinhalt, Selbstoffenbarung, Beziehung, Appell); es ergeben sich typische Abläufe der Beziehungsdynamik, die mit hoher Wahrscheinlichkeit einen gestörten Gesprächsverlauf zur Folge haben werden. Schulz von Thun nennt diese Dynamik «Teufelskreis». Diese Kommunikationsstörung, die sich aus dem Zusammentreffen der unterschiedlichen Persönlichkeitsstile ergeben kann, soll durch das folgende Beispiel erläutert werden.

Praxisbeispiel

Trifft beispielsweise ein Physiotherapeut mit einem *helfenden* Persönlichkeits- und Kommunikationsstil auf einen Patienten mit einem *bedürftig-abhängigen* Persönlichkeitsstil, so entseht vermutlich folgende Dynamik:

Der Patient fordert von dem Therapeuten professionelle Hilfe, fühlt sich bedürftig und unselbstständig. Der Therapeut wird in seiner beruflichen Rolle und Kompetenz gefordert und verhält sich aktiv und helfend. Durch diese Hilfe werden die Bedürfnisse des Patienten zwar befriedigt, aber er wird weiterhin in Abhängigkeit gehalten. Dieser Kreislauf wiederholt sich mehrfach. Irgendwann kommt der Punkt, an dem sich der Therapeut durch die fortbestehende und fordernde Hilfsbedürftigkeit des Patienten frustriert, ärgerlich und hilflos fühlt; seine Reaktionen werden ungeduldiger, Ratschläge werden erteilt, die aber nicht die erhoffte Wirkung zeigen. Der Patient fühlt sich ebenfalls frustriert, fordert mehr und macht direkt oder indirekt dem Therapeuten den Vorwurf, er helfe ihm nicht genug, verstehe ihn nicht. Beide werden aus Enttäuschung und Verärgerung auf Distanz gehen und sich gegenseitig die Anerkennung verweigern. Dadurch entsteht der oben genannte kommunikative «Teufelskreis», aus dem beide nicht herauskommen.

Unter Nutzung verschiedener psychotherapeutischer Theorien z. B. aus der Psychoanalyse und Humanistischen Psychologie – bieten sich hier Reflexionsmöglichkeiten und Gesprächstechniken an, um eine solche verfahrene Gesprächssituation zu vermeiden oder, wenn bereits entstanden, diese positiv zu beeinflussen. Das Entwicklungspotenzial setzt eine Selbstreflexionsfähigkeit voraus; so sollte der Therapeut die möglichen unbewussten Gründe für seinen helfenden Stil erkennen, dass er vermutlich die eigene Bedürftigkeit und Schwächen verdrängt oder verleugnet; erst durch Rollenübernahme und Empathie kann er sich in die Hilflosigkeit des Patienten einfühlen. (Bekannt ist dieses Phänomen unter dem Begriff «Helfersyndrom» [Schmidbauer, 1977] geworden.) Ferner könnte der Physiotherapeut dem Patienten mehr Autonomie und Selbstpflegefähigkeiten zubilligen, wodurch er sich allerdings in seiner Helferrolle selbst etwas zurücknehmen müsste.

Wie sähe nun die Dynamik zwischen zwei Personen aus, von denen die eine ebenfalls *bedürftig-abhängig* und die andere *aggressiv-entwertend* ist oder beide *aggressiv-entwertend* miteinander umgehen?

Entwicklungspotenziale sind also:

1. die Selbstreflexion der eigenen Persönlichkeit
2. die Reflexion der Persönlichkeit des Patienten
3. die Reflexion der Dynamik in der Kommunikation und Beziehung zwischen dem Physiotherapeuten und dem Patienten und schließlich
4. das kommunikative Handeln mit dem Patienten von der Ebene der Metakommunikation aus. Hier wären auch sprachliche Interventionen an den Patienten angebracht, die die Übertragung des Patienten und die Gegenübertragung des Therapeuten benennen.

Stile sollen hier verstanden werden als persönliche Einstellungen, Handlungsweisen und Ausdrucksformen einer Person, die sich im Laufe ihrer psychosozialen Entwicklung herausgebildet haben; sie sind psychosozial erworben.

An seinem Stil (lat.: *stilus* = «Griffel, Stiel» im Sinne von «Schreibgerät» (vgl. frz.: *stylo* = «Füller, Füllfederhalter») kann man jemanden erkennen, er hinterlässt eine individuelle, für ihn typische Spur, eine Handschrift. Dieser persönliche Stil eines Menschen beeinflusst und färbt die Kommunikation und die zwischenmenschliche Beziehung.

Zum Stil gehört auch das Temperament («Wesens-, Gemütsart»; «Lebhaftigkeit, Schwung, Feuer»; im 16. Jh. aus lat. *temperamentum* = «das richtige Verhältnis gemischter Dinge, die gehörige Mischung; das rechte Maß»; Stammwort = lat. *temperare* = «in das gehörige Maß setzen; in das richtige Mischungsverhältnis bringen»; Duden 2001a), das jemand als biologische Ausstattung mitbekommen bzw. im sozialen Kontext erworben hat.

«Stil» ist ein nichtwissenschaftlicher Begriff; er ist eingebettet in Theorien über die menschliche Persönlichkeit (Charakter). Die Persönlichkeitspsychologie, speziell die Theorien über die Persönlichkeit, unterscheidet zwischen:

1. Persönlichkeitstypen, die ein klar umgrenztes charakteristisches Muster aufweisen, das aufgrund der Ähnlichkeit und Nähe zu psychischen Krankheitsbildern eine Kategorisierung erlaubt. Persönlichkeitstypen sind Eigenschaften im Sinne von Färbungen, ohne die wir Menschen einheitlich und langweilig wären; es sind keine Störungen. Nimmt aber die dominierende Eigenschaft einer Person einen größeren Raum ein und beeinflusst sie das Erleben, Denken und Verhalten einer Person negativ, so wird aus dem Persönlichkeitstyp eine Persönlichkeitsstörung (vgl. Lehrbücher der Psychiatrie und Psychotherapie, Beispiel: Depressive, zwanghafte, ängstliche, hysterische Persönlichkeit etc.). Die Übergänge zwischen Persönlichkeit und Persönlichkeitsstörung können fließend sein.
2. Persönlichkeitseigenschaften oder Traits (engl. = [Charakter-] Zug, Merkmal), die eine Person in verschiedenen sozialen Situationen konstant beibehält – beispielsweise Ehrlichkeit, Optimismus, Pessimismus, Selbstlosigkeit, Rücksichtslosigkeit etc.

Aus der Sozialpsychologie und der pädagogischen Psychologie kennen wir seit den klassischen Untersuchungen von Lewin et al. (1939) typische Stile, die sich in der familiären oder schulischen Erziehung wiederfinden lassen:

1. autoritärer Erziehungsstil
2. demokratischer Erziehungsstil
3. Laissez-faire-Erziehungsstil.

Diese Erziehungsstile wurden später differenziert in:

1. autoritativ-reziprok: hohe Anforderung und kindgemäße, akzeptierende Haltung, Autonomie fördernd, Kommunikation in beide Richtungen. Dieser Erziehungsstil entspricht am ehesten dem demokratischen oder partnerschaftlichen Stil.
2. autoritär: fordernd, elternzentriert, zurückweisende Haltung; Kommunikation in einer Richtung – von den Eltern/Erziehungspersonen zum Kind. Es geht um Autorität und Macht bei den Erziehenden und um Anpassung des Kindes, was letztlich dessen Abhängigkeit fördert.

3. Laissez-faire: Eltern sind in Kontakt mit dem Kind, versuchen kindgemäß zu reagieren, sind durchlässig, wenig fordernd, können keine Grenzen und Strukturen bieten. Unstrukturierte Kommunikation.
4. vernachlässigend: Mischung aus Laissez-faire und dem Gegenteil von autoritär; hier sind die Erziehenden völlig gleichgültig, desinteressiert und damit vernachlässigend. Verwahrlosung droht. Minimale Kommunikation.

In der Erziehung und Psychologie wird gegenüber Kindern und Jugendlichen der autoritativ-reziproke Stil mit Kommunikation in beide Richtungen als der förderlichste angesehen.

Analoge Stile finden sich auch in der Theorie und Praxis der Führung und Leitung in Unternehmen; wie sprechen von Führungsstilen und Führungspersönlichkeiten. Das wichtigste Instrument der Führung von Mitarbeitern in Institutionen ist wiederum die Kommunikation.

8.6 Die partnerschaftliche Grundhaltung in der Physiotherapie

Auf die Beziehung in der Physiotherapie übertragen, in der zwei erwachsene Menschen kommunizieren, eignen sich die Befunde über die Erziehungs- und Kommunikationsstile bei Kindern nur bedingt. Dennoch können diese Stile als innere Haltung des Physiotherapeuten und Kommunikationsstil übernommen werden.

Die demokratisch-partnerschaftliche Haltung des autoritativ-reziproken Stils dürfte in der Physiotherapie die günstigste sein, da sie gegenüber dem Patienten Interesse, Zielorientierung, Verantwortlichkeit und eine gewisse Kontrolle einerseits und andererseits eine personenzentrierte, akzeptierende Haltung im therapeutischen Handeln erkennen lässt. Die Kommunikation ist gleichberechtigt, «auf gleicher Augenhöhe», aber nicht symmetrisch.

Der Therapeut sollte den Patienten nicht als ein Objekt diagnostischer und therapeutischer Maßnahmen verstehen; dies entspräche einer patriarchalisch-autoritären Haltung (Rolle) mit einem Herrschaftswissen («Ich bin der Fachmann, der Patient ist unwissend, er braucht nicht alles zu wissen, er soll die Anweisungen befolgen.»). Vielmehr sollte der Patient vom Therapeuten als ein gleichberechtigtes Subjekt in einem professionellen Handlungsdialog nicht nur verstanden, sondern auch als solcher behandelt werden. Für eine in diesem Sinne therapeutische Grundhaltung dem Patienten gegenüber sind die Konzepte des «herrschaftsfreien Diskurses» und der «kommunikativen Kompetenzen», die in Kapitel 3.1.2 vorgestellt wurden, sehr hilfreich.

In einem diagnostischen Gespräch werden diese unterschiedlichen Grundhaltungen deutlich. Mit einer Subjekt-Objekt-Haltung findet eine explorative, ausforschende Informationsgewinnung über den Patienten und seine Beschwerden statt; sie entspricht einer naturwissenschaftlichen Beobachtung (einem Blick durch ein Mikroskop), der Patient ist Objekt einer einseitigen Exploration, einer Befragung in einer Richtung (s. **Abb. 8-4**).

In einer partnerschaftlichen Gesprächssituation ist die Struktur reziprok, d.h. umkehrbar, sie findet in beide Richtungen statt (s. **Abb. 8-5**).

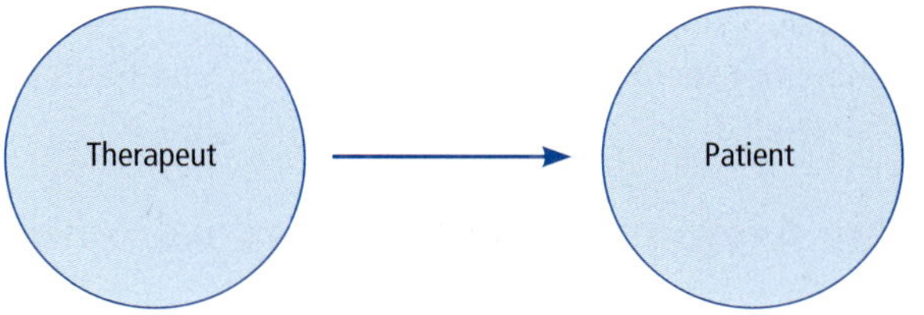

Abbildung 8-4: Subjekt-Objekt-Haltung im Gespräch.

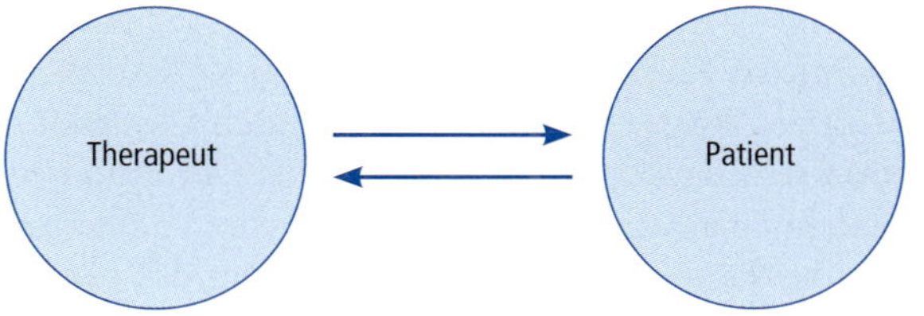

Abbildung 8-5: Dialogische, reziproke, intersubjektive Haltung im Gespräch.

In der partnerschaftlichen Gesprächsführung ist nicht nur auf der Sachebene der Austausch symmetrisch und reziprok, sondern auch die Benennung der Beziehungsebene zwischen Pflegeperson und Patient. Diese Benennung der aktuellen Beziehung ist eine Metakommunikation, die Gesprächspartner sprechen und reflektieren ihre Beziehung von der Metaebene aus (s. **Abb. 8-6**).

Praxis-beispiel

Häufig wird die Benutzung der Metaebene nur professionellen Helfern zugestanden, insbesondere wenn es um kritische Aspekte der Beziehung geht. Beispielsweise sagt der Physiotherapeut dem Patienten, dass er die Anweisungen und Übungen nicht befolgt, weil der Patient die Notwendigkeit nicht erkennt oder seinen Therapeuten nicht akzeptiert. Umgekehrt, reziprok muss diese Metaebene auch dem Patienten zugestanden werden. Dieser sagt dann vielleicht, dass er sich vom Therapeuten nicht ausreichend über den Sinn der langweiligen Übung informiert fühlt. Beim Kommunizieren auf der Metaebene wird klar, dass Patient und Therapeut gegenseitig voneinander enttäuscht sind und sich offenbar nicht verstehen. Diese gemeinsame Benennung ist die Voraussetzung dafür, das Problem der nicht durchgeführten Anweisungen und Übungen zu beheben.

Durch diese partnerschaftliche Haltung findet eine Reflexion, ein Nachdenken in der und durch die Kommunikation statt, und Störungen können einer Lösung zugeführt

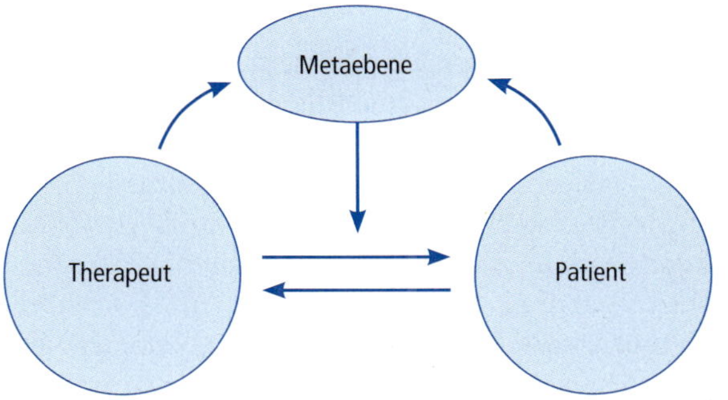

Abbildung 8-6: Reflexion der Beziehung auf der Metaebene.

werden. Diese Reflexion findet zunächst im Therapeuten alleine statt, er nimmt wahr und erkennt ein Problem und scheut sich nicht, dieses anzusprechen.

8.7 Die Asymmetrie der therapeutischen Beziehung

Im Idealfall sind beide Gesprächspartner Subjekt und zugleich Objekt für den anderen, beide sind gleichberechtigt und gleichwertig – «auf gleicher Augenhöhe». Die interpersonale Struktur in der professionellen Kommunikation ist allerdings keine symmetrische. Patient und Therapeut sind keine Personen in einer symmetrischen sozialen Situation wie in einem privaten Gespräch. Mit anderen Worten: Durch die unterschiedlichen Rollen von Patient und Helfer in der therapeutischen Beziehung besteht eine Asymmetrie, die die psychische und soziale Nähe und Distanz zwischen den beiden bestimmt. Die Privatperson des professionellen Helfers (Pflegeperson, Ärztin, Physiotherapeut etc.) tritt in der professionellen Kommunikation hinter der Berufsrolle in den Hintergrund. Der Therapeut erscheint nicht als Freund oder ebenfalls Leidender («Ich habe diese Bandscheiben-Operation auch schon hinter mir.»). Empathie und eine partnerschaftliche Haltung bedeuten nicht, sich dem Patienten als Privatperson zu öffnen, auch wenn der Patient dies vielleicht bewusst oder unbewusst wünscht. Der Patient hat das Recht, mit seinen Beschwerden und Ängsten sich voll und ganz zu öffnen, sich einem belastbaren, abstinenten, professionellen Helfer anzuvertrauen, aber für die professionelle Berufshaltung gilt neben der empathischen Beziehung und Kommunikation eine therapeutische Abstinenz sowie die Einhaltung der professionellen Rolle und des erforderlichen Settings einschließlich der Schweigepflicht.

Die Asymmetrie wird auch dadurch deutlich, dass die Krankheit für den Patienten ein aktuelles, einmaliges Ereignis und leidvolles Erlebnis ist und er Hilfe erwartet. Für den Therapeuten ist diese Erkrankung eine unter vielen, die er in seinem Alltag erlebt. In der beruflichen Routine wird oft vergessen, was diese Erkrankung für den Patienten bedeutet. Beispielweise geht nach 20, 50, Hunderten von Patienten mit einem Bandscheibenvorfall bei dem Helfenden (Therapeuten, Arzt) die persönliche Betroffenheit und die Fähigkeit verloren, sich das individuelle Schicksal und die damit verbundenen Ängste vorzustellen und sich kommunikativ darauf einzulassen.

8.8 «Para-Kommunikation» und professionelle Kommunikation

Trotz des Postulats nach Abstinenz, Asymmetrie und professioneller Kommunikation gibt es in der krankengymnastischen Behandlung auch Gespräche, die quasi am Rande oder neben der Behandlung Themen berühren, die dem privaten Bereich zuzuordnen sind. Sie werden auch manchmal «Friseurgespräche» genannt.

Solche Gespräche haben wir andernorts als «Para-Kommunikation» (griech.: *pará, pára* = «neben») im Sinne einer Konversation oder auch als «Small Talk» bezeichnet (Elzer/Sciborski 2007: 182). Solche Para-Kommunikation hat keinen professionell-therapeutischen Anspruch, sondern eher einen alltäglichen und zwischenmenschlichen Charakter; sie hat oft die Funktion, Anspannung und Angst zu mindern oder von ihr abzulenken. Sie hat aber auch die negative Funktion, ein für den Patienten und den Therapeuten unangenehmes Thema (z. B. Leid, Trauer, Angst vor einer schlechten Nachricht) nicht anzusprechen und damit zu vermeiden.

Die «Para-Kommunikation» ist also recht ambivalent. Von kranken Menschen umgeben zu sein, bedeutet nicht immer und automatisch, mit ernster therapeutischer Mine aufzutreten. Eine natürliche Fröhlichkeit (Rogers spricht von Echtheit, Authentizität), auch Humor und die «Kunst des Small Talks» haben eine positive Wirkung auf die Beziehung. Viele Patienten möchten nicht nur als Patienten, sondern auch als Nichtpatienten, als Menschen mit Interessen und Fähigkeiten und beruflichen Qualifikationen wahrgenommen werden.

So kann es für einen Patienten sehr wohltuend sein, sich mit dem Therapeuten z. B. über ein Sportereignis oder ein gesellschaftliches oder kulturelles Ereignis zu unterhalten; dadurch kann der Patient seine Patientenrolle zumindest für eine kurze Zeit etwas verlassen.

Verknüpfung Theorie/ Praxis

Diese Verwischung von privaten und beruflichen Rollen vollzieht sich häufig in der Beziehung zu chronisch kranken Patienten, in denen manchmal das berufliche Setting mit einem sehr persönlichen, wenn nicht privaten Kontakt vermischt wird. Dies ist besonders bei der Behandlung im häuslichen Milieu des Patienten der Fall. Es entstehen zwei parallele Beziehungen: die professionelle und die eher private, freundlich verbundene, in der der Physiotherapeut seine berufliche Abstinenz teilweise aufgibt.

Die «Para-Kommunikation» sollte daher mit einer professionellen Haltung geführt werden, d. h. es sollte reflektiert werden, warum sie jetzt in dieser Situation mit dem Patienten stattfindet, damit das professionelle Handeln weiterhin mit der nötigen inneren Freiheit und fachlichen Distanz möglich ist. Die vom Patienten angeschnittenen Themen können sehr häufig dem Verständnis der Beschwerden dienen.

Praxisbeispiel

Beispiel 1:

Eine ältere Frau mit multiplen Schmerzen im Bereich der Wirbelsäule kommt auf der Behandlungsbank auf die Beziehung zu ihrem Mann zu sprechen. Zuvor erwähnt sie die «goldenen Hände» des Physiotherapeuten und wie gut sie sich nach der Behandlung immer fühle. Der Therapeut hatte schon oft das Gefühl, dass es bei der Patientin um «etwas anderes» geht, manchmal fühlt er sich «irgendwie missbraucht».

Sie beklagt sich, dass ihr Mann nur Interesse an seiner Arbeit und seinem Hobby habe. Ferner: Die eheliche Beziehung sei seit vielen Jahren erkaltet, sexuell laufe schon lange nichts mehr. Der Physiotherapeut verstand dadurch das Beschwerdebild der Patientin besser und versuchte später, einen möglichen Zusammenhang zwischen der erstarrten Beziehung und den Schmerzen anzudeuten. Die Patientin sagte in einem weiteren Behandlungstermin, dass die Schmerzen besonders schlimm seien, wenn sie nachts neben ihrem Mann im Bett liege.

Beispiel 2:

Ein 50-jähriger Lehrer mit einem hartnäckigen Impingement-Syndrom der rechten Schulter erzählte während der Behandlung der Therapeutin, dass er mit dem Arm vor Schmerzen nicht mehr an die Kreidetafel schreiben könne. Das Gespräch driftet vom Thema Schule in Richtung Schüler, mit denen er immer weniger zurecht komme. Dann erwähnt er, dass er und seine Frau sich große Sorgen um die 17-jährige Tochter machten, die sich immer frecher und unverschämter verhalte und «die Familie auf Trab halte»; regelmäßig komme es in der Familie und auch mit seiner Frau darüber zum Streit. Als die Therapeutin anmerkte, dass man als Eltern manchmal «richtig Lust hätte, reinzuschlagen», konnte der Patient über seine ohnmächtige Wut und seinen Ärger sprechen, was vielleicht einen Wendepunkt in der Behandlung darstellte. Ob die Besserung mit der latenten Deutung der Therapeutin etwas zu tun hat, ist natürlich nicht zu beweisen.

Die scheinbar nebensächlichen Themen der Patienten geben manchmal Hinweise auf die Lebensumstände und Konflikte, die die Beschwerden mit auslösen oder zumindest unterhalten. Der Skelett- und Muskelapparat ist eine vorzügliche Projektionsfläche für Schmerzen und Spannungen, deren Ursachen andernorts liegen.

8.9 Zusammenfassung

Zusammenfassung

Die physiotherapeutische Behandlung findet durch eine therapeutisch definierte menschliche Beziehung statt. Die personale Beziehung trägt die Therapie. Den Stellenwert dieser Beziehung sollte sich der Therapeut bewusst machen. Beide, Patient und Therapeut kommen sich körperlich und psychisch sehr nahe. Das klare und stabile Setting ist die Voraussetzung dafür, dass die Therapie gelingen kann. Dies setzt einen professionellen und reflektierenden Kommunikationsstil voraus. Therapeut und Patient bringen verschieden Persönlichkeitsanteile und Kommunikationsstile mit, die bei bestimmter Konstellation die Beziehung und die Therapie beeinträchtigen können.

Teil II

Zur Praxis kommunikativer Kompetenzen in der Physiotherapie

9 Techniken der Gesprächsführung

Matthias Elzer

An dieser Stelle soll eine Übersicht über die wichtigsten Techniken der Gesprächsführung und ihre mögliche Anwendung in der Physiotherapie gegeben werden.

Der Begriff «Technik» kommt aus dem Griechischen *(téchnē)* und bedeutet: Handwerklichkeit, Geschicklichkeit, Kunstfertigkeit. Es geht also um die handwerkliche Kunst, ein Gespräch zu führen. Dieses Handwerk ist erlernbar.

In den theoretischen Beiträgen zur Kommunikation wurde bereits vereinzelt Bezug zu den Techniken der Gesprächsführung genommen. Es ist nachvollziehbar, dass in den verschiedenen Richtungen der Psychotherapie gänzlich unterschiedliche Techniken zum Einsatz kommen, am Stil der Gesprächsführung ist die Art der Therapie erkennbar. Dennoch kommen bei allen Therapieformen und bei der Patientenkommunikation allgemeine Techniken in unterschiedlichem Umfang zur Anwendung, die auch «Nicht-Psychotherapeuten» kennen sollten und anwenden können.

Mit der Gesprächstechnik sind hier ausschließlich die verbalen Äußerungen des Therapeuten gemeint. Nonverbale Äußerungen (s. Kap. 3.1.5) z. B. durch die Körpersprache (Körperhaltung, Mimik, Gestik, Blickkontakt) und die Lokalisation (Nähe-Distanz) bleiben hierbei unberücksichtigt. Es sei darauf verwiesen, dass die nonverbale Kommunikation mit der verbalen übereinstimmen, d. h. kongruent sein sollte und keine Widersprüche oder paradoxe Botschaften gesendet werden. Stimmen Mimik, Gestik und Körperhaltung mit den verbal geäußerten Inhalten nicht überein, entsteht in der Wahrnehmung eine Dissonanz, eine Unechtheit, die häufig zwar nicht bewusst wahrgenommen wird, aber die Kommunikation dennoch beeinträchtigt.

9.1 Techniken und Setting

Die Technik der Gesprächsführung muss zum Setting der physiotherapeutischen Behandlung passen. Der Ort der Behandlung ist meist ein Raum in einer Praxis mit einer Untersuchungsbank (eventuell der Gymnastikraum), das Patientenbett in einer Klinik oder die häusliche Umgebung des Patienten.

Der Idealfall ist, dass das Gespräch, das Teil einer Untersuchung und Behandlung ist, in einem vertraulichen Rahmen und ohne Dritte stattfindet, was z. B. bei Behandlungsräumen in Praxen, die nur durch Vorhänge abgetrennt sind, oder im Mehrbettzimmer einer Klinik nicht gewährleistet ist.

Gesprochen wird mit dem Patienten eigentlich immer, aber das professionelle Gespräch sollte klar definiert sein und nicht nebenbei erfolgen, z. B. wenn der Therapeut einige Verrichtungen macht, etwa Gegenstände rumräumt oder in Unterlagen blättert. Das Gespräch sollte – wenn möglich – auf gleicher Augenhöhe und mit lockerem Blickkontakt stattfinden. Die zeitliche Begrenzung sollte vorher mitgeteilt werden. Auch ist es sinnvoll, dem Patienten mitzuteilen, dass der Therapeut zunächst mit ihm ein Gespräch führen und dann die Untersuchung oder Behandlung durchführen möchte; häufig wechseln sich Gesprächsanteile und Behandlung alternierend ab.

9.1.1 Ethische Aspekte der Gesprächstechnik

Der erste Teil des Buches sollte verdeutlicht haben, dass Sprechen Teil des sozialen Handelns ist und Wirkungen hat: Worte können eine starke positive, helfende Kraft haben, sie können auch kränkend, entwertend, vernichtend sein; natürlich kann ein Wort auch keinerlei Wirkung haben. Worte können wie heilende Medizin oder wie Waffen sein.

Der englische Psychoanalytiker Michael Balint (1954, 1957) unterstrich, dass die Person des Arztes und seine Worte einem Medikament vergleichbare Wirkungsmechanismen hätten: Sie können zur rechten Zeit richtig dosiert positiv wirken, sie können überdosiert, gegebenenfalls toxisch oder unterdosiert und damit wirkungslos sein; sie haben Hauptwirkungen und auch erwünschte oder unerwünschte Nebenwirkungen (engl.: *drug* = «Medikament, Pharmakon», ins Deutsche fälschlicherweise übersetzt mit «Droge Arzt»). Oder anders: «Worte sind wie Pfeile – einmal abgeschossen, kann man sie nicht mehr zurücknehmen!» Diese Redensart verdeutlicht, dass der Urheber eines Wortes Verantwortung für sein Wort trägt.

Hier kommen wir in den Bereich der Ethik. Ethisches Handeln ist für den Menschen aufgrund seiner Fähigkeit des vernünftigen Denkens und seiner Fähigkeit zur Einsicht möglich. In seinen Schriften zur Ethik fordert der Philosoph Immanuel Kant (1724–1804) mit seinem «kategorischen Imperativ» den Menschen auf, so zu handeln, dass sein Handeln für die anderen Menschen ebenso Allgemeingültigkeit hat und zum Gesetz werden kann. Kant schreibt wörtlich: *«Der kategorische Imperativ ist also nur ein einziger, und zwar dieser: handle nur nach derjenigen Maxime, durch die du zugleich wollen kannst, dass sie ein allgemeines Gesetz werde.»* (Kant 1968 Bd. VII: 51).

Wenn wir nun diesen kategorischen Imperativ auf die physiotherapeutische Praxis übertragen, könnte dies so formuliert werden:

Selbstreflexion

1. kategorischer Imperativ der Kommunikation in der Physiotherapie:
«Kommuniziere mit und über den Patienten so, dass deine Kommunikation als ein Beispiel für eine kompetente Kommunikation gelten kann.»

Eine weitere ethische Komponente ist aus der Empathie abzuleiten. Denn Empathie ist die durch eigene soziale Erfahrung erworbene Fähigkeit, sich in die Situation (hier das Leiden) eines anderen Menschen hineinzudenken und hineinzufühlen.

Sehr deutlich wird dies, wenn ich selbst in der Rolle des Patienten bin und sinnlich erfahre, wie andere Menschen mit mir in dieser Situation umgehen und sprechen. In der professionellen Gesprächssituation könnte eine zweite Maxime eine Orientierung sein:

Selbstreflexion

2. kategorischer Imperativ der Kommunikation in der Physiotherapie:
«Kommuniziere mit deinem Patienten so, wie du dir als Patient wünschst, dass man mit dir spricht und umgeht.»

9.2 Einzelne Gesprächstechniken

Gesprächstechniken sind bestimmte kommunikative Fertigkeiten, durch die der Prozess des Sprechens, der verbalen Kommunikation gefördert wird; falsch eingesetzte Techniken können diesen Prozess stören und abwürgen. Der Einsatz von speziellen Techniken beeinflusst den Gesprächsverlauf, mit ihm kann ein Gespräch gesteuert werden und eine ganz andere Richtung nehmen. Daher ist es für eine kompetente Gesprächsführung wichtig, die Wirkung und die unerwünschte Nebenwirkung der einzelnen Technik zu kennen, auszuprobieren und zu reflektieren. **Tabelle 9-1** gibt einen Überblick über die zehn wichtigsten Gesprächstechniken, ihre Anwendung und Effekte.

Tabelle 9-1: Die zehn wichtigsten Gesprächstechniken.

	Technik	Anwendung und Effekte
1	Fragen	
1.1	geschlossene Fragen	Entscheidungsantworten: Ja, Nein
1.2	halboffene Fragen	erweiterte Antworten auf «W-Fragen»
1.3	offene Fragen	anregend, erweitern das Antwortspektrum
2	aktives Zuhören	Feedback, stimuliert Gesprächsbereitschaft
3	Pausen und Schweigen	erhöhen den Druck zu sprechen
4	Paraphrasieren/Spiegeln	Feedback, konfrontiert mit eigenen Aussagen
5	Sondieren	schrittweise Annäherung an ein Thema
6	Klarifizieren	nachfragen, Bitte um Klärung
7	Konfrontation	Widersprüche oder unbewusste Inhalte ansprechen
8	Inhalte ansprechen	
8.1	kognitive Inhalte ansprechen	auf sachliche Inhalte lenken
8.2	emotionale Inhalte ansprechen	auf emotionale Inhalte lenken
9	nonverbales Verhalten ansprechen	auf körpersprachliche Mitteilungen lenken
10	Deuten	unbewusste Bedeutungen benennen und interpretieren

Eine generelle Grundregel ist, dass der Therapeut seine Aussagen oder Fragen kurz und klar formulieren sollte. Ein Gespräch besteht aus vielen kleinen, ruhigen Schritten und soll ohne Hast geführt werden. Das sprachliche Niveau richtet sich nach dem des Patienten. Fachtermini sollten vermieden werden oder genau und in ihrer konkreten Bedeutung erläutert werden. Dabei sollte überprüft werden, ob der Patient die Erläuterung wirklich verstanden hat.

Wir beschränken uns hier auf den Dialog, auf ein Gespräch zwischen zwei Menschen. Gespräche in einer Gruppe laufen unter anderen Gesetzmäßigkeiten ab (s. Kap. 6).

9.2.1 Offenes Gespräch versus Befragung

Wie ein Gespräch abläuft, hängt von seinem Ziel und Zweck, den Erwartungen der Beteiligten und dem sozialen Kontext ab. So hat ein Gespräch während einer Reise im Zug ein anderes Ziel und einen anderen Kontext als ein Gespräch zwischen einem Mann und einer Frau auf einer Party oder als ein diagnostisches oder therapeutisches Gespräch beim Arzt, Psychotherapeuten oder Physiotherapeuten.

Das offene Gespräch und die Befragung stellen die beiden gegensätzlichsten Gesprächstypen dar. Beide entgegengesetzte Typen können aber durchaus wechselweise in einem diagnostischen oder therapeutischen Gespräch in der Physiotherapie angewandt werden; Gespräche haben also offene und durch Fragen geschlossene Gesprächsanteile.

9.2.2 Befragung, Exploration

Eine Befragung (oder ein Interview) läuft nach einem Katalog von Fragen ab, die ein Untersucher an einen Probanden richtet. Der Fachmann fragt, der Patient antwortet. Der Fragende ist der Aktive, er bestimmt die Themen, der Antwortende ist eher der Passive.

In der Medizin wird die Befragung auch «Exploration» (Erforschung, Untersuchung, Anamneseerhebung) genannt. Eine Befragung könnte auch schriftlich per Fragebogen erfolgen, in dem die Antwortmöglichkeiten vorgegeben sind (Multiple Choice). Eine direkte Frage wird in der geschriebenen Sprache mit einem Fragezeichen versehen; dabei unterscheiden wir drei Fragetypen:

1. Die geschlossene Frage

Eine geschlossene Frage erlaubt nur die Antwort «Ja» oder «Nein». Diese Struktur findet sich z. B. bei der Befragung von Zeugen im Verhör bei Gericht; der Zeuge soll auf die Fragen nur kurz und knapp antworten, am Besten mit «Ja» oder «Nein».

Ein anderes sinnvolles Beispiel für eine Befragung mit geschlossenen Fragen wäre eine Notsituation, in der in möglichst kurzer Zeit Informationen gewonnen werden müssen, um eine angemessene Handlung einzuleiten z. B. bei einem medizinischen Notfall.

In einem offenen Gespräch kann es zur Klärung einer präzisen Fragestellung auch eine geschlossene Frage geben z. B.: «*Haben Sie schon einmal einen Bandscheibenvorfall gehabt?*» Die Antwort ist eindeutig («*ja*» oder «*nein*») und digital, aber wenig erhellend, da keine analoge Information mitgeteilt wird (vgl. Viertes Axiom nach Watzlawick et al., Kap. 5.4.3.1).

Geschlossene Fragen unterbrechen den freien Dialog und verlangen oft nach weiteren geschlossenen Fragen mit dem Ergebnis, dass der Gesprächfluss versiegt und ein Nachbohren oder ein Frage-und-Antwort-Spiel entsteht, vergleichbar dem Spiel «Schiffe versenken» (Frage: «C6?», Antwort: «Wasser», Frage: «C5», Antwort: «Treffer» etc.).

2. Die halboffene, halbstrukturierte Frage; die «W-Fragen»

Häufig werden die Fragen mit einem Fragewort (fragendes Fürwort, Interrogativpronomen) eingeleitet: wann? was? wie? wo? wer? Aber auch: warum? weshalb? Das sind die «W-Fragen». Der Befragte kann mehr als nur «ja» oder «nein» sagen, er gibt als Antwort auf die Frage begrenzte Informationen.

Beim Arzt steht dieser Fragetyp in der Regel am Anfang eines Gesprächs: «*Wie geht es Ihnen?*» oder «*Wo tut's denn weh?*» Psychoanalytiker verwenden am Anfang eines Erstinterviews eine einzige, allgemeine Frage: «*Was führt Sie zu mir?*» Dadurch wird der Patient angeregt, seine Beschwerden und weitere Umstände zu schildern.

Zurück zur Physiotherapie: Beispiel für eine halboffene Frage:

Von den W-Fragen ist die Frage nach dem «Warum», also nach dem Grund für etwas, oft schwer zu beantworten; daher sollte mit «Warum-Fragen» sparsam umgegangen werden («Warum ist die Banane krumm?»). Die Frage: «*Warum haben Sie damals den Bandscheibenvorfall bekommen?*» überfordert den Patienten gegebenenfalls, wenngleich sich Gedanken um die Ursache zu machen, durchaus sinnvoll sein kann; vielleicht war der Stress vor Weihnachten die Spitze einer längeren Entwicklung, und durch die Krankheit konnte sich der Patient vielleicht einem familiären Konflikt entziehen.

Eine Warum-Frage kann zudem mit einer negierenden Warum-Frage ausgehebelt werden. Dazu ein Witz: Gerhardt, ein Goi (Nichtjude), fragt Samuel, den Juden: «*Sag mal, warum beantwortet ihr Juden jede Frage mit einer Gegenfrage?*» Samuel zu Gerhard: «*No, warum nicht?*»

3. Die offene Frage

Offene Fragen sind weder durch die mögliche Ja-/Nein-Antwort noch durch eine W-Frage vorstrukturiert; die Antwortmöglichkeiten sind offen und können vom Patienten gestaltet werden. Normale Aussagesätze, die in der Schriftform kein Fragezeichen aufweisen, können bei entsprechender Hebung der Stimme am Ende des Satzes auch zur Frage werden und ein Fragezeichen bekommen (phonetische Frage). Beispiel: «*Sie haben kurz vor Weihnachten einen Bandscheibenvorfall bekommen?*» Patient: «*Genau so war's. Da war Weihnachten für mich gelaufen.*»

Offene Fragen sind bewusst etwas vage gehalten und regen die Mitteilung des Patienten an. Beispiel: «*Können Sie mir etwas mehr über den Bandscheibenvorfall so kurz vor Weihnachten erzählen?*»

Ähnlichen Aufforderungscharakter hat der Aussagesatz: «*Sie können mir bestimmt etwas über den Bandscheibenvorfall so kurz vor Weihnachten erzählen.*»

Durch das «*mir … erzählen*», signalisiert der Therapeut, dass er als Person etwas Näheres erfahren möchte; hier wird die therapeutische Beziehung angesprochen.

Oder noch persönlicher: «*Ich möchte es genauer wissen: Schildern Sie mir bitte, wie es zu dem Bandscheibenvorfall so kurz vor Weihnachten kam.*»

Ufert die Antwort des Patienten auf die offene Frage zu sehr aus, können Sie den Redefluss durch eine halboffene oder geschlossenen Frage wieder etwas eindämmen.

9.2.2.1 Unprofessionelle Fragen und Aussagen

Folgende Fragetypen sind ungeeignet bzw. unprofessionell; hier einige Beispiele:

- **Suggestivfragen:**
Der Fragesteller flößt dem Gesprächspartner subtil die Antwort ein. «*Sehen Sie nicht, dass Ihr Knie heute schon viel besser ist?*» Kinder und alte Menschen werden sehr häufig mit Suggestivfragen bedacht. Suggestion wirkt meist nur im Moment, später wird sich die betreffende Person dieser Suggestion bewusst, und sie beeinträchtigt die vertrauensvolle Beziehung.

Zu den Suggestivfragen zählen auch Fragen, die eine Antwortmöglichkeit gleich mitliefern, es sind letztlich geschlossene Fragen: Therapeut: «*Beschreiben Sie mal den Schmerz. Wie ist der Schmerz? Andauernd, oder kommt und geht er, oder ziehend oder eher dumpf?*» Es ist sinnvoll, den Patienten in seinen eigenen Wort etwas beschreiben zu lassen, meist drückt er es sehr treffend aus. Findet er keine Worte, können ihm Antworten angeboten werden.

- **Beschämende oder (aggressiv-)entwertende Fragen oder Aussagen:**
«*Warum stellen Sie sich nur so ungeschickt an?*», «*Bei so viel Übergewicht würden meine Knie auch Probleme machen.*» In beiden Äußerungen steckt eine Art Konfrontation, die in der Art der Formulierung aber entwertend ist und das Verhältnis zwischen Therapeut und Patient belastet.

- **Doppelte Fragen:**
Sehr häufig werden mehrere Fragen in eine gepackt. Der Patient kann meist nur eine beantworten, die andere fällt unter den Tisch. Therapeut: «*Wann hatten Sie die Schmerzen zum ersten Mal und wie waren die? Was haben Sie dann gemacht?*» Patient: «*Das war Ende Juli, bin aber erst Mitte August zum Arzt deswegen.*» Therapeut: «*Warum denn so spät?*» Überladene Fragestellungen sind Ausdruck von Ungeduld beim Therapeuten.

- **Pseudofragen:**
Hier wird eine Frage gestellt, auf die keine Antwort erwartet wird (rhetorische Frage). «*Ja, was soll man denn da noch machen?*» oder: «*Wie haben Sie sich das denn vorgestellt?*», «*Wie haben Sie denn das fertiggebracht?*»

- **«Killerphrasen»:**
Dies sind weniger Frageformen als vielmehr bewertende oder urteilende Aussagen, die ein Gespräch abwürgen können. «*Das ist nun einmal so.*», «*Das weiß doch jeder vernünftige Mensch.*», «*Ich weiß schon, was da los ist.*»

9.2.2.2 Warum mit Fragen sparsam umgehen?

In einem diagnostischen und therapeutischen Gespräch kommen wir nicht aus, ohne Fragen zu stellen. Wir werden später noch weitere Fragentypen kennenlernen. Aber: Dosieren Sie Ihre Fragen sparsam! Sie haben als Therapeut an Ihren Patienten und zu seiner Krankheit jede Menge Fragen, die Sie durch ein strukturiertes und auch offenes Gespräch zum großen Teil beantwortet bekommen. Im Prinzip können Sie, statt eine Frage zu stellen, den gleichen Effekt erzielen, wenn Sie Aussagesätze benutzen, um ein Frage-Antwort-Spiel zu vermeiden. Dabei besteht aber die Gefahr, suggestiv zu werden und gewünschte Antworten zu produzieren.

Der oben bereits erwähnte Michael Balint (1965) sagte: *«Wer Fragen stellt, bekommt Antworten, aber sonst nicht viel.»* Er meinte, es ist wichtig, dass sich der Patient bewusst und unbewusst mitteilen sollte und es auch auf das ankommt, was zwischen den Zeilen steht.

9.2.2.3 Das «Sokratische Fragen»

Das genaue Gegenteil zum sparsamen Einsatz von Fragen ist das «Sokratische Fragen».[1] In der Mathematik, der Pädagogik und auch in der kognitiven Verhaltenstherapie gibt es diese Methode seit langem: Die Methode, dem Gesprächspartner mit ständigen Fragen deutlich zu machen, dass er eine Sache nicht wirklich bis auf den Grund durchdacht hat, und ihn dazu zu bringen, weiter bis auf den Grund zu denken.

Diese Methode des Sokratischen Fragens kann auch als Lust am Hinterfragen verstanden werden. Der Gesprächspartner wird zunächst seiner oberflächlichen Denkweise über- und dann hingeführt zum richtigen Weg. Verhaltenstherapeuten wenden diese Technik gelegentlich an. Diese Methode ist aber für Patienten problematisch, da sie etwas Verfolgendes und Kränkendes hat. Die Haltung des Therapeuten, ein Unwissender und «dumm» zu sein, ist aber durchaus eine sympathische und geschickte Methode; sie aktiviert den Gesprächspartner (Patient), damit er selbst aktiv tiefer in das Problem eintaucht.

Fachleute zeigen oft die Haltung, sofort «durchzublicken» und den Patienten zu informieren, oft in einer belehrenden Weise; dabei wird er mit viel Theorie und Erklärungen gefüttert, die er gar nicht verdauen kann. Dies ist eine Erfahrung aus der Videoanalyse von Erstuntersuchungen in der Physiotherapie, die wir in Projekten des Bachelor-Studiengangs in Fulda/Marburg machen konnten.

9.2.3 Zuhören, aktives Zuhören

Nachdem wir uns bisher mit dem Fragen als einer Aktivität des Therapeuten beschäftigt haben, kommen wir nun zum Gegenteil: Der Therapeut schweigt und hört dem Patienten mit allen Sinnen zu, was und wie er etwas sagt. Paradoxerweise fängt ein professionelles Gespräch mit einem Patienten nach einer initialen Frage oder Aufforderung mit dem Zuhören an.

1 Der griechische Philosoph Sokrates (um 400 v. Chr., «Ich weiß, dass ich nichts weiß.») hat in dialektischer (und auch ironischer) Weise die Jugend Athens ge- und belehrt. Diese Gesprächskunst nannte er Mäeutik (Hebammenkunst, seine Mutter sei Hebamme gewesen). Für seine provozierende Methode wurde er sogar zum Tode verurteilt und vergiftet. Nach der Wahrheit so penetrant zu fragen, kann tödlich enden.

Exkurs

Ein Exkurs in die Medizin: Ursprünglich war das Sprechzimmer des Arztes ein Raum, in dem überwiegend der Patient vertrauensvoll sprechen konnte (ärztliche Schweigepflicht). Das hat sich in der modernen Medizin aber sehr zum Negativen entwickelt: So beklagt der berühmte Kardiologe und Nobelpreisträger Bernard Lown (2002), dass die Medizin in den USA «die Kunst des Heilens verloren» habe, mit der Anamneseerhebung und gründlichen körperlichen Untersuchung «kurzer Prozess» gemacht werde, obgleich eine richtige Diagnose zu zirka 75 Prozent alleine durch das Gespräch mit dem Patienten beziehungsweise das Zuhören zustande komme (Hampton 1975 in Lown 2002); die körperliche Untersuchung, Labor- und technische Untersuchungsmethoden machen nur 25 % der richtigen Diagnose aus.

Untersuchungen zur Arzt-Patient-Interaktion zeigen, dass Patienten beim Hausarzt im Durchschnitt nach 18 bis 26 Sekunden in ihrer Schilderung unterbrochen werden; sie belegen auch, dass die Gesamtbehandlung nicht mehr Zeit in Anspruch nimmt, wenn der Patient seine Beschwerden vollständig äußern kann und der Arzt zunächst nur zuhört (Rabinowitz et al. 2004). Dieser qualitativ und quantitativ positive Effekt dürfte besonders bei «schwierigen» und psychosomatischen Patienten wichtig sein, um eine Patientenkarriere zu unterbrechen.

Geisler (2002: 52) nennt vier Voraussetzungen des aktiven Zuhörens:

1. Interesse
2. Bereitschaft zuzuhören
3. Fähigkeit zuzuhören
4. völlig präsent sein.

Zuhören sollte nicht als passives Zuhören z. B. mit einem Pokerface verstanden werden, sondern als aktiver Vorgang. Das aktive Zuhören besteht darin, dass der Therapeut dem Patienten seine ganze Aufmerksamkeit spürbar widmet und durch mimische, gestische und akustische Reaktionen wie «hm», «ja» etc. dem Patienten eine Rückmeldung (Feedback) gibt, dass er ihm folgen kann und ihn versteht. Dazu sind ein gewisser, nicht permanenter Blickkontakt und eine zugewandte Körperhaltung notwendig.

Das Zuhören aktiviert den Patienten zum Sprechen. Dadurch kann der Therapeut beim Zuhören seine Gedanken und Gefühle strukturieren und sich verdeutlichen, was das Problem des Patienten ist und wie er damit umzugehen gedenkt. Aktives Zuhören besteht aus:

- sensorischer Wahrnehmung
- Interpretation des Wahrgenommenen zusammen mit dem Fachwissen und der Vorerfahrung (Bewertung)
- Anbahnung von Aktivität (Sprechen, Handeln).

Der Therapeut sollte gedanklich bei seinem Patienten hier und jetzt sein und nicht seine Gedanken zu anderen ähnlichen Patienten oder theoretischen Aspekten schweifen lassen. Natürlich ist der Gedanke an einen anderen Patienten oder einen gelesenen Fachartikel zu dem Krankheitsbild assoziativ hilfreich; er kann aber auch ein Hinweis auf Widerstände des Therapeuten sein, sich auf den Patienten einzulassen. Gedankliche Abwesenheit wird unbewusst oder bewusst vom Gegenüber wahrgenommen.

Die Erfahrung, dass jemand interessiert und aufmerksam zuhört, ist eine Voraussetzung für die Gestaltung einer professionellen therapeutischen Beziehung. Eine aktuelle Untersuchung zur Patientenzufriedenheit in der ambulanten ärztlichen Versorgung ergab: Das Kriterium «Freundlichkeit und Zuwendung» steht mit 77 % an oberster Stelle, gefolgt von «moderne und technisch hochwertige Ausstattung» und «kurze Wartezeiten» mit je 40 % (Balke et al. 2008).

Das Konzept des aktiven Zuhörens wird häufig mit der klientenzentrierten Beratung von Rogers in Verbindung gebracht; Rogers hatte diese Haltung eher implizit im Kontext seiner Basisvariablen beschrieben, explizit wurde es von seinen Nachfolgern bewusster ausgearbeitet (vgl. Kap. 5.3.1).

Die Gesprächsführung in der Psychoanalyse bestand von ihren Anfängen an aus dem aktiven Zuhören; der Patient hatte Zeit und Raum, seinen Gedanken und Gefühlen nachzugehen, frei darüber zu sprechen; der Therapeut bekam selbst eine Menge Einfälle beim Zuhören. Beide assoziieren (verknüpfen ihre Einfälle) und regen sich gegenseitig zu einer Konstruktion von Wirklichkeit – hier von unbewussten Bedeutungen – an (vgl. Kap. 3.1). Der österreichisch-amerikanische Psychoanalytiker Theodor Reik sprach 1948 davon, seinen Patienten mit einem «dritten Ohr» zuzuhören, was die innere Arbeit des Interpretierens und Verstehens betrifft. Die aktiven Reaktionen des Analytikers sind recht spärlich, um die freie Assoziation des Patienten nicht zu lenken. Im Englischen spricht man vom *«therapeutic listening»*.

In der Literatur zum aktiven Zuhören finden sich Weiterungen, die über das passive Zuhören hinausgehen und mit «aktiv» weitere spezifisch Äußerungen des Therapeuten und Techniken wie z. B. das Sondieren (s. Abschnitt 9.2.9) verbinden.

9.2.4 Pausen und Schweigen im Gespräch

Pausen und Schweigen werden im Gespräch oft negativ z. B. als Zeitverschwendung oder Belastung erlebt. Treten Pausen auf, fühlen sich besonders Therapeuten angeregt, diese mit Worten zu füllen, da das Schweigen von 20 bis 30 Sekunden wie eine kleine Ewigkeit anmutet und nonverbale Ebenen der Kommunikation z. B. der Blickkontakt, die Mimik, aber auch die eigenen Gedanken und Empfindungen an die Oberfläche drängen. Wir können so unangenehme Gefühle einfach «wegreden» und übertönen.

Ein passiver Patient aktiviert den Therapeuten. Es sollte aber umgekehrt sein. Unter einem Effektivitätsdruck stehende Therapeuten (Ärzte, Pflegende, Physiotherapeuten) reagieren auf Pausen und Schweigen häufig «kontraphobisch», gegen die Angst vor der Leere (lat. *horror vacui*) und füllen das Schweigen.

Aktives Zuhören beinhaltet auch, dem Schweigen des Patienten in den Pausen zuzuhören. Das ist nicht einfach. Ein Schweigen eines Patienten fühlt sich unterschiedlich an: Es kann entspannt und angenehm, aber auch ängstlich und gehemmt anmuten.

Pausen sind nonverbale Mitteilungen im Sinne von *«Ich kann nicht weiter reden.»* oder *«Ich weiß jetzt nichts mehr.»*. Hinter dem Schweigen verbergen sich oft Widerstände wie Ängste und andere Emotionen, die nicht zur Sprache kommen sollen. Ein Schweigen kann auch Ausdruck von Nachdenken oder Nachdenklichkeit sein.

Nach einer gewissen Zeit sollte der Therapeut das Schweigen ansprechen, zum Beispiel mit der Bemerkung: *«Sie schweigen jetzt. Gibt es einen Grund dafür?»*

9.2.4.1 Patienten mit traumatischen Erfahrungen

Praxisbeispiel

Patienten, die in einem Gespräch oder einer Behandlung an eine frühere psychisch belastende Erfahrung, z. B. Gewalt- oder sexuelle Missbrauchserfahrung, erinnert werden, können nicht adäquat weitersprechen. Sie schweigen und zeigen physiologische Zeichen von Angst (psychomotorische Unruhe, vegetative Zeichen). Bei vorliegenden Traumen treten Flashbacks (engl.: *flashback* = «Rückblende, Rückstoß») mit heftigen emotionalen Erinnerungen auf, deren Herkunft der Patient oft nicht kennt; er hat nur Angst, fühlt sich bedrängt, möchte am liebsten weglaufen. In seinem Gehirn «feuert» der Mandelkern (Amygdala, Teil des limbischen Systems) die früher gemachte emotionale Erfahrung ins Bewusstsein. Wenn der Therapeut in der Interaktion mit dem Patienten an einen solchen Punkt kommt, sollte er daran denken, dass er hier vielleicht eine traumatische Erfahrung berührt. Wenn der Patient sein Schweigen nicht verbalisieren kann, sollte der Therapeut dies auf der Ebene der Metakommunikation benennen und respektieren, dass der Patient an diesem Punkt jetzt nicht weitersprechen kann. Therapeut: *«Ich glaube, wir haben hier einen wunden Punkt berührt und Sie können nicht darüber sprechen.»* Patient reagiert nicht. *«Wenn Sie darüber sprechen können, geben Sie mir ein Zeichen.»*

9.2.5 Paraphrasieren oder Spiegeln

Das Spiegeln ist eine Technik, die sowohl Freud (Spiegelfunktion des Analytikers) als auch Rogers (*mirroring*) bewusst eingesetzt haben. Damit ist gemeint, dass der Patient in einen (verbalen) Spiegel schaut und nur sich sieht und nicht jemand anderen. Es ist eine Art Konfrontation, ein Feedback, in dem sich der Patient erkennen kann.

Dieses Spiegeln wird auch als Paraphrasieren (Umschreibung) bezeichnet. Dabei kann der Satz des Patienten einfach nur mit kleinen Abweichungen wiederholt werden. Beispiel: Patient eher beiläufig: *«Nach dem Bandscheibenvorfall war Weihnachten für mich gelaufen.»* Therapeut: *«Da war Weihnachten für Sie gelaufen.»* Patient: *«Genau, und wie. Da lief dann alles schief.»*

Es ist schon interessant, die eigenen Worte aus dem Munde eines anderen Menschen zu hören: Beispiel: *«Da hatte ich mich irgendwie tierisch aufgeregt.»* Paraphrase: *«Aha, da hatten Sie sich tierisch aufgeregt.»* Das Spiegeln oder Paraphrasieren sollte kein stereotypes Wiederholen sein. Wird es dauernd angewandt, hat der Patient eher das Gefühl, vor einem Papagei zu sitzen. Die leichte Umschreibung des Satzes lässt den Inhalt des Gesagten etwas verkippen und öffnet dadurch eine andere Perspektive.

Therapeut: *«Aha, das hat Sie irgendwie tierisch aufgeregt.»* Patient: *«Genau!»* Therapeut: *«Sie sagten: irgendwie tierisch aufgeregt?»* Patient: *«Ach, dass mir kein Schwein diese blöden Schmerzen nehmen konnte und ich mir noch nicht mal den Hintern abputzen konnte.»*

9.2.6 Inhalte ansprechen

In einem Gespräch können sowohl kognitive als auch emotionale Inhalte angesprochen werden. Je nachdem, was der Therapeut aufgreift, kann das Gespräch in eine andere Richtung laufen. Hier beginnt die aktive Steuerung des Gesprächverlaufs.

Unser Beispiel: Therapeut: «*Wann hatten Sie den Bandscheibenvorfall?*» Patient: «*Zwei Tage vor Weihnachten 2007.*» An dieser Stelle kann der Therapeut entscheiden, ob er kognitive oder emotionale Inhalte vertiefen will oder beide. Kognitiv kann er fragen: «Wie ist das passiert?» Er kann auch fragen: «*Was ist da passiert – gerade kurz von Weihnachten?*» Die Antworten des Patienten werden unterschiedlich ausfallen.

9.2.6.1 Kognitive Inhalte ansprechen

Leichter scheinen die kognitiven, rationalen, «sachlichen» Aspekte zu sein, die sich auf körperliche und biomechanische Faktoren reduzieren lassen. Hier fühlt sich der Physiotherapeut fachlich kompetent und sicher. Diese sachliche Ebene der kognitiven Inhalte ist wichtig. Die emotionale Seite darf dabei aber nicht vermieden und ignoriert werden, da sie für den Patienten und das Krankheitsgeschehen bedeutsam ist.

Ein ganzheitliches Verständnis bedeutet, Krankheit in seiner bio-psychosozialen Dimension zu verstehen und nicht aus einer reinen Krankheitsorientierung heraus (Bandscheibenvorfall), sondern aus einer Patientenorientierung (Herr M. mit einem Bandscheibenvorfall) zu betrachten. Patienten, die sich «ganzheitlich» verstanden fühlen, auch wenn der Physiotherapeut für die psychische und soziale Situation nicht direkt zuständig ist, dürften zufriedener sein und eine bessere Compliance entwickeln.

9.2.6.2 Emotionale Inhalte ansprechen

Emotion kommt vom Lateinischen *movere* = «bewegen», es sind Gefühle, die uns oder etwas in uns bewegen. Die Psychosomatik postuliert, dass jede Körperreaktion emotionale Auswirkungen hat genauso wie jede Emotion ein körperliches Korrelat zur Folge hat. Emotionale Inhalte sind damit zugleich ein Zugang zu körperlichen Vorgängen.

In der Psychotherapie z. B. in der klientenzentrierten oder analytischen Therapie geht es um das Empfinden und Verbalisieren von Gefühlen und emotionalem Erleben. Durch die Äußerungen des Therapeuten könne diese Emotionen des Patienten im Gespräch fokussiert werden.

In der Physiotherapie spielen Gefühle, insbesondere die körperliche Seite der Gefühle eine wichtige Rolle z. B. Vermeidungsverhalten, da Angst besteht, bei Bewegung Schmerzen zu spüren. Dieses bewusste Ansprechen von emotionalen Inhalten hat nicht nur diagnostischen Wert, sondern über Emotionen angemessen sprechen hat auch einen therapeutischen und einen «kathartischen» (griech.: *katharsis* = «Reinigung») Effekt.

Im Gespräch verwendet der Patient oft emotional besetzte Worte (Substantive, Adjektive, Verben), die der Therapeut aufgreifen und wiederholen kann, um das emotionale Erleben zu fördern wie im obigen Beispiel: Therapeut: «*Sie sagten: irgendwie tierisch aufgeregt?*» Patient: «*Ach, dass mir kein Schwein diese blöden Schmerzen nehmen konnte und ich mir noch nicht mal den Hintern abputzen konnte.*» Therapeut paraphrasierend: «*Sie fühlten sich hilflos.*» Patient: «*Aufgeschmissen fühlte ich mich. Ich lass' mir eben ungern helfen und sagen, was ich zu tun hab'.*» Therapeut, jetzt den emotionalen

Inhalt auf die therapeutische Beziehung übertragend und aus der Selbstoffenbarung heraus: «*Das ist dann auch schwierig für mich, Ihnen zu helfen, wenn Sie schlecht Hilfe und Ratschläge annehmen können und alles alleine machen wollen.*» Patient lacht. «*Da is' was dran, was Sie da gesagt haben. Sagt meine Frau auch immer.*»

Dieses Beispiel greift emotionale Inhalte auf, die der Patient verbalisiert hat. Dadurch findet ein tieferes Verständnis bei Patient und Therapeut statt. Wenig bewusste Emotionen können gespürt und verbalisiert und der Behandlung zugänglich gemacht werden.

9.2.7 Nonverbales Verhalten ansprechen

Verbale Äußerungen sind in der Regel immer von nonverbalen begleitet. In Anlehnung an Watzlawick und Kollegen (Watzlawick et al. 1969; vgl. Kap. 5.4.3) könnten wir sagen: «*Wir können nicht* nicht *nonverbal kommunizieren.*» Die Körpersprache (Mimik, Gestik, Blickkontakt), das äußere Erscheinungsbild (Kleidung), die Beziehung im Raum (Nähe, Distanz) sowie das Paralinguistische (z. B. Lautstärke, Sprachtenor) sind nonverbale Kommunikationskanäle, die Informationen transportieren. Konfliktbesetzte Themen zeigen häufig eine Inkongruenz zwischen dem, was gesagt wird, und wie es gesagt wird. Der Therapeut nimmt diese Unstimmigkeit oder den Widerspruch wahr und kann entscheiden, ob er sie zum Gegenstand des Gesprächs macht. Beispiele: In der Supervision oder einer Balint-Gruppe mit Physiotherapeuten findet sich häufig die Angst, Patienten auf ihre emotionale Befindlichkeit anzusprechen, weil die Physiotherapeutin glaubt, mit den dadurch ausgelösten Tränen des Patienten nicht umgehen zu können. Therapeutin: «*Ich habe der Patientin nichts ahnend gesagt: ‹Heute sehen Sie aber überhaupt nicht glücklich aus.› Da brach sie in Tränen aus und weinte drauf los. Ich wusste nicht, was ich jetzt tun sollte, ich fühlte mich jedenfalls hilflos und schlecht.*» Der Balint-Gruppenleiter: «*Sie haben sich dann so gefühlt, wie die Patientin sich fühlt: hilflos und schlecht. Das hat ihr bestimmt etwas geholfen.*» Therapeutin: «*Ich bin aber für deren Gefühlskram nicht zuständig.*» Ein andere Physiotherapeutin: «*Die Patienten geben ihre gefühlsmäßigen Anteile ja nicht an der Garderobe ab. Wir müssen damit umgehen können und solche Reaktionen aushalten.*»

Das Ansprechen von nonverbalen Inhalten stellt für den Patienten eine Konfrontation mit etwas dar, das er nicht mitteilen möchte.

9.2.8 Konfrontieren

Das letzte Beispiel stellt eine Konfrontation der Patientin mit einer emotionalen nonverbalen Äußerung (bedrückter, trauriger Gesichtsausdruck) dar. Dies ist dann wichtig, wenn das Verbalisierte nicht zum Nonverbalen passt. Beispielsweise berichtet der Patient von einem schweren Motorradunfall und grinst dabei die ganze Zeit; der mimische Affekt stimmt nicht mit dem Inhalt überein. Die Konfrontation könnte lauten: «*Sie berichten von Ihrem furchtbaren Unfall und grinsen dabei, als sei es eher lustig gewesen.*»

Konfrontationen können kränkend aufgenommen werden, weil der Therapeut beim Patienten etwas sieht, was dieser lieber verbergen oder überspielen möchte. Dem Patienten darf nicht die Maske, die er zum Schutz braucht, vom Gesicht gerissen werden; er verliert quasi sein Gesicht dabei. Daher sollte der Therapeut behutsam mit der Technik der Konfrontation umgehen und Sätze mit entwertendem und beschämendem Inhalt vermeiden (vgl. Abschnitt 9.2.1).

Genauso gibt es Konfrontationen bei verbalen Äußerungen. Beispiel: Der Patient deutet eine ärgerliche Erfahrung an: «*Da hätte ich …, äh: da wäre ich nicht einverstanden gewesen.*» Therapeut konfrontiert milde: «*Es hört sich so an, als hätten Sie lieber was ganz anderes gemacht.*» Patient: «*Ja, ich hätte ihn am liebsten angeschrieen, dass ich mich nicht so abfertigen lasse.*»

Eine starke Konfrontation wäre die Therapeutenäußerung: «*Das haben Sie aber freundlich ausgedrückt. Ich denke, Sie waren stinksauer!*»

Die Technik der Konfrontation benennt etwas, was der Patient nicht durch Worte ausdrücken kann.

9.2.9 Sondieren

Mit der Technik der Sondierung ist das vorsichtige Abtasten eines unbekannten Inhalts gemeint, so als ginge man im Dunkeln durch einen Raum und taste sich vom Nahen zum Fernen. Das Sondieren geschieht vorsichtig und in kleinen Schritten. Dabei kommen abgestufte Fragen und Aufforderungen nach näherer Erläuterung an den Patienten zum Einsatz, der Therapeut lässt sich quasi vom Patienten führen. Beispiel: Therapeut: «*Sie erwähnten einen Schmerz nach der Drehbewegung in der linken Gesäßhälfte. Beschreiben Sie ihn bitte.*» Patient: «*Der zieht aus dem Kreuz über den linken Po ins Bein.*» Therapeut: «*Ja, und weiter?*» Patient: «*Er zieht über den linken Oberschenkel nach unten.*» Therapeut: «*Aha, und dann?*» Patient: «*Er geht über das Schienbein in den Fuß.*» Therapeut: «*Das sind die Schmerzen?*» Patient: «*Ja, und da ist so ein Gefühl, als läuft da Wasser am Unterschenkel entlang. Es bitzelt auch manchmal etwas. Merkwürdig. Aber nur, wenn ich laufe, wenn ich stehe und das Bein nach außen locker aufstelle, ist es fast weg.*» Therapeut: «*Haben Sie das Gefühl, dass das linke Bein oder der Fuß schwächer als das rechte ist, zum Beispiel beim Treppensteigen?*» Patient: «*Nein, es sind nur die Schmerzen beim Gehen und das komische Gefühl im Unterschenkel.*» Therapeut: «*Husten Sie mal kräftig.*» Er macht es vor, der Patient hustet. Therapeut: «*Tut das im Rücken weh?*» Patient: «*Nein.*» Therapeut: «*Okay. Sie haben wahrscheinlich nur einen Druck auf den Ischias im Bereich des 5. Lendenwirbels links, ohne dass die Muskelfunktion beeinträchtigt ist. Legen Sie sich bitte hierhin auf den Rücken, ich will Ihre Beine untersuchen.*»

9.2.10 Klarifizieren

Klarifizieren oder Klarifikation bedeutet etwas klären – ähnlich dem Sondieren. Dies geschieht aber im Gegensatz zum Sondieren, bei dem offene Fragen oder Aufforderungen benutzt werden, durch eine präzise Frage: «*Wie sind Ihre Schmerzempfindungen genau, wenn ich diese Bewegung bei Ihnen mache?*» Oder Sie verwenden eine offene Aufforderung: «*Das habe ich noch nicht ganz verstanden; bitte beschreiben Sie mir Ihre Schmerzempfindungen etwas genauer.*»

Objektive Daten lassen sich durch Klarifikation gewinnen: «*Was machen Sie beruflich? ... Wie sieht Ihre Tätigkeit genau aus? ... Wie viele Stunden sitzen Sie am PC?*»

9.2.11 Deuten

Der Terminus «Deutung» (Interpretation) kommt aus dem psychoanalytischen Therapiekontext und bedeutet, einen bisher unbewussten Zusammenhang zu benennen und damit bewusst zu machen. Deutungen benennen «Be-Deutungen.» Eine Deutung hat etwas Hypothetisches, manchmal auch Spekulatives. Die Hypothese wird dem Patienten in der Deutung mitgeteilt. Durch die Reaktion und Evidenz des Patienten kann sie sich als stimmig oder nicht stimmig erweisen.

Die Technik der Deutung unbewusster Inhalte außerhalb der analytischen Therapie sollte vorsichtig verwendet werden, aber es gibt in jedem therapeutischen Setting, also auch in der Physiotherapie, Anlässe, in denen der Therapeut dem Patienten eine Interpretation gibt, da er einen bisher verborgenen Sinn erkennt. Beispiel: Therapeut: «*Ihr Bandscheibenvorfall vor Weihnachten – so scheint mir – kam da zur rechten Zeit. Sie brauchten sich dann um den beruflichen Ärger und den Weihnachtsstress nicht zu kümmern; Sie waren damit entschuldigt.*» Patient: «*Trotz der Schmerzen hatte ich manchmal das Gefühl, ich bin froh, dass ich mich um nichts mehr kümmern musste. Es ging ja auch wirklich nichts mehr.*»

Deutungen sind dann besonders sinnvoll, wenn es um die Interpretation von Körpersprache geht. Dies ist bei psychosomatischen wie Konversionsphänomenen oder Somatisierungsstörungen hilfreich. Die deutsche Sprache ist voller «psychosomatischer Erfahrungen», wenn «mir etwas im Nacken sitzt», «es nicht mehr geht», «ich mir den Kopf zerbreche», «mir etwas quer im Magen liegt» usw.

9.3 Innere Struktur eines Gesprächsverlaufs: Der «Dreischritt»

Ein Untersuchungs- oder Beratungsgespräch hat eine natürliche Struktur, die aus drei Schritten besteht: Einleitung, Hauptteil und Beendigungsphase.

1. Einleitung: Kontaktaufnahme, Gesprächsvereinbarung

1.1 Physiotherapeut begrüßt den Patienten mit namentlicher Anrede des Patienten zur persönlichen Kontaktaufnahme, aber auch um Verwechselungen zu vermeiden. Anschließend stellt er die eigene Person vor (Name und Funktion).

1.2 Zweck und Dauer des Gesprächs nennen; ggf. Hinweis auf den vertraulichen Umgang mit den Daten, die Bestandteil der Krankenakte oder Dokumentation sind

1.3 Je nach Setting (Praxis, Klinik) sollte der Patient im Sitzen Platz nehmen können, bei Bettlägerigkeit dann im Liegen. Achten Sie auf eine angenehme Sitzhaltung oder Lage des Patienten. Wahl der eigenen Sitzposition, möglichst auf gleicher Augenhöhe.

Diese Einleitung nimmt nur ein bis zwei Minuten in Anspruch. Sie dient der Kontaktaufnahme, dem «Aufwärmen», der Schaffung einer vertrauensvollen Atmosphäre. Dabei macht sich der Physiotherapeut intuitiv ein Bild von der physischen und psychischen Verfassung und Kooperationsbereitschaft des Patienten. Der Patient sollte nicht «überfahren» werden, sondern der Physiotherapeut sollte sich ihm einfühlsam nähern. Beiläufige Gespräche sind dabei hilfreich, persönlich wahrgenommen zu werden und sich emotional einzustimmen. Für den Patienten bedeutet die Transparenz und persönliche Note, dass er eventuell vorhandene Ängste abbauen kann. Er wird dadurch zur Kooperation angeregt. Es kann sich bereits bei der Einleitung zeigen, dass der Patient nicht in der Lage ist, das Gespräch zu führen z. B. bei Störungen des Bewusstseins, wegen starker Schmerzen oder einer seelischen Störung.

Es handelt sich um eine asymmetrische Gesprächssituation, in der der Patient sich öffnen soll und der Therapeut in der anonymen professionellen Rolle verbleibt.

Die Nennung des Zeitrahmens in Minuten ist wichtig für beide Gesprächspartner, auch für die klare Beendigung des Gesprächs. Der Therapeut muss sich auch innerlich diese Zeit nehmen, die er zum professionellen Gespräch benötigt.

2. Hauptteil (Durchführung des geplanten Gesprächs)
2.1 zentrales Thema z. B. Anamnese benennen
2.2 zentrales Thema oder körperliche Untersuchung erörtern respektive durchführen
2.3 Fragen des Patienten anregen
2.4 Beendigung des Gesprächs ankündigen

Dieser Hauptteil stellt den eigentlichen Zweck des Gesprächs dar; er nimmt den größten Raum ein; er variiert je nach Zweck und Ziel des Gesprächs. Der Therapeut sollte sich kurz vorher vorbereiten, die zu behandelnden «Tagesordnungspunkte» klar fixieren oder ein zu verwendendes Formular in seinem Aufbau gut kennen. Sehr häufig wird nebenbei auf einem Formular (Assessment- oder Befundbogen) der Inhalt dokumentiert. Das Mitschreiben stört zwar den Gesprächsverlauf, lässt sich aber oft nicht vermeiden. Bei offener Gesprächsführung variiert die geplante Reihenfolge. Vom Therapeuten wird Flexibilität gefordert.

Ein unsicherer professioneller Gesprächspartner verunsichert auch den Patienten; er läuft Gefahr, für inkompetent gehalten zu werden. Wenn Unsicherheiten auftreten, sollte der Therapeut diese aussprechen (metakommunizieren: «*So, um nichts zu vergessen, muss ich noch mal auf meinen Bogen schauen.*»). Er muss sich innerlich die Frage stellen, ob der Zweck des Gesprächs am Ende erfüllt wurde oder ein weiteres derartiges Gespräch notwendig sein wird.

Mit einer Floskel sollte das Ende angekündigt werden: «*Ich glaube, wir haben jetzt alle wichtigen Punkte besprochen*». Oder, falls der Patient sehr mitteilsam und ausufernd ist: «*Ich denke, wir müssen zurück zu unserem Thema kommen.*» Oder – mit Blick auf die Uhr: «*Wir müssen zum Schluss kommen.*» etc.

3. Beendigung
3.1 Der Physiotherapeut fasst für den Patienten das Gespräch zusammen und benennt ggf. offene und unklare Punkte; diese offenen Fragen sollte der Therapeut als weiteren Auftrag für sich festhalten.
3.2 falls erforderlich, weiteres Vorgehen ankündigen
3.3 Der Physiotherapeut bedankt sich für das Gespräch und verabschiedet sich.

Die kurze Beendigungsphase ist ein Ausklang; sie ist wichtig für die weitere Kooperationsbereitschaft des Patienten an seinem Heilungsprozess (Compliance) und an weiteren Gesprächen.

Ein abruptes Gesprächsende hinterlässt ein Gefühl von Enttäuschung und Ausgefragt-worden-Sein. Informationen über den weiteren Umgang mit den Gesprächsinhalten und Konsequenzen sollten erwähnt werden. Angekündigte Konsequenzen wie: «*Ich werde Ihre Angehörigen (oder den Arzt) darauf ansprechen und sag' Ihnen dann Bescheid*», müssen auch eingehalten werden.

Bei bettlägerigen Patienten ist die Wiederherstellung der durch das Gespräch unterbrochenen aktuellen Situation des Patienten erforderlich, z. B. den Patienten in eine angenehme Position zu lagern, die herausgeschickten Besucher wieder hereinbitten, den Fernsehapparat wieder einschalten etc.

9.4 Gesprächsführung in einer Erstuntersuchung

Im Folgenden wird ein Beispiel skizziert, wie die einzelnen Schritte der Befunderhebung in einer Erstuntersuchung in Worte gefasst werden könnten:

Praxistipp

Schritte der Gesprächsführung	Formulierungsbeispiel
Begrüßung, namentliche Vorstellung des Therapeuten, Nennung der beruflichen Funktion und des Ziels des Termins	*«Guten Morgen. Sie sind Frau Schmitt? ... Mein Name ist Kathrin Fuchs, Ihre zuständige Physiotherapeutin ... Ich möchte mit Ihnen erst ein Gespräch führen und Sie dann untersuchen.»*
Nennung des Zeitrahmens (20 oder 30 Minuten oder Doppeltermin)	*«Wir haben 20 Minuten für diese erste Untersuchung.»*
Die Diagnose und die Angaben auf der ärztlichen Verordnung sind bekannt; der Patient wird dennoch gebeten, seine Beschwerden mit eigenen Worten selbst zu schildern. Es empfiehlt sich, schriftliche Befunde (Arztbriefe) erst später zu lesen. Die Beschwerden bzw. die ersten Sätze des Patienten sollten wörtlich kurz dokumentiert werden. Ferner ist auf die Affekte und Körpersprache (paralinguistische, nonverbale Kommunikation) zu achten: Wie schildert der Patient seine Beschwerden. Hier setzen die Phantasien des Therapeuten ein.	*«Ich möchte zunächst von Ihnen wissen, welche Beschwerden Sie zu mir führen. Die mitgebrachten Befunde schaue ich mir später an.»*
Aufforderung zur Beschreibung der Art, Qualität der aktuellen Beschwerden	*«Beschreiben Sie mir bitte Ihre Beschwerden näher.»* (Statt: *«Wie sind die Beschwerden?»*)
Aufforderung oder Frage nach dem ersten Auftreten der Beschwerden (Erstmanifestation): Tageszeit, Situation, vorausgegangene Tätigkeit	*«Wann haben Sie diese Beschwerden zum ersten Mal gehabt?»*

Schritte der Gesprächsführung	Formulierungsbeispiel
Frage nach Ideen, Erklärungen und Wissen des Patienten über/für seine Beschwerden (individuelles Krankheitskonzept)	*«Vielleicht haben Sie selbst eine Erklärung oder eine Idee, wie Ihre Beschwerden entstanden sind.»*
Frage, ob zum Zeitpunkt, als die Beschwerden erstmals auftraten, andere Probleme dem Patienten zu schaffen gemacht haben	*«Als diese Beschwerden zum ersten Mal auftraten, gab es noch andere Probleme, die Ihnen zu schaffen machten?*
Frage nach den Erwartungen an die Physiotherapie oder an die Person des Therapeuten	*Welche Erwartungen haben Sie an die physiotherapeutische Behandlung hier bei uns?*

Idealtypischerweise zeichnet sich ein Untersuchungsgespräch anfangs durch eine offene Fragestellung aus, der Patient wird aufgefordert, seine Beschwerden ungestört zu schildern. Im Laufe der Untersuchung werden die Fragen oder Aussagen des Therapeuten aber enger, sie fokussieren auf das Thema. Die Fokussierung – z. B. durch halboffene oder geschlossene Fragen, Klarifikation, Konfrontation – sollte nicht zu früh erfolgen bzw. sollte immer wieder einmal geöffnet werden.

Der Therapeut führt (im Sinne von leiten) das Gespräch mit dem Patienten, ohne ihn einzuengen und zu behindern.

In Kapitel 10 ist eine physiotherapeutische Erstuntersuchung eines Patienten nach einer Bandscheibenoperation wörtlich wiedergegeben. Deutlich wird dabei, welche Gesprächsanteile in diesem Assessment (Dauer 27 min) vorkommen und wie sich der Dialog gestaltet.

9.5 Schlussbemerkung

In Geschichte, Technik, Wissenschaft und Sport zeigt sich, dass kluge und reflektierte Techniken einen Vorsprung verschaffen können. So auch in der Therapie.

Auch ohne Kenntnisse der oben aufgeführten Gesprächstechniken wenden wir einen Teil dieser Techniken an z. B. geschlossene, halboffene Fragen und Sondierungen. Es ist sinnvoll, sich seine eigenen Techniken bewusst zu machen z. B. durch Selbstreflexion, eine simple Tonbandaufnahme oder noch besser eine Videoaufnahme. Ferner ist es sinnvoll, bewusst spezifische Techniken anzuwenden und ihre Wirkung zu beobachten.

Eine Gesprächstechnik ist wie ein Sieb; seine Beschaffenheit und seine Anwendung bestimmt, was darin hängen bleibt. Die Gesprächstechnik entscheidet über die fachlichen Inhalte und gestaltet die therapeutische Beziehung.

10 Transkription einer Erstuntersuchung in der Physiotherapie

Nicole Rechlin, Patricia Godehardt

10.1 Vorbemerkung

In mehreren Projekten des Bachelor-Studiengangs *Physiotherapie* der Hochschule Fulda und der Philipps-Universität Marburg wurden Aspekte der Kommunikation in der Physiotherapie untersucht. In diesem Rahmen untersuchte unsere Projektgruppe[1] im Jahr 2006, wie sich die Kommunikation zwischen Patient und Physiotherapeut im praktischen Alltag darstellt. Im Sinne der Grounded Theory von Strauss und Glaser (zit. nach Mayring 2003: 475 ff.) wurde hierfür keine Hypothese aufgestellt, sondern eine offene Fragestellung formuliert: «Wie sieht die physiotherapeutische Erstuntersuchung unter kommunikationstheoretischen Aspekten aus?»

Für dieses Projekt konnten wir eine Reihe von Praxen, Reha-Zentren und Kliniken in Deutschland gewinnen[2]. Bei den mitwirkenden Physiotherapeuten handelte es sich um Mitarbeiter der jeweiligen Einrichtungen, die in keinem Bezug zum Studiengang standen. Um Daten aus einer in der Physiotherapie alltäglichen Situation zu gewinnen, wurde jeweils die Erstuntersuchung einer physiotherapeutischen Behandlungsserie genauer untersucht. Die Interaktion zwischen Physiotherapeut und Patient wurde im Sinne einer nicht teilnehmenden Beobachtung mit Hilfe einer Videokamera aufgezeichnet, ohne dass währenddessen dritte Personen im selben Raum anwesend waren (vgl. Flick 1995: 200 ff.). Am Ende der Sitzung beantworteten beide Teilnehmer einen kurzen Fragebogen zu ihrer Person und der stattgefundenen Therapiesitzung. In diesem Fragebogen wurden Fragen zu möglichen Einflussgrößen auf den Gesprächsverlauf (wie Qualifikation des Therapeuten sowie seine Kenntnisse zum Thema Kommunikation, Geschlecht und Alter beider Teilnehmer, Beschwerden des Patienten, Vorbehandlungen, Zufriedenheit mit dem Verlauf der Sitzung, Beeinträchtigung durch die Videoaufnahme) gestellt, die später in Beziehung zu den Ergebnissen der Auswertung gestellt werden sollten.

---

1 Projektname: «Kommunikative Kompetenzen in der Physiotherapie». Mitglieder: U. Anspach, S. Büttcher, S. Ewering, P. Godehardt, V. Hackmann, St. Howe-Flock, N. Rechlin, A. Reitmeier, I. Rühs, S. Schülein, R. Spiegler, Ch. Wiethoff. Leiter: Prof. Dr. M. Elzer

2 Den teilnehmenden Einrichtungen, Physiotherapeutinnen und -therapeuten sowie den Patienten sei an dieser Stelle nochmals herzlich gedankt. Ein besonderer Dank gilt Herrn Dirk Schwuchow, Physiotherapeut in Holzminden.

Insgesamt zehn so gewonnene Gesprächsaufzeichnungen wurden einer Textanalyse unterzogen, genauer der Inhaltsanalyse nach Mayring (2003): Zunächst wurden sie anonymisiert transkribiert (verschriftet), d. h. das Gespräch wurde im originalgetreuen Wortlaut niedergeschrieben (sog. Verbatimprotokoll). Die so entstandenen Texte wurden anschließend in mehreren Schritten auf das Wesentliche hin verdichtet: Sie wurden paraphrasiert, d. h. auf ihre wesentliche Aussage hin reduziert, dann wurden diese Aussagen weiter generalisiert (verallgemeinert) und schließlich einer von zehn vorher festgelegten Kategorien zugeordnet.

Für die Auswertung waren die jeweiligen Redeanteile der Gesprächspartner, die Gesprächsstruktur bzw. der Gesprächsverlauf (Monolog oder Dialog) und die Häufigkeit des Vorkommens dieser beiden Kategorien von Bedeutung.

Eine dieser Gesprächsaufzeichnungen wird hier als komplettes Verbatimprotokoll vorgestellt, in dem keine nonverbalen Gesprächsanteile (Mimik, Gestik usw.) wiedergegeben sind. Es liefert dennoch ein ansonsten vollständiges und unverfälschtes Bild der Kommunikation bei einem im physiotherapeutischen Alltag stattfindenden Erstkontakt. Als Lesestoff wirken solche Verbatimprotokolle extrem ungewohnt und auch langatmig, was aber daran liegt, dass praktisch niemand druckreife Sätze spricht. Daran darf man sich also nicht stören; vielmehr muss man sein Augenmerk darauf richten, ob die Kommunikation *funktioniert* oder nicht, anders gesagt, ob die Gesprächsteilnehmer sich verstehen oder missverstehen.

10.2 Ein Beispiel aus der Praxis: Verbatimprotokoll einer Erstuntersuchung

Die hier wiedergegebene Erstuntersuchung dauerte 27 Minuten. Der Patient ist mit «PA», der Physiotherapeut mit «PT» abgekürzt. Kurze und lange Pausen werden mit «(…)» oder «(..........)» und akustisch unverständliche Worte oder Passagen mit «(???)» wiedergegeben.

(Schritte, Geräusche von Türen, die geöffnet und geschlossen werden)

PT: (hereinkommend, leise) *Sie können sich auf die Bank setzen.*

PA: *Auf der Bank (…) auf dieser hier?*

PT: *Ja. (???) Erst mal, mein Name ist E. W., ich mach heute eine – Befundaufnahme, und Erstbehandlung; Sie dürfen erst mal Platz nehmen; ich wird' Sie erst mal ein bisschen befragen. Jetzt hab' ich auf dem Rezept schon gesehen, dass Sie wegen, ähm, der Wirbelsäule hier sind, Wirbelsäulenbeschwerden haben; schildern Sie mal kurz Ihre Beschwerden, wie's im Moment ist.*

PA: *Jetzt (…) den augenblicklichen Zustand, oder wie's ang(…) begonnen hat?*

PT: *Erst mal den augenblicklichen.*

PA: *Im Augenblick hab ich, sag ich mal, zumindest gegenüber dem Zeitpunkt der Einlieferung hier letzte Woche Donnerstag, doch schon (…) Fortschritte feststellen können, durch die einigen wenigen Behandlungen, die ich bisher bekommen habe, und wahrscheinlich durch die Spritzen, die jetzt jeden Morgen gesetzt werden, und bin also eigentlich mit dem jetzigen Krankheitsbild, mit dem Beschwerdebild eigentlich*

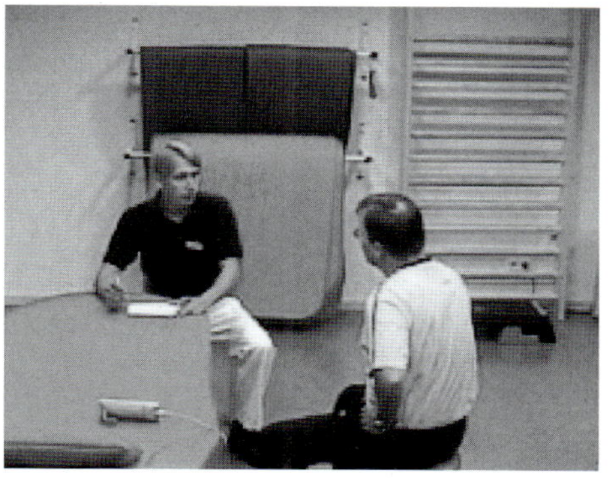

Abbildung 10-1: Eine Erstuntersuchung. (Foto: Hochschule Fulda)

ganz zufrieden, also es is zumindest nicht mehr so (...) massiv, wie's also vor dem (...) Einlieferung hier ins Krankenhaus war.

PT: *Und haben Sie jetzt im Moment noch Schmerzen?*

PA: *Etwas, ja.*

PT: *Mmh. In welchem Bereich? Wo sind die Schmerzen?*

PA: *Im Bereich der linken Seite, im Bereich der Lendenwirbelsäule, und auch so ausstrahlend etwas hier in den Oberschenkel, in den linken Oberschenkel und in den Bauchbereich, also Unterbauch hier, was eigentlich auch (...) der ursprüngliche Anlass war, Beschwerden, unklare Beschwerden im Unterbauch, das war eigentlich das, wo wir (...) begonnen hatten.*

PT: *Mmh. Schreib' ich das jetzt mal kurz auf (..........) Gut. Die Beschwerden fingen wann an?*

PA: *Ungefähr Ende Februar, Anfang März in diesem Jahr.*

PT: *Ja. (..........) Und waren Beschwerden da genauso wie jetzt, oder waren es andere Beschwerden?*

PA: *Nee, ähnlich wie jetzt, eigentlich. Ich hab zwar so gemerkt, wenn ich im Büro aufm Stuhl saß, dass ich, wenn ich mich so seitlich drehte, zur Seite rüber, dass ich dann immer so'n Druck im (...) unteren Bauchbereich hatte, und ich hab das dann erst mal so (...) ignoriert und hab gesagt (...) nun ja, das mach schon wieder weggehen, es ging aber nicht weg, und dann haben wir (...) verschiedene Untersuchungen durchgeführt, zunächst beim (...) Hausarzt, dann bin ich auf (...) deren Anraten meiner Hausärztin also dann zum (...) Urologen gewesen, der hat also auch untersucht und hat auch keine gravierenden Probleme festgestellt; dann bin ich zu 'ner (...) Sonographie im Krankenhaus gewesen in K., sehr ausgiebig und intensiv auch untersucht, und zwar 'n Leistenbruch auch noch festgestellt, aber ansonsten war eigentlich immer wieder die Diagnose, es kann eigentlich wohl mehr vom Rücken kommen, zumal ich also auch gesagt habe, ich hab also vor 30 Jahren schon Lendenwirbelbeschwerden gehabt, und auch ähm (...) diese Beschwerden sind auch damals schon durch Röntgenaufnahmen ähm (...) bestätigt worden, dass also da im Lendenwirbelbereich das nich so ganz in Ordnung war. Und hab' auch massive Probleme eigentlich im jüngeren Alter, also mit (...) 27, 25, 27 gehabt, und dann aber viele Jahre jetzt nich mehr. Und letztendlich Klarheit gegeben hat dann wiederum die Untersuchung, die dann auch noch als nächste angeschlossen wurde, und das war die in der Klinik in K., wo ein MRT oder so'n Kernspin (...) aufnahme (...) gemacht worden ist, und die hat dann im Bereich L5/S1 und S4 ähäh L4 (...) ähm, zwei Bandscheibenvorfälle festgestellt.*

PT: (versucht, zu unterbrechen) *Mmh.*

PA: (spricht weiter) *Das war dann letztendlich die Diagnose, die dann auch wiederum (…) ja und das hat dann dazu geführt, dass wir dann (…) Krankengymnastik und (…) (???) hatte mir dann meine (…) Hausärztin verordnet (…) ähm (…) als Therapie dann zunächst mal, die ich dann auch begonnen hatte, und dann kriegte ich vor drei Wochen massiv so'n (…) ja, ich sach mal laienhaft, 'nen Hexenschuss, dass ich mich also morgens gar nicht mehr bewegen konnte. So schlimm war das geworden, und ich konnte mir keine Schuhe und keine Strümpfe mehr anziehen, und (…) dann hat sie also, spontan gesagt, so geht's nicht weiter; ich überweise Sie jetzt an einen Orthopäden. Dann hat sie mich an den Professor M. hier aus N. überwiesen und (…) der hat dann, also gesagt, gibt's gar keine große Diskussion, ich schick Sie jetzt erst mal 14 Tage ins Krankenhaus, so mit Spritzen und (…) eben entsprechend da physiotherapeutischer (…) Behandlung, dann versucht werden, das wieder (…) in den Griff zu kriegen.*

PT: *Dieser Hexenschuss, wie Sie das gerade beschrieben haben: Waren das dann genau die Symptome, die vorher auch da waren, nur stärker, oder waren das andere Symptome?*

PA: *Ja, vor allen Dingen im Rücken, dass ich mich also nich mehr bücken konnte. Ich konnte weder nach vorne runterkommen, noch, ich konnte kaum (…) mir also (…) hehe, mir am Waschbecken die Hände waschen, weil ich nicht so weit nach vorne kam.*

PT: *Beschwerden im Bauch und im Bein, waren die auch da?*

PA: *Ja, massiv sogar, ziemlich stark, also bis innen Oberschenkel, also bis zum Knie, ne?*

PT: *Mhm. Unterhalb vom Knie, ham Sie da mal Beschwerden gehabt?*

PA: (ins Wort fallend) *Nein nich in anderen Bereichen; es ging nur bis hier eigentlich linker Oberschenkel.*

PT: *Gut. OK. Dann möchte ich Sie bitten, einmal den Oberkörper freizumachen und schauen (…) ein bisschen Ihre Statik an. (…..) Und wenn's geht, die Hose auch noch ausziehen, ham Se … genau, einmal komplett* (leise) *mir das angucken. (……….)* (leise) *Gut.* (normal) *Und die Schuhe, wenn's geht, auch noch, einmal mit dem Rücken zu mir stellen, bisschen weiter nach vorn, bisschen weiter noch … Okay. Stehen bleiben. Wir schauen das Ganze erst mal aus der Entfernung an. (???)* (leise) *grade mal so Höhenunterschiede der Schulter (…..) Beinlängendifferenz ist nicht bekannt bei Ihnen?*

PA: *Nein.*

PT: (leise) *Gut. (…) Mhm. Können Sie sich mal nach vorne rüberbeugen, ganz langsam mit den Fingerspitzen Richtung Boden, wenn Sie Schmerzen haben, bitte langsam wieder zurück, hä?* (leise) *Gut.* (normal) *Und wieder zurück. Beschwerden dabei?*

PA: *Im Moment nich sehr (…) sehr stark mehr. Das ging vor einigen Tagen noch gar nicht, dass ich so weit da runter kam, aber ich komme jetzt recht (…) gut wieder runter.*

PT: (fällt ein) *als Nächstes mal die Hände etwas oberhalb vom Gesäß ablegen und langsam nach hinten lehnen,* (leise) *sobald ich dahinter stehe (…)*

PA: *Ja.*

PT: *und jetzt mal? Dann gilt das Gleiche: Wenn Sie Schmerzen haben, dann wieder zurück.* (sanft) *Beschwerden dabei?*

PA: *Mhh (…) nein, das stand so'n bisschen unten hier in (…)*

PT: *Ja?*
PA: *(…) der Leiste.*
PT: *Wieder zurück (…)* (leise) *Gut. (???) so'n bisschen nachgeben (…) ist das unangenehm?*
PA: *Nein.*
PT: (sachte) *Das?*
PA: *(…) Nö, so'n bisschen Beschwerden, so'n bisschen Drücken im Gelenks-, im Beckenbereich, dass es so'n bisschen zieht, dann.*
PT: *Ja. Gut. Können Sie sich mal einmal auf den Bauch legen?*
PA: *Ja. (……….)*
PT: *Ich werd die Wirbelsäule jetzt einmal abtasten. Mmh. Zieht das so'n bisschen runter, hier?*
PA: *Ja.*
PT: *Geht erst mal nur in den Lendenwirbelsäulenbereich (…..) Wenn Ihnen es unangenehm ist, melden Sie sich bitte, ja?*
PA: *Mmh. (……….)*
PT: *Jetzt noch mal 'n Stück höher.*
PA: *Mhmh. (…..)*
PT: *Nichts weiter auffällig? (…)*
PA: *N(…)ein.*
PT: (leise) *Gut.* (normal) *Dann dürfen Se sich einmal auf'n Rücken legen. (…)* (leise) *Gut. (normal:) Und die Beschwerden waren eher, also rechts (…)*
PA: (unterbricht) *links.*
PT: *Links. Links, bei Ihnen. Kopf noch einmal hoch.* (fast unhörbar) *Gut. Geht das?*
PA: *Mmh! Ja!*
PT: (leise) *Ich werd Ihnen noch mal auf der anderen Seite (???) (…..)*
PA: *Mmh.*
PT: *Keine Beschwerden weiter?*
PA: *Nein.*
PT: *Ich drück jetzt einmal von oben aufs Becken. (…) Dann dürfen Sie einmal auf (…) Seitlage, zur Wand hin (…) ich lass die Bank 'n bisschen runter* (Geräusch eines Elektromotors) *Gibt es im Moment bestimmte Bewegungsabläufe, wo Sie sagen, im Alltag, da tritt 's jetzt noch mal auf, also, jetzt, weiß ich nich, Beispiele, also beim Schuhe zumachen oder Zähneputzen oder Aufstehen (…)*
PA: (fällt ein) *Ja, Schuhe zumachen, wenn ich mich (…) richtig in die Hocke begebe, also unter (…) bücke, dann hab ich's, merk ich's also so im, im (…) tief unten im Bauch und auch hier im Rückenbereich, dann, mmh.*
PT: *Ja. Können Sie noch mal (…)*
PA: (unterbricht) *Also Socken anziehen, den Schuh, also alles, was mit 'n bisschen Kraft verbunden ist, wo ich dann(…)*
PT: (leise) *Können Sie mal auf die andere Seite?* (Geräusche) *(…)* (leise) *Gut. Noch mal auf die Rückenlage, bitte! (…..) Wie's das? Geht?*
PA: *Mmh. Geht, aber (…) hab ich (…) da merk ich hier da so'n bisschen.*
PT: (leise) *Ja. Absteigen, vielleicht?*
PA: (leise) *Das geht so.*
PT: *Mmh. (…) Mmh. Gut. Können Sie mir noch mal den Bereich zeigen, gerade, wo es (…) ungefähr (…) schmerzhaft ist? Ja?*
PA: *Mmh.*

PT: *Und der (???) uns dazu? Und der (...) Leistenbruch, der da gewesen ist, hat man da (...) was operativ (...)*

PA: (fällt ein, entschieden) *Nein! Also, wär' nicht (...) notwendig. Ich hab da auch da 'ne Diagnose da, also das wär' (...) eigentlich so, dass das zur Zeit nicht behandlungsbedürftig ist. Kommt auch nicht raus oder so, haben sie also auch nur unter (...) Pressbelastung dann festgestellt, dass da (...) etwas war, (...)*

PT: *Mmh, mmh.*

PA: *(...) bei der Sonographie, aber (...) konnt 's auch eindeutig dann wohl tasten, also, der hat dann genau da irgendwie reingedrückt an die Stelle und hat es auch da (...) wohl irgendwie lokalisieren können, aber (...) nicht behandlungsbedürftig, sozusagen.*

PT: *Mmh. Einmal kurz auf die Bauchlage! (...) Beide Arme nach vorne ausstrecken, bitte. Wenn Sie die Arme hier mal nach oben nehmen (...) die Nasenspitze bitte bisschen runternehmen, Ellbogen bisschen anheben (...) aha (...) jetzt ein bisschen höher kommen, geht das?*

PA: *Mmh.*

PT: (leise) *Is unangenehm?*

PA: *Nö. Spannt so 'n bisschen im Rücken.*

PT: (leise) *Mmh. Gut. Dann auch absetzen. Dieses Spannen, ist das genau der Punkt, der jetzt auch schmerzhaft war jetzt mal, oder ist es einfach (...)*

PA: (fällt ein) *Nee, insgesamt, so.*

PT: *Insgesamt.*

PA: *Insgesamt, ja.*

PT: *Mmh. Noch einmal auf die Rückenlage, bitte. (...)* (Gemurmel) (normal) *Die Hände mal (...) die Fingerspitzen an die Schläfen nehmen (...) gut. Vom Oberkörper* (betont) *bisschen raufkommen (...) mal halten (...) wie ist das?*

PA: *(...) Gut.*

PT: *Kein Problem?*

PA: *Nein!*

PT: *Noch mal absetzen. Eigentlich noch mal hier (...) Okay. Ziehen Sie mal das Knie Richtung Bauch (...) ist unangenehm? Noch mal hindurch schieben (...)* (leise:) *Gut. (...) Das geht?*

PA: *Das geht! Ja! Das ging letztens nicht, aber jetzt geht's (...) ganz gut.*

PT: *Aha!*

PA: *Also, als ich so (...) massive Beschwerden hatte, hätt' ich das nicht gemacht.*

PT: *Bedingt durch die Schmerzen, oder (...) ?*

PA: *Durch die Schmerzen, die sofort dann (...) auftraten.*

PT: *Mmh. Gut. Okay, müssen Sie sich einmal wieder aufsetzen (...) und (...) Hose und Schuhe ruhig wieder anziehen. (.....) Ich werd das mal gerade notieren, was ich da durchgetestet habe (...)*

PA: *Mmh. (...) Hemd wieder an?*

PT: *Das Hemd können Sie anziehen, ja. Nur das T-Shirt nicht. (..........)* (leise) *Mmh. Können Sie wieder Platz nehmen.*

PA: *Mmh.*

PT: *(...) Gut. Das heißt, ähm, die Beschwerden, so, wie sie akut waren, sind jetzt nicht mehr vorhanden, das hab ich ja richtig verstanden, oder jetzt nicht, mehr so (...) äh, stark vorhanden, sondern treten nur (...) hin und wieder mal auf?*

PA: *Hin und wieder, und (...) wahrscheinlich auch dadurch, weil ich natürlich jetzt hier im Gegensatz zur Arbeit im Büro eben nicht mehr den ganzen Tag sitze, denn die Beschwerden waren eindeutig am stärksten im Sitzen.*

PT: *Mmh.*

PA: *Sobald ich sitze, geht das also irgendwann dann (…) los, und ich versuch dann immer in so 'ne Lage zu kommen, wo ich's dann am wenigsten (…) spüre, und ich hab also die (…) wenigsten Probleme, wenn ich gehe, also laufe. Wenn ich mich bewege, merk ich's kaum noch, (…)*

PT: *Mmh.*

PA: *(…) und auch (…) hm, Gott sei Dank, sag ich jetzt mal, in Ruhe, nachts oder was, beeinträchtigt' s mich auch im Grunde nicht.*

PT: *Mmh. Sie können auch durchschlafen.*

PA: *Ja.*

PT: *Mmh.*

PA: *Mmh.*

PT: *Gut. Sind Sie Seiten-, Rücken- oder Bauchschläfer?*

PA: *Alles.*

PT: *Alles.*

PA: *Seitlich, aber ich falle auch durchaus auf den Rücken dann eben.*

PT: *Hmm, gut.*

PA: *Ähm (…) Bauch nicht.*

PT: *Wir werden jetzt erst mal Folgendes machen: Ich werde noch mal eine, äh Sitzkorrektur machen, eine Haltungskorrektur, einfach auch als Prävention, als Vorbeugung, wenn Sie, das Weitere, dann viel sitzen müssen, dass Sie dann wissen, einige Tipps haben, wie kann ich möglichst schonend in Bezug auf die Wirbelsäule sitzen, und wie kann ich die Wirbelsäule möglichst gut entlasten.*

PA: *Hmm.*

PT: *Ich denke, das ist ne ganz wichtige Sache, auf Dauer, um halt, ähm, längere Zeit dann auch beschwerdefrei zu sein, beziehungsweise dann zu wissen, was kann ich machen, um mich zu entlasten, damit die Beschwerden etwas weniger werden. Gut, ähm (…) empfehlenswert dafür ist erst mal, die Sitzhöhe so hoch wie möglich zu machen. Können Sie den Hocker einmal ganz hochstellen? Da ist ein Hebel drunter. Gut, und dann setzt man sich hier hin (…) mmh.* (räuspert sich) *(…) Um, äh, möglichst aufrecht zu sitzen, ist es ganz wichtig, dass man die Beine als Stützpfeiler korrigiert und richtig hinstellt, was heißt, ich werde die Füße jetzt unter die Knie stellen; Sie können das auch so machen, das heißt: Weder davor noch dahinter; sondern lotrecht unter den Knien sollten sich die Füße befinden (…) ganz genau, so sieht es gut aus (…) Die Knie, als nächstes Gelenk nach oben, sollten mindestens hüftgelenksbreit auseinander sein, eher bisschen weiter, so dass die Oberschenkel ein (…) V ergeben, hä?*

PA: *Mmh.*

PT: *Nicht parallel, sondern etwas auseinander. Gut. Die Sitzhöhe, das haben wir gerade schon variiert, kann ich dadurch kontrollieren, dass ich halt sage: Die Oberschenkel sollten ein leichtes Gefälle haben, so dass sich die Hüftgelenke von der Höhenposition höher befinden als die Kniegelenke, das ist bei Ihnen der Fall, genau! Bei mir ist es grenzwertig, also, ein bisschen mehr Gefälle (???) könnte da sein. Wenn ich die Möglichkeit habe, die Sitzhöhe zu variieren, (…)*

PA: *Mmh.*

PT: *(…) an einem Schreibtischstuhl oder sonst an irgendwas: möglichst hoch.*

PA: Ah ja.

PT: Gut. Wenn ich das richtig eingestellt habe, dann kann ich mit der Aufrichtung des Oberkörpers anfangen, indem Sie eine Hand, die Hand, auf den Rücken legen, die andere Hand an das Brustbein, und jetzt versuchen Sie mal, mit der hinteren Hand etwas zu drücken, und diesem Druck nachzugeben und gleichzeitig mit dem Brustbein unter die vordere Hand drunterzuschieben, genau, ich schau mir das noch mal von der Seite an (…) (leise) und da so ein bisschen nachgeben, und hier (…) (leise) rausdrücken.

PA: Mmh.

PT: Und die Hände jetzt noch mal weglegen, und auf die Oberschenkel legen (…) Dann ist das in dem Sinne eine Position, wo ich die Wirbelsäule in eine (…) physiologische oder normale Form gebracht habe, wo möglichst wenig Druckbelastung, oder Fehlbelastung, sowohl auf die Bandscheiben als auch auf die Gelenke herrscht. Also so sitze ich möglichst ent-lastend. Wenn ich Beschwerden habe, dann sollte ich versuchen, in diese Position reinzugehen, beziehungsweise vorher schon als Vorbeugung, damit 's erst gar nicht auftritt. Das Ganze jetzt so zu halten, ist ziemlich schwierig, wenn man das nicht gewohnt ist, weil jetzt die Muskulatur die Wirbelsäule aufrecht halten muss. Sobald ich mich fallen lasse, ich zeig Ihnen das mal seitlich, (…)

PA: (???)

PT: (…) genau, wenn ich das mache, dann muss die Muskulatur nicht viel machen, (…)

PA: (…) aber die Beschwerden kommen wieder.

PT: Aber die Beschwerden kommen, weil dann die Druckbelastung auf Bandscheiben und Gelenke sehr hoch ist. Sobald ich mich hier aufrichte, muss jetzt die Muskulatur arbeiten, und die ist das nicht gewohnt. Das kann sein, dass Sie das jetzt gar nicht lange schaffen werden, weil das ist sehr anstrengend. Und deshalb von mir jetzt noch mal ein, zwei Tipps, wie man sich aus dieser Position, wenn man das dann nicht mehr muskulär dann halten kann, weil das dann anfängt zu ziehen, aber ein anderer Schmerz, im Prinzip ein Muskelspannungsschmerz, äh, dann sollte man möglichst das Gewicht des Oberkörpers irgendwo abgeben. Entweder, was Sie hier gerade schon machen, ich stütze mich auf die Hände, weil jetzt hab ich schon einen Teil des Gewichts abgegeben, und die Muskulatur muss nicht mehr ganz so viel arbeiten, oder die nächste Möglichkeit, wenn mein Schreibtisch hoch genug ist (…) Sie dürfen sich mal vor die Bank setzen, ich vor den Schreibtisch (Elektromotor). Natürlich prima, dass wir hier die Höhe verändern können. Da hab ich auch hier die Möglichkeit, auch jetzt (…) mich abzustützen, und mein Gewicht abzugeben. Entweder so auf die Hände, oder, was ich auch machen darf, dafür können Sie diesen Korrekturgriff noch mal nehmen (…) genau (…) und dürfen jetzt sich mit geradem Oberkörper etwas nach vorn neigen, ohne rund zu werden (…) genau. Und jetzt noch mal auf die Ellenbogen (…) lehnen Se mal nach (…) vorn, bisschen weiter nach vorn, ich korrigier das Ganze noch mal; solange Sie hier gerade bleiben und sich dann da abstützen, ist das kein Problem. Ja?

PA: Der müsste doch fast noch etwas höher sein.

PT: Ja! Könnten wir mal ausprobieren.

PA: Ah ja, das ist schon angenehm. Mhm.

PT: Ja? Auch das wäre eine Möglichkeit.

PA: Mmh.

PT: Weitere Möglichkeit (…)

PA: *Aber immer in dieser (…) Position bleiben, ja?*
PT: *Ja. Also, jetzt nicht (…) massiv überkorrigieren,*
PA: *(…) überkorrigieren (…)*
PT: *(…) also nicht, ne, mit Kraft ins sogenannte Hohlkreuz reinlegen, sondern halt gerade korrigieren, das was wir gerade gemacht haben, genau, und dann kann ich mich da ablegen, solange die Wirbelsäule hier gerade ist, und nicht rund, nach hinten durchgebeugt, dann ist das keine so große Belastung auf die Bandscheiben. Gut. Die nächste Möglichkeit wäre, Sie können noch mal 'n Stück zurückrutschen, rein theoretisch, weil wir hier keinen Stuhl mit Lehne haben, besteht die Möglichkeit, mich anzulehnen an eine Rückenlehne. Ganz wichtig dabei ist, beispielsweise bei einem Bürostuhl, dass ich nicht zu weit vorne auf der Sitzfläche sitze und mich dann anlehne, weil dann von der Seite her gesehen das passiert, dass ich wieder vom Rücken her rund werde. Und dann muss ich mit 'm Po erst ganz hinten an die Rückenlehne ran, (…)*
PA: *Ganz genau.*
PT: *(…) und dann lehne ich mich an, dann kann ich vom (…) von der Wirbelsäule her gerade bleiben. Das wäre eine Möglichkeit, die Rückenlehne (…) sollte man dann auch möglichst gerade einstellen, also nicht irgendwie so nach hinten, weil ich dann auch dabei wegsacken kann.*
PA: *Ja.*
PT: *Also möglichst gerade, dass ich hinten einen Halt habe. Und dann kann ich das Gewicht vom Oberkörper* (räuspert sich) *an die Rückenlehne abgeben. Das noch mal als Tipp dazu. Wenn ich dann mal einen Stuhl habe, das geht bei Schreibtischstühlen meistens nicht, weil die verbaut sind, aber wenn ich einen ganz normalen, festen Stuhl habe, der keine Seitenlehnen hat, und natürlich stabiler ist, dann kann ich beispielsweise auch mal versuchen, mich* (betont) *so rum auf den Stuhl zu setzen, dass hier die Rückenlehne ist, (…)*
PA: *Ja.*
PT: *Ja? (…) und mich dann auch oben mit den Armen auf der (…)*
PA: *(…) auf der (…)*
PT: *(…) Rückenlehne abstützen, und auch da habe ich das Gewicht abgegeben, da muss ich auch darauf achten, dass ich hier möglichst gerade bleibe.*
PA: *Aha.*
PT: *Sehr ungünstig für diese Position ist das, was ich gerade gemacht habe, mit dem Keilkissen: Das hat den Effekt, dass die Sitzfläche nach vorne unten fällt, (…)*
PA: *Ja.*
PT: *(…) und wenn ich mich jetzt andersrum draufsetze, wie ich's gerade gemacht habe, dann kipp ich auch eher da wieder weg.*
PA: *Ja.*
PT: *Und zwar, wenn man so ein Keilkissen nutzen will, erleichtert es mir, mich vom Becken her da aufzurichten, von der Lendenwirbelsäule, das heißt, also, ich kippe das Becken hier nach vorne, das is 'ne Aufrichtung, ne? Und wenn's nach vorne unten ein Gefälle hat, dann kann ich mit der Schwerkraft wird es mir erleichtert, dort, wo eine Lendenlordose, (…)*
PA: *Mmh.*
PT: *(…) so nennt sich diese Schwingung nach innen, aufzubauen, und das erleichtert mir das gerade Sitzen. Also das heißt, man kann auch sich mal überlegen, so 'n Keilkissen anzuschaffen (…)*

PA: *Also könnte man nichts mit falsch machen, so ein Kissen (???)? Ich hab's mal probiert, 'ne Kollegin hat so was mal gehabt, auch so 'n Kissen dann; ich hab's selbst mal auch mal gehabt, und dann hatte ich damals immer so das Gefühl, ich falle irgendwie ein bisschen nach vorne, ich hab also (…)*

PT: *Ja?*

PA: *(…) diese Schräge, diese Rutsche nach vorne, und, äh (…) fand es sehr gewöhnungsbedürftig erst, aber wahrscheinlich ist es eben nur das, also, diese Gewöhnung, und dann letzten Endes wird man dann doch sagen, wenn man's ständig nutzt, es bringt was, ne?*

PT: *Es ist natürlich ungewohnt, ne? Wenn ich das nich kenne, und ich falle auch nach vorne, es ist ja ein Effekt, den man haben will, das heißt, ich falle hier vom Becken in diese Position, wo ich mich von der Wirbelsäule her aufrichte, das ist das, was gewünscht ist. Das ist natürlich ungewohnt, wenn man das so nicht kennt. Aber der Effekt ist dann sehr gut. Ja?*

PA: *Also könnte ich durchaus mit so einem Kissen auch arbeiten.*

PT: *Das bedeutet natürlich nicht, dass ich dann auch automatisch gerade sitze, weil auch hier drauf, ich zeig 's erst mal, kann ich mich nach hinten sacken lassen. Aber: Das ist anstrengend, da muss ich mich jetzt schon nach hinten schieben, weil ich nach hinten bergauf mit dem Becken muss.*

PA: *Richtig, genau.*

PT: *Mir fällt es leichter, dahin zu kommen. Von daher ist so ein Kissen schon empfehlenswert. Ne? Wo drauf zu achten ist, wenn man sich so ein Kissen anschafft, ist, Sie können das mal anfassen, dass das hart genug ist, nicht zu weich sein, sonst ist der Effekt weg.*

PA: *Also, das war viel weicher, das war (…) im Grunde Schaumstoff.*

PT: *Ja. Und das wäre dann zu weich, weil ich dann mit dem Po einsacke und dann gar kein Gefälle mehr habe.*

PA: *Das ist (…) viel härter. Mmh.*

PT: *Ja. Da sollte man dann drauf achten. Was noch hilfreich ist (…) manche Stühle kann man so einstellen; ich hol gerade noch mal ein (…) Lordoseteil, so nennt sich das Ganze, ist halt, ähm (…) so ein kleines Kissen, kann man auch im Sanitätshaus kaufen (…)*

PA: *Ja.*

PT: *(…) und das wird halt in, den Lendenwirbelsäulenbereich angelegt, so dass ich da zusätzlich noch, ich fall jetzt schon nach vorne durch die schräge Fläche nach vorne unten. Gleichzeitig hätte ich dann jetzt halt noch die Möglichkeit, mir so ein Lordosekeil in den Rücken zu legen, dass ich mich da anlehnen kann und die Wirbelsäule da dann aufgerichtet ist. Ja, das wäre auch noch 'ne Möglichkeit; manche (…)*

PA: *Kann man die auch befestigen, auch dran oder so?*

PT: *Ja, die gibt's auch mit Klettverschluss (…)*

PA: *Ja, das wäre dann vielleicht ganz gut. Sonst müsste man se ja (…)*

PT: *Genau.*

PA: *Man muss doch oft die Haltung wechseln und aufstehen, und (…)*

PT: *Genau. Also, einmal richtig einpositionieren, mit 'm Klettverschluss festmachen, und dann wäre das schon in Ordnung. Es gibt mittlerweile Bürostühle, die haben diese Schwingung schon von sich aus drin, da kann man beispielsweise die Höhe der Rückenlehne verstellen, und so stell ich mir die ganze Lehne dann so ein, bis das genau passend da ist. Ähm, es gibt auch welche, hab ich auch schon mal gesehen, wo man in dem Bereich so ein Polster rausdrehen kann, ähm (…)*

PA: *Mmh.*

PT: *(…) dann muss man auch wieder ausprobieren, wie's passt es am besten, und wie kann ich mich einstellen. Auch beim Autositz gibt's manchmal die Möglichkeit, ne? Also das begünstigt noch, diese Schwingung nach innen, damit die Wirbelsäule halt die Doppel-S-Form erhält, (…)*

PA: *Ja.*

PT: *um dann richtig aufgerichtet zu sein. Und das noch mal als Hilfsmittel. Also noch mal zur Wiederholung: aufrechtes Sitzen, um die Wirbelsäule zu entlasten, entweder frei, das ist muskulär anstrengend, oder ich gebe das Gewicht ab, über die Hände, über die Ellbogen, (…)*

PA: *Mmh.*

PT: *auf irgendeine Fläche, auf die, äh, Rückenlehne, beziehungsweise auf einen Schreibtisch, weil die Hände (???), und auf die Oberschenkel, dann halt noch begünstigend dieses Keilkissen mit Gefälle nach vorne unten, und halt so 'n Lordosekeil beziehungsweise eine einstellbare Rückenlehne. Immer drauf achten, dass der, äh, Stuhl hoch genug ist, also ich sag mal, (…)*

PA: *Mmh.*

PT: *(…) wenn's geht, also so 'n Bürostuhl auf Maximal stellen, da kann ich nichts mit falsch machen, meistens sind die eher zu niedrig, ne? Die Rückenlehne noch relativ geradestellen und feststellen, und da ist mir schon mal ne ganze Menge mit geholfen. Wenn man so überlegt, wie viele Stunden Sie auf so einem Stuhl verbringen, während der Arbeitszeit, dann ist das schon eine ganze Menge. Und so, wie ich das durchgehört habe, hat das ja auch hauptsächlich das Problem ausgelöst, das Problem durch das viele Sitzen, ja? Und das ist natürlich eine extrem hohe Belastung der Wirbelsäule, wenn man nicht richtig sitzt, oder halt schief sitzt, krumm sitzt, dann steigt halt die Belastung der Lendenwirbelsäule extrem an. Gut. Soviel zu heute erst mal, dass Sie erst mal ein paar Tipps haben, dass Sie sich dann selbst weiterhelfen können, und wie sie auf Dauer gesehen auch dem Problem vorbeugen können, (…)*

PA: *Mmh.*

PT: *(…) und, wenn dazu noch Fragen sind – Sie können das auch gern mal ausprobieren, wenn Sie oben auf Ihrem Zimmer sind, da haben Sie auch 'n Stuhl, wo Sie einfach mal versuchen können, was Sie davon umsetzen können –, und wenn dann Fragen sind, dann würden wir uns morgen noch mal sehen, und, äh, Sie können dann noch mal Fragen stellen, oder ich würde dann da morgen (???) und, äh, die Programme weitermachen.*

PA: *Ja.*

PT: *Gut?*

PA: *Prima.*

PT: *Okay. Gibt's sonst noch Fragen zu heute?*

PA: *Nooin (…) im Augenblick (…) genug zu verarbeiten jetzt.*

PT: *Gut. Alles OK. Dann wünsch ich Ihnen 'nen schönen Tag und bis morgen.*

PA: *Danke schön.*

PT: *Bitte schön. Können Sie dann einfach (…) Sachen anziehen und rüberkommen (…) Tschüs!*

PA: *Tschüs!*

10.3 Graphische Darstellung der Gesprächsstruktur

Im letzten Teil des Kapitels wird anhand einer graphischen Darstellung die Struktur des gesamten Gesprächsverlaufs verdichtet dargestellt. Mit Hilfe von Pfeilen wird der Wechsel zwischen Monolog und Dialog aufgezeigt.

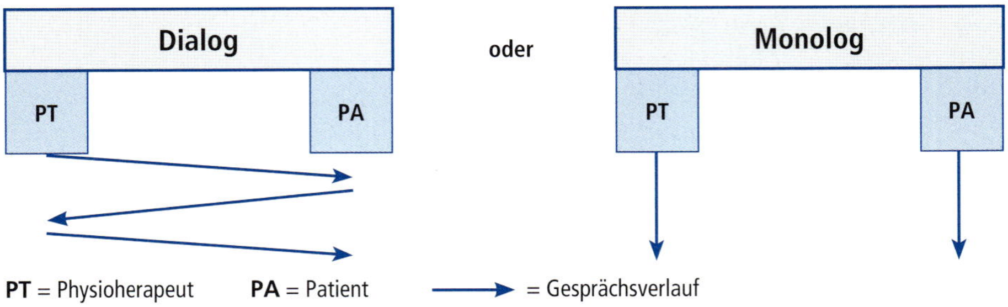

Therapeut	Gesprächsverlauf	Patient	Kategorie
Einleitung (Zeitangabe):			
PT:		PA:	**Begrüßung**
PT:		PA:	Vorstellung Zeitrahmen
Hauptteil (Zeitangabe):			
			Anamnese Problemschilderung
PT:		PA:	
			Befunderhebung Tastbefund Tests/ADL
PT:		PA:	funktionell
PT:		PA:	
PT:		PA:	**Therapiemaßnahme** Patientenedukation
PT:		PA:	
Schluss (Zeitangabe)			
PT:		PA:	**Verabschiedung**

11 Vereinbarungen von Therapiezielen in der Physiotherapie

Stephana Howe-Flock

Allgemein sind Ziele ein kennzeichnendes Merkmal bewussten menschlichen Handelns und Verhaltens zur Erreichung eines erwünschten Zustandes oder einer Situation. Ohne ein Ziel ist unser Handeln unstrukturiert und planlos. Somit beginnt erfolgreiches Handeln mit bewusstem Setzen von Zielen (Simon 2000).

In der physiotherapeutischen Fachwelt besteht Einigkeit, dass eine effektive Zielsetzung ein bedeutsamer Bestandteil der Behandlungsplanung ist (Baker et al. 2001). Im Rahmen eines Erstkontaktes in der Physiotherapie ist neben einer ausführlichen Anamnese und Befunderhebung eine klare Zielsetzung die Basis für eine gelingende Therapie. Neben der Notwendigkeit der Zielsetzung ist die weitere Frage, wer formuliert diese Ziele: die Krankenkasse, der verordnende Arzt, der Therapeut oder der Patient?

Ziel dieses Kapitels ist es, die Bedeutung von Vereinbarungen physiotherapeutischer Behandlungsziele herauszuarbeiten. Diese Ziele sollten mit dem Patienten gemeinsam identifiziert werden, wobei dieser Vereinbarungsprozess über Kommunikation erfolgt.

11.1 Ziele und Partizipation

Ziele können entweder unausgesprochen, d.h. verdeckt (implizit) oder offen ausgesprochen (explizit) sein; zudem können sie schriftlich fixiert werden. Patienten haben die Erwartung an eine Behandlung, dass ihre Krankheit geheilt oder die Beschwerden zumindest gelindert werden; das wäre ein implizites und globales Ziel. Denkbar wäre, dass der verordnende Arzt, der Patient und der Therapeut unterschiedliche Erwartungen und Ziele an die Behandlung haben. Das Rezept, die schriftliche Heilmittelverordnung alleine impliziert aber noch keine Zielsetzung der Therapie.

Werden für eine Therapie die Ziele nicht expliziert, d.h. verbal kommuniziert, können Patient und Therapeut nicht voneinander wissen, ob sie mit ihrem Handeln dieselben Intentionen verfolgen. Eine klare Formulierung und eine explizite Zielfestlegung sind somit in gleichem Maße wie die Einbeziehung des Patienten für ein erfolgreiches Ergebnis im therapeutischen Prozess bedeutend. Dem kann ein Prozess des Aushandelns vorgeschaltet sein, bis alle beteiligten Personen in Bezug auf Anliegen, Bedürfnisse und Anforderungen zufriedengestellt sind.

Sicherlich ist die Wirkung von zielgerichteten Aktivitäten von unterschiedlichen Faktoren abhängig: Motivation, eine klare und angemessene Zielformulierung, die gemeinsame Ausrichtung aller beteiligten Personen sowie die äußeren Einflüsse sind hier abzuwägen und zu berücksichtigen.

Ebenso sind Zielvereinbarungen als wichtige Instrumente der Qualitätssicherung eingebettet in ein funktionierendes Qualitätsmanagement.

Zudem erfordern mittlerweile auch die medizinrechtlichen, ethischen, aber auch ökonomischen und haftungsrechtlichen Rahmenbedingungen eine erhöhte Aufmerksamkeit. Mit der Integration des Patienten in alle Entscheidungsprozesse, die seine Gesundheit betreffen, wird diesen Rahmenbedingungen Rechnung getragen.

Außerdem ist das grundlegende Recht von Menschen, an der Entwicklung ihrer Gesundheit zu partizipieren, von der WHO im Rahmen der Ottawa-Charta (1986) formuliert und in der Veröffentlichung der ICF umgesetzt worden. Mit der ICF (International Classification of Functioning, Disability and Health; WHO 2001) ist eine einheitliche und standardisierte Form geschaffen worden, in der die Partizipation neben den Aktivitäten und Körperstrukturen und -funktionen eine der drei Säulen der Gesundheit darstellt.

Untersuchungen über die praktische Anwendung von Zielsetzungsmethoden einschließlich der Einbeziehung des Patienten zeigen allerdings eine Umsetzung auf einem niedrigen Niveau. Physiotherapeuten gelang es lediglich zu 25 %, ihre Patienten in die Zielsetzung einzubeziehen (Baker et al. 2001). Patienten hatten wenig bis kein Bewusstsein, an der Zielsetzung zu partizipieren (Payton/Nelson 1996; Wressle et al. 1999; Wohlin Wottrich et al. 2004; Parry 2004).

Die Überprüfung der Wirksamkeit unterschiedlicher Methoden von Patientenpartizipation bezüglich der Zielsetzung in der Physiotherapie findet in der Forschung nur in einem bescheidenen Ausmaß Berücksichtigung. Allerdings können die Veröffentlichungen neben besseren Behandlungsergebnissen – bezogen auf Beweglichkeit, Kraft und Koordination (Arnetz et al. 2004) – mehr Zufriedenheit, ein besseres Selbstmanagement und größere Autonomie der Patienten aufzeigen (Holliday et al. 2007a; Wressle et al. 2002). Demzufolge besteht sowohl bei Therapeuten als auch bei Patienten der Bedarf nach einer Sensibilisierung des Bewusstseins und nach Umsetzungsmöglichkeiten hinsichtlich des Potenzials von Partizipation (Wressle et al 1999; Wohlin Wottrich et al. 2004).

11.2 Theoretische Grundlagen von Zielsetzungsvereinbarungen

Eine erfolgreiche Zielsetzung in der Physiotherapie kann nur gelingen, wenn der Patient daran beteiligt wird. Diese Miteinbeziehung setzt einen kommunikativen Prozess des Verhandelns in Gang, für den Raum und Zeit gegeben werden müssen. Hierbei ist ein echter Dialog angezeigt, in dem die Bedürfnisse, Probleme und Fähigkeiten des Patienten Berücksichtigung finden.

Die Beteiligten können durchaus unterschiedliche Standpunkte einnehmen. Ein Therapeut hat die rechtliche und ethische Verantwortung sicherzustellen, dass Ziele eine wissenschaftliche und auf die Einschränkung des Patienten bezogene Relevanz aufweisen.

Die Zielsetzung ist ein Prozess der Verdeutlichung und Vertiefung, den der Therapeut moderiert und in dem er dem Patienten Zeit zur Verfügung stellt, diesen nachvollziehen und verstehen zu können. Er bietet die Chance, dass alle Beteiligten ihr Handeln an gleichen Interessen ausrichten. Dieser Prozess kann sich auch über mehrere Treffen hinziehen und muss nicht schon beim Erstkontakt abgeschlossen sein.

Hilfreich ist ein halbstandardisierter Befundbogen, auf dem Ziele auch schriftlich fixiert werden. Darüber hinaus sollten Ziele in Form von allgemeinen Kriterien formuliert werden. Eine Gliederung erfolgt auf der strukturellen und auf der Beziehungsebene.

11.2.1 Strukturelle Ebene von Zielsetzungskriterien

Auf der strukturellen Ebene sind fünf Kriterien zu berücksichtigen. Hier sind die Bildung einer Zielhierarchie, der Schwierigkeitsgrad, die Überprüfbarkeit über Funktionalität und Messbarkeit sowie die Festlegung eines Zeitrahmens zu nennen. Im angloamerikanischen Sprachraum wird hierfür die Abkürzung SMART (**s**pecific, **m**easurable, **a**chievable, **r**ealistic, **t**ime-framed) verwendet (Barnes/Ward 2000).

11.2.1.1 Zielhierarchie

Die Bestimmung einer Zielhierarchie im Zielsetzungsprozess bedeutet in diesem Zusammenhang die Bildung einer Rangfolge chronologischer Erreichbarkeit von Nah- und Fernzielen unter Berücksichtigung der Komplexität des Funktions- und Handlungsbedarfs. Hiermit können Prioritäten in der Behandlungsplanung gesetzt werden. Nahziele stellen Zwischenstufen eines Prozesses bis zu dem erwünschten Zustand (Fernziel) dar. Sie sind neben der zeitlichen Komponente auch ein Indikator für eine Ergebnisprognose und die Effektivität der Behandlung.

Je spezifischer die Ziele formuliert werden, desto hilfreicher kann sich der Weg des Patienten durch den therapeutischen Prozess zu einem globalen Ziel gestalten. Wenn z. B. ein Patient die Reduktion von Schmerzen als sein Ziel formuliert, gilt es herauszufinden, an welchen Tätigkeiten er spüren würde, dass es ihm wieder besser geht.

Unter Berücksichtigung verschiedener möglicher Wege eröffnet sich vielleicht eine Vielzahl unterschiedlicher spezifischer Ziele, die in Bezug auf Wunsch, Situation und Möglichkeiten des Patienten definiert werden sollten. Für mehr als ein ausdrückliches Ziel bietet z. B. der COPM (Canadian Occupational Performance Measure) die Möglichkeit eines Rankings. Hierbei wird der Patient darin unterstützt, seine identifizierten Ziele bezogen auf ihre Prioritäten in eine Reihenfolge zu bringen (Randall/McEwen 2000). Dabei wird auf einer Skala von 1 bis 10, von «nicht wichtig» bis «extrem wichtig», eine Reihenfolge gebildet, nach der die Behandlung strukturiert wird. Der COPM ist ein valides und reliables Messinstrument zur Überprüfung und Ergebnisbewertung von partizipatorischer Zielsetzung (Hurn et al. 2006).

11.2.1.2 Bestimmung des Schwierigkeitsgrads

Ein weiteres und bedeutsames Kriterium der Zielsetzung ist der Grad der Schwierigkeit. Ziele sollten realistisch, angemessen und erreichbar sein (Siegert/Taylor 2004).

Basis für diese Forderung ist das häufig auftretende Phänomen, dass Patienten Ziele benennen, die sehr vage formuliert und/oder aus Therapeutensicht nicht möglich erscheinen. Als Beispiel wäre hier der Patient mit einer kompletten Querschnittssymptomatik zu nennen, der wieder laufen lernen möchte. Ein solcher Konflikt bietet die Möglichkeit zu Diskussion und Verhandlungen, um realistische Ziele in einem angemessenen sozialen Kontext zu etablieren.

Der Patient muss auch eine ausreichende Möglichkeit sehen, seine Ziele zu erreichen. Dies gilt im Besonderen für Patienten in der Geriatrie, die eher wenig Hoffnung für ein Potenzial von funktioneller Verbesserung ihres Zustandes sehen.

Forscher beschreiben aber auch eine positive Korrelation zwischen der Abhängigkeit des Schwierigkeitsgrads der Ziele und der Aufgabenerfüllung (Cott/Finch 1991). Sie ist stärker für schwierige als für leichte Ziele (Klein et al. 1999). Für eine angemessene Zielformulierung ist somit das Gleichgewicht zwischen einer Über- und Unterforderung zu beachten und inwieweit der Patient dabei herausgefordert und motiviert wird.

11.2.1.3 Klärung von Funktionalität und Messbarkeit

Für eine gelingende Zielsetzung sollten Ziele auch in funktionelle und handlungsorientierte Termini übersetzt werden. Hierbei ist nicht die Funktion wie Verbesserung von Kraft, Feinmotorik oder Gleichgewicht gemeint, sondern die Übersetzung in einen Handlungsbezug, der für den Patienten sinngebend und überprüfbar bzw. messbar in Bezug auf das zu erwartende Ergebnis ist.

Um bei dem Patienten zu bleiben, der die Reduktion seiner Schmerzen anstrebt, könnte das Ziel z. B. lauten «Strümpfe schmerzfrei anzuziehen» oder «eine halbe Stunde pro Tag spazieren».

Je präziser und spezifischer ein Ziel formuliert wird, desto besser lässt es sich hinsichtlich seiner Realisierbarkeit einschätzen.

Durch die Messbarkeit ist eine Evaluation der Zielsetzung möglich und die Erreichung auch leichter zu überprüfen (Payton et al. 1990; Schut/Stam 1994; Barnes/Ward 2000). Damit wird auch die unabhängige Mitarbeit eines Patienten stärker gefördert.

11.2.1.4 Festlegung eines Zeitrahmens

Neben den oben genannten Kriterien ist eine Begrenzung empfohlen, in welchem Zeitraum ein Ziel erreicht oder überprüft werden sollte. Diese Festlegung ist abhängig von verschiedenen limitierenden Faktoren wie dem Wissen über die Natur der Erkrankung, der Zeit der durchschnittlichen Gewebeheilung, der Wirkweise von Therapien, der persönlichen Erfahrung allgemein und im Speziellen mit Therapien. Zudem ist die Festlegung unabdingbar zur Ausbalancierung der gegenwärtigen mit der zukünftigen erwünschten Situation, um eine Anpassung oder Neubetrachtung der Ziele vornehmen zu können. Eine solche Evaluation kann aufzeigen, inwieweit therapeutische Maßnahmen ihre Wirkung zeigen und der Patient Fortschritte gemacht hat oder ob sich seine Umstände so verändert haben, dass sein Ziel nicht mehr relevant erscheint und neu formuliert werden könnte. Ebenso könnte es hilfreich sein, Follow-up-Perioden für eine Neubemessung festzusetzen.

Ein weiterer Aspekt der Notwendigkeit der Zeitlimitierung hat motivationalen Charakter. Einerseits kann es den Patienten erleichtern, für die gestellte Anforderung auch ausreichend Zeit zur Verfügung zu haben. Andererseits könnte ihn der Druck, in einer gewissen Zeit erfolgreich sein zu müssen, entmutigen und seine Anstrengungen reduzieren.

Es sollte eine flexible Handhabung gewährleistet sein, um die Ziele an unterschiedliche zeitliche Gegebenheiten anzupassen und ein Feedback über die Effektivität der Therapie zu geben.

11.3 Kriterien der Zielsetzung auf der Beziehungsebene

Neben einem strukturgebenden Rahmenwerk ist der Zielsetzungsprozess auch durch die Interaktion bzw. Wechselwirkung zwischen Patient und Therapeut geprägt. Die Ausgestaltung dieser Beziehung im therapeutischen Setting ist von unterschiedlichen Faktoren geprägt: den kommunikativen Kompetenzen, dem Wissen und Verstehen von Hintergründen und Bedingungen des medizinischen Problems des Patienten sowie seinen Vorerfahrungen, Gefühlen und Überzeugungen. Darüber hinaus gerät der Patient bedingt durch seine Schwäche oder Erkrankung in eine Abhängigkeit und Hilfebedürftigkeit, welche eine Asymmetrie der Beziehung zur Folge hat. Der Therapeut verstärkt mit seinem Wissen, seiner Erfahrung und Kompetenz diese Schieflage.

Dem steht die zunehmende Forderung seitens der Nutzer des Gesundheitssystems und der Politik entgegen, den Patienten in medizinische und therapeutische Entscheidungsprozesse einzubeziehen. Dies setzt allerdings die rationale Entscheidungsfähigkeit des Patienten voraus. Häufig fehlen dem Patienten aber medizinische Fakten und das Wissen über Konsequenzen, sodass er sich in der Forderung der Verantwortung für medizinische Entscheidungen allein gelassen fühlen und über Angst klagen könnte (Elwyn et al. 2005).

Diesen Widerspruch greift das Modell der partizipativen Entscheidungsfindung (PEF) auf und bietet hierfür Lösungsmöglichkeiten an.

11.3.1 Prozesskriterien für Partizipationsebene

Das derzeit bekannteste Rahmenkonzept für das Treffen von Behandlungsentscheidungen wurde mit dem Modell des *shared decision-making* (partizipative Entscheidungsfindung) von Charles et al. 1999 veröffentlicht.

Hierbei ist es zunächst wichtig, das Problem zu definieren und die unterschiedlichen Positionen darzulegen. Die Darstellung und Umsetzung der Gleichwertigkeit durch den Informationsaustausch beider Seiten ist der Kernpunkt dieses Konzeptes. Dem Patienten sollte ausreichend Zeit eingeräumt werden, seine Bedürfnisse, Werte, Überzeugungen und Erfahrungen einzubringen. Durch seine Einsicht, welchen bedeutenden Einfluss diese auf den Entscheidungsprozess haben, kann ein Ungleichgewicht aufgelöst werden. Außerdem sollte der Therapeut anhand detaillierter Informationen eine angemessene Orientierung über Diagnosen, unterschiedliche Behandlungsoptionen, Zeitplan, Behandlungserwartungen und mögliche Behandlungsergebnisse geben.

Ein weiterer wichtiger Schritt ist sowohl die Überprüfung, inwieweit der Patient die Informationen verstanden hat, als auch das erneute Ermitteln seiner Präferenzen und Befürchtungen bezüglich möglicher Behandlungen.

Erst nach Abschluss dieser Schritte könnte eine gemeinsame Entscheidung getroffen und ein Behandlungsziel formuliert werden. Wenn es der Zustand des Patienten erlaubt, könnte es aber auch wichtig sein, die Entscheidung zu vertagen und dem Patienten die Möglichkeit zu geben, in Ruhe darüber nachzudenken.

Die erneute Überprüfung der Zielvereinbarung ist ein elementarer Bestandteil der partizipativen Entscheidungsfindung, um bestehende Unsicherheiten zu klären (Elwyn et al. 2005).

Diese standardisierte Methodik deckt sich mit Studien im Bereich der Ergo- und Physiotherapie (Northen et al. 1995; Holliday et al. 2007b). Aus der Sicht von Patienten berichten Holliday et al. (2007b), dass die Informationsvermittlung über die Natur, Erholung und Determinierung der Erkrankung für den Therapieprozess an sich und die Rolle der Zielsetzung für eine stärkere Involvierung der Patienten notwendig ist.

11.3.2 Mittel zur partnerschaftlichen Beziehungsgestaltung

Für eine gelingende Zielvereinbarung bei der asymmetrischen Patienten-Therapeuten-Beziehung bekommen die Domänen der Partizipation mit Kommunikation, interpersoneller Interaktion sowie Lernen und Wissensanwendung nach der ICF ihre Bedeutung. Im Bereich der Kommunikation agieren Patient und Therapeut als Sender und Empfänger durch verbale und nonverbale Mitteilungen auf bewusster und unbewusster Ebene. Kommunikation wird dadurch vielschichtig und kompliziert. Hier ist der Therapeut aufgefordert, durch seine Kompetenzen (Fach-, Methoden-, Sozial- und persönliche Kompetenz) Aufmerksamkeit auf jede dieser Ebenen zu lenken. Die Kernkompetenz in der Kommunikation ist aktives Zuhören. Es ist mehr als nur das intellektuelle Erfassen von verbalen Botschaften. Die Aufmerksamkeit sollte auch auf Stimme, Mimik, Gestik und Körpersprache des Patienten gerichtet sein. Der Patient sollte dabei die Gelegenheit bekommen, sein Anliegen ohne Unterbrechung und Einflussnahme vorbringen zu können. Hierfür muss ihm die notwendige Zeit eingeräumt werden (Holliday et al. 2007b).

Die Vermittlung einer entspannten Atmosphäre durch eine entspannte Körperhaltung, zustimmenden Blickkontakt und verständnisvolle Gesten kann dem Patienten auf nonverbaler Ebene zeigen, dass der Therapeut an ihm interessiert ist, ihn versteht und ernst nimmt, was er sagt. Auf der Basis dieser empathischen Grundhaltung kann der Patient Vertrauen entwickeln und seine Angst- und Abhängigkeitsgefühle abbauen.

Um Erwartungen, Überzeugungen, Einschätzungen und Gefühle zu erfragen, sollte außerdem auf eine offene Fragestellung geachtet werden (Payton et al. 1990). Dadurch wird die geforderte Haltung, den Patienten als gleichberechtigten Partner zu sehen, gestärkt. Die Begegnung sollte zu diesem Zweck auf «gleicher» Augenhöhe stattfinden und von «gleicher» Sprache geprägt sein (Elwyn et al. 2005; Northen et al. 1995). Hierbei gilt es, medizinische Zusammenhänge in für den Patienten verständlichen Worten und nicht in Fachbegriffen zu formulieren. Der Dialog sollte von gegenseitiger Wertschätzung, Aufrichtigkeit und einfühlsamem Verstehen geprägt sein.

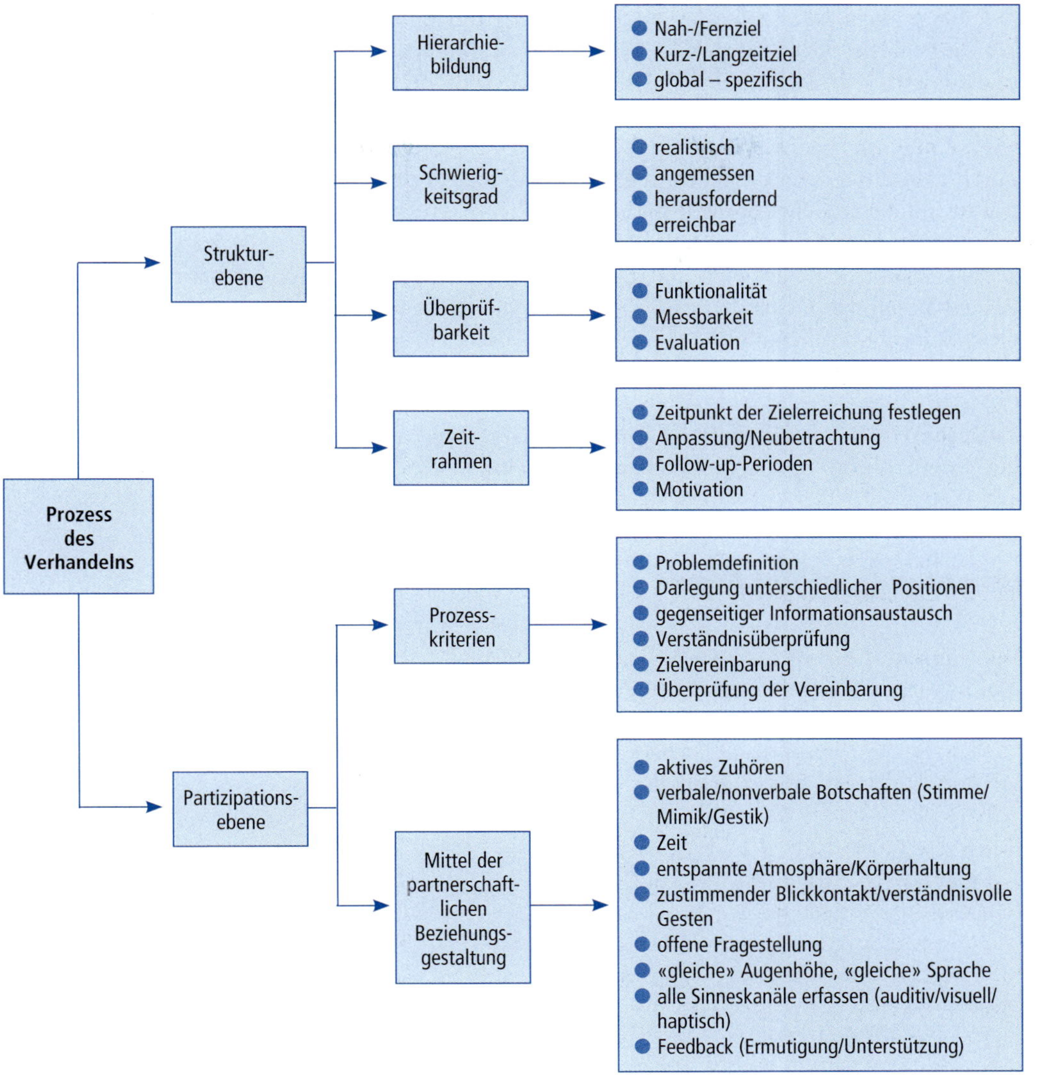

Abbildung 11-1: Kriterien für Zielvereinbarungen.

Über bewusstes sinnliches Wahrnehmen wie Zuschauen und Zuhören kann die Aufmerksamkeit auf die zu lösenden Probleme gerichtet werden. Aber auch die Haut kann über den Tastsinn zur Erfassung von Informationen und für Lernprozesse genutzt werden. Hier entwickelt jeder Mensch durch stärkere oder schwächere Sensibilisierung dieser Organe seine eigenen Vorlieben und Möglichkeiten. Neben der akustisch/auditiven Informationsvermittlung sollten Therapeuten über Schaubilder oder Informationsbroschüren den visuellen Lernkanal ihrer Patienten unterstützen. Zusätzlich gilt es herauszufinden, ob der Patient vielleicht haptische Reize wie Anfassen, Fühlen oder praktisches Tun zur Informationsverarbeitung benutzt (Bauer 1997). Hier könnten Modelle wie eine Wirbelsäule zur Veranschaulichung der Zusammenhänge von Symptomentwicklungen hilfreich sein.

Auf dieser Ebene ist es außerdem wichtig herauszufinden, welche Strategien ein Patient zur Problemlösung entwickelt hat. Hier gilt es, ihn in seiner Weise zu unterstützen und diese für die Zielsetzung und Behandlungsplanung zu nutzen (Northen et al. 1995).

Auf der interpersonellen Interaktionsebene reagieren die beteiligten Personen durch Handlung oder Verhalten aufeinander. Neben Aufmerksamkeit und Konzentration auf die «gleiche» Sprache und Augenhöhe stehen hier Ermutigung und Unterstützung im Fokus des Bemühens (Northen et al. 1995). Durch ständiges unterstützendes Feedback kann der Therapeut zur Ermächtigung (Empowerment) des Patienten beitragen. Gerade wenn Ziele gesetzt werden, gibt regelmäßiges Feedback Orientierung und Ermutigung auf dem Weg, diese Ziele zu erreichen (Strecher et al. 1995).

Abbildung 11-1 veranschaulicht in Form eines Flussdiagramms die Kriterien, die bei der Vereinbarung von Therapiezielen berücksichtigt werden sollten.

11.4 Umsetzung in die Praxis

Wie kann nun ein solcher Katalog von verschiedenen Kriterien wirksam angewendet und integriert werden, um mit dem Patienten ein für ihn bedeutsames Ziel zu formulieren?

Anhand der nachstehenden Checkliste kann die Voraussetzung für eine gelingende Vereinbarung und das Potenzial von Partizipation überprüft werden.

Praxistipp

1. Reflexion der eigenen Partizipationshaltung und Bewusstsein um das Bemühen, die asymmetrische Beziehung zu reduzieren:
   - ruhige vertrauensvolle Atmosphäre/Zeit geben
   - Empathie und entspannte Körperhaltung
   - gleiche Sprache/Augenhöhe
   - offene Fragestellung
   - alle Sinnesorgane erfassen
   - auf nonverbale/verbale Botschaften achten
   - Feedback/Empowerment

2. Erklärung der Bedeutsamkeit von
   - aktiver Mitarbeit
   - der Formulierung des Anliegens, der Bedürfnisse, Probleme und Wertvorstellungen des Patienten
   - wechselseitiger Austausch
   - Relevanz des Ziels und gemeinsamen Zielformulierung

3. Bewusstsein des Prozesses
   - unterschiedliche Positionen darlegen
   - Informationen geben und Verständnisüberprüfung
   - Aushandeln
   - Zielformulierung mit der Berücksichtigung aller Kriterien und nochmaliger Überprüfung

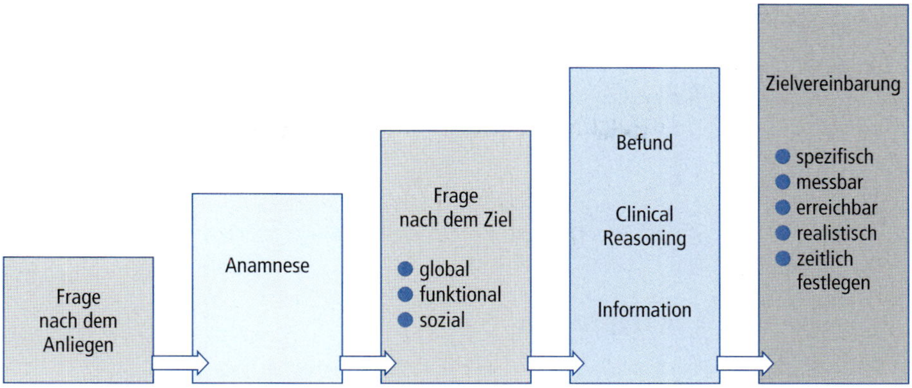

Abbildung 11-2: Phasen des Erstkontaktes und Integration von Zielvereinbarungen.

Die Umsetzung der Vereinbarung von Therapiezielen erfolgt bereits während des Erstkontaktes. Sicherlich kann dies wegen ihres prozessualen Charakters und der Komplexität des Patientenanliegens nicht immer im vollen Umfang erfüllt werden.

In **Abbildung 11-2** werden die Phasen eines Erstkontaktes einschließlich der Integration von Zielvereinbarungen schematisch dargestellt. Diesem Schaubild ist zu entnehmen, dass es während des Erstkontaktes zwei Phasen gibt, in denen das Therapieziel herausgearbeitet werden kann. Im Anschluss an die Anamnese wird dem Patienten die Frage nach seinem Therapieziel gestellt. In dieser Phase kann das Ziel zunächst noch global formuliert sein. Es sollte zu diesem Zeitpunkt aber schon funktionell formuliert und in einem sozialen Kontext für den Patienten relevant sein. Für das Herausfinden eines funktionellen Ziels könnten die Fragen an den Patienten mit «was?», «wofür?» oder «warum?» beginnen.

Im weiteren Verlauf macht sich der Therapeut durch den Befund ein Bild vom Zustand des Patienten und kann sich dadurch zu den verbleibenden Zielkriterien und der Behandlungsplanung positionieren.

Für die Spezifizierung des Ziels sind die Festlegung des Schwierigkeitsgrads, die Hierarchiebildung und die Messbarkeit von Bedeutung. Hier wären Fragen mit «woran?», «wie lange?» oder «wie viel?» angezeigt.

Für die Erarbeitung des Zeitrahmens ist sicherlich das «Wann?» bedeutsam, welches den Kriterienkatalog für eine wirksame Zielvereinbarung (s. **Tab. 11-1**) mit dem Patienten komplettiert.

Tabelle 11-1: Fragenleitfaden Zielkriterienerfüllung.

Zielkriterium:	Funktionalität/ Relevanz	Schwierigkeit/ Herausforderung	Messbarkeit	Spezifizierung/ Hierarchie	Zeitrahmen
Fragestellung:	was? wofür? warum?	woran?	wie viel? wie lange?	woran?	wann?

11.4.1 Ein klinisches Beispiel

Anhand eines Beispiels aus der Praxis sollen nun sowohl eine Möglichkeit der Integration von Therapiezielvereinbarungen in einem Erstkontakt als auch die Umsetzung der in Abschnitt 11.2.1. beschriebenen strukturellen Kriterien vorgestellt werden.

Praxisbeispiel

Eine Patientin (P.) mit diffusen Kniebeschwerden stellt sich in der Praxis vor und bekommt durch den Therapeuten (Th.) zunächst die Frage gestellt:

1. Frage nach dem **Anliegen**

Th.: «Was ist Ihr Anliegen?» Wenn es mehrere sind, nach Prioritäten fragen: «Welches ist für Sie das wichtigste?»

2. Im Anschluss daran kann die **Anamnese** erfolgen.

Hierbei stellt sich nun heraus, dass die Patientin beim Bergwandern vor mehreren Monaten einen Unfall hatte und bei ihr vor zirka zwei Monaten arthroskopisch jeweils an den Hinterhörnern des Innen- und Außenmeniskus eine Teilresektion vorgenommen wurde. Es besteht keine Arthrose im Gelenk.

Eine physiotherapeutische Nachbehandlung hatte die Patientin nicht wahrgenommen.

Nach Abklärung aller für das Patientenproblem wichtigen Informationen kann die Frage nach dem Ziel gestellt werden, damit der Therapeut eine Einschätzung der Zielrelevanz der Patientin vornehmen kann:

3. Frage nach dem **Ziel**

Th.: «**Was** ist Ihr Ziel?» und «**Was** möchten Sie hier mit der Behandlung erreichen?»

P.: «Ich möchte meine Schmerzen im Knie loswerden und wissen, ob alles mit dem Knie in Ordnung ist.»

Th.: «Das kann ich verstehen. Nach den Bildern und dem Bericht, welche Sie von Ihrem Operateur mitbekommen haben, ist alles in Ordnung. Wenn Sie noch etwas dazu wissen möchten, können wir das zusammen besprechen.
Woran oder an welcher Tätigkeit würden Sie denn merken, dass es dem Knie wieder gut geht?»

P.: «Ich könnte dann ohne Schmerzen wieder Treppen gehen» und/oder «mich hinsetzen und wieder aufstehen, ohne dass ich was merke» und/oder «Ich könnte länger als zehn Minuten spazieren gehen.»

Th.: «Prima. Das sind ja ganz wichtige Tätigkeiten im Alltag, die ja ohne Beschwerden gehen sollten. Das finde ich auch wichtig. **Wie viele** Treppen oder Etagen müssen Sie denn täglich gehen?»

P.: «Ich wohne in einem Haus mit vier Etagen, die ich mehrmals täglich hoch- und runtergehen muss. Die Kinderzimmer sind ganz oben, und mein Arbeitszimmer ist ganz unten.»

Th.: «Das ist ja eine ganze Menge. Da ist es wichtig, dass Sie das wieder ganz frei und leicht machen können möchten. Jetzt lassen Sie uns erst mal zusammen schauen, wie das bei Ihnen geht, damit ich mir ein Bild von Ihnen machen kann, wie Ihr Zustand ist und was wir hier erarbeiten könnten.»

Wenn Patienten nun aber nicht sagen können, woran sie merken würden, dass es ihnen wieder besser geht, muss genauer nachgefragt werden:

Th.: «Wann oder in welchen Situationen zeigen sich denn Ihre Beschwerden?»

P.: «Wenn ich vom Sitzen wieder aufstehen will.» Oder: «Wenn ich die Treppe runter gehe.» Oder: «Wenn ich längere Zeit zu Fuß unterwegs bin.»
Th.: «Was heißt längere Zeit?»
P.: «Vielleicht länger als eine Viertelstunde. Aber so genau habe ich noch nicht auf die Uhr geschaut.»
Th.: «Gut, dann werden wir das gleich genauer austesten. Falls wir das heute zeitlich nicht mehr schaffen sollten, wäre es gut, wenn Sie das zu Hause austesten würden.»

Wenn auch hier keine spezifische Antwort kommen sollte, kann die offene Fragestellung nicht mehr aufrechterhalten werden, und es muss mit mehreren Optionen nachgefragt werden:
Th.: «Wie ist das zum Beispiel beim Gehen, Hinsetzen, wieder Aufstehen, Treppen hoch- oder heruntergehen oder Schlafen, haben Sie dabei Beschwerden?»

Konnten Situationen identifiziert werden, ist der Patient wieder zu fragen, was davon nun sein(e) Ziel(e) sein könnte(n):
Th.: «Welche von diesen Tätigkeiten sind für Sie wichtig und würden Sie nun als Ihr Ziel für diese Behandlung benennen?»

Falls er alle angeben sollte, dann nach dem Wichtigsten fragen:
Th.: «Welche von diesen Tätigkeiten ist für Sie die Wichtigste? Und welche kommt dann danach?»

Kann er auch hierzu keine präzise Antwort geben, dann kann eine Priorisierung über eine Skala von 1 bis 10 (von «nicht wichtig» bis «extrem wichtig») vorgenommen werden. Danach könnte geklärt werden, dass für den Patienten erst das Treppengehen und dann das Spazierengehen als Behandlungsziel wichtig ist.
Th.: «Wir haben jetzt herausgefunden, dass für Sie das Treppensteigen und dann das Spazierengehen ohne Beschwerden als Ihr Ziel wichtig ist. Habe ich das so richtig zusammengefasst?»
P.: «Ja, so finde ich das gut.»
Th.: «Wenn das geklärt ist, können wir jetzt den Befund machen, so dass ich beurteilen kann, wie wir das dann umsetzen.»

4. Befund

Durch die sich anschließende Befundaufnahme kann dann der Therapeut sich einen Überblick über den Umfang der Beeinträchtigung verschaffen. Über das *Clinical Reasoning* (Higgs/Jones 2000) können die verschiedenen herausgefundenen Komponenten des Befundes analysiert und für eine Spezifizierung bzw. chronologische Rangfolge von Zwischenschritten zur Erreichung der Ziele herangezogen werden.

Für unser Beispiel ergibt sich folgende Situation:
Die Patientin kann nicht auf einem Bein stehen und dabei das Knie beugen, was sie für das Treppengehen bräuchte. Sie kann aber auf beiden Beinen ohne Beschwerden stehen und dabei auch noch die Knie bis zu einem Winkel von 45° beugen. Das kann sie 18mal wiederholen, bis ein Ziehen oberhalb und auf der Kniescheibe beginnt, welches ihre Beschwerden sind.

Es besteht eine leichte kapsuläre Einschränkung in der endgradigen Flexion, eine starke Atrophie, Verkürzung und ein Kraftdefizit des M. quadriceps. Das bewusste Gehen ist für 10 Minuten ohne Beschwerden möglich. Ab diesem Zeitpunkt beginnt das Ziehen oberhalb der Kniescheibe.

Aus den Schilderungen der Patientin zu ihrem sozialen Umfeld ist zu erkennen, dass sie sich für sich selbst keine Zeit nimmt. Sie hat eine selbstständige Halbtagstätigkeit, für die sie aber auch noch zu Hause Aufgaben zu erledigen hat. Außerdem hat sie drei Kinder zu betreuen.

Einem Hobby oder einer sportlichen Tätigkeit geht sie nicht nach. Sie fährt aber gerne Fahrrad und geht gerne mit den Kindern schwimmen.

Erst mit diesem Wissen und Hintergrund kann der Therapeut zu der Zielformulierung der Patientin Stellung nehmen.

5. Zielvereinbarung

Auf der Grundlage der Bedürfnisse der Patientin und des Befundes formulieren der Therapeut und die Patientin gemeinsam das Behandlungsziel. Dabei sind die in Abschnitt 11.2.1. beschriebenen strukturellen Zielsetzungskriterien eine hilfreiche Unterstützung. Für das beschriebene Praxisbeispiel wird in den nachstehenden Abschnitten die Umsetzung dieser Kriterien vorgestellt:

5.1 Schwierigkeitsgrad

Was ist nun realistisch, angemessen und erreichbar?
Als Fernziel ist das Treppengehen sicherlich als realistisch und erreichbar anzusehen. Da aber das Hinsetzen noch nicht funktioniert, müssten erst Zwischenstufen definiert werden. Zudem muss eine sinnvolle Gehzeit erarbeitet werden:

Th.: «Nun habe ich mir einen Eindruck Ihres Zustandes machen können. Meiner Meinung nach können wir Ihr Ziel, die vier Etagen in Ihrem Haus ohne Mühe gehen zu können, als Fernziel ansehen. Damit Sie das auch erreichen, ist es ratsam, mit Zwischenschritten zu arbeiten. Zunächst könnte es in der Therapie darum gehen, dass Sie sich auch ohne Schwierigkeiten hinsetzen und wieder aufstehen können. Das ist einerseits die Voraussetzung und andererseits ungefähr die Hälfte der Bewegung, die Sie für das Treppengehen bräuchten. Was meinen Sie dazu?»

P.: «Das hört sich logisch an. Ich hatte noch gar nicht so richtig gemerkt, dass das auch nicht so richtig geht. Scheinbar habe ich mich dabei irgendwie so durchgemogelt.»

Th.: «Ja. Dann haben wir das geklärt. Außerdem müssten wir jetzt noch Ihr Ziel, das Gehen, besprechen. Was meinen Sie, wie lange ist es für Sie wichtig, ohne Pause gehen zu können?»

P.: «Ich fände es schon gut, wenn ich eine Stunde spazieren gehen könnte.»

Erst wenn ein Patient keine Einschätzung dazu geben kann, sollte der Therapeut ihm mehrere Zeitoptionen wie z. B. eine halbe/ganze oder zwei Stunden anbieten.

5.2 Funktionalität und Messbarkeit

- Die Ziele «Treppengehen» und das «Gehen» an sich sind **funktionell** und sie sind auch für den Alltag dieser Patientin sinngebend.
- Sie sind überprüfbar und damit auch **messbar**: über die Anzahl der Treppen bzw. Etagen und über die Zeit des Spazierengehens.

5.3 Zielhierarchie

Um die chronologische Erreichbarkeit festzulegen, sollten, wie schon erwähnt, Zwischenstufen definiert werden:

Th.: «Damit Sie nun Ihre Ziele auch erreichen, wäre es sinnvoll, wenn wir sie in fünf Schritten erarbeiten. Als Erstes gilt es, das zu stabilisieren und auszubauen, was Sie bereits können, und dann steigern bis zur üblichen Sitzhöhe. Wenn Sie das gut schaffen, können wir gemeinsam schrittweise die Höhe von Treppenstufen erarbeiten. Zu guter Letzt können wir die Anzahl der Etagen steigern. Nebenher ist es meiner Meinung nach realistisch, in einem Zweiwochenrhythmus die Gehstrecke um 10 Minuten zu vergrößern, bis Sie ohne Mühe eine Stunde gehen können. Was meinen Sie dazu?»

P.: «Das erscheint mir sehr sinnvoll, das so Schritt für Schritt zu erarbeiten. Ich kann mir das aber nicht alles merken. Können wir das vielleicht aufschreiben? Irgendwie hört sich das auch so an, dass ich dafür noch ein bisschen Zeit brauche. Ich dachte, dass ist mit den sechsmal von dem Rezept erledigt.»

Th.: «Das schreibe ich Ihnen gerne auf. Ja, und wenn man in der Weise noch nie trainiert hat, dann kann man auch keine so richtige Vorstellung haben, in welcher Zeit ein Muskel überhaupt Kraft aufbauen kann und wie man das dann in die Alltagsbewegungen umsetzen kann, wie es für Sie wichtig ist. Und setzen Sie sich mit der Zeit nicht so unter Druck. Wir schauen, in welchem Rhythmus Sie sich die Teilziele erarbeiten können. Wir passen das Training so an, wie es für Sie möglich ist.»

5.4 Zeitrahmen

Für die zeitlichen Rahmenbedingungen sollte der Therapeut die Patientin über die folgenden Einflussfaktoren orientieren:

- allgemein über die durchschnittliche Gewebeheilung
- die Bedingungen für die Verbesserung der Gelenkbeweglichkeit und Kraftfähigkeit
- speziell mit sinnvollen Intensitäten/Umfängen wie z. B. der Häufigkeit des täglichen/wöchentlichen Übens, die Übungsabfolge sowie die Anzahl von Serien und Wiederholungen.

Ferner sollten Therapeut und Patientin Follow-up-Perioden zur Überprüfung/Anpassung festlegen.

Th.: «Für den Therapieaufbau ist es auch wichtig, dass wir die Zeit, bis wann Sie Ihre Ziele erreichen können, sinnvoll einteilen. Dafür ist ein strukturiertes Training zum Aufbau Ihrer Muskelkraft und zur Verbesserung der Beweglichkeit Ihres Kniegelenkes mit mehreren Trainingseinheiten in der Woche notwendig. Was meinen Sie, wie häufig können Sie in der Woche trainieren?»

P.: «Was wäre denn gut?»

Th.: «Wenn Sie es einrichten könnten, jeden Tag. Das wäre klasse. Die Frage ist, ob und wann Sie das in Ihr tägliches Programm einbauen könnten? Wäre da der Morgen gut oder am Nachmittag, oder wäre es am Abend, wenn Ihre Kinder dann im Bett sind, besser? Wann könnten Sie 15 bis 20 Minuten für Ihre Kraftübungen plus die Zeit für das Gehprogramm erübrigen?»

P.: «Das hört sich aber jetzt schon ganz schön stressig an! Die Übungen könnte ich am Nachmittag, vielleicht wenn nach dem Mittagessen etwas Ruhe einkehrt, machen. Das Spazierengehen muss ich dann auf den Abend legen. Aber das kann ich noch nicht versprechen, ob ich das täglich schaffe.»

Th.: «Ja, da brauchen Sie sich auch gar nicht unter Druck zu setzen. Hauptsache, Sie finden Ihren Rhythmus, dass Sie regelmäßig trainieren können. Vielleicht schauen Sie erst mal, wie Sie das in der ersten Woche umsetzen können, und dann können wir das Programm danach anpassen. Wichtig ist, dass wir die Übungen und wie häufig Sie diese dann machen sollen zusammenstellen. Könnten Sie sich auch einen Raum bei Ihnen zu Hause vorstellen, wo Sie in Ruhe üben können?»

P.: «Ja, mein Arbeitszimmer ist dafür schon gut geeignet.»

Th.: «Das ist ja prima. Gut, dann schreibe ich Ihnen den Plan, mit welchen Teilschritten Sie Ihre Ziele erreichen können, jetzt auf. Sind Sie damit einverstanden. Oder haben Sie dazu noch Fragen?»

P.: «Nein, erst mal nicht. Das kommt vielleicht noch mit dem Üben. Sonst ist das okay für mich.»

Th.: «Prima.»

Abbildung 11-3 veranschaulicht exemplarisch die Festlegung von Zielhierarchie, Schwierigkeitsgrad und Zeitrahmen. Anhand einer solchen Aufstellung sind die Behandlungsplanung und die Strukturierung der Therapie für die Patientin transparent. Neben der mündlichen Vereinbarung wird damit eine Grundlage geschaffen, dass Therapeut und Patientin ihr Handeln gemeinsam daran ausrichten können, dass die vereinbarten Therapieziele erreicht werden. Außerdem bekommt die Patientin eine Orientierung an die Hand, die für ihre aktive Mitarbeit zu Hause hilfreich ist.

Abschließend sollte noch erwähnt sein, dass das beschriebene Fallbeispiel eine Möglichkeit aufzeigt, wie die zu berücksichtigenden strukturellen Kriterien von Zielvereinbarungen in den Erstkontakt integriert und umgesetzt werden können.

Auf explizite Hinweise der beschriebenen Mittel zur Bildung von Partizipation wurde bei dieser Darstellung verzichtet, denn das Erreichen von Zielen ist ein ganz individueller Prozess der Kommunikation und Interaktion der betreffenden Personen. Je nach Patientenanliegen, Bedingungen, Fähigkeiten und Kompetenzen gestaltet sich dieser Prozess immer wieder anders und ist somit einzigartig.

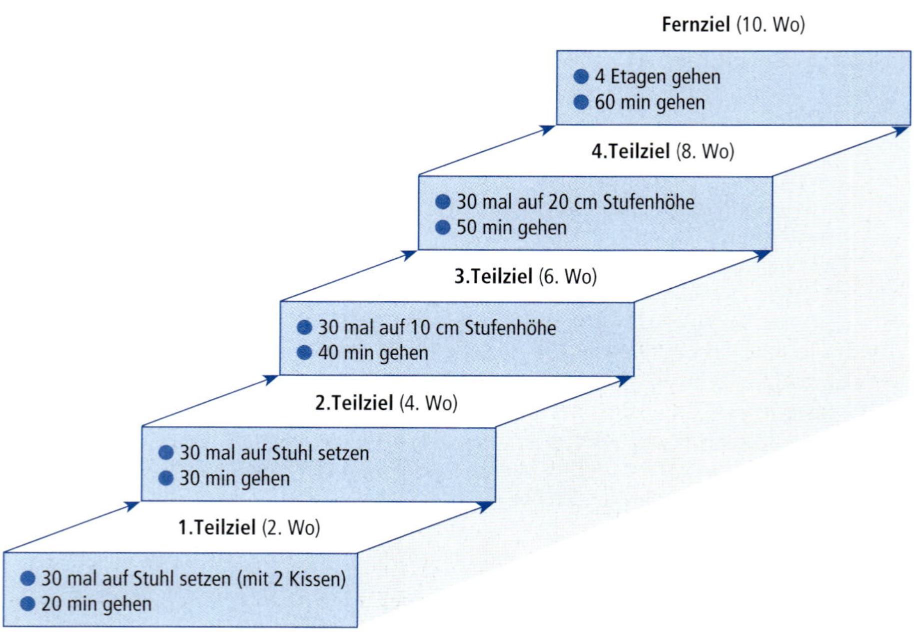

Abbildung 11-3: Beispiel zur Festlegung von Zielhierarchie, Schwierigkeitsgrad und Zeitrahmen.

12 Nonverbale Kommunikation und Interaktion – Eine klinische Vignette

Ute Guckes-Elzer

12.1 Einleitung

Zu mir als Physiotherapeutin mit Bobath-Ausbildung kommen Babys schon im Alter von wenigen Wochen oder Kleinkinder mit den Diagnosen Hypertonus, Hypotonus, Kopfschiefhaltung, Skoliose-Verdacht, motorische Entwicklungsverzögerung, Verdacht auf Spastizität etc.

Meine wichtigste Aufgabe ist es zu sehen, ob es sich um eine zerebral bedingte motorische oder um eine – wie auch immer begründete – haltungsbedingte Auffälligkeit handelt. Haltungsbedingte Auffälligkeiten können z. B. durch eine Lageanomalie im Uterus, eine Verschiebung der Schädelnähte unter der Geburt, das Tragen bzw. Liegen im «Maxi-Cosi» oder anderen Tragekörben oder durch einseitiges Handling der Mutter entstehen.

Liegt der Verdacht nahe, dass eine zerebral bedingte Schädigung vorhanden sein könnte, prüfe ich den Muskeltonus, die Hand-Hand-, die Hand-Mund-, Hand-Augen- und Hand-Fuß-Koordination sowie die Gesamtbewegungsformen. Auf diese Weise kann ich sehr früh erkennen, ob es sich um etwas «Ernsthaftes», schwer zu Korrigierendes (z. B. Spastizität, hypotones Bewegungsmuster, Hemiplegie) oder um eine weniger schwerwiegende Beeinträchtigung handelt.

Haltungsbedingte Auffälligkeiten bei Kindern spiegeln sich häufig in einer besonderen Interaktion zwischen Mutter und Kind wider. Eine gestörte Interaktion manifestiert sich sogar als somatisch fassbarer oder funktioneller Befund.

Gleich welche Ursache zugrunde liegt, bin ich der Ansicht, dass jede therapeutische Intervention in die Sensomotorik zugleich ein Eingriff in die sensomotorische Reifung und die psychische Entwicklung des Kindes darstellen kann.

Die Hypothese lautet, dass der Muskelhypertonus eines kleinen Kindes auch ein Ausdruck einer gestörten Beziehung zur Mutter sein kann. Dieser Blickwinkel ist nicht typisch für die Ausbildung und die Berufspraxis in der Physiotherapie, in der somatische und objektive Perspektiven dominieren und psychodynamische und psychosomatische Konzepte sowie unbewusste Beziehungskonflikte nicht reflektiert werden.

Die Diagnostik beginnt mit folgenden Beobachtungen im Sinne einer szenischen bzw. situativen Informationsgewinnung:

- Wie kommt die Mutter mit ihrem Baby in die Praxis und wie trägt sie es: am eigenen Körper, wie ein Fremdkörper, quasi im «Einkaufskorb» etc.?
- Wie ist das Baby angezogen: zu eng, zu viel, kindgemäß, als Statussymbol etc.?
- Wie ist die Kommunikation zwischen Mutter und Baby: Blickkontakt zwischen Mutter und Kind, zwischen Mutter und Therapeutin, zwischen Kind und Mutter, zwischen Kind und Therapeutin?
- Wie sehen mikroskopische Trennungssituationen zwischen Mutter und Baby aus, wenn die Mutter ihre Aufmerksamkeit vom Baby abwenden muss z. B. sich die Schuhe auszieht? (Ich bitte Mütter prinzipiell darum, ihre Schuhe vor dem «Babyzimmer» auszuziehen und sich mit mir auf den Teppichboden zu setzen; die Behandlung von Babys und Kleinkindern findet bei mir in der Regel auf dem Boden als natürlichem Erlebnis- und Erfahrungsraum statt; das Babyzimmer ist zudem recht klein.)
- Wie wird das Baby ausgezogen: schnell angefasst, auf die Schwere des Kopfes geachtet, Sprech- und Blickkontakt zwischen Mutter und Kind etc.?

Wenn das Baby im Kinderzimmer dann auf der Behandlungsmatte liegt, sind altersspezifische Reaktionen zu beobachten: Kleine Babys bis zum 7. oder 8. Lebensmonat schreien in der Regel nur aus Hunger, Müdigkeit und Unwohlsein. In diesem Fall trete ich als Fremde in den Hintergrund und bitte die Mutter, das Kind zu stillen, zu füttern und mir dabei etwas über ihr Kind zu erzählen. Ältere Babys ab dem «Fremdel»-Alter zeigen deutliche Angstreaktionen, wenn sie etwas räumliche Distanz zur Mutter haben und mich als fremde Person wahrnehmen. Nach Spitz (1965) ist das Weinen ein Reifungszeichen, das Kind ist zur Objektdifferenzierung zwischen Mutter und Fremden in der Lage. Zeigt das Kind überhaupt keine ängstlichen Reaktionen, ist es sozusagen «absolut pflegeleicht», dann kann dies ein Anzeichen für eine mangelnde Bindung sein.

Die Kontaktaufnahme mit dem Baby beginnt indirekt über das Gespräch mit der Mutter. Während dieses Gesprächs biete ich dem Baby ein Spielzeug an und mache mir dabei ein Bild über die Wahrnehmung, Bewegungsabläufe, Bewegungslust, Auge-Hand-Koordination etc. Bei älteren Babys kann man bei der Kontaktaufnahme mit dem Spielzeug einen Blick zur Mutter als fragende Rückversicherung («Darf ich das Spielzeug nehmen?») beobachten.

Im weiteren Gespräch versuche ich scheinbar nebenbei, mir ein Bild von der räumlichen Situation und den familiären Beziehungen zu Hause zu machen.

Zur direkten Kontaktaufnahme und Untersuchung des Babys bitte ich die Mutter, an der Seite ihres Kindes Platz zu nehmen, und somit rücke ich in den Blickwinkel des Babys. Durch das Anfassen, das mit beruhigenden Worten begleitet wird, bekomme ich einen Eindruck von der Befindlichkeit, dem Tonus und der Reflexaktivität des Babys oder Kleinkindes.

12.2 Eine klinische Vignette

Die oben genannten Überlegungen möchte ich an einem Beispiel aus meiner physiotherapeutischen Praxis verdeutlichen.

Praxisbeispiel

Lilly, 17 Monate; Diagnose des Kinderarztes: Entwicklungsverzögerung

Die Mutter, eine Dänin von großer Statur, kommt recht dynamisch mit ihrem Kind auf dem Arm in die Praxis. Nach dem Erstkontakt, der Vorstellung und der Übergabe der Verordnung betreten wir das «Babyzimmer». Frau H. legt Lilly auf die Matte und beginnt, sie gleich ausziehen und vor mich zu legen; es kommt mir so vor, als wollte sie mir zeigen, wie krank und unselbstständig Lilly sei. Als ich sage, sie brauche ihre Tochter nicht sofort auszuziehen, bricht sie für mich überraschenderweise in Tränen aus. Nach einer kleinen Pause berichtet sie, dass Lilly, seit sie auf der Welt ist, an ihr klammere. Jeder Versuch einer kurzen Trennung, z. B. wenn die Mutter das Kind jemandem abgeben wollte, sei fehlgeschlagen, da Lilly sofort zu schreien anfange. Mit ihrem Mann könne sie sich in solchen Situationen nicht einigen z. B. über das Ritual des Zubettbringens (schreien lassen oder wieder hingehen). Sie habe sogar heimlich beobachtet, wie ihr Mann das Kind aus ohnmächtiger Wut und Hilflosigkeit geschüttelt habe.

Lilly bleibe bei niemandem – so die Mutter – und könne sich in keine Kindergruppe einfügen, das Babyschwimmen habe katastrophal geendet, da sich keine Entspannung im Wasser eingestellt habe; Gleiches ereignete sich bei der Babymassage.

Frau H. hat schon allerlei versucht. Auch beim Kinderarzt (sie sind bereits beim dritten!) endete jede Untersuchung in einem höchsten Anspannungszustand bei Kind und Mutter, so dass eine klärende Untersuchung nicht zu Ende durchgeführt werden konnte. Die Beziehung zwischen der Mutter und ihrem Kind wurde im wahrsten Sinne des Wortes chronisch angespannt, hyperton eben.

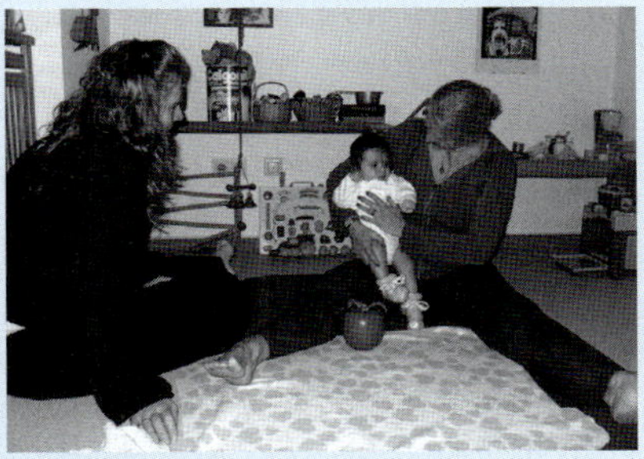

Abbildung 12-1: Nonverbale Kommunikation. (Foto: Ute Guckes-Elzer)

In den folgenden «Sitzungen» (die kleine Lilly, ihre Mutter und ich saßen weiterhin auf dem Boden) begann Lilly, auf Gegenstände im Raum zu zeigen, die oberhalb ihrer Augenhöhe zu sehen waren: Sie «scannte» zunächst den Raum geradezu ab und deutete dann mit dem Zeigefinger auf einen ihre Neugierde weckenden Gegenstand (Auge-Hand-Koordination). Ich habe dann das, was Lilly machte, in Worten wiederholt, die Gegenstände (z. B. einen bunten Ball) aus dem Regal heruntergeholt, ihr gegeben, oder sie zu den Dingen auf den Boden gelegt oder sie selbst hoch zu den Gegenständen gehoben, damit sie sie näher anschauen und anfassen konnte.

Bei diesem Hochheben oder Handling bekam ich einen guten Eindruck von ihrer inneren Anspannung und ihrem Muskeltonus; deutlich war, dass der Tonus beider Beine stark erhöht war (Paraspastik?). Wenn ich Lilly fester anfasste und ihr damit mehr Halt gab, konnte sie ihren Muskeltonus lockern.

Die Mutter äußerte ihr Erstaunen darüber, dass Lilly ohne zu Schreien sich von einer Fremden anfassen und hochheben lasse.

Ich verstand Lillys Störung folgendermaßen: Offenbar liegt bei Lilly eine schwerwiegende Entwicklungsverzögerung vor, wobei das Ausmaß des somatischen Anteils bis heute unklar ist. Mit

17 Monaten zeigte Lilly überhaupt keine Anzeichen einer Fortbewegung: kein Drehen, kein Krabbeln und kein Laufen; sie konnte nur sitzen, nicht sprechen oder Laute von sich geben.

Die Beziehungsdynamik war offenbar so, dass die Eltern Lilly unter starken Druck setzten, sie forcierten, ihr quasi «Beine machen wollten», sie sollte möglichst rasch autonom werden, obgleich sie aufgrund einer bis heute unklaren neurologischen Behinderung einen besonders ruhigen Beziehungsrahmen und Entwicklungsraum brauchte, um bei reduzierten körperlichen Ressourcen sich somatisch und psychisch angemessen entwickeln zu können.

Durch eine Art Überstimulierung, die sich in einer reaktiven muskulären Hypertonie, besonders der paraspastischen Beine, ausdrückte, wurden und werden wichtige phasengerechte Entwicklungen und Beziehungserfahrungen offenbar verhindert.

Ich erfuhr nebenbei, dass Lilly zwar das erste Kind der Mutter war, der Vater aber aus einer früheren Ehe zwei jugendliche Söhne hatte. Ferner erfuhr ich, dass die Geburt sehr schwierig und das Fruchtwasser bereits grün war; weiterhin, dass die Mutter mit Lilly nur deutsch sprach «damit andere sie verstehen können». Mit ihrem Mann, ebenfalls ein Däne, sprach sie dänisch; sie enthielt ihrem Kind also ihre Muttersprache mit allem emotionalen Reichtum vor.

Lilly ist inzwischen 20 Monate alt und hat 14 Behandlungen à 45 min erfahren, ohne dass sie im wahrsten Sinne des Wortes behandelt wurde; denn dies hätte nur ihre Unlust, ihre Trennungsängste und ihre Abwehr muskulär gesteigert und lustvolle, komplexe förderliche Erfahrungen verhindert.

Inzwischen dreht sich Lilly aus dem Sitz und bewegt sich in einer Art Vier-Füßler-Gang vorwärts, indem sie beide Beine parallel wie eine Raupe nachrückt; sie gibt Laute, Vokale von sich, die Vorstufen von Symbolen und Wörtern sind. Lilly holt offenbar mit etwa zwölfmonatiger Verspätung eine psychomotorische Entwicklung nach, die durch die unklare somatische Behinderung und die behindernde Beziehung zwischen ihrer Mutter und ihr bisher nicht möglich war.

Die Mutter von Lilly ist bei den Therapien dabei, erfährt eine Entlastung. Sie erlebt, wie sich Lilly indirekt (mithilfe eines Objektes z. B. eines Balls oder einer Watschelente) spielerisch und lustvoll explorativ entwickeln kann, ohne sich durch eine muskuläre Hypertonie selbst zu blockieren.

Das Thema oder die Hypothese meiner Ausführungen war, dass eine muskuläre Hypertonie Ausdruck einer gestörten Beziehung, primär zwischen der Mutter und ihrem Baby bzw. Kind sein kann. Bei der kleinen Lilly wurde mir – wie in vielen ähnlichen Fällen – deutlich, dass eine von Geburt an bestehende körperliche Behinderung zusätzlich durch mehrfache sekundäre Beziehungskonflikte und erhöhte Erwartungen verstärkt wird.

Vermutlich dürfte ein Hauptpunkt der Beziehungsstörung sein, dass die Mutter und das Elternpaar Lilly in ihren speziellen Bedürfnissen nicht erkennen können und wünschen, dass sie «rasche Fortschritte» mache. Dabei wollen sie nicht sehen, dass sie eine Behinderung mitbrachte, die im Gegenteil einen besonders ruhigen und einfühlenden Umgang erforderlich macht.

Vermutlich als Folge der stressigen Dynamik zwischen Mutter und Kind nahm der Kinderarzt diesen Befund nicht wahr. Zu dieser Rastlosigkeit passt, dass die Eltern mehrfach den Kinderarzt aus Unzufriedenheit gewechselt hatten und kein Arzt sich des Kindes über einen längern Zeitraum und in Ruhe hatte annehmen können.

Die Frage, welche intrapsychischen Konflikte alleine bei der Mutter oder welche Konflikte in der Paarbeziehung der Eltern an der «Entwicklungsstörung» von Lilly beteiligt sind, gehört nicht zu meinem physiotherapeutischen Behandlungsauftrag. Aus diesem Grunde habe ich bei der Mutter eine psychotherapeutische Beratung bei einer Psychotherapeutin in unserem Gesundheitszentrum angeregt.

Nun ist im Fall der kleinen Lilly das Thema Muskelhypertonie besonders komplex. Für Lillys Eltern kommt erschwerend hinzu, dass die Störung noch keinen Namen hat, d. h. noch keine Diagnose formuliert wurde.

In vielen Fällen ist schnell zu erkennen und auch klinisch-neurologisch zu überprüfen, ob ein Baby oder Kleinkind eine reine haltungsbedingte Symptomatik als Ausdruck einer Beziehungsstörung hat. Diese Kinder werden stark direkt oder indirekt stimuliert, sich zu entwickeln, um schneller unabhängig zu werden. Häufig werden gesunde sieben bis acht Monate alte Babys von ihren ungeduldigen Eltern an beiden ausgestreckten Ärmchen geführt, damit sie möglichst rasch den aufrechten Gang erlernen, obwohl ihr körperlicher Reifungszustand noch nicht dazu in der Lage ist, dies selbst zu tun. Zudem werden die Kinder um wichtige Erfahrungen der verschiedenen Krabbel- und sonstiger Fortbewegungsmöglichkeiten einschließlich der Raumerfahrung gebracht.

12.3 Schlussbemerkung

Die physiotherapeutische Behandlung von Babys und Kleinkindern erfordert eine andere Art von Kommunikation und Interaktion als von Erwachsenen. Das oben geschilderte Beispiel möchte das Zusammenspiel von Fachkompetenzen (Bobath-Therapie, psychodynamische Perspektive), bewusster und detaillierter Wahrnehmung, Reflexion des Wahrgenommenen vor dem Hintergrund von Theoriebildung, verbalen Interventionen (mit der Mutter) und nonverbaler symbolischer Interaktion (mit dem Kleinkind) verdeutlichen.

Die physiotherapeutische Behandlung eines behinderten Kindes ist zugleich auch eine Beratung der Eltern, wie sie kindgemäß und störungsangemessen die Ressourcen ihres Kindchens fördern, realistische Ziele stecken und sich dadurch selbst weniger unter Druck setzen.

13 Zur Kommunikation mit «schwierigen» Patienten

Matthias Elzer

Im Alltag der Physiotherapie und anderer Gesundheitsberufe haben wir es häufig mit «schwierigen» Patienten zu tun. Meist meinen wir damit, dass der Patient, sein Verhalten oder seine Persönlichkeit «irgendwie schwierig» ist. Auch wenn der Therapeut die professionelle Grundhaltung hat, jeden Patienten kompetent und mit gleicher Qualität zu behandeln, muss er sich eingestehen, dass er schwierige Patienten meist nicht sonderlich mag. Die therapeutische Beziehung ist anders, manchmal sogar sehr belastet, der Kontakt mit solchen Patienten ist schwierig und nicht angenehm. Die Kommunikation ist ebenfalls schwierig, wenn nicht gar gestört.

13.1 Was heißt «schwierig»?

Dies kommt auch in der Etymologie des Wortes zum Ausdruck. Im Herkunftswörterbuch Duden (2001a) steht unter *schwierig*: «‹viel Mühe machend, Anstrengungen erfordernd, nicht einfach›: Das [...] dt. Adjektiv mhd. *swiric, sweric* ‹voll Schwären, eitrig› wird in diesem Sinn als ‹schwirig, schwürig› bis ins 19. Jh. gebraucht. [...] Seit dem 16. Jahrhundert steht es häufig übertragen für ‹aufrührerisch, aufsässig›. Daraus entsteht um 1800 die Bedeutung ‹schwer zu behandeln›. [...]»

In unserem Kontext bedeutet «schwierig» einerseits, dass eine Krankheit vorliegt, die nicht leicht zu behandeln ist und die es unangenehm macht, den Patienten zu berühren (Hand anzulegen), und andererseits, dass der Patient offenbar aufsässig ist und sich gegen die Behandlung wehrt.

«Schwierig» hat zudem etwas mit «schwer» zu tun, das Gegenteil wäre «leicht». Schwer bedeutet im physikalischen Sinne, dass auf der Behandlung eine Last liegt, dass ein spürbarer Druck ausgeübt wird. Der Druck kostet mehr Energie bei der Arbeit und ist mit Gefühlen von Unlust oder gar Angst verbunden.

Die «Schuld», besser: die «Ursache» wird hier ausschließlich beim Patienten gesehen. Denkbar ist aber auch, dass die Schwierigkeit mit der Erkrankung des Patienten zu tun hat oder dass die Ursache auf Seiten des Therapeuten oder der Praxisorganisation zu suchen wäre.

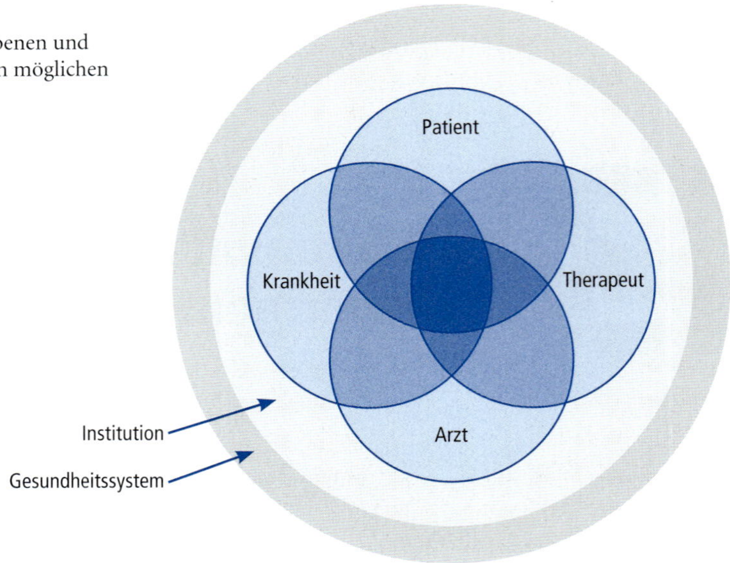

Abbildung 13-1: Ebenen und Kombinationen von möglichen Schwierigkeiten.

Erfolgreiches Kommunizieren beginnt mit einem analytischen Verständnis der Hintergründe schwieriger Situationen. Die Schwierigkeiten in der Therapie können sechs Ebenen betreffen:

1. Ebene Patient
2. Ebene Krankheit
3. Ebene Physiotherapeut
4. Ebene Institution
5. Ebene Arzt
6. Ebene Gesundheitssystem.

Abbildung 13-1 illustriert die Komplexität dieser sechs Ebenen und Kombinationen möglicher Kommunikationsschwierigkeiten.

13.2 Schwierigkeiten auf der Ebene Patient

13.2.1 Die Krankheit und das Kranksein

Es sei in Erinnerung gerufen, dass ein Patient meistens allein durch seine Krankheit in einer für ihn selbst schwierigen Situation ist. Akut und auch chronisch krank sein oder behindert sein bedeutet für den Patienten (den Leidenden) eine körperliche Einschränkung, die Auswirkungen auch auf seine seelische Verfassung und das soziales Leben hat, z.B. durch soziale Isolation. Der Patient befindet sich in einer mehr oder weniger ausgeprägten psychischen Regression; sein Selbstwertgefühl ist beeinträchtigt (vgl. Kap. 5.1.2). Dadurch tritt er vielleicht passiv-ängstlich, abhängig, oder im Gegenteil betont autonom auf, d.h. er kann Therapieempfehlungen schlecht annehmen; denkbar ist auch, dass er fordernd und ungeduldig auftritt und den Therapeuten unter Erfolgsdruck setzt.

In der therapeutischen Haltung und der Gesprächsführung sollte ein einfühlendes Verstehen erkennbar sein; ist das regressive Verhalten ausgeprägt, können konfrontative und die Angst und Widerstände deutende Formulierungen sinnvoll sein.

13.2.2 Komorbidität mit seelischen Störungen

Physiotherapie-Patienten können auch unabhängig von der Indikation für die Behandlung eine seelische Störung mitbringen, die sich erschwerend auf die Kommunikation und die Behandlung auswirkt. Wir kennen drei Gruppen von seelischen Störungen:

1. Neurosen und Persönlichkeitsstörungen z. B. Depressionen, Zwänge, Angststörungen
2. psychosomatische Störungen z. B. Somatisierungsstörungen wie chronische Schmerzzustände, Konversionsphänomene
3. Psychosen z. B. organisch bedingte Psychosen bei Demenz, Schizophrenie; affektive Psychosen.

Nach epidemiologischen Untersuchungen sind rund 25 bis 30 % der Bevölkerung an einer behandlungsbedürftigen seelischen Störung erkrankt. **Tabelle 13-1** vereint zwei

Tabelle 13-1: Epidemiologie seelischer Störungen

Epidemiologie seelischer Störungen in Deutschland	Neurotische und psychiatrische, Störungen (1)	Neurotische und psychosomatische Störungen (2)
Bevölkerung seelisch erkrankt	40,9 %	50 %
davon behandlungsbedürftig	18,6 %	26 %
Diagnosegruppen:		
– Neurosen u. Persönlichkeitsstörungen	12 %	12,9 %
– psychosomatische Störungen	*	11,6 %
– schizophrene Psychosen	0,4 %	*
– affektive Psychosen (Depression, Manie)	1,3 %	*
– Sucht (Alkohol, Drogen etc.)	1,8 %	1,5 %
– hirnorganische Störungen (Demenzen)	1,4 %	*
– sonstige Hirnschädigungen	0,6 %	*
– Oligophrenien	1,0 %	*

* wurde nicht untersucht

Anmerkung: (1) In der repräsentativen Feldstudie von Dilling/Weyerer/Castell (1984) wurde die Bevölkerung im ländlichen Raum Bayerns untersucht hinsichtlich des Vorkommens psychiatrischer, neurotischer Störungen und Persönlichkeitsstörungen (Prävalenz). Psychosomatische Störungen wurden nicht untersucht. (2) Eine Arbeitsgruppe um Heinz Schepank vom Zentralinstitut für Seelische Gesundheit Mannheim untersuchte ab 1979 in einer repräsentativen Längsschnittuntersuchung («Mannheimer Kohortenstudie»), wie viele Menschen an psychosomatischen und neurotischen Störungen erkrankt sind und wie sich die Erkrankung in den folgenden Jahrzehnten entwickelt hatte (Franz/Lieberz/Schepank 2000).

epidemiologische Untersuchungen zu psychiatrischen und psychosomatischen/psychoneurotischen Krankheitsbildern: Zu einem bestimmten Zeitpunkt (Prävalenz = Vorkommen einer Erkrankung) sind nach psychiatrischen Kriterien rund 41 % der Bevölkerung aktuell erkrankt, davon 18,6 % behandlungsbedürftig (Dilling et al. 1984). Unter psychosomatischer Diagnostik sind rund 50 % der Bevölkerung erkrankt und 26 % von ihnen behandlungsbedürftig (Franz et al. 2000). Zu ähnlichen Zahlen kommt auch die Gesundheitsberichterstattung des Bundes (2008: 9). Der Gesundheitsreport 2005 (DAK-Versorgungsmanagement 2005) sieht sogar eine deutliche Zunahme von Depressionen und Angststörungen. Die Diagnosegruppen: Neurose (z. B. neurotische Depression, Angsterkrankungen), psychosomatische Störung (z. B. Konversionssymptome, Schmerzzustände) und Persönlichkeitsstörung stellen zusammen mit rund 24 % den allergrößten Teil; psychiatrische Störungen machen dagegen nur rund 6 % aus.

Insbesondere ist die körperliche Nähe, das Angefasst-Werden für einige Patienten ein Problem. Bei Patienten mit Psychosen aus dem schizophrenen Formenkreis ist der verbale und nonverbale Kontakt erschwert, die körperliche und emotionale Nähe (Intimdistanz 0 bis 60 cm , vgl. Kap. 3.1.5 und 3.1.6) wird häufig schlecht toleriert.

Ähnliches gilt für Patienten mit einer traumatischen Neurose oder einer Posttraumatischen Belastungsstörung (engl.: *posttraumatic stress disorder,* PTSD). Patienten mit einer schweren Persönlichkeitsstörung, z. B. einer Borderline-Persönlichkeitsstörung, entwickeln im persönlichen Umgang und emotionalen Verhalten häufig Konflikte, die das Behandlungsbündnis (z. B. Terminvereinbarung, Umgang mit nicht wahrgenommenen Behandlungsstunden) belasten können.

Der Physiotherapeut sollte daher bei einer gestörten Kommunikation auch an den «Faktor seelische Störung» im Sinne einer Komorbidität denken. Rein statistisch hat fast jeder dritte Patient neben der Störung, die die Indikation zur Physiotherapie darstellt, auch eine seelische Störung. Kenntnisse über seelische Krankheitsbilder, Grundlagen der Erhebung eines psychischen Befundes sowie über die typische Patient-Therapeut-Interaktion sollten vorliegen.

Ein besonders schwieriges Kapitel sind Patienten mit einer psychosomatischen Störung insbesondere sog. «Schmerzpatienten», die eine Hauptklientel in der Physiotherapie darstellen. Vergleiche hierzu Kapitel 14.

13.2.2.1 Der Krankheitsgewinn

Bei psychosomatischen Störungen und auch bei der Krankheitsverarbeitung allgemein ist in Erinnerung zu rufen, dass der Patient trotz des Behandlungswunsches unbewusst an seiner Krankheit und den Beschwerden festhält, sie nicht aufgeben kann, da er sie braucht. Er braucht sie, da sie eine Kompromissbildung bei einem unbewussten Konflikt darstellen, z. B. ohnmächtige Wut bei Konflikten am Arbeitsplatz, die sich in anhaltenden muskulären Verspannungen somatisch manifestiert. Wir nennen das den «primären Krankheitsgewinn». Der Patient steckt in einem inneren Konflikt, von dem er selbst nichts weiß. Zum tieferen Verständnis sei hier auf Lehrbücher zur Psychosomatik verwiesen (z. B. Hoffmann/Hochapfel 2004: 58).

Mit dem Terminus «sekundärer Krankheitsgewinn» bezeichnen wir den materiellen Nutzen, den eine Krankheit mitbringt, z. B. Krankengeld, Rente. Durch diesen materiellen Gewinn kann ein Motiv bestehen, in der Krankenrolle weiter zu verharren.

Der Therapeut kann sich fragen: «*Wofür ist bei diesem Patienten die Krankheit gut? Warum braucht er diese Beschwerden?*» In der Gesprächsführung könnte der Therapeut eine Deutung oder eine deutungsorientierte Frage formulieren wie: «*Können Sie sich auch vorstellen, dass die Schmerzen eine andere Bedeutung haben? Vielleicht drückt Ihr Körper einen Konflikt aus, der Ihnen zu schaffen macht.*»

13.2.3 Die Persönlichkeit des Patienten

Neben dem Vorliegen einer seelischen Störung im engeren Sinne sind auch Schwierigkeiten denkbar, die durch die Persönlichkeit des Patienten beeinflusst werden. Mit Persönlichkeit ist hier der Charakter gemeint, der an und für sich keine Pathologie darstellt, dessen Züge aber unter Umständen in eine Persönlichkeitsstörung übergehen könnten. So gibt es beispielsweise:

- passiv-abhängige Persönlichkeiten
- gehemmte, introvertierte Persönlichkeiten
- zwanghafte Persönlichkeit
- extrovertierte Persönlichkeiten
- hysterisch-dramatisierende Persönlichkeiten
- narzisstische Persönlichkeiten
- aggressiv gehemmte Persönlichkeiten
- aggressiv entwertende Persönlichkeiten.

Wir nehmen unbewusst und sehr schnell war, mit welcher Art von Persönlichkeit wir es im Kontakt zu tun haben. Die Atmosphäre im Kontakt und das Gespräch werden von den Persönlichkeitseigenschaften bestimmt. So ist die Interaktion mit einem hysterisch-dramatisierenden Patienten eine andere als mit einem gehemmt-introvertierten; das Gespräch ist im einen Fall dynamisch, ausufernd, laut und unterhaltsam und im anderen eher zäh, ruhig und wenig belebend. Die Persönlichkeitszüge beeinflussen auch die Übertragungs- und Gegenübertragsvorgänge (vgl. Kap. 5.1).

13.2.3.1 Geringe Motivation, Widerstände

Eine weitere persönlichkeitsanhängige Schwierigkeit kann die fehlende Motivation des Patienten und damit die geringe Compliance (Mitarbeit in der Therapie) darstellen. Warum ist der Patient nicht motiviert? Wie groß ist sein Leidensdruck? Hat er passiv-abhängige Persönlichkeitszüge? Welche Ängste und Widerstände hat er?

Es ist sinnvoll, dass der Therapeut die vermutlich geringe Motivation in Form einer Selbstoffenbarung und Konfrontation (vgl. Kap. 5.4.5 und 9.2.8) auf der Metaebene anspricht: «*Ich habe den Eindruck, dass Ihnen die Übungen zu Hause keinen Spaß machen. Woran liegt das?*» Der Therapeut sollte dabei jede Art von Vorwurf vermeiden. Manchmal hilft die Frage: «*Was wünschen Sie sich denn, wie Sie Ihre Beschwerden loswerden könnten?*», um über die fehlende Motivation zur Mitarbeit ins Gespräch zu kommen.

13.2.3.2 Der geschickte Patient

Der «geschickte» Patient kommt nicht aus eigenem Antrieb: «*Dr. Meier meint, ich soll mich bei Ihnen in Behandlung begeben.*» Die spontane Antwort des Therapeuten wäre: «*Und was meinen Sie selbst?*» Dabei könnte herauskommen, dass der Patient den Sinn der Therapie nicht erkennen kann. Hier kann der Therapeut nach der Befunderhebung mit dem Patienten ein überschaubares Behandlungsziel und eine Art Probebehandlung vereinbaren (vgl. auch Kap. 11). Manchmal müssen (unmotivierte, geschickte, resignierte, therapiegeschädigte) Patienten erst für die Therapie gewonnen und überzeugt werden; dabei spielen die Qualität der therapeutischen Beziehung und die kommunikativen Fähigkeiten eine entscheidende Rolle.

13.3 Schwierigkeiten auf der Ebene Krankheit

Kommunikationsschwierigkeiten, die ausschließlich mit der behandlungsbedürftigen Krankheit zusammenhängen, dürften das kleinere Problem für den Therapeuten sein. Er kennt das Krankheitsbild und die damit verbundenen typischen Symptome, die die Kommunikation beeinträchtigen können, z. B. bei Morbus Parkinson, bei multipler Sklerose oder beim ischämischen Hirninsult.

Von Bedeutung ist zudem, ob es sich um eine akute oder chronische Erkrankung mit unterschiedlicher Prognose handelt, ob Aussicht auf Heilung oder nur Linderung oder Vermeidung einer Verschlechterung (tertiäre Prävention) besteht. Danach richten sich auch das Behandlungsziel und die Erwartungen des Patienten (vgl. Kap. 11).

Krankheiten haben je nach Ursache, Therapiemöglichkeit und Prognose eine unterschiedliche Bedeutung für den Patienten und verschiedene Auswirkungen auf andere Menschen. Es ist sicherlich ein Unterschied, ob es sich um eine gute Prognose, z. B. Nachbehandlung eine Unterschenkelfraktur nach einem Skiunfall, oder um eine ungünstige Prognose z. B. Lymphdrainage bei Brustkrebs handelt. Im ersten Fall ist von einer vollständigen Genesung in naher Zukunft auszugehen, im zweiten Fall schwebt die Ungewissheit über eine Metastasierung und den Prozess des Sterbens der Patientin über der Behandlung. Ängste und Trauer des Patienten belasten die therapeutische Beziehung. Physiotherapeuten vermeiden es in der Regel, diese anzusprechen, weil sie dann oft nicht wissen, wie sie mit den ausgelösten Gefühlen beim Patienten und bei sich selbst umgehen sollen.

13.3.1 Krankheitsorientierung versus Patientenorientierung

In Kapitel 8.3 wurde die einseitige Krankheitsorientierung in der Medizin und auch Physiotherapie kritisch angesprochen; hinzukommen müsste die individuelle Patientenorientierung. Zudem sind die Patienten in der Regel nicht so wie im Lehrbuch. Und damit fangen dann die Schwierigkeiten an.

Das Krankheitsverständnis sollte daher ganzheitlich sein, d.h. den Patienten als biologische, psychische und soziale Entität verstehen. Dies gilt sowohl für den Therapeuten als auch für den Patienten selbst. Häufig sehen beide nur die biologisch-somatische Ebene, das heißt: Beide sind auf dem anderen Auge blind. Die Ursachen einer Krankheit können aber vielschichtig, d.h. multikausal sein. Diese Möglichkeiten sollten Physiotherapeuten reflektieren und das Hauptgewicht der Krankheit des Patienten einschätzen. Diese «Blindheit» birgt nicht selten Störungen und Schwierigkeiten in der Kommunikation und Qualität der Behandlung.

Andererseits steht in der physiotherapeutischen Behandlung die somatische Ebene z.B. als Störung von Funktionen des Bewegungsapparates im Vordergrund. Der Physiotherapeut ist zudem kein Psychotherapeut. Er kann noch weniger die soziale Situation des Patienten direkt beeinflussen. Er sollte aber seinen Patienten mit seiner Krankheit ganzheitlich verstehen, da psychische und soziale Faktoren sowohl den Krankheitsverlauf als auch die Krankheitsbewältigung (Coping) des Patienten beeinflussen können.

13.4 Schwierigkeiten auf der Ebene Physiotherapeut

Auch Physiotherapeuten sind Menschen, die eine individuelle Geschichte, eine Persönlichkeit und manchmal Störungen ihrer Persönlichkeit oder definierte psychische Störungen mitbringen, die Einfluss auf die therapeutische Beziehung zum Patienten haben können. Die gestörte Kommunikation und die sich daraus ergebenden Schwierigkeiten können somit auch vom Physiotherapeuten ausgehen und auf den Patienten und die Behandlungssituation übertragen werden. Seelische Störungen des Therapeuten sollten in einer adäquaten Therapie angegangen werden.

Auch ein psychisch gesunder Physiotherapeut kann unter Umständen in eine Sinnkrise als Therapeut kommen, was sich in Form einer depressiven Symptomatik mit Unlust, Reizbarkeit oder psychosomatischen Beschwerden äußern kann. Hier dürfte ein «Erschöpfungs-» oder «Burn-out-Syndrom» vorliegen, das Ursachen auf der privaten und/oder beruflichen Ebene haben kann. Die Patienten gehen mit ihren Beschwerden und Forderungen dem Therapeuten regelrecht an und auf die Nerven, eine empathische Haltung ist nicht mehr möglich.

In diesem Falle bieten sich auch eine psychotherapeutische Krisenintervention und Gespräche mit dem Vorgesetzten (Mitarbeiter-, Krisengespräch) und mit den Kollegen bzw. dem Team an. Eine professionelle Führungskraft sollte eine solche Krise wahrnehmen können und die Initiative zum Gespräch suchen. Das Personal ist das Wertvollste in einer Praxis oder Klinik. Häufig werden diese Krisen zunächst mit einer Krankschreibung vom Hausarzt angegangen, der Therapeut darf sich einmal «aus dem Verkehr ziehen» und wird entlastet. Wird diese Krise vom Betroffenen und den Vorgesetzten nicht angemessen kommuniziert, entstehen Missverständnisse, Misstrauen, Vorwürfe, die teilweise das Arbeitsverhältnis belasten. Es entsteht eine Dynamik, die sehr schnell als Mobbing verarbeitet wird.

Im Gesundheitswesen Tätige sind erfahrungsgemäß schlechte Patienten; es soll nichts Schlimmeres geben als einen kranken Arzt. Die Betroffenen verleugnen stärker als die durchschnittliche Bevölkerung ihre Beschwerden und sind durch die Erkrankung, insbesondere auch die damit verbundene seelische Beeinträchtigung, sehr narzisstisch kränkbar.

13.5 Schwierigkeiten auf der Ebene der Institution

Mit Institution ist die Praxis, das Reha-Zentrum oder die Abteilung in einer Klinik gemeint, in der die konkrete physiotherapeutische Behandlung stattfindet. Interpersonelle Konflikte, die sich z. B. in schlechtem Kommunikationsfluss ausdrücken, oder Schwächen leitender Physiotherapeuten können sich als Schwierigkeiten bis zum Patienten auswirken. Bekanntlich beginnt der Fisch vom Kopf her zu stinken. Ungelöste Konflikte, mangelnde Organisation, geringe Wertschätzung von Mitarbeitern und Patienten, ökonomischer Druck oder finanzielle Interessen wirken sich atmosphärisch und im nonverbalen und verbalen Umgang miteinander aus. Patienten bekommen Konflikte im Team bewusst oder unbewusst mit. Zudem gibt es Patienten, die die Schwachstellen einer Praxis sofort feststellen und z. B. aufgrund ihrer Persönlichkeitsstörungen (Borderline) das Team spalten und aufmischen.

Praxistipp

Ein institutionelles Problem ist z. B. der Umgang mit nicht wahrgenommenen Behandlungsterminen. Hier muss das Setting von Anfang an mit dem Patienten schriftlich und mündlich klar kommuniziert werden: Ausfallsregelung, Ausfallshonorar. Dies kann durch den Hinweis geschehen, dass Behandlungstermine, die weniger als 24 Stunden vor dem Termin abgesagt oder einfach nicht wahrgenommen werden, vom Patienten privat zu zahlen sind. Die Begründung: Es handelt sich um ein Bestellpraxissystem, bei dem die Behandlungszeit für den Patienten reserviert wurde. Das Bereitstellungshonorar muss dann auch angefordert und durchgesetzt werden. Es gibt Praxen, die nicht wahrgenommene Behandlungen vom Patienten auf dem Rezept gegenzeichnen lassen, um sie abrechnen zu können. Dies stellt juristisch einen Betrug dar. Der Therapeut liefert sich damit an den Patienten aus, der ihn aus einem anderen Grund bei der Krankenkasse anzeigen kann. Der transparente Umgang mit der (ohnedies geringen) Honorierung der physiotherapeutischen Leistungen zeigt die Wertschätzung der eigenen Tätigkeit.

Ein strukturelles Problem dürfte sein, wenn in der Praxis nicht nach einem Bezugssystem gearbeitet wird, das heißt, dass Patienten von ständig wechselnden Therapeuten behandelt werden, weil diese Flexibilität die Praxisorganisation vereinfacht (vgl. hierzu Kap. 8.4.3). Dieses System ist in der Regel nicht im Interesse des Patienten und entspricht einem eher beziehungslosen Therapieverständnis. Beim Zahnarzt, beim Frisör sogar in der Autowerkstatt wird vonseiten des Patienten/Kunden auf eine konstante personale Beziehung geachtet.

Diese institutionellen Schwierigkeiten werden manchmal dem Patienten angelastet. Es ist nötig, diese als solche zu identifizieren und durch Teambesprechungen und gegebenenfalls durch eine Organisationsberatung im Gespräch mit allen Beteiligten zu beseitigen. Hier sind besonders die Therapeuten mit Führungsverantwortung gefragt.

13.6 Schwierigkeiten auf der Ebene Arzt

In der physiotherapeutischen Behandlung im Rahmen des deutschen Gesundheitswesens wirken neben dem Patienten und dem Therapeuten noch Dritte mit: der verordnende Arzt und die Krankenkassen über die Heilmittelrichtlinien. Hier liegen weitere Quellen für Schwierigkeiten mit dem Patienten. Angefangen von einer restriktiven Heilmittelverordnung, Angst vor Budgetüberschreitungen des Arztes, aber auch unklare Diagnosen, unklare Behandlungsindikationen bis hin zu erheblichen Selbstkostenanteilen für den Patienten.

Häufig werden diese strukturell bedingten Konflikte auf dem Rücken des Patienten ausgetragen. Konflikte mit dem behandelnden Arzt sollten direkt mit dem Arzt und nicht indirekt über den Patienten angegangen werden. Einschränkungen durch die Richtlinien müssen dem Patienten erklärt werden. Er ist derjenige, der sich bei den Krankenkassen als Kunde beschweren kann.

Probleme mit der Indikation, Behandlung oder Prognose sollten im Gespräch mit dem zuständigen Arzt professionell kommuniziert werden. Eine kurze und fachlich kompetente Rückmeldung verbessert die Kooperation zwischen den Berufsgruppen. Leider finden sich in der Ärzteschaft immer wieder Ärzte, die einen fachlichen Austausch verweigern, indem sie beispielsweise für Physiotherapeuten nicht zu sprechen sind. Sie begreifen die Heilmittelverordnung als imperative Einwegkommunikation. Dies dürfte auf einen Mangel an persönlicher und fachlicher Kompetenz beim Arzt zurückzuführen sein.

13.6.1 Interdisziplinäre Kommunikation

In den Institutionen des Gesundheitswesens arbeiten in Diagnostik und Therapie verschiedene Berufsgruppen am Patienten zusammen; der Patient ist von Helfern verschiedener Berufe (Medizin, Pflege, Physiotherapie, Logopädie, Psychologie) umgeben, die in ihrer Gesamtheit an der Behandlung des Patienten zusammenwirken. Einen Teil dieser Therapiegesamtheit stellt – abhängig von der Erkrankung des Patienten – die Physiotherapie. Physiotherapeuten sind – wie der Name sagt – schwerpunktmäßig therapeutisch tätig und müssen mit den anderen Gesundheitsberufen über den Patienten und ihr therapeutisches Handeln kommunizieren und kooperieren.

13.7 Schwierigkeiten auf der Ebene Gesundheitssystem

In Deutschland ist die ambulante physiotherapeutische Versorgung über Heilmittel-Richtlinien geregelt; sie wurden 2001 vom damaligen «Bundesausschuss der Ärzte und Krankenkassen» zur Kostendämpfung eingeführt und 2004 überarbeitet. Sie stellen ein reines Steuerungsinstrument dar und sind nicht von inhaltlichen Kriterien geleitet. Physiotherapeutische Leistungen sind dadurch rationiert; die Einhaltung des Heilmittel-Budgets obliegt der Ärzteschaft; bei Überschreitung droht Regress. Dadurch sind Patienten mit bestimmten Diagnosen und Krankheitsverläufen von der Behandlung in Rahmen der gesetzlichen Krankenkassen ausgeschlossen bzw. behindert. Patienten, Therapeuten und die verordnenden Ärzte bewegen sich in einem System von ökonomischen Abhängigkeiten, die mit der fachlichen Indikation für eine

Behandlung wenig zu tun haben. Patienten und Physiotherapeuten bekommen daher nicht selten die Macht des verordneten Arztes zu spüren, der die Indikation für die Behandlung negiert und stattdessen dem Patienten medizinische oder auch alternative medizinische Therapiemethoden von fraglichem Wert anbietet. Der Anteil von sog. «Individuellen Gesundheitsleistungen» (IgeL) ist bei Orthopäden gegenüber andern Facharztgruppen besonders hoch.

Bei der Diskussion um die Heilmittel-Richtlinien wurden insbesondere die passiven Behandlungskonzepte in der Physiotherapie wie Massagen als Luxus und «Wellnessierung» (Metke 2004: A1864) abgetan. Zunehmend bieten daher Physiotherapiepraxen Leistungen an, die der Patient selbst tragen muss. Dadurch verändert sich bei beiden die Rolle: Der Therapeut wird zum Anbieter einer Dienstleistung und der Patient zum Kunden, der sich eine Dienstleistung einkauft. Diese strukturelle Veränderung beeinflusst auch die Kommunikation zwischen Patient und Therapeut und eröffnet neue Konfliktbereiche. Zudem muss die Physiotherapie im wissenschaftlichen Diskurs die Effektivität ihres therapeutischen Handelns im Sinne einer evidenzbasierten Physiotherapie nachweisen und kommunizieren.

13.8 Umgang mit Konflikten

Immer wieder taucht der Begriff «Konflikt» auf. Konflikte («‹Zusammenstoß; [Wider]streit, Zwiespalt›»: [...] aus lat. *conflictus* ‹Zusammenstoß, Kampf› entlehnt. Dies gehört zu lat. *con-fligere (conflictum)* ‹zusammenschlagen; zusammenprallen› [...]»; Duden 2001a) gehören zum privaten und beruflichen Leben dazu, es gibt keine konfliktfreien Räume. Konflikte sind sogar für die Entwicklung des Menschen notwendig. Konflikte müssen angegangen und gelöst werden; werden sie vermieden oder verdrängt, kommen sie später verstärkt hoch.

Konflikte führen bei uns meist zu Unlust, innerem Ärger und Streit als äußerem Ärger und widerstreben unserem Harmoniebedürfnis. Wir wollen meist keinen Ärger mit anderen Menschen (es gibt auch Ausnahmen), wir wollen geachtet und beliebt sein und letztlich auch geliebt werden. Aber dann ist der Ärger durch objektive oder subjektive Konflikte da. Werden diese Konflikte nicht professionell gelöst, wachsen der Ärger und die Unzufriedenheit.

Entscheidend beim Umgang mit Konflikten ist, *wie* sie gelöst werden, respektive wenn sie nicht zu lösen sind, wie sie als unlösbar benannt und ausgehalten werden.

13.8.1 Methoden der Konfliktlösung

Nur selten lösen sich Konflikte von allein. Das beste Mittel zur Konfliktlösung ist das Gespräch. Den Ergebnissen der Gespräche müssen dann auch Konsequenzen und Taten folgen. Geschieht das nicht, besteht wieder Gesprächsbedarf. Institutionen, z. B. Krankenhäuser, haben in ihrem Personalwesen Instrumente zum «Konflikt-Management». Aus der Mitarbeiterführung sind «Konfliktgespräche» mit den Beteiligten bekannt.

Manchmal wird die Methode der «Mediation» (Vermittlung, Schlichtung) angewandt; dabei wird bei zwei beteiligten Konfliktparteien (Vorgesetzter und Mitarbeiter) eine dritte, von beiden akzeptierte neutrale Person hinzugezogen, die die Konfliktlösung auf dem Einigungsweg und vorgerichtlich herbeiführt; gerichtliche Schlichtungs- oder Einigungsverfahren sind demgegenüber meist mit erheblichen Kosten verbunden. Konflikte sind in der Regel emotional aufgeladen, es werden Entscheidungen aus dem Bauch heraus gefällt. Ein Mediator hilft bei der Versachlichung.

Für eine detaillierte Behandlung des Themas sei z. B. auf Schuler 2007 verwiesen.

Für eine patientenorientierte Reflexion eignen sich folgende Methoden:

- Supervision (Einzel-, Gruppen-, Team-Supervision): Sie wird durch einen kompetenten externen Supervisor geleitet. Der Begriff Supervison (lat. *super* = «darüber», *videre* = «sehen» im Sinne von «draufschauen, kontrollieren») (Haas/von Kienle o. J.) wird in den letzten Jahren recht unscharf benutzt. Supervision ist in der Psychotherapieausbildung eine Kontrolle eines längeren Therapieverlaufs.
- Intervision: Hierbei handelt es sich um eine kollegiale Kleingruppe ohne einen Leiter, in der besonders schwierige Patienten und Behandlungen besprochen werden, quasi eine Supervision ohne Supervisor.
- Balint-Gruppe: Hier werden in einer von einem Psychoanalytiker geleiteten Gruppe «schwierige» Patienten bzw. schwierige Beziehungen zwischen Patient und Therapeut aus psychodynamischer Sicht unter Berücksichtigung des Übertragungs- und Gegenübertragungsverhaltens reflektiert. Eine detaillierte Behandlung des Themas mit einem Praxisbeispiel findet sich in: Elzer/Sciborski 2007: 284–289.

Für «leidende» Leitungskräfte bieten sich Beratungsformen an, die unter dem Begriff «Coaching» gehandelt werden. Hier untersucht ein kompetenter externer Coach («Trainer») das Führungsverhalten in konkreten Konfliktsituationen und entwickelt einen Lösungsweg. Coaching gibt es als Einzelberatung und auch als Kleingruppenberatung von Führungskräften.

Ist die Institution der eigentliche Patient d. h. zeigen sich in der Institution (Klinik, Praxis) Störungen, bieten sich Formen von Team- oder Organisationsberatung durch einen kompetenten externen Berater an, der die strukturellen Sachfragen und die Beziehungsebenen in Organisationen (Praxis, physiotherapeutische Abteilung einer Klinik) untersucht und Lösungen vorschlägt.

13.9 Schlussbemerkung

Wir haben ausgehend vom «schwierigen Patienten» auch mögliche Ursachen für Schwierigkeiten auf Ebenen beschrieben, die bei genauer Betrachtung nicht direkt etwas mit dem Patienten zu tun haben. Die Analyse dieser Schwierigkeiten sollte dem Handeln vorausgehen.

Die in Kapitel 5 diskutierten wissenschaftlichen Ansätze (Psychoanalyse, Lerntheorie, Humanistische Psychologie, systemische Kommunikationstheorien) helfen bei diesem Verständnis und auch bei den kommunikativen Interventionen.

Schwierigkeiten in der therapeutischen Zweierbeziehung lassen sich in der Regel mit einem professionellen Verständnis aufklären. Dafür sind Reflexion und Metakommunikation eine Grundvoraussetzung.

Schwierigkeiten, die in der mangelnden Kooperation z. B. vonseiten der Medizin (Arzt-Patient-Therapeut) oder gar im Gesundheitssystem begründet sind, entziehen sich häufig den Klärungsmöglichkeiten. Der Akademisierungsprozess in der Physiotherapie wird sich auf längere Sicht aber positiv auswirken.

14 Zur Interaktion mit chronischen Schmerzpatienten

Marjan Laekeman

14.1 Einleitung

Im Duden wird das Verb *interagieren* umschrieben als: «*[...] sich, agierend und aufeinander reagierend, wechselseitig in seinem Verhalten beeinflussen [...]*» (Duden 2001b: 449). Das dynamische Aufeinandereinwirken von Behandler und Schmerzpatient hat besonders bei Patienten mit chronischen nicht spezifischen Rückenschmerzen oft den Charakter eines Vabanquespiels mit zu vielen unbekannten Variablen. Um die Therapieprozesse optimieren zu können, müssen alle Aspekte dieser Interaktion eingehend erfasst werden.

In der Literatur zu diesem Thema wird meist nur die Perspektive des Patienten beleuchtet (Basler et al. 2004a; Butler/Moseley 2005; Waddell 2004). Über die innerliche Einstellung und Überzeugung des Behandelnden (speziell des Physiotherapeuten) und die daraus eventuell resultierenden Auswirkungen auf den Therapieprozess wurde bisher nur wenig veröffentlicht. Hasenbring und Pfingsten gehen zwar auf die iatrogenen Faktoren im Prozess der Schmerzchronifizierung ein, jedoch werden die Auswirkungen der Therapeuten-Überzeugungen und -Orientierungen nicht beschrieben (Hasenbring/Pfingsten 2004). Franz und Bautz gehen ebenfalls auf das Interaktionsverhalten ein, allerdings werden primär Interaktionsmuster zwischen Arzt und Patienten beschrieben. Die Rolle des Physiotherapeuten wird nicht explizit erwähnt (Franz/Bautz 2004). Und dies, obwohl die Physiotherapie eine wichtige Disziplin im Rahmen der Schmerztherapieprogramme ist. Nur die Faktoren des Patienten zu beleuchten, ist für diese komplexe Problematik zu einseitig und kann daher auch nur zu unzureichenden Lösungen führen.

Aus diesem Grund liegt der Schwerpunkt des vorliegenden Kapitels auf dem bisher vernachlässigten Thema des möglichen Einflusses von Einstellungen und Überzeugungen des Behandelnden (insbesondere des Physiotherapeuten) auf die Verarbeitung der nicht spezifischen chronischen Rückenschmerzen des Patienten.

In der aktuellen Forschung gewinnt dieser Aspekt immer mehr an Bedeutung (Bishop et al. 2008; Bishop/Foster 2005; Coudeyre et al. 2006; Ferguson et al. 2008; Ferreira et al. 2004; Houben et al. 2005a; 2005b; 2004; Jellema et al. 2005; Laekeman et al. 2008a; 2008b; Latimer et al. 2004; Li/Bombardier 2001; Linton et al. 2002; Ostelo/Vlaeyen

2008; Ostelo et al. 2003; Pincus et al. 2007; Poiraudeau et al. 2006; Rainville et al. 2000; 1995; Schäfer 2005; Vlaeyen/Linton 2006; Watson et al. 2008).

Das vorliegende Kapitel wendet sich vor allem an Physiotherapeuten sowie an Physiotherapieschüler und -studenten, die ihre Denk- und Entscheidungsprozesse bezüglich Interaktion im Schmerzmanagement reflektieren möchten. Aber auch andere in der Schmerztherapie involvierte Berufsgruppen finden in diesem Kapitel sinnvolle Anregungen für ihre Arbeit. Auch wenn dieses Kapitel nicht direkt auf das Thema Kommunikation abzielt, ist es dennoch wichtig, sich mit der Thematik auseinanderzusetzen, da gewisse Aspekte der Interaktionen die Kommunikations- und Informationsprozesse in der Therapie stark beeinflussen.

14.2 Das Problem des nicht spezifischen chronischen Rückenschmerzes

In der Literatur wird immer wieder diskutiert, wie die Klassifizierung und die Nomenklatur von chronischen Schmerzen definiert werden soll. Bereits Andersson (1999) kritisiert den geringen Konsens bei Schmerzdefinitionen. Auch Harstall (2003) bemängelt in ihrem systematischen Review eine fehlende standardisierte und international akzeptierte Definition von chronischem Schmerz. Zurzeit besitzt die Definition, wie sie in den europäischen Leitlinien formuliert ist, eine breite Akzeptanz unter Schmerztherapeuten (Airaksinen et al. 2006).

Dort werden Rückenschmerzen lokalisiert als Beschwerden oder Schmerzen unterhalb der Anguli costae und oberhalb der distalen Glutealfalten, mit oder ohne Ausstrahlungsschmerzen in das Bein. Ein länger als zwölf Wochen andauernder Schmerz wird als chronisch eingestuft, eingeschlossen wurden aktuelle Schmerzperioden von zwölf Wochen oder kontinuierliche oder rezidivierende Schmerzen (Airaksinen et al. 2006: 208). Als «nicht spezifisch» werden diejenigen Schmerzen kategorisiert, denen keine erkennbaren spezifischen Pathologien (wie z. B. Infektionen, Osteoporose, Frakturen, Entzündungsprozesse, Tumoren, Cauda-equina-Syndrome, Spondylitis ankylosans, strukturelle Deformierungen oder radikuläre Symptome) zugrunde liegen.

Bei Patienten mit nicht spezifischen chronischen Rückenproblemen ist der Schmerz nicht nur eindimensional zu betrachten, sondern mehrdimensional, so wie die Schichten einer Zwiebel (s. **Abb. 14-1**). Jede Schicht hat ihren eigenen Aspekt und trägt zur Schmerzerfahrung bei (Loeser 2002 und Waddell 1998 zit. n. Butler/Moseley 2005: 90).

Bio-psychosoziale Faktoren werden diskutiert als Faktoren, die zu Chronifizierungsprozessen beitragen. Die Problematik «Schmerz und Bewegung» lässt sich hier nicht auf Veränderung von Strukturen und Einschränkungen im biomechanischen Bereich reduzieren. Kortikale Reorganisation, sensorisch-diskriminative, affektiv-emotionale Aspekte und kognitiv-evaluative Phänomene beeinflussen chronische Schmerzen. Nicht nur die nozizeptiven Informationen, sondern auch die deszendierenden Bahnen spielen eine Rolle in der Schmerzwahrnehmung. Deshalb sollten Physiotherapeuten nicht nur die strukturelle Ebene betrachten, sondern auch die Verhaltensaspekte in ihre Therapieplanung mit einbeziehen.

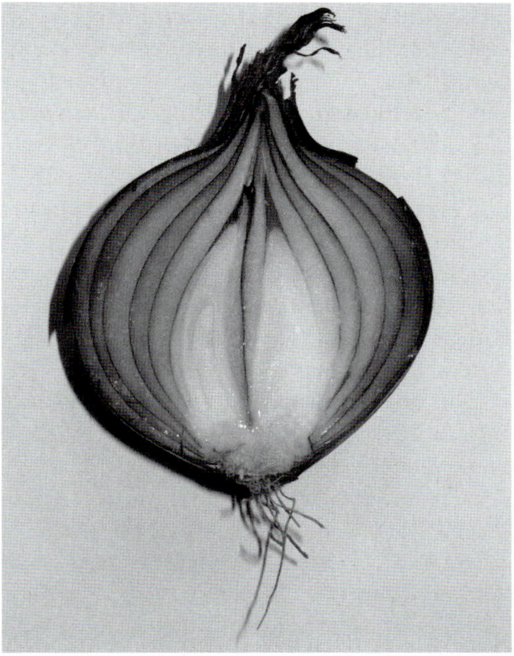

Abbildung 14-1: Die «Schmerzzwiebel». (Foto: Marjan Laekeman)

Das Schmerzverhalten entsteht aus dem Zusammenspiel mehrerer Faktoren, zu denen nicht nur die vom Patienten wahrgenommenen somatosensorischen Informationen und individuellen Charakteristika gehören, sondern auch das gesamte Umfeld der Person, das auf ihn einwirkt. Und dazu gehören eben auch das Verhalten und die innere Einstellung des Therapeuten. Das heißt, auch der Faktor «Therapeut» kann das Schmerzverhalten seines Klienten stark beeinflussen.

14.3 Einfluss von Kognition und Emotionen auf die Beschwerden

Physiotherapeuten sind im klinischen Alltag häufig mit Patienten konfrontiert, deren Schmerzen keine hinreichende Erklärung in einer Lokalpathologie finden und deren Behandlung nicht befriedigend verläuft. Diese Klienten stellen für den Physiotherapeuten eine große Herausforderung dar. Für ein bestmögliches Therapieergebnis empfiehlt es sich hier, Aspekte aus fachübergreifenden Ansätzen zu berücksichtigen, um das Verhalten dieser Gruppe besser verstehen zu können. Es gibt einige Erklärungsmodelle, die den Einfluss von Kognitionen und Emotionen auf das Bewegungsverhalten beschreiben wie z. B. das «Angst-Vermeidungs-Modell» («Fear Avoidance Model» Vlaeyen/Linton 2000; Vlaeyen et al. 1995) und das «Durchhalteverhalten»-Modell («Endurance Model», Hasenbring et al. 2001). Diese Modelle versuchen, den Einfluss von Kognition und Emotion auf die Chronifizierung von Rückenschmerzen zu erklären (s. Abb. 14-2).

Man vermutet, dass unterschiedliche Kognitionen, wie «Bagatellisieren» oder das Gegenteil: «Katastrophisieren» des Schmerzes am Anfang eines Chronifizierungsprozesses stehen. Diese Reaktionen führen zu veränderten emotionalen Stimmungen, die wiederum ungünstige Verhaltensweisen in der Schmerzverarbeitung bewirken. Gerade das «Katastrophisieren» wird häufig als Auslösefaktor für ein ängstliches Schonverhalten gesehen. Solche Patienten vermeiden Bewegungen, weil sie meinen, dass Aktivitäten ihre Schmerzen verstärken könnten (Hasenbring/Pfingsten 2004). Der Teufelskreis schließt sich, wenn durch Inaktivität und Schonung der Muskulatur und durch die Sensibilisierung des neurophysiologischen Systems der Patient bereits bei normalen Alltagsaktivitäten Schmerzen empfindet (Hasenbring 2001). **Abbildung 14-2** verdeutlicht unterschiedliche Wege, die nach einer Verletzung und Schmerzerfahrung eingeschlagen werden. Links sind die Abläufe bei einem katastrophisierenden Patienten und rechts bei einem Patienten mit günstigen Verarbeitungsstrategien dargestellt. Die Abbildung liefert auch einen ersten Hinweis darauf, wie wichtig die Information und Interaktion zwischen Physiotherapeut und Patient ist. Information und Interaktion können den Weg positiv (rechter Pfeil) oder negativ (linker Pfeil) beeinflussen. Die therapeutische Aufgabe besteht darin, dem Patienten Wege zu zeigen, den Teufelskreis zu verlassen, indem der Therapeut progressive, einander beeinflussende Faktoren einbringt, die eine positive Entwicklung bewirken.

Auch das «Durchhalteverhalten» zeigt negative Wirkungen; das «Bagatellisieren» führt zu einem suppressiven Verhalten, begleitet von Überaktivitäten und unphysiologischen muskulären Belastungen, die auf Dauer einhergehen mit degenerativen Veränderungen an der Wirbelsäule (Hasenbring et al. 2001). Hier besteht die therapeutische Aufgabe unter anderem darin, den Patienten dahingehend anzuleiten und zu schulen, dass er lernt, seine Aktivitäten adäquat zu dosieren.

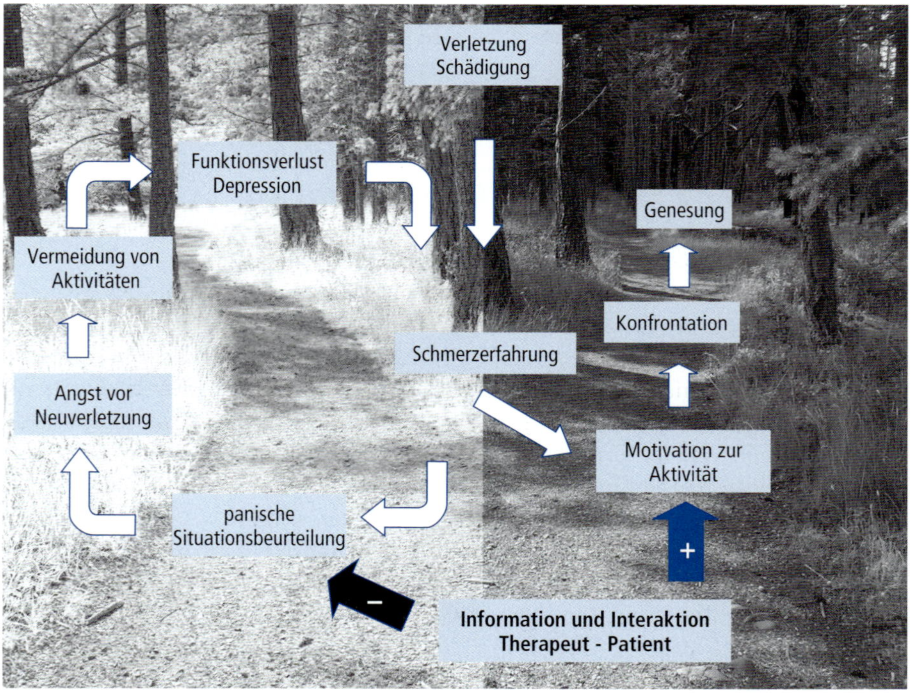

Abbildung 14-2: Das Schmerz-Vermeidungs-Modell: Nach einer Schmerzerfahrung können unterschiedliche Wege eingeschlagen werden. (Fotomontage: Marjan Laekeman)

Vlaeyen und Linton (2000) verweisen auf mehrere Experimente und klinische Studien, die einen Einfluss des Angst-Vermeidungs-Verhaltens («Fear Avoidance Model») auf die Chronifizierung von Schmerzen zeigen.

Eine andere Publikation deutet darauf hin, dass die Angst vor Schmerzen und damit einhergehend auch die Furcht vor physischer Aktivität und erneuter Verletzung den Patienten mehr behindern als der Schmerz selber (Crombez et al. 1999). Allerdings diskutieren Wand und O'Connell (2008) in einer kürzlich erschienenen Publikation, dass der komplexe Beschwerdekreis dieser Klientel eher auf kortikalen degenerativen Veränderungen beruhe und die psychologischen Manifestationen eher Begleiterscheinungen seien (s. auch Abschnitt 14.5).

Ein Zusammenhang zwischen den «Angst-Vermeidungs-Überzeugungen» und dem Aktivierungslevel chronischer Rückenschmerzpatienten wird in der Untersuchungen von Basler et al. (2004b und 2006) deutlich. Die Autoren gehen davon aus, dass physiotherapeutische Interventionen effektiver werden, wenn die Auswirkungen des «Angst-Vermeidungs-Verhaltens» im Therapiesetting stärker berücksichtigt werden.

Eine experimentelle Untersuchung an einer Gruppe chronischer Rückenschmerzpatienten (n = 50) weist ebenso den Einfluss der «Angst-Vermeidungs-Überzeugung» auf die Bewegungsleistung nach (Pfingsten et al. 2001). Ein experimentell induzierter Hinweis auf mögliche Schmerzverstärkung führte zu einer geringeren Leistungsfähigkeit bei einem einfachen Bewegungsauftrag. Die subjektive Schmerzintensität und der Angstlevel stiegen während des Experiments ebenfalls an. Bei der Kontrollgruppe wurde interessanterweise durch die bloße Ansage, dass «die Bewegung den Rückenschmerz nicht beeinflussen werde und nicht zum Schmerzanstieg führen werde», ein Absinken der Schmerzerwartungshaltung und der Angst gemessen. Dies weist darauf hin, dass die Informationen und Interaktionen des Therapeuten genau überlegt werden sollten, da die Klienten sehr aufmerksam jegliche Information bezüglich ihrer Schmerzen aufnehmen und ihre Erwartungen und Vorstellungen den Schmerz und das Bewegungsverhalten sehr stark beeinflussen können. Therapeuten wird empfohlen, bei diesen Schmerzpatienten hinsichtlich solcher kognitiver Prozesse hellhörig zu sein und sich über den potenziellen negativen Einfluss während der jeweiligen Behandlungssituation bewusst zu werden (Pfingsten et al. 2001; Pfingsten 2003). Eine andere experimentelle Studie zeigt deutlich, dass die gegebenen Informationen einen Effekt auf die Schmerzempfindung ausüben. Es handelt sich dabei um suggestive Techniken, die die Wahrnehmung und Interpretation des Wahrgenommenen beeinflussen. Informiert man die Probanden darüber, dass ein kalter Metallstab, der im Nacken angelegt wird, «heiß» ist, stufen sie die Maßnahme schmerzvoller ein, als wenn ihnen gesagt wird, dass es ein kalter Stab ist (Arntz/Claassens 2004).

Diese Untersuchungen machen deutlich, wie wichtig der Inhalt von Instruktionen für die Wahrnehmung von Schmerz beim Klienten sein kann.

14.4 Einfluss der Einstellung des Therapeuten

Implizite Einstellungen des Therapeuten haben deutliche Auswirkungen auf die informativen Botschaften und Empfehlungen, die dem Patienten gegenüber ausgesprochen werden (Bishop et al. 2008; Poiraudeau et al. 2006; Pfingsten M. et al. 2001).

Aufgrund der ersten Untersuchungsergebnisse zu dieser Thematik lässt sich empfehlen, dass die Therapeuten sich darüber bewusst sein sollten, dass sie ihre Klienten durch ihre inneren Überzeugungen beeinflussen, auch wenn diese Überzeugungen nicht explizit Teil der Behandlung sind.

Also sollte sich jeder Therapeut selber kritisch sehen und sich über die eigene implizite Einstellung Gedanken machen, bevor er seinen Patienten Anweisungen gibt.

Wenn Angst-Vermeidungs-Überzeugungen beim Therapeuten vorhanden sind, können sie sich auf die Arbeit mit dem Klienten auswirken. Eine Studie dazu zeigte einen Zusammenhang zwischen den Angst-Vermeidungs-Überzeugungen von Patienten mit subakuten Rückenschmerzen und jenen von Rheumatologen. Rheumatologen mit einer hohen «Angst-Vermeidungs-Überzeugung» waren restriktiver im Verordnen von Aktivitäten und empfahlen ihren Rückenschmerzpatienten eher Ruhe (Poiraudeau et al. 2006). Eine andere Studie bestätigte, dass bei Hausärzten mit hohen «Angst-Vermeidungs-Überzeugungen» die Patienten ebenfalls hohe Scores aufwiesen (Coudeyre et al. 2006). Beide Untersuchungen setzten den «Fear-Avoidance-Questionnaire» ein, einen Fragebogen, der mittels Selbstaussagen einen Zusammenhang zwischen Aktivitäten/Belastungen sowie beruflichen Situationen und Rückenschmerzen abfragt. Für beide oben genannten Studien wurden die ursprünglich für Patienten konzipierten Fragebögen für die Befragung von Ärzten modifiziert. Die Gruppe um Poiraudeau und Kollegen führt an, dass es an effektiven Schulungsprogrammen mit Fokus auf Veränderung des Vermeidungsdenkens bei den Behandelnden mangelt. Nur wenn die Therapeuten es schaffen, ihr eigenes Vermeidungsverhalten zu verändern, können sie ihre Patienten von der Harmlosigkeit der physischen Aktivitäten überzeugen.

Eine Forschergruppe um Bishop verwendete einen Fragebogen, der die Behandlungsorientierung untersuchte und mithilfe von zwei Subskalen versuchte, zwischen einer biomedizinischen und einer bio-psychosozialen Orientierung zu unterscheiden: die «Pain Attitudes and Beliefs Scale» (PABS-PT). Dabei wird zusätzlich zum PABS-PT eine Fallvignette eingesetzt, die eine fiktive Patientin mit nicht spezifischem Rückenschmerz beschreibt (Bishop et al. 2008). Die Autoren konnten feststellen, dass die Therapeuten, die der beschriebenen Patientin Arbeitsunfähigkeit und Aktivitätslimitierungen attestierten und Bettruhe empfahlen, höhere Werte auf der biomedizinischen Subskala und niedrigere Werte auf der bio-psychosozialen Subskala im PABS-PT erreichten.

In einer anderen Studie wurden Physiotherapeuten ebenfalls mittels Patientenfallvignetten (es handelte sich um drei Patienten mit chronischem nicht spezifischem Rückenschmerz) befragt; neben dem PABS-PT wurde eine für Physiotherapeuten modifizierte Form der «Tampa Scale for Kinesiophobia (TSK)» eingesetzt. Das ist eine Skala, die ursprünglich entwickelt wurde, um an Patienten exzessive, irrationale und hemmende Ängste vor physischen Bewegungen und Aktivitäten zu messen (griech.: *kinesis* = «Bewegung» [Duden 2007: 427]; *phóbos* = «Furcht, Schrecken» [Duden 2001b: 761]). In der Untersuchung zeigte sich in den drei Instrumenten (PABS-PT, TSK, Fallvignetten) ein signifikanter Zusammenhang im Antwortverhalten: Physiotherapeuten mit einem niedrigen Tampa-Score waren weniger restriktiv in ihren Aktivitäts- und Arbeitsempfehlungen – bezogen auf den geschilderten Patienten – und gaben höhere Werte auf der bio-psychosozialen Subskala des PABS-PT an im

Vergleich zu denen mit höheren TSK-Scores. Ein Teil der Befragten hatte im Bachelor-Studium Unterrichtsveranstaltungen zu moderner evidenzbasierter Therapie des Rückenschmerzes besucht. Diese Gruppe zeigte niedrigere Tampa-Werte, was vermuten lässt, dass sie weniger schmerzbezogene Angst vor Bewegungen des Rückenpatienten haben (Laekeman 2008b).

Eine Untersuchung mit einer neuformulierten Kurzversion der PABS-PT zeigte ebenfalls, dass Teilnehmer (n = 33) des Kurses «Schmerzen verstehen» beim Wiederholungstest nach dem Kurs bio-psychosoziale Aspekte stärker betonten als zu Beginn des Kurses (Laekeman 2007). Allerdings sollten die Ergebnisse der beiden letzten Studien nur vorsichtig interpretiert werden, da die eingesetzten Messinstrumente zum ersten Mal in einer deutschen Version verwendet wurden und es auch einige Ressentiments der Teilnehmer bezüglich der Formulierung der Fragebögen gab.

14.5 Möglichkeiten, einige Störfaktoren aufzudecken

Eigentlich nehmen Physiotherapeuten eine ideale Position ein, um die Komplexität von Schmerzen zu verstehen und zu behandeln. Aufgrund ihrer Ausbildung sind sie die «Bewegungstherapeuten» schlechthin, mit dem Wissen um Untersuchungsmethoden und einer guten strukturierten Denkweise. Jetzt müssen sie nur noch etwas über die eigenen Grenzen schauen und sich für die Schnittstellen zu anderen Disziplinen öffnen.

Im Folgenden möchte ich einige methodische Anregungen geben, wie Störfaktoren minimiert und aktuelle wissenschaftliche Erkenntnisse über den Schmerz in die Kommunikation und Interaktion mit dem Patienten einfließen könnten. Der Einsatz der oben genannten Fragebögen ist zwar in der täglichen Praxis noch ungewöhnlich, er wäre aber hilfreich.

Reflexion der Bewegungsangst

1. Der Therapeut reflektiert, wie er die Schmerzen seines Rückenpatienten beurteilt. Dazu nimmt er ein Item aus der «Tampa Scale for Kinesiophobia (TSK)». Der Therapeut sollte auf der Skala von 1 (= überhaupt nicht einverstanden) bis 4 (= völlig einverstanden) einschätzen, in welchem Maße er folgender Aussage zustimmt: *«Der sicherste Weg, um weitere Schmerzen zu verhindern, ist, dass der Patient darauf achtet, keine unnötigen Bewegungen auszuführen.»*
2. Interessant wäre anschließend zu erfahren, wie der Patient eine ähnliche Aussage beurteilt. Er sollte darüber informiert werden, dass es um seine Schmerzempfindung und seine eigenen Gefühle geht; er wird aufgefordert zu sagen, was er denkt, nicht was andere darüber denken. Nun bewertet der Patient mit einer Zahl von 1 bis 4 (s. oben): *«Der sicherste Weg, um weitere Schmerzen zu verhindern, ist, darauf zu achten, keine unnötigen Bewegungen auszuführen.»*
   Laut der Untersuchungsgruppe um Oostendorp liefert eine hohes Einverständnis mit dieser Aussage einen starken Hinweis auf große Angst vor Schmerzen, Verletzung und Bewegung («Kinesiophobie») (Oostendorp et al. 2006). Wenn der Therapeut einen hohen Wert angibt, d.h. der Meinung ist, der Patient solle sich eher schonen, könnte das ein Indiz dafür sein, dass er Angst hat, Bewegungen könnten

dem Patienten schaden. Ein Vergleich zwischen beiden Antworten ist sicherlich interessant.

Patientenedukation

Bevor man anfängt, das Aktivitätsniveau eines solchen Patienten anzuheben, benötigt der Patient adäquate Erklärungen über seine Schmerzen analog zu den Beschreibungen von Butler/Moseley (2005). Moseley stellte nach Durchführung eines intensiven edukativen Programms mit Betonung auf Schmerzphysiologie und Physiologie der Wirbelsäule fest, dass Veränderungen in der Schmerzkognition Veränderungen in der körperlichen Leistung bewirken (Moseley 2004). Aber es stellt sich die Frage, ob diese kognitiven Programme ausreichend Hilfe bieten können.

Veränderung des Köperschemas

An dieser Stelle ist es wichtig, nochmals auf die Debatte von Wand und O'Connell (2008) hinzuweisen, dass diese Angst-Vermeidungs-Probleme auch eher eine «[...] Begleiterscheinung von neurologischer Reorganisation und Degeneration» sein könnten. Sie postulieren, dass Angst-Vermeidung auch aus der veränderten kortikalen Repräsentation des Rückens und aus einem veränderten Körperschema entstehen könnte. Auch Moseley (2008) stellt bei chronischen Rückenpatienten (n = 6) Störungen im Körperschema und herabgesetzte taktile Wahrnehmung fest. Es scheint naheliegend, dass ein Patient, der seinen Rücken nicht genau lokalisieren kann, dadurch Angst entwickeln könnte, sich zu bewegen. Diese ersten Ergebnisse sollten weiter verfolgt werden, und es scheint ratsam zu sein, auch Maßnahmen zur Schulung der taktilen Wahrnehmung und Verbesserung des Körperschemas in die Behandlung zu implementieren.

Aktivierende Gesprächsführung

Ein weiterer Schritt wäre, durch eine beruhigende, aktivierende Anleitung den Patienten zu motivieren, sich wieder mehr Bewegung und Aktivität zuzutrauen. Der Therapeut sollte ihn dabei unterstützen, sich langsam steigernd wieder mit diesen «beängstigenden» Bewegungen zu konfrontieren und zu erlernen, sein Vermeidungsverhalten wieder abzubauen. Allerdings müssen solche Strategien vorsichtig und individuell angepasst geübt werden, denn es ist wichtig, dass der Patient wiederholt die Erfahrung macht, dass diese Bewegungen möglich sind und nicht unbedingt zu einer Schmerzverstärkung führen. Er sollte aber auch erfahren, dass die Behandlung mehr auf Aktivitätssteigerung als auf Schmerzlinderung fokussiert ist.

Um die Veränderungsprozesse des Patienten adäquat zu begleiten, ist es sinnvoll, sich mit den Modellen bzw. Theorien der Verhaltensänderung auseinanderzusetzen wie beispielsweise:

- Transtheoretisches Modell (TTM) (Prochaska et al. 1992)
- Motivierende Gesprächsführung (Miller/Rollnick 2004; Bundy 2004)
- TTM-basiertes «motivational counseling» (Becker et al. 2008)
- Motivations-Volitions-Programme (Göhner/Fuchs, 2007).

Diese Modelle hier weiter auszuführen würde den Rahmen dieses Kapitels sprengen. In Anlehnung an die Theorie der Motivierenden Gesprächsführung (Miller/Rollnick, 2004) entstand ein Arbeitsbogen mit einer zusätzlichen Frage zur Beeinflussung der

«Angst-Vermeidungs-Überzeugungen», der sich eignet, aktivierende Kommunikation in der Therapiesituation zu trainieren (s. **Abb. 14-3**).

Abbildung 14-3: Arbeitsblatt: Aktivierende Kommunikation in der Therapiesituation am Beispiel eines Patienten mit chronischen, nicht spezifischen Rückenschmerzen.
© Laekeman M., Schüller V., Version 17. März 2008. Literatur: Bundy, C. (2004). Changing behaviour: using motivational interviewing techniques. Journal of the Royal Society of Medicine, 97 (Suppl 44): 43–47. Miller, W. R.; Rollnick, S. (2004). Motivierende Gesprächsführung. Freiburg/Breisgau: Lambertus.

Reflexion der therapeutischen Situation

1) Ausdruck von Empathie	gar nicht	wenig	deutlich	sehr deutlich	Typische Situation Beispiel notieren
– PT hört aktiv zu.	☐	☐	☐	☐	
– PT kann sich in die Situation des Klienten hineinversetzen.	☐	☐	☐	☐	
2) Diskrepanz entwickeln					
– PT ermutigt den Klienten, selbst Bereitschaft zu Verhaltensänderung auszusprechen.	☐	☐	☐	☐	
– PT ermutigt den Klienten zum Formulieren von eigenen Zielen.	☐	☐	☐	☐	
3) Umgang mit Widerstand					
– PT unterstützt den Klienten in der Wahrnehmung eigener Barrieren und hinterfragt sie.	☐	☐	☐	☐	
– PT begleitet den Klienten humorvoll durch den Wahrnehmungsprozess.	☐	☐	☐	☐	
4) Selbstwirksamkeit unterstützen					
– Vermittelt der PT, dass er an die Veränderungsfähigkeit des Klienten glaubt?	☐	☐	☐	☐	
– Unterstützt der Therapeut den Klienten beim Erkennen seiner Therapiefortschritte?	☐	☐	☐	☐	
5) Angst-Vermeidungs-Überzeugungen beeinflussen					
– Vermittelt der PT dem Klienten ein besseres Schmerzverständnis?	☐	☐	☐	☐	
– Gelingt es dem Therapeuten, den Klienten weg vom Schmerz hin zu Aktivität zu lenken?	☐	☐	☐	☐	
PT = Physiotherapeut					

Wenn man ein oder mehrere Kollegen bittet, als Beobachter und Bewerter an dem Patientengespräch teilzunehmen, lässt er sich zur Selbstkontrolle einsetzen. So bekommt der Behandler ein Feedback über die Qualität seiner Gesprächsführung, und die Kollegen werden zu «Experten».

Auf diese Weise kann man einzelne «kognitive» Bausteine zur Analyse und Reflexion der «Clinical-Reasoning-Fähigkeiten» in der Berufspraxis implementieren. Auch wenn es extra Zeitkapazitäten verlangt, helfen solche Schritte dem Therapeuten, Elemente seiner Interaktion und Kommunikation systematisch zu evaluieren.

14.6 Fazit

Dieses Kapitel hat nicht den Anspruch, eine Leitlinie für die Therapie von Patienten mit nicht spezifischen chronischen Rückenschmerzen aufzustellen. Es möchte Therapeuten anregen, die eigene Einstellung zu überprüfen. Denn durch die reflektierte Einstellung des Therapeuten wird auch die Einstellung des Patienten und seine Auseinandersetzung mit seinem Schmerz beeinflusst.

Das Thema der Therapeuten-Patienten-Interaktion ist sehr komplex, viele Einflussfaktoren auf die Behandlung sind noch gar nicht untersucht oder sind derzeit Gegenstand wissenschaftlicher Untersuchungen. Denn das richtige Allheilmittel für nicht spezifische chronische Rückenschmerzen besitzen wir momentan noch nicht.

Der Inhalt dieses Kapitels basiert auf aktuellen veröffentlichten Untersuchungsergebnissen und reflektiert diese für den Bereich der Physiotherapie. Der Einfluss von Einstellungen und Überzeugungen des Physiotherapeuten auf die Behandlung von Patienten mit nicht spezifischen chronischen Rückenschmerzen steht jedoch noch am Anfang der Erforschung, deshalb muss auch bedacht werden, dass viele Ergebnisse nicht direkt auf die reale Interaktion von Patient und Therapeut zurückgehen, sondern sehr häufig auf Fragebögen und Patientenfallvignetten als Messinstrumente. Dies muss man kritisch betrachten: Werden die Fragen nach «Erwünschtheit» beantwortet oder nach Kenntnissen der Leitlinien oder spiegeln die Antworten wirklich die klinische Realität wider?

Auch im Hinblick auf die Beantwortung dieser Fragen wird es spannend sein, die zukünftigen Forschungsergebnisse zu verfolgen und daraus die richtigen Konsequenzen für die klinische Praxis abzuleiten.

15 Kommunikation und Interaktion mit behinderten Patienten

Kathrin Konopka

15.1 Einleitung

In vielen Bereichen kommen Physiotherapeuten mit behinderten Patienten in Berührung. Bereits während der Ausbildung oder des Studiums müssen sich Physiotherapeuten sowohl am Lernort Schule als auch während der Praktika intensiv mit dem Thema Behinderung auseinandersetzen. Gerade bei Schülern und Berufsanfängern kann der Kontakt zu behinderten Patienten von Berührungsängsten oder Schwierigkeiten geprägt sein. Aus diesem Grund ist es wichtig, dass der Erwerb kommunikativer Kompetenzen in der Aus- und Fortbildung adäquat umgesetzt wird.

Insgesamt betrachtet kann die Kommunikation und Interaktion mit behinderten Patienten erheblich von jener mit anderen Patienten abweichen, so dass besondere kommunikative Kompetenzen erforderlich sind, denn Störungen in den sprachlichen, kognitiven und psychischen Bereichen haben auch einen mehr oder weniger starken Einfluss auf die physiotherapeutische Behandlung. Auswirkungen der genannten Störungen lassen sich im Umgang mit den Patienten, in der Auswahl der therapeutischen Maßnahmen sowie der Dauer der Therapie erkennen.

15.2 Was ist Behinderung?

Definition

Behinderung

Viele unterschiedliche Definitionen des Begriffs «Behinderung» existieren nebeneinander. Aus diesem Grund soll kurz definiert und konkretisiert werden, was an dieser Stelle unter diesem Begriff zu verstehen ist und welche Arten von Behinderungen zu unterscheiden sind. Ein international gebräuchliches Klassifikationssystem ist die «Internationale Klassifikation der Funktionsfähigkeit, Behinderung und Gesundheit» (ICF), die von der Weltgesundheitsorganisation aufgestellt worden ist. Sie geht dabei von einer Dreigliedrigkeit der Behinderung aus, mit den Dimensionen Körperfunktionen und -strukturen, Aktivitäten sowie Partizipation. Diese werden durch Kontextfaktoren (Umweltfaktoren, personenbezogene Faktoren) beeinflusst (World Health Organization 2005) (s. **Abb. 15-1**).

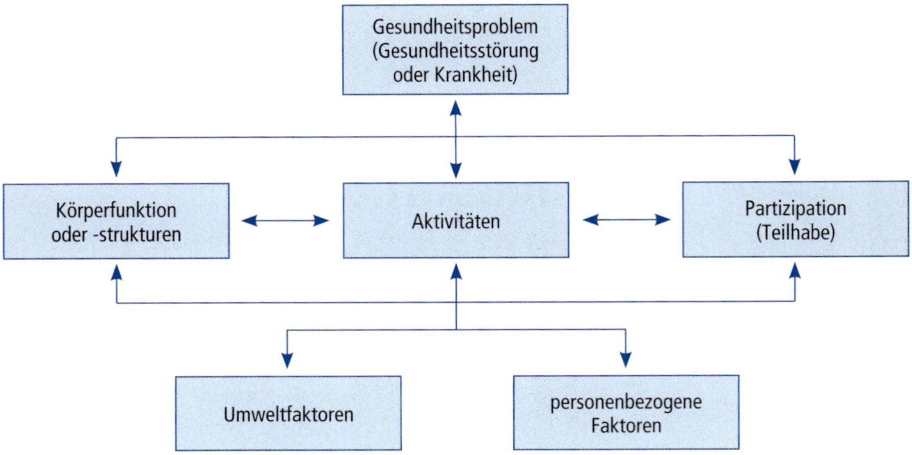

Abbildung 15-1: Wechselwirkungen zwischen den Komponenten der ICF. (Quelle: World Health Organization 2005)

Die deutsche Gesetzgebung bezieht sich auf das am 1. Juli 2001 in Kraft getretene neunte Sozialgesetzbuch (SGB IX) zur Rehabilitation und Teilhabe behinderter Menschen in Deutschland, das sich im Wesentlichen an den Aspekten der ICF orientiert (World Health Organization 2005: 4). Gemäß §2 Abs. 1 SGB IX wird Behinderung folgendermaßen definiert:

> «Menschen sind behindert, wenn ihre körperliche Funktion, geistige Fähigkeit oder seelische Gesundheit mit hoher Wahrscheinlichkeit länger als sechs Monate von dem für das Lebensalter typischen Zustand abweichen und daher ihre Teilhabe am Leben in der Gesellschaft beeinträchtigt ist. Sie sind von Behinderung bedroht, wenn die Beeinträchtigung zu erwarten ist.» (Bundesministerium der Justiz 2007, Teil I, Kapitel 1, §2 Abs. 1).

Nach §2 Abs. 2 SGB IX gelten Menschen als schwerbehindert, wenn bei ihnen ein Grad der Behinderung von mindestens 50 vorliegt (Bundesministerium der Justiz 2007, Teil I, Kapitel 1, §2 Abs. 2).

Generell können angeborene von erworbenen Behinderungen unterschieden werden:

- Angeborene Behinderungen entstehen prä-, peri- oder postnatal durch Infektionen, Toxizität (Alkohol-, Medikamentenabusus), Sauerstoffmangel oder genetisch bedingt.
- Die erworbenen Behinderungen lassen sich vorwiegend auf Unfälle und Erkrankungen zurückführen.

Ferner ist der unterschiedliche Krankheitsverlauf zu berücksichtigen. Bei manchen Erkrankungen kommt es zu einer Progredienz, während bei anderen eine vollständige oder teilweise Funktionsrestitution möglich ist.

Es kann nach verschiedenen Arten von Behinderungen unterschieden werden. Hierzu zählen unter anderem:

- Körperbehinderungen
- Sinnesbehinderungen
- geistige Behinderungen
- Sprachbehinderungen
- Verhaltensstörungen.

15.3 Kommunikation und Interaktion mit Behinderten in der Physiotherapie

Physiotherapeuten werden sowohl in der stationären als auch ambulanten Rehabilitation in unterschiedlichen Bereichen mit dem Thema Behinderung konfrontiert. Gerade in den Fachgebieten der Neurologie und Neuropädiatrie sowie auf Intensivstationen stellt die Behinderung ein zentrales Thema dar.

Untersuchungen von Patienten, die auf Intensivstationen passager intubiert waren, ergaben, dass der Zustand der Intubation und die damit verbundene Behinderung oder Unmöglichkeit, sich sprachlich auszudrücken, mit heftigen Gefühlen von Angst, teilweise Todesangst, Ärger über den Kontrollverlust, Ohnmacht, Resignation, Traurigkeit und Depressivität verbunden war (Hafsteindóttir 1996; Sauer et al. 2004). Eine einfühlsame verbale und nonverbale Kommunikation des Pflegepersonals wurde in den Interviews, die mit den Patienten nach dem Aufenthalt auf der Intensivstation geführt wurden, als sehr wichtig, beruhigend und förderlich erlebt. Eine professionelle Kommunikation wirkt gut gegen die existenzielle Angst des Patienten.

An dieser Stelle soll die Kommunikation und Interaktion zwischen Patienten mit neurologischen Erkrankungen und Physiotherapeuten im Fokus stehen. Neurologische Erkrankungen sind oftmals mit einer Vielzahl unterschiedlicher Symptome und Störungen verbunden, die auch in Kombination auftreten und sich erheblich auf die Kommunikationsfähigkeit der Patienten auswirken können.

Von daher werden Physiotherapeuten für den Umgang mit Patienten, die an einer neurologischen Erkrankung leiden, besondere kommunikative Kompetenzen abverlangt. Es kann sowohl die verbale als auch die nonverbale Kommunikation bei diesen Patienten betroffen sein.

Behinderungen im Bereich der Motorik können sich auf die Körpersprache auswirken, die zentraler Bestandteil der nonverbalen Kommunikation ist. Veränderungen im Bereich der Gestik und Mimik können aufgrund von Erkrankungen vorhanden sein, die mit Tonusveränderungen einhergehen, oder bei Patienten mit einem Morbus Parkinson.

Die neuropsychologischen Syndrome, die in Verbindung mit zentralen Störungen auftreten, wirken sich hingegen auf die verbale Kommunikation aus. Es handelt sich hierbei um Störungen der Sprache, des Sprechens, der Wahrnehmung und der Bewegung.

15.3.1 Einige Empfehlungen für den therapeutischen Umgang

Gerade bei Sprach- und Sprechstörungen sind Physiotherapeuten gefordert, dies in der Therapie zu berücksichtigen, indem sie sich auf diese Patientengruppe einstellen. Überfürsorge und Mitleid sind kontraproduktiv. Vielmehr sollten Physiotherapeuten aktiv zuhören, abwarten, beobachten und mitdenken. Um Missverständnissen vorzubeugen, kann man sich auch zusätzliche Unterstützung von Angehörigen holen, die die geäußerten Laute der Patienten interpretieren können.

Vor allem bei Patienten mit Aphasie ist es schwierig, die ausgedrückten Gefühle und Meinungen richtig zu interpretieren. Aber auch Dysarthrophonie, eine zentrale Störung im Bereich der Sprechmotorik, Sprechatmung und Stimmbildung, kann die Verständigung mit dem Patienten erheblich einschränken. Sind Sprech- und Sprachschwierigkeiten vorhanden, sind gute kommunikative Kompetenzen bei den Physiotherapeuten eine Voraussetzung für das Gelingen von Kommunikation und Interaktion. Wichtig ist es zu berücksichtigen, dass z. B. Patienten mit Morbus Parkinson oder einer Aphasie zwar Defizite in ihrer Kommunikationsfähigkeit haben, ihre Denkfähigkeit aber nicht beeinträchtigt ist.

Dem Physiotherapeuten sollte daher bewusst sein, dass die eingeschränkte Kommunikationsfähigkeit dem Patienten bewusst ist und ihn oft darüber verzweifeln lässt, dass er sich nicht verständlich ausdrücken kann. Es ist wichtig, dem Patienten geduldig zuzuhören, ihn aussprechen zu lassen, auch bei unverständlichen Äußerungen; denn oftmals lässt sich der Sinn aus dem Zusammenhang erschließen.

Der Physiotherapeut sollte daher langsam, in kurzen, klaren Sätzen und in normaler Lautstärke mit dem Patienten sprechen, um eine Überforderung zu vermeiden. Oft haben wir die Angewohnheit, gegenüber einem Menschen mit Sprach- und Verständigungsschwierigkeiten – das kann ein älterer Mensch, ein neurologisch erkrankter Patient, aber auch ein Ausländer sein –, die Stimme und die Lautstärke zu heben; wir versuchen, die Kommunikationsstörung mit paralinguistischen Mitteln zu überwinden. Dadurch wird der Patient unter Druck gesetzt, oder seine Emotionen blockieren ihn in seinen verbalen und nonverbalen Äußerungen sowie in seiner Psychomotorik, z. B. beim Morbus Parkinson.

Nicht immer kann die Sprache das Mittel der Wahl sein, es stehen auch nonverbale Kommunikationsmittel wie Gestik, Mimik oder das Zeigen von Bildtafeln zur Verfügung, die unter Umständen die Kommunikation erleichtern können. Oftmals reichen auch taktile Reize, das Führen des Patienten oder das Vormachen von Übungen, die der Patient dann nachahmt, aus, um sich verständlich zu machen. Für Patienten, die die Sprache verstehen können, deren Sprechfähigkeit aber eingeschränkt ist, stehen auch tragbare elektronische Kommunikationshilfen (Talker), Buchstabentafeln oder die Vereinbarung von Zeichen als Kommunikationshilfen zur Verfügung.

Bei Patienten mit schweren spastischen Lähmungen, die die Sprechfähigkeit erschweren, kann man sich nach längerer Zusammenarbeit auch in die Sprache dieser Menschen einhören und zumindest kurze Sätze verstehen. Man sollte sich also die Mühe machen und geduldig zuhören. **Abbildung 15-2** stellt die Verständigung mit einem spastisch gelähmten Patienten exemplarisch dar.

Bei der Kommunikation mit Patienten mit einer erworbenen Behinderung muss im Unterschied zu Patienten mit angeborener Behinderung zusätzlich der Coping-Prozess, die Verarbeitung der Erkrankung mit ihren Einschränkungen berücksichtigt werden. Patienten sowie ihre Angehörigen und Freunde werden von einer Erkrankung wie zum Beispiel einer Apoplexie oder einem traumatischen Ereignis ohne Vorwarnung getroffen. Eine ähnliche Wirkung kann eine Diagnosestellung wie beispiels-

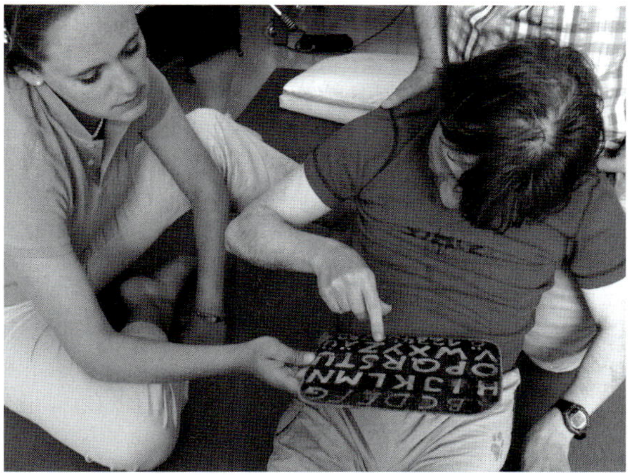

Abbildung 15-2: Verständigung mit einem spastisch gelähmten Patienten. (Foto: Kathrin Konopka)

weise multiple Sklerose (MS) oder Amyotrophe Lateralsklerose (ALS) hervorrufen. Diese Menschen werden von jetzt auf gleich damit konfrontiert, eine Behinderung zu haben und unter Umständen nie wieder ihr altes Leben führen zu können. Genau wie Menschen mit chronischen und progredienten Erkrankungen müssen sie sich an neue Lebensumstände gewöhnen. Sie müssen sich bewusst mit dem Verlust von Körperfunktionen und den daraus resultierenden Folgen auseinandersetzen.

Physiotherapeuten sollten daher um den Prozesscharakter der Krankheitsverarbeitung wissen; der Patient braucht Zeit, seine Krankheit und Behinderung zu erkennen und anzunehmen: Ein akut Kranker befindet sich in einer anderen psychischen Verfassung als ein Patient, der sich mit seiner Behinderung bereits einige Monate oder Jahre hat abfinden müssen. In diesem Prozess können starke Reaktionen wie Verdrängung, Regression, Trauer, Depression, Aggression und Suizidalität auftreten. Diese Reaktionen sollte der Therapeut erkennen, dadurch kann er den Patienten in seiner Krankheitsverarbeitung unterstützen.

Patienten mit neurologischen Erkrankungen erleben Einschränkungen auf der Ebene der Körperfunktion und -struktur, im Alltag sowie im psychosozialen Bereich. Im Zusammenhang mit einer erworbenen Behinderung kann es zum Verlust von Gesundheit oder einer erfüllten menschlichen Beziehung kommen. Aber auch Einschränkungen der Arbeits-, Liebes- und Leistungsfähigkeit können sich bemerkbar machen. Ein Verlust der materiellen Sicherheit oder ideeller Werte, wie der Selbstverwirklichung oder Freiheit, haben ebenfalls eine einschneidende Wirkung. Physiotherapeuten müssen sich darüber bewusst sein, wie sich die Folgen von neurologischen Erkrankungen auf die gesamte Lebenssituation ihrer Patienten auswirken und von diesen empfunden werden. Neurologische Erkrankungen machen oftmals eine langjährige physiotherapeutische Behandlung erforderlich. Hierbei sollte berücksichtigt werden, dass Patienten die Einschränkungen durch eine Behinderung individuell unterschiedlich erleben und empfinden. Wichtig ist es, die individuelle Situation des Patienten, seine Motivation, seine Werte und Präferenzen in die Therapie mit einzubeziehen. Es ist essenziell, dass Physiotherapeuten lernen, ihr eigenes Verhalten und Handeln zu reflektieren, und hier im Speziellen ihr eigenes Verständnis von Behinderung.

Eine Herausforderung stellt auch die Zusammenarbeit mit schwer- und schwerstbehinderten Patienten dar. Das kann unter anderem auch für die Behandlung eines Patienten mit einer Querschnittlähmung nach Motoradunfall gelten. Gerade bei Physiotherapieschülern oder Berufsanfängern kann sich das Problem der eigenen Betroffenheit stellen, vor allem wenn der Patient gleichaltrig ist. Jeder muss für sich selber feststellen und entscheiden, ob er sich in der Lage fühlt, in der neurologischen Rehabilitation zu arbeiten, wo man regelmäßig mit schweren Schicksalen konfrontiert wird und trotzdem damit professionell umgehen muss.

Bei Patienten mit Querschnittlähmung findet die physiotherapeutische Behandlung innerhalb der ersten Wochen und Monate vorwiegend in Therapieräumen einer Reha-Klinik statt. Hier befinden sich die Patienten in einem barrierefreien Bereich, der ihnen nötige Hilfestellungen leistet. Dies entspricht jedoch nicht der äußeren Realität. Daher ist es sinnvoll, die Patienten auch für die spätere Selbstständigkeit unter Alltagsbedingungen vorzubereiten und bewusst die Alltagssituation zu erproben. Dabei sollte berücksichtigt werden, dass die Patienten nur so viel Unterstützung erhalten, wie zwingend erforderlich ist, um ihre Selbstständigkeit optimal zu fördern.

Es ist außerdem sinnvoll, gemeinsam mit dem Patienten nicht nur Nahziele zu formulieren und zu diskutieren, sondern auch Langzeitbedürfnisse und Rehabilitationsziele festzulegen, damit er seine veränderte Lebenssituation aktiv gestalten kann (Partizipation). Gerade bei einer Erkrankung wie der Querschnittlähmung, die sich ganz erheblich auf die Aktivitäten des täglichen Lebens auswirkt, ist es wichtig, nicht nur die Ziele gemeinsam festzulegen, sondern auch die Patienten ausführlich über ihre Erkrankung, den möglichen Verlauf und die Prognose zu informieren. Eine ausführliche Information durch den Physiotherapeuten kann sich gleichzeitig auch positiv auf die Therapeut-Patient-Beziehung auswirken.

15.4 Die Haltung des Physiotherapeuten

Vom Therapeuten selber werden in der physiotherapeutischen Behandlung unterschiedliche Fähigkeiten in der neurologischen Rehabilitation gefordert. Er sollte so normal wie möglich mit dem Patienten umgehen. Der Verlauf und die Prognose müssen objektiv eingeschätzt werden, um eine patienten- und alltagsorientierte Behandlung zu erstellen. Wichtig in diesem Zusammenhang ist auch, dass die Patienten nach dem Modell des «*shared decision-making*» in die Zielvereinbarung und die gemeinsame Entscheidungsfindung mit einbezogen werden. Jedoch können bei der Eruierung der Patientensicht und der Festlegung gemeinsamer Ziele zahlreiche Interaktionsschwierigkeiten auftreten. Meistens verfügen Patienten bei Erkrankungseintritt nicht über das nötige Wissen, um ihre Probleme zu identifizieren und zu äußern sowie realistische Ziele zu setzen. Patienten mit neurologischen Erkrankungen haben häufig unrealistische Erwartungen von einer vollständigen Remission. Dies konnte auch in Studien nachgewiesen werden, in denen Patienten nach Apoplexie trotz erhaltener Informationen nicht von diesen Erwartungen abzubringen waren (Wiles et al. 2002; Dowswell et al. 2002).

In einer Studie von Bendz (2003) konnte gezeigt werden, dass nach einer Apoplexie die Ziele zwischen medizinischem Personal und Patienten differieren. Während für das medizinische Personal das Hauptziel darin bestand, verlorene Funktionen wiederherzustellen, sahen die Patienten das allerdings nur als Mittel zum Zweck, um ihre bisherige soziale Position wiederzuerlangen oder sich an eine andere Lebenssituation zu gewöhnen und anzupassen. Sie glaubten, durch Training ihre Lebenssituation ihren Zielen entsprechend verändern zu können. Dies lässt sich teilweise dadurch erklären, dass die Behandlung der Bewegungsstörungen und ihrer Folgen für das muskuloskelettale System sicherlich eine der Hauptaufgaben in der physiotherapeutischen Behandlung darstellt.

Ein anderer Grund für die fehlende Berücksichtigung der sozialen und psychischen Belange des Patienten könnte auch durch Unsicherheit auf Seiten der Physiotherapeuten begründet sein, denn durch die Ausbildung und spätere Fortbildungen wird man vorwiegend auf die Behandlung der somatischen Defizite vorbereitet. Es überwiegt eine biomedizinische Sichtweise, die soziale und psychische Aspekte nicht berücksichtigt. Dies entspricht nicht der Denkweise der ICF, die von einem bio-psychosozialen Denkmodell ausgeht. Gerade die Partizipation spielt bei diesem Modell eine zentrale Rolle. Das Hauptziel der neurologischen Rehabilitation sollte es sein, Verbesserungen der Aktivitäten zu erzielen, trotz existierender Störungen. Allerdings geht es bei Patienten, die eine neurologische Bewegungsstörung aufweisen, nicht ausschließlich um die Behandlung von Symptomen wie der Spastik. Idealerweise sollte eine Verringerung der Bewegungsstörung zu einer Verbesserung auf den Ebenen «Aktivität» und «Partizipation» der ICF führen. Viele neurologische Assessment-Verfahren, die in der Physiotherapie zum Einsatz kommen, evaluieren nicht die Ebene der Partizipation der ICF, so dass es wichtig ist, diese zusätzlich zu erfragen oder zu überdenken.

15.5 Eine Aufgabe der Physiotherapieausbildung

Bei der Ausbildung von Physiotherapeuten, die adäquat auf den Umgang mit behinderten Patienten vorbereitet werden müssen, liegt eine große Verantwortung. Dies kann auf unterschiedliche Weise geschehen. Schüler können zum Beispiel als Ko-Therapeuten einen erfahrenen Kollegen in der Therapie begleiten und unterstützen und dabei erste Erfahrungen sammeln, wie man gerade auch mit schwer- und schwerstbehinderten Patienten umgehen kann oder wie man mit einem Patienten kommuniziert, bei dem die Kommunikationsfähigkeit erheblich eingeschränkt ist. Hierfür eignen sich auch Videoanalysen oder eine «Vorbehandlung» durch Dozenten, die eine Vorstellung vermitteln können, wie sich eine veränderte Sprache aufgrund einer Spastik oder Aphasie anhören und auch auswirken kann.

Diese Methoden ermöglichen einem Schüler zwar nicht, mit einem Patienten mit einer Aphasie hinterher selbstständig und ohne Schwierigkeiten zu kommunizieren. Sie bieten aber eine Möglichkeit, einen ersten Einblick in die Problematik und ihre Auswirkungen auf das Alltagsleben zu erhalten, und sind oftmals nachvollziehbarer als die Beschreibung einer solchen Situation.

Selbsterfahrung kann ebenfalls als eine didaktische Methode für die Vorbereitung der Schüler genutzt werden, indem diese eine Behandlungssituation darstellen und dabei auf jegliche Form der verbalen Kommunikation verzichten sollen. Hierdurch sind die

Schüler gefordert, sich intensiv mit der nonverbalen Kommunikation auseinanderzusetzen und diese auch anzuwenden. Das Thema Behinderung könnte innerhalb der Ausbildung auch eigenständig behandelt und nicht wie bisher in vielen Fächern nur angeschnitten, sondern mit all seinen Facetten von einem Dozenten explizit aufgegriffen werden. Hier könnte man sich exemplarisch an einem Patienten, der im Vorfeld vorgestellt worden ist, mit folgenden Fragestellungen genauer beschäftigen:

- In welchen Bereichen wirkt sich die Behinderung aus und wie?
- Welche Kompensationsmechanismen kann der Patient verwenden?
- Wie empfindet dieser Mensch die Einschränkungen aufgrund seiner Behinderung?
- Was bedeutet diese Behinderung für diesen Menschen im Alltag?

Diese Fragen sind nicht nur als Anregung für die Physiotherapieausbildung zu verstehen, sondern jeder Physiotherapeut sollte sich immer wieder bewusst damit auseinandersetzen und sie für seine Behandlung reflektieren.

16 Beratung in der Physiotherapie

Dörte Maren Hofmann-Kock, Mary Petersen

In diesem Kapitel werden zwei zentrale Aspekte von Beratung in der Physiotherapie beleuchtet. Dabei handelt es sich erstens um Beratung im Rahmen der Patienten-Therapeuten-Interaktion und zweitens um Beratung unter Kollegen.

Nicht behandelt werden in diesem Zusammenhang die Beratung von Angehörigen eines Patienten und die Beratung von Eltern im Rahmen einer Kindertherapie. Nicht berücksichtigt wird ferner die Funktion des Physiotherapeuten z. B. als Gesundheitsberater in Betrieben oder als Experte für Heilmittel im Dienste der Krankenkassen.

16.1 Was ist Beratung?

«Beraten» hat im deutschen Sprachgebrauch zwei Bedeutungen. Zum einen reflexiv im Sinne von «sich beraten», d. h. hier ist Kommunikation zwischen mindestens zwei Personen gemeint, «[...] die das Ziel hat, zu einer gemeinsamen akzeptierten Handlungsentscheidung oder zu einem Konsens über die Beschreibung oder Beurteilung eines Sachverhalts zu gelangen» (Schaeffer/Dewe 2006: 137).

Eine weitere Konnotation von Beratung ist transitiv, d. h. mit der Bedeutung von «jemanden beraten». Hier ist gemeint, «jemandem einen Ratschlag zu geben oder einen unverbindlichen Handlungsvorschlag zu machen, der allerdings auch abgelehnt werden kann» (ebd.: 138).

In diesem Kapitel liegt der Fokus auf Beratung im Sinne von «sich beraten» entsprechend den Konzepten einer modernen und patientenorientierten Physiotherapie.

Definition

Beratung

Beratung ist ein «zwischenmenschlicher Prozess (Interaktion), in welchem eine Person in und durch die Interaktion mit einer anderen Person

1. Hilfe bei der Aneignung von Informationen erhält
2. eigene Fragen klären kann und
3. Hilfe bei Problemen und deren Bewältigung erhält» (Dierks 2006).

Ziel von Beratung ist es, Informationsdefizite zu beseitigen, Entscheidungsoptionen und verschiedene Möglichkeiten der Herangehensweise an eine Fragestellung oder Problematik aufzuzeigen bzw. beim Erkennen und Planen von Problemlösungen zu helfen, zu motivieren und zu aktivieren. Beratung ist «Orientierungs-, Planungs- und Entscheidungshilfe» (Dorsch et al. 1994: 101).

Die Entscheidung selbst wird beim Ratsuchenden gelassen.

16.2 Beratung von Patienten

Die Veränderungen in der Gesellschaft und vor allem im Gesundheitswesen machen auch vor der Physiotherapie nicht halt. Entscheidende Eckpunkte sind:

- Das Krankheitsspektrum der Bevölkerung verändert sich. Eine Zunahme der chronischen Erkrankungen ist zu verzeichnen. Damit verbunden ist zum einen, dass sich Patienten ein Leben lang mit ihrer Erkrankung auseinandersetzen und arrangieren müssen. Sie bedürfen dabei der Anleitung und Unterstützung zur Selbsthilfe.
- Zum anderen steigen die Ansprüche an die Behandler, die Therapie so effizient wie möglich zu gestalten. Dies gelingt am besten unter Einbeziehung und Mitwirkung der Patienten, wie es die vermehrte Ausrichtung der Therapie gemäß der ICF (International Classification of Functioning, Disability, and Health) aufzeigt.

Die zunehmende Alterung der Gesellschaft leistet dieser Entwicklung weiter Vorschub (demografischer Wandel) (Rosenbrock/Gerlinger 2004: 38 ff.).

In den letzten Jahren hat sich die Rolle des Patienten verändert. Eine Abkehr vom bio-medizinischen Krankheitsverständnis hin zum bio-psycho-öko-sozialen Verständnis von Krankheit und Gesundheit betont die Rolle des Patienten im Gesundungs- und Gesunderhaltungsprozess. Der Patient ist nicht mehr «nur» Empfänger von Therapie, sondern Mitgestalter des Therapieprozesses (soweit möglich). Es gilt, seine Perspektive auf die Krankheit zu erfragen und bei der Festsetzung der Therapie seine Ziele als entscheidende Richtgröße für die zu wählenden Maßnahmen zu berücksichtigen. Darüber hinaus knüpft eine Erfolg versprechende Therapie an den Ressourcen des Patienten an, statt sich ausschließlich seinen Defiziten zu widmen. Begriffe wie «Partnerschaftlichkeit» oder «Partizipation» seien in diesem Zusammenhang genannt, was sich in Konzepten wie «Shared Decision-Making» (SDM; ins Deutsche wird es mit «Partizipative Entscheidungsfindung» [PEF] übersetzt) oder dem «Therapeutischen Arbeitsbündnis» niederschlägt (Dierks et al. 2001; Geuter 2006; Zoege 2006). Zusätzlich ist ein weiterer Rollenwandel zu verzeichnen: Da viele therapeutische Leistungen mittlerweile zu Selbstzahlerleistungen werden, verändert sich die Rolle der Patienten in Richtung Kunde. Eine kritischere Haltung gegenüber der zu erbringenden Leistung ist künftig zu erwarten.

Nicht zuletzt durch die rasante Entwicklung der Informationsmedien (hier sei insbesondere das Internet genannt) ist nicht nur eine schnellere Verbreitung von Wissen möglich, sondern der medizinische Laie hat Zugriff auf eine unüberschaubare Menge an (Gesundheits-) Wissen, was häufig nicht nur von Vorteil ist, sondern für Verwirrung und Überforderung sorgen kann (Schaeffer/Schmidt-Kaehler 2006: 13). Hier bedarf es eines kundigen Lotsen durch den Informationsdschungel.

Das Gesundheitswesen selbst ist immer ausdifferenzierter, so dass der Einzelne Unterstützung und Beratung benötigt, wenn er gezielt Hilfeleistung oder bestimmte Informationen einholen möchte (ebd.).

Alle genannten Punkte unterstreichen, dass sich die Physiotherapie nicht mehr auf das Anwenden von Behandlungstechniken beschränken kann, sondern sich auf die aktuellen Veränderungen und die Ansprüche ihrer Patienten einstellen muss. Dazu gehört, den Patienten als Partner wahrzunehmen, ihn gemäß seinen Bedürfnissen zu beraten und durch den Therapieprozess zu begleiten. Beratung darf nicht nur Beiwerk der Behandlung sein, das «aus dem Bauch heraus» dem Patienten zuteil wird. Beratung muss individuell zugeschnitten werden.

Nicht zuletzt: Angemessene Beratung fördert die Patienten-Compliance und hat damit entscheidende Auswirkungen auf den Erfolg einer Therapie.

Es bedarf also eines gesteigerten Bewusstseins für diese Thematik und der gezielten Aneignung von Beratungskompetenzen.

Die Aufgabe von Beratung ist: «[…] Patienten und Nutzern des Gesundheitswesens behilflich zu sein, individuelle Gesundheitsprobleme, gesundheitliche oder krankheitsbedingte Krisen und generell Krankheitserfahrungen zu bewältigen und die dazu nötigen Fähigkeiten zu entwickeln, ebenso ihnen beratend und aufklärend in krankheitsbedingten Entscheidungssituationen zur Seite zu stehen und sie dabei zu unterstützen, sich kompetent in den komplexen und unübersichtlichen Strukturen des Gesundheitswesens zu bewegen und diese nutzen zu können, ohne in der Instanzenvielfalt verloren zu gehen.» (Schaeffer/Dewe 2006: 128).

Beratung ist ein komplexer Prozess, für dessen Steuerung es neben Fachkompetenz weiterer Fähig- und Fertigkeiten, wie kommunikativer Kompetenzen und des Wissens um Konzepte und Methoden von Beratung bedarf.

Es ist davon auszugehen, dass viele Physiotherapeuten im Rahmen der Therapie Patienten eher im transitiven Sinne beraten. Als Physiotherapeut wird man oft als Experte in Anspruch genommen, der dank seines Fachwissens einen Tipp oder einen Hinweis in Bezug auf eine konkrete Fragestellung gibt. Ein Ratschlag sollte niemals ungefragt gegeben werden, sondern hier sollte das Einverständnis des Patienten vorher eingeholt werden.

Abbildung 16-1 stellt die verschiedenen Einflüsse auf die Beratung in der Physiotherapie schematisch dar.

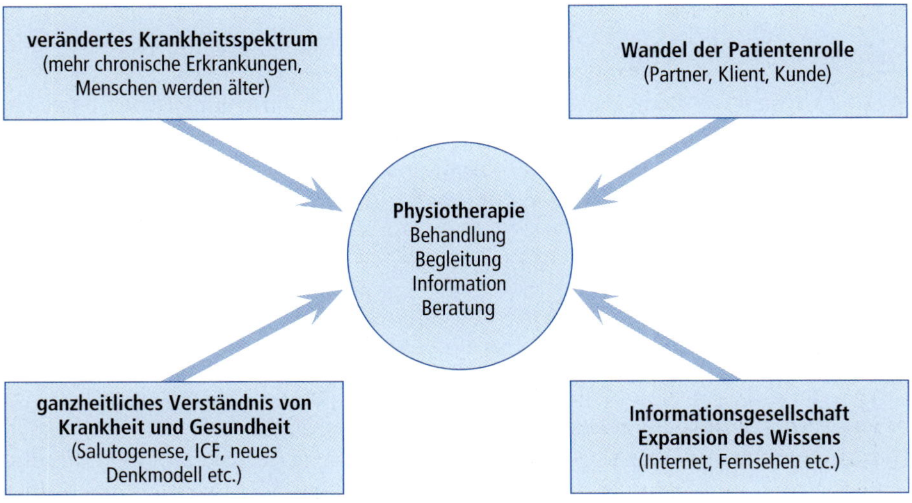

Abbildung 16-1: Einflüsse auf Beratung in der Physiotherapie.

16.2.1 Beratungsthemen in der Physiotherapie

Gemäß oben genannter Definition wird deutlich, dass Beratung schon immer ein wichtiger Bestandteil der Physiotherapie war, wenn sie auch nicht als solche bezeichnet oder gezielt durchgeführt worden ist. Kompetente und adäquate physiotherapeutische Beratung von Patienten ist z. B. gefordert bei:

- Fragen zum Umgang mit Krankheit und/oder Gesunderhaltung
- der Therapieauswahl und -gestaltung
- der Auswahl geeigneter Hilfsmittel/der Wohnraumgestaltung, z. B. bei Behinderungen
- der interdisziplinären Weitervermittlung des Patienten
- Verhältnis- und/oder Verhaltensänderung im Rahmen der Prävention
- der ergonomischen Gestaltung des Arbeitsplatzes.

Forschungsergebnisse

Einer Patientenbefragung von Coulter (2003, zit. nach Dierks 2006) zufolge wünschen Patienten Beratung besonders in Bezug auf folgende Inhalte. Sie wollen:

- verstehen, was nicht in Ordnung ist
- eine realistische Vorstellung der Diagnose und Prognose erhalten
- die Abläufe und die wahrscheinlichen Ergebnisse von Untersuchungen und Behandlungen verstehen
- lernen, weitere Krankheit zu verhindern
- wissen, wer die besten Einrichtungen sind
- Unterstützung und Hilfe bei der Bewältigung erhalten
- darin unterstützt werden, selber etwas zu tun
- ihr Hilfsbedürfnis und ihre Besorgnis rechtfertigen
- andere darin unterstützen, sie zu verstehen.

Anhand der Bandbreite und Vielfalt an Themen und Inhalten wird deutlich: Beratung muss individuell und der Situation angemessen gestaltet sein. Eine wesentliche Voraussetzung ist das Wissen um das konkrete Anliegen desjenigen Patienten, mit dem ich es gerade zu tun habe.

16.2.2 Formen von Beratung

Welche Formen von Beratung gibt es? Eine grundlegende Einteilung erfolgt nach der Kompetenz des Beraters: Man kann hier in Anlehnung an die von Elzer (2007: 50) beschriebenen Kompetenzniveaus der Kommunikation zwischen nichtprofessioneller Beratung («Laienberatung»), semiprofessioneller und professioneller Beratung unterscheiden.

1. Laienberatung
Sie hat ihren Ursprung in der Lebenserfahrung und im Alltagswissen. Es handelt sich um nicht wissenschaftlich abgesichertes Wissen, das meist in Form eines Ratschlags oder einer Empfehlung übermittelt wird.

2. Semiprofessionelle Beratung
Hier sind allgemeine Grundlagen über Gesprächsführung vorhanden, die z. B. während der Aus- und Weiterbildung oder im Studium erworben und eventuell dort geübt worden sind.

3. Professionelle Beratung

Professionelle Berater verfügen neben ihrer profunden Fachkompetenz über Kommunikations- und Interventionskompetenzen, z. B. Techniken der Gesprächsführung, wie sie eine Arbeits- und Vertrauensbeziehung aufbauen, in welcher Situation des Gesprächs sie wie handeln (lenken, leiten, konfrontieren, unterstützen, reflektieren), wie sie mit Widerstand und Konflikten umgehen, auf welchen Wegen sie Veränderungen auslösen und wie sie beispielsweise die Beratung in den sozialen und räumlichen Kontext einbinden (Engel et al. 2006: 123). Meist werden diese Kompetenzen in einer entsprechenden Zusatzausbildung erworben.

Weitere Aspekte von Beratung in der Physiotherapie sind in **Abbildung 16-2** aufgeführt.

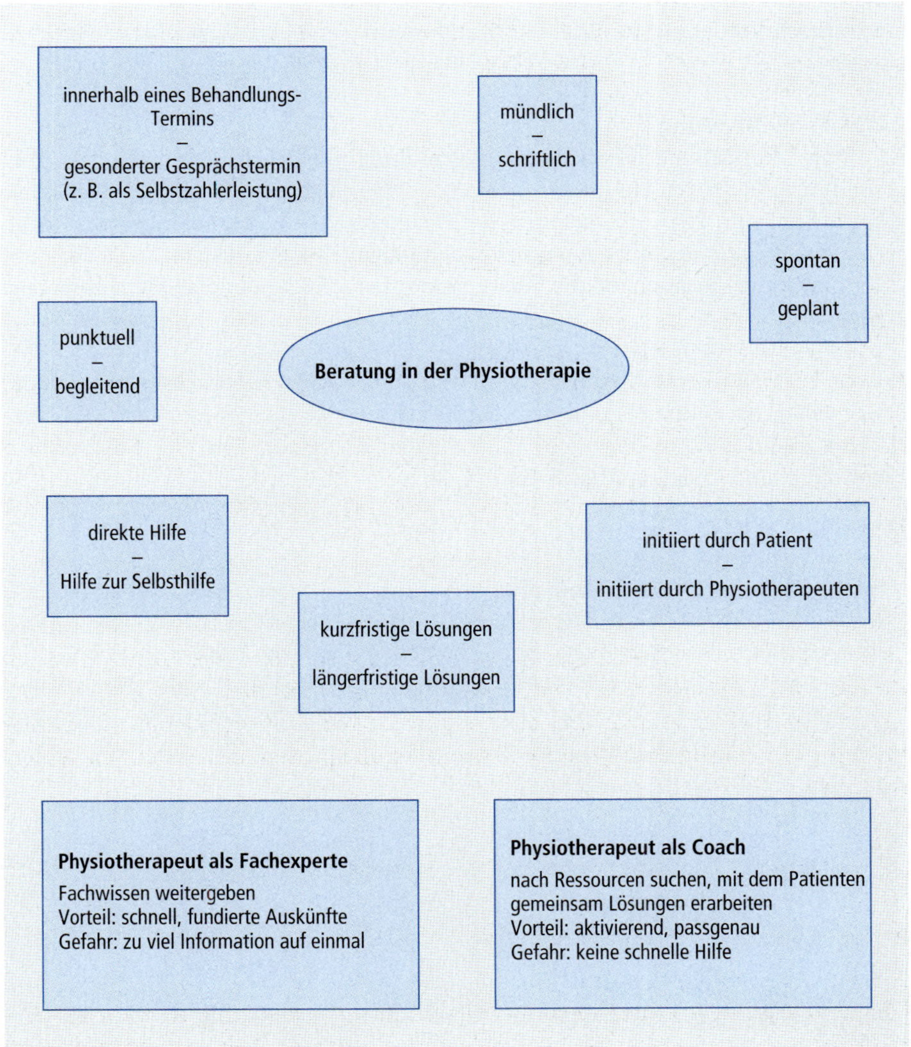

Abbildung 16-2: Aspekte von Beratung in der Physiotherapie.

Bezogen auf die Physiotherapie sind besonders relevant:

1. Die Kommunikationsform

Es kann zwischen schriftlicher (Broschüre, Brief, E-Mail) und (fern-) mündlicher Beratung unterschieden werden. Jede dieser Formen hat ihre Besonderheit. Eine (fern-) mündliche Beratung etwa findet meist bi-direktional statt, während beispielsweise eine schriftliche Beratung durch eine Broschüre unidirektional ist und kein direkter Kontakt stattfindet.

In der Physiotherapie dürfte die häufigste Form die sogenannte Face-to-face-Beratung sein, d.h. Therapeut und Patient befinden sich in einem Gespräch unter vier Augen und in direkter Interaktion. Zusätzliche Ausdrucksformen wie nonverbale und paraverbale Kommunikation sowie die räumlichen Gegebenheiten begleiten und prägen daher die Beratungssituation.

Die einzelnen Kommunikationsformen können miteinander kombiniert werden. So kann dem Patienten nach einem direkten Gespräch zur Veranschaulichung sowie zur weiteren Vertiefung der Erläuterungen beispielsweise eine Broschüre mitgegeben werden.

2. Anlass der Beratung

Beratung ist begleitend innerhalb der Behandlung möglich oder im Rahmen eines gesondert vereinbarten Beratungstermins, z. B. als Selbstzahlerleistung. Die Initiative kann sowohl vom Physiotherapeuten, der Erläuterungs- und Handlungsbedarf sieht, als auch vom Patienten mit einer spezifischen Fragestellung ausgehen. Zusätzlich gibt es hier noch die Variation, ob die Beratung spontan erfolgt oder eine Planung vorangegangen ist.

Welche Form der Beratung gewählt wird und welche Aspekte berücksichtigt werden, hängt neben der Situation und dem Sachverhalt entscheidend von dem Selbstverständnis und den Kompetenzen des Therapeuten ab (vgl. die Unterschiede zwischen Fachexperte und Coach in Abb. 16-2).

Exkurs

Physiotherapeutisches Selbstverständnis

Versteht sich ein Physiotherapeut als «Behandler» und/oder Problemlöser bzw. Ratgeber, hat er eher die Rolle des Fachexperten inne, der eine Antwort auf Fragen des Patienten parat hat. Eine Therapie wird von ihm gemäß dem zu behandelnden Krankheitsbild durchgeführt. Bezogen auf die Zusammenarbeit mit dem Patienten liegt hier eine asymmetrische Konstellation (großer Therapeut/kleiner Patient, s. **Abb. 16-3**) vor (in Anlehnung an Zoege 2006).

Abbildung 16-3: Asymmetrie I.

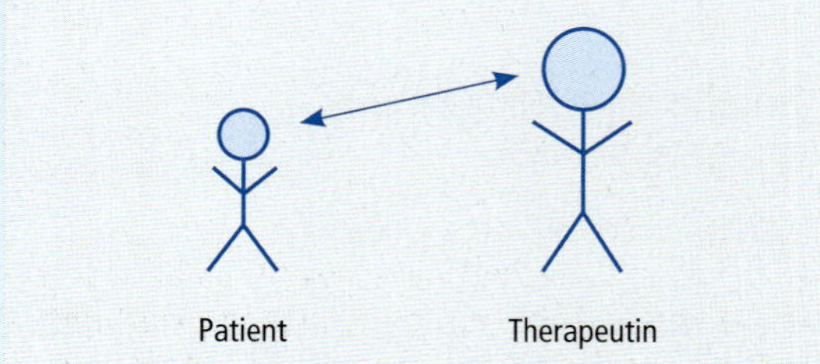

Abbildung 16-4: Symmetrie – «Kommunikation auf Augenhöhe».

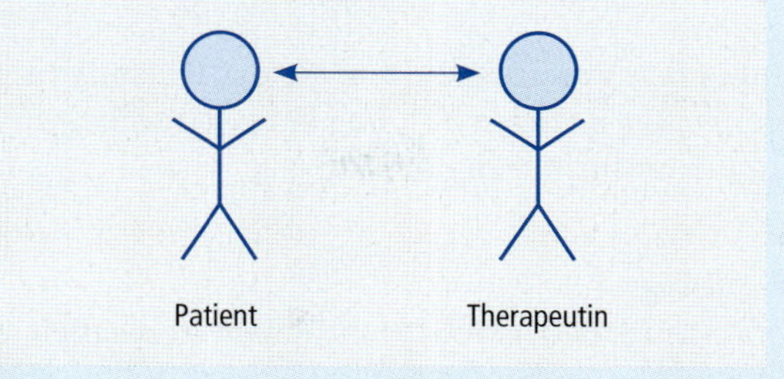

Bei der «Kommunikation auf Augenhöhe» (oder auch «therapeutisches Arbeitsbündnis», s. **Abb. 16-4**) stehen sich zwei gleichberechtigte Partner mit einem gemeinsamen Ziel gegenüber. Der Therapeut ist Experte in Bezug auf das fachliche Know-how und der Patient Experte für sich und seine Lebenssituation.

Beide werfen ihr Wissen in einen Topf und entwickeln gemeinsam Lösungen für das gesundheitliche Problem des Patienten.

Ein Physiotherapeut nimmt hier die Rolle eines Coaches ein. Coaching bedeutet Hilfe zur Selbsthilfe. Ein Coach gestaltet «den dialogischen Prozess der Beratung, des Erarbeitens von Diagnosen, Interventionen und Lösungen. [...] Je nach den Umständen ist er einfühlsamer Klärungshelfer, anschaulicher Lehrer, besonnener Berater, Anteil nehmender und ehrlicher Mitmensch, effektiver Trainer [...] und immer ein verschwiegener Vertrauter [...].» (Fischer-Epe 2004: 11).

Im Coaching liegt der Schwerpunkt auf dem Verfolgen von Zielen sowie der Suche nach und dem Finden von Lösungen, weniger auf der Analyse von Problemen. Auch hier wird eher an den Stärken und Fähigkeiten des Klienten angeknüpft, anstatt dessen Schwächen und Entwicklungsrückstände «zu beseitigen». Belastungen werden nicht verleugnet oder schöngeredet, gleichzeitig liegt der Schwerpunkt auf Perspektiven und Möglichkeiten des Klienten (ebd.).

Der Vollständigkeit halber sei hier die dritte Möglichkeit der Therapeuten-Patienten-Interaktion erwähnt: Hat der Therapeut die Perspektive, dass «der Kunde König» ist, z. B. in Bezug auf Privatpatienten oder Selbstzahler, besteht die Gefahr, dass er sich ausschließlich entsprechend den Wünschen der Patienten verhält, obwohl vielleicht sein Fachwissen dagegen spricht (s. **Abb. 16-5**). Diese Haltung ist kritisch zu betrachten.

Abbildung 16-5: Asymmetrie II.

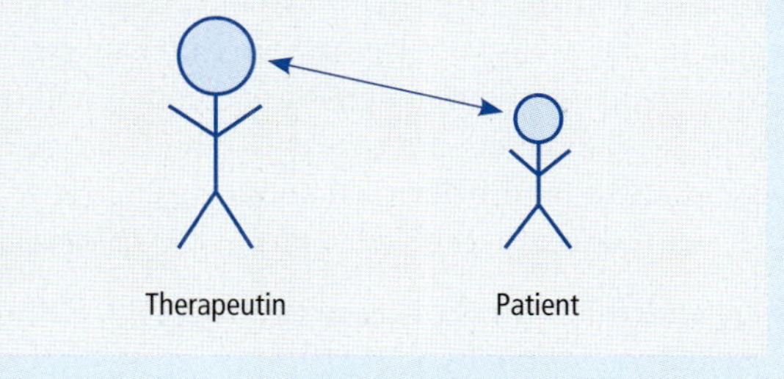

Fazit: passgenau machen! Beide Herangehensweisen – das Agieren als Fachexperte oder als Coach – haben jeweils ihre Berechtigung. Leitfragen für die jeweilige Positionierung können sein: Welcher Patient braucht was wann wozu? Wie lautet der Beratungsauftrag?

Im Verlauf des Beratungsprozesses kann es auch nötig sein, die Rolle zu wechseln. Wird beispielsweise für eine dringende Frage eine kurzfristige Lösung benötigt, ist der Physiotherapeut zunächst als Experte gefragt, um anschließend als Coach zu einer längerfristigen Lösung beizutragen.

16.2.3 Der Prozess der Beratung

Außer den Voraussetzungen, die der Behandler mitbringt (Fach-, Methoden-, kommunikative Kompetenz), sind einige Grundregeln zur professionellen Haltung sowie zur Gesprächsführung zu beachten.

Setting

Um eine vertrauensvolle Atmosphäre zu schaffen, müssen entsprechende Rahmenbedingungen gegeben sein, wie: Ungestörtheit, ausreichend Zeit und ein geeigneter Raum.

Ein Raum, in dem die Behandlungsbänke nur durch Vorhänge voneinander getrennt sind, ist für ein vertrauliches Gespräch nicht geeignet. Ebenso wird der Gesprächsfluss gestört, wenn Dritte in den Raum kommen, womöglich ohne anzuklopfen.

In jedem Fall sollte dem Patienten im Vorhinein gesagt werden, wie viel Zeit für das Gespräch zur Verfügung steht. Besonders wichtig ist das, wenn die Zeit durch den Behandlungstakt limitiert ist. So trifft auch der Therapeut für sich Vorsorge, dass er in seinem Zeitplan bleibt.

Ist ein expliziter Beratungstermin vereinbart, sollte es selbstverständlich sein, dass die Behandlung pünktlich beginnt und störungsfrei in der anberaumten Zeit durchgeführt wird.

Es gibt einen Ratsuchenden

Keine ungefragte Beratung! In Abschnitt 16.2.5 sind Beispiele aufgeführt, wie man sich die Erlaubnis zur Beratung einholt, wenn keine klare Frage vorhanden ist oder wenn der Therapeut von sich aus Handlungsbedarf sieht. Wird die Anfrage nach Beratung abgelehnt, so ist dem unbedingt Folge zu leisten!

Es gibt einen Beratungsauftrag mit der Festlegung eines klaren Beratungsziels

Jede Beratung braucht ein Ziel, um eine Richtung zu erhalten. Dabei können Beratungsziele sein: den Informationsstand erhöhen, Wissen zu einem bestimmten Thema erhalten, das weitere Vorgehen erschließen etc. Das Festlegen des Beratungsziels erfolgt gemeinsam durch den Ratsuchenden und den Berater. Sinnvoll ist es, das Ziel schriftlich zu fixieren, um entweder das Erreichen des Ziels feststellen oder bei Bedarf das Ziel selbst modifizieren zu können.

Grundregeln für die innere Haltung (vgl. Exkurs «Physiotherapeutisches Selbstverständnis», S. 262 f.).

Es ist günstig, aus einer partnerschaftlichen Arbeitsbeziehung auf Augenhöhe heraus zu agieren und sich während des Gespräches weniger auf das Problem und die Defizite des Patienten, sondern auf dessen Ressourcen und mögliche Lösungen zu konzentrieren (Engel et al. 2006: 101 ff.).

Zu beachten ist: Wahrnehmung ist immer selektiv und subjektiv. Was beide Gesprächspartner jeweils verstehen, interpretieren und daraus schlussfolgern, kann verschieden sein. Tipp: Vermeiden Sie Missverständnisse, indem Sie nachfragen und Feedback einholen.

Menschen handeln immer begründet und jedes Verhalten hat eine positive Absicht, auch wenn das für Außenstehende nicht immer eindeutig sichtbar ist. Tipp: Wechseln Sie die Perspektive: Welchen Nutzen hat der Patient von einem bestimmten Verhalten?

● Grundregeln für die Gesprächsführung (Dierks 2006)
Es ist unabdingbar, jeden Patienten neutral und unabhängig zu beraten; eine Beratung ist kein Verkaufsgespräch. Dafür ist es nötig, für Verständlichkeit zu sorgen, und unverständliches Fachchinesisch zu vermeiden. Tipp: Bleiben Sie bei medizinisch-fachlichen Zusammenhängen objektiv-wissenschaftlich und passen Sie die Inhalte an die Erfordernisse des Patienten (z.B. Kognition, Beratungsauftrag) an.

Grundsätzlich sollte für eine angemessene Beratung die individuelle Situation des Patienten (z.B. seine aktuellen Lebensumstände, seine Sprache, Kultur, Stimmung, individuelle Belastungssituation) beachtet werden.

16.2.4 Vorbereitung eines Beratungsgesprächs

Die Vorbereitung eines Beratungsgesprächs umfasst drei Aspekte:

1. Zum einen ist es günstig, für einen förderlichen Rahmen zu sorgen, das heißt Raum und Zeit entsprechend zu gestalten (s. «Setting» in Abschnitt 16.2.3; Kap. 8).
2. Zum anderen ist eine sorgfältige inhaltliche Vorbereitung für das Gelingen des Gesprächs ausschlaggebend. Dafür empfiehlt es sich, einen «roten Faden» als Gesprächsgerüst zu entwickeln und als Leitfaden visualisiert mit ins Gespräch zu nehmen.
   Die Beantwortung folgender Fragen kann dabei unterstützend sein: Wie will ich als Berater vorgehen? Worüber will ich informieren und welches Thema will ich beraten? Was will ich mit dem Gespräch erreichen? Wer steht da vor mir? Was könnte er/sie gebrauchen? Wobei/womit kann es Probleme oder Widerstand geben? Welche Lösungsmöglichkeiten gibt es aus meiner Sicht?
3. Als dritten Aspekt der Vorbereitung gilt es, sich innerlich auf die Rolle als Berater einzustimmen und sich seine eigene Befindlichkeit und Einstellungen sowohl zum Patienten als auch zum Problem klar und mögliche Handlungsalternativen bewusst zu machen (Büttner/Quindel 2006: 93).

16.2.5 Ablauf eines Beratungsgesprächs

Über den gesamten Ablauf eines Beratungsgesprächs gibt **Tabelle 16-1** Auskunft.

Ist ein gesondertes Beratungsgespräch vereinbart, bedarf es eines Einstiegs in das Gespräch, um eine angenehme Atmosphäre zu schaffen («Punkt 1»).

Kommt es zum Beratungsgespräch unmittelbar in der Behandlung, startet der Ablauf des Gesprächs mit dem Einholen des Beratungsauftrags («Punkt 2»).

Für die Durchführung des Gesprächs sind Gesprächstechniken wie aktives Zuhören, eine Kombination aus offenen und geschlossenen Fragen, Feedback geben und die Berücksichtigung von Kriterien der Zielformulierung hilfreich (vgl. Kap. 9).

Tabelle 16-1: Ablauf eines Beratungsgesprächs.

Einstieg: Kontakt herstellen, Orientierung geben	• Begrüßung und Small Talk zum Warmwerden • positiven Kontakt herstellen (Blickkontakt, offene und entspannte Körperhaltung) • Einstieg ins Thema geben und Vorgehen benennen: *«Wir haben vereinbart, heute über … zu sprechen. Dazu möchte ich mit Ihnen gemeinsam die Problemsituation beleuchten und Lösungen finden. Wir haben dazu x Minuten Zeit.»*
Beratungsauftrag abholen … … unabhängig von der Rolle, ob als Experte oder als Coach	• *«Möchten Sie meine Einschätzung und Vorschläge dazu hören?»* oder *«Dazu würde ich Ihnen gerne ein paar Informationen und Vorschläge geben. Einverstanden?»* • *«Wollen wir gemeinsam überlegen, was Sie tun können?»* oder *«Lassen Sie uns gemeinsam überlegen, was Sie tun können. Einverstanden?»*
Themensammlung: Worum geht es?	Aufgabe: Hauptanliegen des Patienten herausfinden, von Nebenschauplätzen unterscheiden • Liegen mehrere Themen vor, sollten diese eingegrenzt und dann nach Wichtigkeit in eine Reihenfolge gebracht werden. Hier ist es günstig zu visualisieren. Das erleichtert sowohl dem Patienten als auch dem Physiotherapeuten die Orientierung. • Liegt ein Thema nicht mehr im Bereich der Physiotherapie → andere Therapie- oder Beratungsangebote anregen • Ergebnis: Patient und Physiotherapeut haben gemeinsam festgelegt, welches Thema bzw. Problem zunächst besprochen wird.
Problembeschreibung	Aufgabe: das Problem oder Thema konkretisieren, Bedingungen analysieren • aufmerksam zuhören • zu Anfang selbst weniger reden, kurze Zwischenzusammenfassungen erstellen • nicht vorschnell bewerten (weder widersprechen noch zustimmen) • nicht sofort Lösungsvorschläge unterbreiten • Sachverhalt klären und strukturieren • wesentliche Punkte zusammenfassen (IG Chemie-Papier-Keramik 1993: 27).
Zielformulierung: Ziele klären – Wo geht's hin?	• gemeinsam kurz- und langfristige Ziele erarbeiten: konkrete Veränderungen und Perspektiven entwickeln (eine positive Zukunft entwerfen) • *«Was soll anders sein?»* und *«Woran würden Sie das merken?»* • den Patienten nach Interessen und Bedürfnissen fragen
Lösungsfindung: Lösungsoptionen gemeinsam entwickeln	• nach bisherigen Lösungsversuchen fragen, was in der Vergangenheit erfolgreich war oder nicht • nach Lösungsvorschlägen aus heutiger Sicht fragen • als Experte über Möglichkeiten informieren • gemeinsam Lösungsmöglichkeiten sammeln • Realisierbarkeit aus Sicht des Physiotherapeuten und aus Sicht des Patienten abschätzen
Konkrete Schritte festlegen	• Was muss im Einzelnen getan werden? • Was steht kurzfristig an? Was muss langfristig beachtet werden? • Die nächsten Schritte genau festlegen: Wer? Was? Wann?
Abschluss: Wichtiges bündeln	• Beratungsergebnisse und Vereinbarungen zusammenfassen • *«Haben Sie noch Fragen? Wie geht es Ihnen mit dem Ergebnis? Sind Sie damit zufrieden?»*
Umsetzen	Behandeln/Eigenaktivität
Folgetermin/ Folgegespräch	• Bilanz ziehen (Überprüfen/Modifizieren der Hypothese) • Reflexion, Evaluation (die neuen Erfahrungen und vereinbarten Lösungen auswerten)

16.2.6 Nachbereitung eines Beratungsgesprächs

Es ist von Vorteil, sich im Anschluss an ein Beratungsgespräch Zeit zu nehmen (ca. 10 bis 15 Minuten) und das Gespräch auszuwerten. Die Reflexion sollte sowohl den konkreten Fall (was sind die nächsten Schritte?) als auch die Durchführung der Beratung an sich beinhalten, um zukünftige Beratungsgespräche besser zu gestalten.

Hilfreiche Fragen sind:

- Waren die Gesprächsumstände (Ort, Zeit, Situation, Gesprächsklima) angemessen?
- Habe ich dem Patienten Gelegenheit gegeben und ihn angeregt, selbst zu fragen?
- Was hat im Gesprächsablauf gut funktioniert?
- Wo gab es Probleme?
- Welche Maßnahmen sind einzuleiten?

Bei Nachfolgeterminen: Worauf will ich das nächste Mal achten? Was will ich fragen oder worüber informieren?

Langfristig: Worauf will ich zukünftig bei Beratungen verstärkt achten? (Checkliste anpassen)

16.2.7 Störfaktoren und Grenzen von Beratung

Dazu schreiben Dorsch und Kollegen: «Die Motivation des R[atsuchenden] zur Mitarbeit wird dann zum Problem, wenn die B[eratungs]situation unangenehm, die Rollenverteilung unklar, der Anstoß zur B[eratung] belastend und die Erwartung an die B[eratung] nicht zu den Möglichkeiten des B[eraters] passen. Spezifische Anforderungen an die B[eratung], besonders hinsichtlich der Einstellung und des Wissens von B[eratern] sowie des Vorgehens und der Methodik, stellen R[atsuchende] mit Behinderungen oder R[atsuchende], die anderen Kulturkreisen angehören oder die unter extrem ungünstigen Lebens- und Milieubedingungen leben.» (Dorsch et al. 1994: 102).

Weitere mögliche Störungen der Beratung sind (vgl. Dierks 2006): Während einerseits der Informationsbedarf häufig unterschätzt und es z. B. als irrelevant angesehen wird, den Patienten über das weitere Vorgehen oder die Gründe der Auswahl einer Therapie in Kenntnis zu setzen, wird andererseits das Aufnahmevermögen für und das Interesse an Information überschätzt. Es gibt also ein «Zuwenig» und ein «Zuviel» an Information. Hier empfiehlt es sich, sich rückzuversichern, wie viel Informationsbedarf beim Patienten vorherrscht und ob das, was gesagt wurde, auch verstanden worden ist.

Die Aufnahme von Information hängt zum einen von der individuellen Situation und Kapazität des Patienten ab. Psychische Aspekte wie Angst und Stress beeinflussen die Wissensaufnahme und -verarbeitung massiv. Zum anderen ist hier unterschiedlichen Lerntypen Rechnung zu tragen. Hilfreich ist die Kombination unterschiedlicher Medien, da ausschließlich verbale Information nicht von allen Menschen gleich gut aufgenommen werden kann.

Eine weitere Fehlannahme ist, dass stumme Patienten zufrieden sind. «Nichts sagen» kann jedoch z. B. als Ursache haben, nicht «dumm dastehen» oder dem Therapeuten durch Fragen nicht zur Last fallen zu wollen.

Grenzen von Beratung sind auch dann erreicht, wenn der Therapeut nicht über entsprechende fachliche, methodische und/oder kommunikative Kompetenzen verfügt, welche die Beratung schon zu Beginn erfordert, oder wenn sich dieser Sachverhalt im Laufe des Beratungsprozesses herausstellt. Hier ist besondere Sensibilität bei Verdacht auf eine psychische oder psychosomatische Grund- oder Begleiterkrankung gefordert. Physiotherapeutische Beratung ist keine Psychotherapie und der Physiotherapeut ist angehalten, diese Grenze zu wahren.

Fehlt dem Physiotherapeuten während der Beratung fachliches Wissen, um Fragen des Patienten zu beantworten, sollte das zugegeben und ein Termin benannt werden, bis wann die Informationen vorliegen. Ebenfalls ist es in einem solchen Fall möglich, den Patienten auf eine andere Beratungsmöglichkeit hinzuweisen.

Ferner ist von Beratung abzusehen, wenn eine möglichst objektive und wertneutrale Haltung nicht (mehr) gewährleistet ist. Das kann gegeben sein, wenn einer der beiden Interaktionspartner eine Antipathie gegenüber dem anderen empfindet oder, im umgekehrten Falle, wenn starke Sympathie zielorientierte Beratung verhindert.

Beratung ist nicht oder nur eingeschränkt möglich bei Patienten mit hirnorganischen Beeinträchtigungen (z. B. Aphasien, Hirnleistungsstörungen oder Demenz) oder wenn die Aufmerksamkeit des Patienten es aus unterschiedlichsten Gründen nicht zulässt.

16.3 Beratung unter Kollegen

Auch unter Kollegen, ob unter Physiotherapeuten oder interdisziplinär, tauscht man sich aus, gerade wenn es um Probleme oder Fragen rund um die Behandlung von Patienten geht. Mögliche Themen sind:

- Stagnation in der Behandlung
- Schwierigkeiten mit dem Patienten
- Spezifizieren oder Verändern einer Verordnung
- Absprache mit dem Arzt über das weitere Vorgehen
- Abstimmen der Behandlung, wenn gemeinsam an einem Patienten gearbeitet wird.

Weitere Inhalte der gegenseitigen Beratung oder des «sich-Beratens»: Abläufe des Arbeitsalltags, Organisatorisches, anstehende Projekte oder auch Fragen zur Mitarbeiter-Führung, z. B. zwischen Leitenden Physiotherapeuten und Vorgesetzten.

Betrifft die Fragestellung oder das Problem *einen* Kollegen, gibt es die Möglichkeit der sogenannten Kollegialen Beratung, um Lösungen zu erarbeiten. Ist hingegen das gesamte Team involviert, ist die Durchführung einer fallbezogenen Teambesprechung angezeigt.

Zu beiden Verfahren geben wir einen Überblick (s. Abschnitte 16.3.1 u. 16.3.2).

Ist das Problem eher in der Beziehung zum Patienten angesiedelt und bedarf es einer Reflexion über das berufliche Handeln oder über die Interaktion mit dem Patienten, ist professionelle Unterstützung z. B. in Form einer Supervision durch einen (externen) Experten nötig. Ebenso sollten Spannungen oder Konflikte im Team nicht alleine bearbeitet werden. Auch hier sollte ein Supervisor oder Mediator hinzugezogen werden.

16.3.1 Die Methode der «Kollegialen Beratung»

«Kollegiale Beratung» ist geeignet, um konkrete Situationen, sog. «Fälle», aus dem Arbeitsleben in einer Gruppe zu besprechen und Meinungen sowie Lösungsvorschläge anderer einzuholen.

Mit «Fällen» sind in diesem Kontext «Situationen, Probleme und Geschehnisse [...], die für jemanden besonders und ungewöhnlich sind und die vom Alltag abweichen» (Tietze 2007: 30) gemeint.

In «Gruppen unter Gleichen» beraten sich Menschen aus ähnlichen Arbeitsfeldern bei beruflichen Problemen. Ziel ist «Hilfe zur Selbsthilfe», also eine Praxisberatung nahe am Job unter Zuhilfenahme von Sichtweisen und Erfahrungen der Kollegen.

Definition

Kollegiale Beratung

«Kollegiale Beratung ist ein strukturiertes Beratungsgespräch in einer Gruppe, in dem ein Teilnehmer von den übrigen Teilnehmern nach einem feststehenden Ablauf mit verteilten Rollen beraten wird mit dem Ziel, Lösungen für eine konkrete berufliche Schlüsselfrage zu entwickeln.» (Tietze 2007: 11)

Themen/Inhalte

Mögliche Inhalte sind beispielsweise:

- die Bewältigung neuer Aufgaben
- die eigene Arbeitsweise
- Probleme/Schwierigkeiten mit Mitarbeitern, Vorgesetzten, Patienten, Ärzten
- die Bewältigung von Veränderungen
- der Umgang mit veränderten Verhaltensweisen.

Wichtig ist, dass der zu beratende Fall einen aktuellen und konkreten Anlass hat, aus einer realen sozialen Situation resultiert und den Falleinbringer gegenwärtig noch beschäftigt.

Ausgeschlossen sind allgemeine Themen ohne praktischen Bezug der Teilnehmer sowie Konflikte zwischen Mitgliedern der Beratungsrunde.

Merkmale und Vorgehen

In der Literatur werden unterschiedliche Konzepte kollegialer Beratung beschrieben und jeweils unter einem anderen Namen aufgeführt.

Folgende Merkmale haben sie gemeinsam:

- Kollegiale Beratung findet in einer Gruppe von fünf bis zehn Teilnehmern mit vergleichbarem beruflichem Tätigkeitsfeld oder ähnlichem Erfahrungshintergrund statt. Ideal sind sechs Personen.
- Die Gruppe steuert sich selbst ohne externen Berater. Alle gestalten gemeinsam den Beratungsablauf und sind für den Prozess verantwortlich. Ausnahme: das Konzept der «Intervision» nach Hendriksen – hier wird die Gruppe durch einen «Begleiter» bzw. «Intervisor» moderiert (Brinkmann 2002).
- Die Teilnehmenden beraten sich gegenseitig und sind dabei gleichberechtigt (keine Hierarchie).

Die Beratung erfolgt nach einer vorgegebenen zeitlichen und inhaltlichen Struktur, die allen Teilnehmenden bekannt ist:

- Einstieg
- Beratung nach einem Leitfaden (Tietze 2007: 60 ff.):
- Casting
- Unter den Teilnehmern werden Rollen und Aufgaben für die Beratung verteilt. Die drei wesentlichen sind:
  1. Fallerzähler (ein Teilnehmer, dessen Fall besprochen wird)
  2. Moderator (achtet auf die Einhaltung der Regeln und der Zeit)
  3. Berater (alle anderen Gruppenmitglieder hören zu und beraten).

Die «Spontanerzählung» läuft nach folgender Struktur ab:

- Der Fallerzähler stellt sein Problem dar.
- Schlüsselfrage:
  Fallerzähler, Moderator und Berater formulieren gemeinsam eine Frage, die den Klärungswunsch und die Klärungsrichtung enthält/abbildet.
- Methodenwahl:
  Es wird eine passende Beratungsmethode ausgewählt (z. B. Brainstorming).
- Beratung:
  Entsprechend der Methode wird beraten. Der Fallerzähler hört dabei nur zu!
- Abschluss
  Die Berater erhalten vom Fallerzähler eine Rückmeldung, welche der Anregungen er als hilfreich empfindet und aus der Beratung mitnimmt. Anschließend werden alle aus ihren Rollen entlassen.
- Auswertung und Nachbesprechung.

Für jede Phase gibt es eine Zeitvorgabe. Insgesamt dauert eine Fallbesprechung mindestens eine Stunde.

Voraussetzung ist: Die Gruppe trifft sich freiwillig und regelmäßig über einen längeren Zeitraum.

Nicht geeignet sind Fälle, wenn alle Teilnehmer gleichermaßen vom Problem betroffen sind. Denn dann können sowohl Berater als auch Moderator ihre Rollen nicht mit dem notwendigen Abstand erfüllen. Hier bieten sich andere Beratungsmethoden an, wie z. B. die fallbezogene Teambesprechung.

16.3.2 Fallbezogene Teambesprechung

Eine «klassische Besprechung» mit dem Ziel einer Problemlösung verläuft in sechs Phasen:

1. Einstieg
   Konkrete Definition des Problems und Formulierung des zu erreichenden Ziels
2. Problemanalyse
   Ausmaß feststellen und problemerhaltende Faktoren aufdecken
3. Lösungsvorschläge sammeln
   Das Sammeln erfolgt zunächst ohne Bewertung, um möglichst viele Lösungsvorschläge zu erhalten.
4. Lösungsvorschläge bewerten
   Aus den vorgeschlagenen Lösungen wird die passendste, realistischste und erfolgversprechendste ausgewählt.
5. Ergebnissicherung/Planung:
   Beispielsweise mit einem Maßnahmenkatalog: Wie gehen wir konkret vor? Wer macht was bis wann mit wem?
6. Abschluss

Je nach Art oder Komplexität der Fragestellung werden die einzelnen Phasen methodisch gestaltet und gewichtet.

Generell ist es empfehlenswert einen Moderator zu bestimmen, Wichtiges zu visualisieren und darauf zu achten, dass alle Beteiligten eingebunden werden und zu Wort kommen.

16.3.3 Grenzen der Beratung im Team und der interdisziplinären Beratung

Gegenseitige Beratung ist eine gute Möglichkeit, einander im Arbeitsalltag zu unterstützen. Die Perspektive eines Kollegen kann den eigenen Horizont erweitern und so für das weitere Vorgehen und die eigene Einschätzung der Situation oder des Problems hilfreich sein.

Schwierig wird es beispielsweise, wenn:

- im Team Spannungen, Konflikte oder ungeklärte Rollen/Hierarchien/Konkurrenz vorliegen
- Berufliches und Privates vermischt werden
- gegenseitig oder auch nur einseitig «psychologisiert» wird
- ein Kollege von einem oder mehreren anderen überstrapaziert wird (Prinzip Mülleimer)
- Dinge im Team besprochen werden, die eher in einem Gespräch unter vier Augen zu lösen sind
- der Moderator nicht ernst genommen wird.

Zusätzlich kann die Beratung im Team über die Behandlung eines Patienten erheblich durch eine unterschiedliche Sprache der einzelnen physiotherapeutischen Behandlungstechniken bei Befund und Behandlung erschwert werden. Es ist möglich und wünschenswert, dass die Verbreitung der ICF mit ihrer Nomenklatur eine Chance für eine einheitlichere Sprache unter Physiotherapeuten und auch bei einer interdisziplinären Zusammenarbeit bietet.

Tipps für die Umsetzung

Sowohl für die Kollegiale Beratung als auch für eine fallbezogene Teambesprechung empfehlen wir, kongruent zu den Weiterbildungen in Beratung und Kommunikation mit Patienten, auch hier eine entsprechende Fortbildung oder Schulung zu besuchen. Dabei kann es sich gezielt um Moderationskurse handeln oder auch z. B. um ein Seminar zu Methoden der Visualisierung.

Weiterhin ist es möglich, sich zu Beginn methodische Unterstützung z. B. durch einen externen Moderator zu holen. Beide Wege sind äußerst hilfreich für eine lohnende Gestaltung von Beratung im Team.

17 Zum Erwerb kommunikativer Kompetenzen in der Physiotherapie

Im folgenden Kapitel wird der Erwerb kommunikativer Kompetenzen auf zwei Ebenen kritisch erörtert: 1. Vor dem Hintergrund der internationalen Literatur und Erfahrungen, und 2. werden die langjährigen Erfahrungen eines Physiotherapie-Studiengangs diskutiert und weitergegeben.

17.1 Methoden des Kompetenzerwerbs

Antonia Stieger

In der Physiotherapie ist die Kommunikation mit den Patienten ein besonders wichtiger Bestandteil der Behandlung und sollte – schon um der Forderung nach der Professionalisierung gerecht zu werden – bereits während der Ausbildung und im Studium mit nachweisbar effektiven Methoden sowohl gelehrt als auch geprüft werden. Nicht nur weil Studien belegen, dass patientenzentrierte Kommunikation zu einem gesteigerten Behandlungserfolg und damit gesundheitlichem Wohlergehen des Patienten führt, sondern auch aus wirtschaftlicher Sicht, da eine gesteigerte Patientenzufriedenheit die Bindung des Patienten an die eigene Praxis fördert.

Doch wie kann diese ureigene menschliche Fähigkeit zu kommunizieren dahingebend optimiert werden? Und wie kann nachgeprüft werden, ob die gelernten Inhalte der Kommunikation praktisch umgesetzt werden können?

Traditionelle Formen wie der Frontalunterricht oder die schriftliche und mündliche Prüfung werden dieser Anforderung nicht hinreichend gerecht, da hierbei vorrangig ein theoretisches Fachwissen, also Fachkompetenz auf kognitiver Ebene (wissen, verstehen) verlangt wird. Sicherlich ist für eine gute Kommunikation zwischen Patient und Therapeut ein gewisses theoretisches Hintergrundwissen wie beispielsweise Techniken der Gesprächsführung notwendig, sie gewährleisten aber keinesfalls die sichere Praxis. Kommunikative Kompetenz lernt man demzufolge nicht alleine aus Lehrbüchern, sondern zum einen in der praktischen Anwendung der theoretischen Grundlagen in einem möglichst realitätsnahen Umfeld, zum anderen durch Reflexion seiner eigenen Person, hervorgerufen durch gezieltes Feedback.

17.2 Übung am «standardisierten Patienten»

Um eine sehr realitätsnahe Methode zur Einübung von Gesprächstechniken handelt es sich bei dem Einsatz von Standardisierten Patienten (SP). SP sind (Laien-) Schauspieler, die dafür geschult werden, eine Patientenrolle in einem Übungsgespräch oder einer Untersuchung möglichst reproduzierbar und damit vergleichbar und objektivierbar darzustellen. Die SP werden so trainiert, dass sie sowohl nonverbal als auch verbal wie wirkliche Patienten auf natürliche Art und Weise reagieren. Dabei nehmen sie das Problem, die Symptome, die Gefühle und die Lebenssituation an, als ob sie ihre eigenen wären. Sie schlüpfen in die Rolle eines Menschen mit einer konkreten Erkrankung.

Im Jahre 1964 wurde der Einsatz von Simulationspatienten erstmals beschrieben. Barrows setzte die von ihm damals «programmierte Patienten» genannten Simulationspatienten zur Prüfung der medizinischen Fachkompetenz im Bereich Nervenheilkunde ein (Barrows/Abrahamson 1964). In der Literatur taucht sowohl die Bezeichnung *simulated patient* als auch *standardized patient* auf. Der Unterschied ist, dass bei den Simulationspatienten die Betonung auf der Simulation der Realität liegt, während bei standardisierten Patienten dagegen der Schwerpunkt auf eine konstante Präsentation gesetzt wird, die für eine Verwendung in Prüfungen eine wichtige Voraussetzung ist.

So bekommt jeder Student dieselbe Chance, und der Schwierigkeitsgrad kann von Prüfung zu Prüfung oder von Semester zu Semester gesteigert werden. Standardisierte Patienten geben den Studenten die Möglichkeit, frühzeitig in einer sicheren quasirealen Umgebung praktische Fähigkeiten zu erlernen und zu erproben, vor allem in für echte Patienten unzumutbaren Situationen, wie beispielsweise dem Überbringen von schlechten Nachrichten.

Die Gespräche mit SP werden von Studenten in der Regel als sehr real und effektiv empfunden (Jürger/Köllner 2003). Zur retrospektiven Bewertung, beispielsweise einer Anamneseerhebung, kann das Rollenspiel auf Video oder Tonband aufgezeichnet werden. Darüber hinaus kann das dabei entstandene Material zu Lehrzwecken weiter eingesetzt werden (Mounsey et al. 2006; Neumann et al. 2005). Bewertet bzw. objektivierbar gemacht werden können die Gespräche durch standardisierte Checklisten, mit denen der Prüfer bestens vertraut sein sollte. Er muss in der Lage sein, selektiv zu beobachten, indem er sein besonderes Augenmerk auf die Aspekte legt, die für eine gute Kommunikation von Bedeutung sind (Aspegren 1999; Barrows 1993; Jürger/Köllner 2003, Kurtz et al. 2005; Mounsey et al. 2006; Nikendei et al. 2003).

Im angloamerikanischen Sprachraum werden SP regelmäßig sowohl in Interaktions- als auch in praktischen Prüfungen eingesetzt, insbesondere im Rahmen des Medizinstudiums.

17.3 «Objective Structured Clinical Examination» (OSCE)

Ein weit verbreitetes Prüfungsformat ist die klinisch strukturierte Prüfung, *Objective Structured Clinical Examination* (OSCE). Hierbei handelt es sich um ein valides und reliables Prüfungsformat, bei dem nicht nur theoretisches Wissen, sondern auch die Ausführung klinisch-praktischer Tätigkeiten beurteilt wird (Kurtz et al. 2005).

Es wurde in den 1970er-Jahren von Harden und Gleeson (1979) entwickelt, mit dem Bestreben, im Medizinstudium Examina klinisch kontrollierbarer zu gestalten. In Deutschland stellt das OSCE eine neue Entwicklung dar. Vorreiter waren die Privatuniversität Witten/Herdecke und als eine der ersten staatlichen Universitäten die Berliner Charité. Viele weitere medizinische Fakultäten an unterschiedlichen Universitäten sowie gesundheitswissenschaftliche Studiengänge an Fachhochschulen schließen sich diesen Vorbildern an und haben das OSCE sowie ein Kommunikations- und Interaktionstraining ebenfalls in ihren Lehr- und Prüfungsplan aufgenommen (u. a. Heidelberg, Dresden, Ulm, Fulda). Die Prüfungskandidaten rotieren durch einen standardisierten Parcours aus mindestens zwölf Prüfungsstationen. An diesen müssen sie klinisch-praktische Fertigkeiten unterschiedlichster Art unter Beweis stellen. Die Studierenden müssen beispielsweise praktische Fertigkeiten wie Blutabnehmen zeigen oder eine umfassende Anamnese an einem SP erheben. Dabei haben die Prüfungskandidaten pro Station fünf bis zehn Minuten Zeit. Jede Station ist mit einem oder mehreren geschulten Prüfern versehen, die die Prüfungsleistung der Studenten mittels einer Checkliste beurteilen. Bei der Checkliste werden für einzelne Prüfungsschritte Punkte vergeben, die am Ende eines Parcours zu einer Gesamtpunktezahl und damit zu einer objektiven und transparenten Bewertung führen.

Im Gebrauch sind vielfach international standardisierte Checklisten, wie z. B. der *Calgary-Cambridge Observation Guide* (Kurtz et al. 2005). Es besteht auch die Möglichkeit, in Anlehnung an genannte Checklisten, Modifikationen zu erstellen, um sich den Besonderheiten der Aufgabenstellung bzw. der zu Prüfenden optimal anzupassen.

Potter et al. (2005) entwickelten in ihrer Studie ein auf die Physiotherapie zugeschnittenes spezifisches Kodiersystem (*Codes of Physiotherapist Skills*), das im Wesentlichen den vorhandenen Checklisten ähnelt. Grundsätzlich beinhalten diese Listen vorwiegend Aspekte des Gesprächsbeginns, -verlaufes und -endes, nonverbale bzw. paraverbale Bestandteile der Therapeuten/Arzt-Patienten-Interaktion sowie die Grundhaltung der Studierenden.

Für die Studierenden ist ein gezieltes Feedback des SP nach einem Übungsgespräch ebenfalls sehr aufschlussreich. So erfahren die Studierenden etwas über ihr Fremdbild, nämlich wie sie bei Patienten ankommen würden (Aspegren 1999; Humphris/Kaney 2000; Kurtz et al. 2005; Lowry 1993; Nikendei et al. 2003). Die Selbsteinschätzung des Studenten und seine eigene Bewertung seiner «Arztrolle» geben Aufschlüsse über sein Eigenbild, das dann wiederum mit dem Fremdbild abgeglichen werden kann. Um SP in der Lehre der Kommunikation einzusetzen, bedarf es eines hohen organisatorischen, finanziellen und personellen Aufwands, da sie rekrutiert, trainiert und verwaltet werden müssen. Trotz alledem stellt diese Methode aufgrund von Charakteristika wie Realitätsnähe, Standardisierung und Wiederholbarkeit eine sehr effektive Methode dar.

Studienergebnisse belegen, dass durch den Einsatz von SP in der Lehre Studenten auf ärztliche Tätigkeiten, wie z. B. Anamnesegespräche, gut vorbereitet werden können und dass SP sehr gut geeignet sind, um kommunikative Fähigkeiten zu überprüfen (Aspegren 1999; Barrows 1993; Jürger/Köllner 2003; Kurtz et al. 2005; Nikendei et al. 2003).

Standardisierte Patienten können auch auf eine andere Art und Weise in der Lehre der Kommunikation eingesetzt werden. Gemeint ist der Einsatz von Lehrvideos, bei denen der Student selber die Rolle des Prüfers übernimmt. Das Video zeigt eine Gesprächssituation zwischen einem Arzt und einem SP, das zu einem früheren Zeitpunkt aufgenommen wurde. Zu Lehrzwecken schauen sich die Studenten das Gespräch gemeinsam an und analysieren es. Als Prüfungsform kann das Lehrvideo, *Objective Structured Video Examination* (OSVE) genannt, wie in der Studie von Humphris und Kaney (2000) beschrieben, folgendermaßen eingesetzt werden:

Das Video, das ein zehn Minuten langes Gespräch zwischen einem Arzt und einem SP beinhaltet, wird den Studenten dreimal gezeigt. Anschließend haben sie 30 Minuten Zeit, es anhand vorgegebener Fragen, wie «An welcher Stelle des Gespräches erkannten Sie welche Gesprächstechnik?» zu bewerten. Anhand von Lehrvideos wird im Gegensatz zum Einsatz von SP oder realen Patienten kognitives und nicht klinisch-praktisches Fachwissen abgefragt. Der Einsatz von Lehrvideos in der Lehre oder von OSVE in Prüfungen ist einfach, kostengünstig und ohne großen organisatorischen Aufwand durchführbar. Die Studenten lernen, Therapeut/Arzt-Patienten-Gespräche aufmerksam zu beobachten, und werden sensibilisiert auf die Verwendung von Gesprächstechniken. Beobachtung und Reflexion allein reichen nicht aus, um seine kommunikative Kompetenz zu verbessern, stellen aber eine sinnvolle Ergänzung zur Lehre der Kommunikation im Studium dar.

17.4 Zur Problematik des Rollenspiels

Bei einem Rollenspiel können die Studierenden nicht nur die Rolle des Arztes übernehmen, sondern auch die des Patienten; dadurch machen sie eine wichtige Erfahrung für ihr späteres ärztliches Handeln (Coburn-Staege 1977). Es lassen sich zwei Methoden differenzieren:

1. Im offenen Rollenspiel sind die Rollen nur angedeutet und können je nach Erfahrung und Vorstellung der jeweiligen Teilnehmer ausgestaltet werden.
2. Im geschlossenen Rollenspiel dagegen erhält eine der beteiligten Personen Informationen einer vorgeschriebenen Fallgeschichte, während der andere Rollenpartner in seinem Verhalten frei und spontan darauf reagieren muss.

Bewertet und objektivierbar gemacht werden kann das Gespräch durch einen externen Prüfer z. B. mittels einer Checkliste.

Von Studierenden selbst durchgeführte Rollenspiele zur Einübung oder auch zur Überprüfung kommunikativer Kompetenzen sind unter Studenten nicht sehr beliebt (Nikendei et al. 2003). Und allein die Tatsache, dass sich Studierende, die sich abwechselnd in die Rolle von Arzt und Patient begeben, persönlich kennen, schränkt auch die Glaubwürdigkeit und nicht zuletzt die Effektivität dieser Methode erheblich ein. Es besteht die Gefahr, dass der Lernende seinen Partner als reale, weniger als dargestellte Person wahrnimmt, was das Gesprächsverhalten im Rollenspiel verändern kann. Ein weiterer Nachteil ist das Umfeld des Rollenspiels, die schweigende Masse im Gesichtsfeld der Rollenspieler, was zu Stress und Leistungsdruck führen kann und die Angst schürt, sich nicht richtig zu verhalten. Diese «Bühnensituation» kann beim

Rollenspieler ein künstliches oder sogar überzeichnetes Verhalten auslösen und wirkt somit hinsichtlich der Intention des Rollenspiels eher kontraproduktiv. Eine Möglichkeit, dies zu umgehen, wäre, als Rollenpartner einen fremden Kommilitonen einzusetzen und das Rollenspiel unter Ausschluss der Öffentlichkeit mit einer fest installierten Videokamera aufzuzeichnen. So kann auch eine nachfolgende objektive Bewertung und Reflexion des Gespräches erfolgen.

Aufgrund der mangelnden Akzeptanz unter den Studenten sowie des fehlenden Bezuges zur Realität ist das Rollenspiel nur bedingt geeignet, um die Kommunikation zwischen Patient und Therapeut zu optimieren. Auch als Prüfungsinstrument mangelt es dem Rollenspiel sowohl an Standardisierbarkeit als auch an Wiederholbarkeit.

17.5 Der reale Patient

Ähnliches gilt für den Einsatz von realen Patienten in der Lehre der Kommunikation. Diese Methode ist zwar durch eine besondere Realitätsnähe gekennzeichnet, da der Student Inhalte des Kommunikationsunterrichts direkt in einer realistischen Situation anwenden kann, und gilt daher als wichtigste Erfahrung in der medizinischen Ausbildung. Des Weiteren bedarf der Einsatz von realen Patienten weder eines großen organisatorischen, noch finanziellen Aufwandes, da die Kranken nicht extra geschult werden müssen. Einzige Voraussetzung ist zunächst ihr Einverständnis, sich zu Übungszwecken zur Verfügung zu stellen.

Die Kompetenzen des Studenten werden somit genau in dem Umfeld überprüft, in dem sie in den jeweiligen späteren, beruflichen Situationen abverlangt werden (Collins/Harden 1998; Kurtz et al. 2005; Potter et al. 2005). Aber aus ethischer Sicht ist die Frage zu stellen, ob Patienten überhaupt mit der Ausbildung von Angehörigen der Gesundheitsberufe belastet werden sollten. Der Kontakt eines mangelhaft geschulten Studenten zu realen Patienten birgt die Gefahr einer möglichen Verletzung des Privat- und Intimbereiches des Patienten. Zudem können bestimmte Gesprächsszenen oder Untersuchungstechniken im Gegensatz zur SP-Methode nicht mehrfach durchgeführt oder modifiziert werden, da zum einen die Echtheit der Situation verloren ginge. Zum anderen wäre es wohl auch nicht vertretbar, beispielsweise einen akuten Schmerzpatienten darum zu bitten, Abschnitte eines Anamnesegespräches noch einmal zu wiederholen (Collins/Harden 1998).

Ein echter, aber ungeschulter Patient ist nicht in der Lage, in einer Prüfungssituation sein Verhalten und seine Reaktionen konstant und standardisiert zu reproduzieren; umgekehrt würde jeder einzelne Prüfling einen anderen Patienten und somit eine andere Prüfungssituation vorfinden. Dadurch entsteht ein unfaires Chancenverhältnis für die Prüflinge. Um reale Patienten in die Lehre der Kommunikation mit einzubinden, sollte bei den Studenten eine gewisse Sicherheit im Umgang mit Patienten bereits bestehen. Das Üben von Patientengesprächen kann entweder in einem Einzelgespräch zwischen dem Studenten und dem Patienten stattfinden, welches zur späteren Analyse auf Video oder Tonband aufgezeichnet wird (Potter et al. 2005); oder die Studenten gehen in Kleingruppen zu einem Patienten, wobei einer die Arztrolle und die anderen die Beobachterrollen übernehmen. Bei der anschließenden Evaluation wird zunächst der Patient um ein Feedback zum Gesprächsverlauf gebeten, danach können die Studenten untereinander die Situation diskutieren und bewerten (Collins/Harden 1998; Kurtz et al. 2005).

17.6 Feedback und Reflexion

Das Feedback und die Selbstreflexion bei einem Verhalten sind von außerordentlicher Wichtigkeit, um das Selbstbild mit dem Fremdbild abzugleichen. Dazu helfen Aufnahmen eines Gespräches auf Video oder Tonband. Die Überlegenheit des Videobandes gegenüber dem Tonband liegt dabei klar auf der Hand, da man nicht nur die verbale, sondern auch die nonverbale Kommunikation bewerten kann. Eine Aufnahme bietet dem Teilnehmer die Möglichkeit, sich einen eigenen Eindruck seiner Gesamtwirkung zu verschaffen. Beim Anschauen einer Videoaufzeichnung oder beim Anhören des Tonbandes gewinnt der Teilnehmer einen inneren Abstand zu sich selbst und kann sich wie einen Fremden betrachten. Die Begegnung mit sich selbst ist immer ein eindrucksvolles Erlebnis und bringt so manche unbewusste Angewohnheit erst ans Tageslicht wie z. B. fehlender oder ungenügender Blickkontakt, der häufige Gebrauch repetitiver Füllwörter oder auch eine undeutliche Aussprache. Der Lernerfolg ist hierbei sehr hoch (Kurtz et al. 2005, Neumann et al. 2005).

Ein weiterer Vorteil ist, dass die Aufzeichnung eines Übungsgespräches auf Video oder Tonband die Analyse der kommunikativen Fähigkeit anhand einer Checkliste unterstützt. Sie kann natürlich auch zeitgleich von den Prüfern zur Bewertung der kommunikativen Kompetenz des Studenten verwendet werden, wird aber umso schwieriger im Gebrauch und ungenauer in der Aussage je länger und differenzierter die Checkliste ist und je unsicherer der Prüfer im Umgang mit der Liste ist. Und nicht zuletzt dient die Video- und Tonbandaufzeichnung als Dokument: Es kann archiviert werden, und somit kann immer wieder darauf zurückgegriffen werden, sei es zu Lehrzwecken oder als Dokumentation der Prüfungsleistung. Ein Nachteil ist der größere Zeitaufwand, der bei der Abspielzeit zur gründlicheren aber auch aufwendigen Analyse hinzukommt (Neumann et al. 2005). Ein erheblicher Unsicherheitsfaktor ist «der Fluch der Technik», der gerade bei Prüfungssituationen zu großen Schwierigkeiten führen kann, wenn während der Gesprächssituation unbemerkt die Kamera defekt, das Mikrophon zu leise eingestellt ist oder die Batterien/Akkus leer sind. Bei Prüfungen sollte das Rating demnach immer zeitgleich zum Gespräch mit dem SP erfolgen und die Kamera oder das Tonband nur als zusätzliche Absicherung oder zu späteren Lehrzwecken mitlaufen.

17.7 Zusammenfassung der Methoden

Nach der Auswertung und Gegenüberstellung der verschiedenen Methoden zur Lehre und Überprüfung von kommunikativer Kompetenz zeigt sich deutlich, dass der Einsatz von SP am effektivsten ist, auch wenn die Umsetzung mit großem Aufwand verbunden ist. Der wertvollste Aspekt dieser Form ist, dass die SP so geschult werden können, dass sie nicht nur ihre Patientenrolle standardisiert spielen können, sondern auch die interpersonalen Fähigkeiten der Patient-Therapeuten-Interaktion beurteilen und dem Studenten ein geeignetes Feedback geben können. In der Lehre der Kommunikation stehen an zweiter Stelle sicherlich das Rollenspiel, gefolgt von der Beurteilung eines Lehrvideos sowie dem Kontakt zu realen Patienten. Die schriftliche oder mündliche Prüfung sollte nur zur Überprüfung von theoretischem Wissen zum Themenkomplex Kommunikation verwendet werden. Weniger sinnvoll ist diese klassische Prüfungsform bei der Beurteilung der Fähigkeit zu kommunizieren.

17.8 Der Erwerb kommunikativer Kompetenzen am Beispiel des Physiotherapie-Studiums in Fulda/Marburg

Matthias Elzer

Am Fachbereich Pflege und Gesundheit der Hochschule Fulda verfügen wir über eine langjährige Erfahrung in der Ausbildung von Studierenden der Pflege und Physiotherapie, um sie auf eine professionelle Kommunikation mit Patienten, aber auch mit der eigenen und anderen Berufsgruppen vorzubereiten.

Im Folgenden soll am Beispiel des Bachelor- und Master-Studiengangs Physiotherapie, den die Hochschule zusammen mit dem Fachbereich Medizin der Philipps-Universität Marburg durchführt, dargestellt werden, wie wir versuchen, kommunikative Kompetenzen im Studium der Physiotherapie zu erwerben.

Das Curriculum zur Einführung in die Kommunikation und Gesprächsführung besteht aus zwei Teilen:

1. den theoretischen Grundlagen der Kommunikation und Gesprächsführung und
2. den praktischen Übungen zur Gesprächsführung mit Patienten und Mitarbeitern.

17.8.1 Theoretische Grundlagen zum Erwerb kommunikativer Kompetenzen

Die Ansprüche an die theoretischen Grundlagen sind im Laufe von etwa einem Jahrzehnt kontinuierlich gewachsen. Es standen die wissenschaftlichen Erkenntnisse der Kommunikationstheorie der Palo-Alto-Gruppe von Paul Watzlawick und Kollegen im Vordergrund, die bereits 1969 in deutscher Sprache publiziert wurden (die pragmatischen Axiome menschlicher Kommunikation und ihre Störungen). Das Axiom, dass man nicht *nicht* kommunizieren kann, ist inzwischen Allgemeingut. Dass die Kommunikation neben dem Inhaltsaspekt auch einen Beziehungsaspekt hat, ist inzwischen auch sehr weit verbreitet. Dass dieser Beziehungsaspekt zugleich einen Zugang zur Metakommunikation darstellt, ist schon weniger bekannt. Noch schwieriger wird es, wenn die weiteren Axiome die Rolle der Interpunktion und analogen und digitalen Aspekte deutlich machen.

Der systemtheoretische Blickwinkel auf das Gespräch zweier Menschen ist außerordentlich hilfreich und auch unterhaltsam, wenn es um private Beziehungen z. B. von Paaren geht. Ist dieses systemtheoretische Modell aus der Familientherapie auch auf die professionelle Gesprächsituation von Therapeut-Patient übertragbar?

Die nüchterne Haupterkenntnis dieses Ansatzes ist zumindest die, dass die Kommunikation zwischen zwei Menschen voller Störfaktoren ist und oft genug schiefläuft.

Ein zweiter Ansatz zur Gesprächsführung kommt aus dem weiten Feld der Humanistischen Psychologie und ist mit dem Konzept der psychotherapeutischen Beratung von Carl Rogers verbunden (USA, Erstpublikation 1942). Abgesehen von der humanistischen Grundhaltung stehen hier die sogenannten Basisvariablen, die der Behandelnde berücksichtigen sollte, im Vordergrund: Die Akzeptanz, die Empathie und die Kongruenz.

Dieses humanistische Postulat birgt außerhalb des geschützten Settings einer klientenzentrierten, non-direktiven Gesprächsführung auch seine Tücken.

Ein dritter Autor, Friedemann Schulz von Thun, verstand es ab 1981, die kommunikationstheoretischen Erkenntnisse von Watzlawick und Kollegen sowie von Rogers und andere Methoden der Humanistischen Psychologie (Ruth Cohn, Eric Berne) in einem praktischen und eingängigen Modell miteinander zu verbinden: das Nachrichtenquadrat. Auch hier lag der Hauptanwendungsbereich ursprünglich in der Interaktion von privaten Zweierbeziehungen. Inzwischen hat Schulz von Thun sein Konzept auch auf Teams und Organisationen erweitert.

Alle diese Ansätze erschienen und erscheinen den Studierenden auch heute noch außerordentlich interessant und lebensnah; es macht ihnen sichtbar Spaß, sich damit zu befassen. Der Transfer in die tägliche Praxis der Gesprächsführung mit Patienten und Mitarbeitern dagegen erscheint nach wie vor sehr schwer und bleibt im Dunkeln.

Zu den theoretischen Grundlagen nahmen wir an der Hochschule Fulda noch zwei Konzepte aus der Psychotherapie hinzu: aus der Psychoanalyse und aus der Lerntheorie. Beide sind sogar noch älter als jene von Rogers und Watzlawick.

Von der Psychoanalyse adaptierten wir für die Gesprächssituation die Phänomene des Unbewussten, die regressive psychische Verfassung des Patienten sowie das Übertragungs- und Gegenübertragungsgeschehen zwischen Patient und Therapeut oder Pflegeperson. Diese psychoanalytische Perspektive stellt für Studierende sicherlich die größte Schwierigkeit dar, weniger im theoretischen Verständnis als vielmehr in der praktischen Umsetzung.

Die Lerntheorie und ihre therapeutische Anwendung in der Verhaltenstherapie sind als Konzept recht wenig ausgearbeitet. Vielmehr findet sie in der täglichen Praxis permanent statt, wenn wir mit Konditionierungen (Bestrafung, Belohnung) oder auch mit Appellen an die Einsicht, die Kognition des Patienten arbeiten. Letztendlich sind Kommunikationsvorgänge zugleich Konditionierungen, weil wir unser Gegenüber zu einem bestimmten Verhalten oder Einsichten bringen, d. h. es beeinflussen wollen.

Die fünfte theoretische Perspektive kam aus der Philosophie und den Neurowissenschaften und heißt Konstruktivismus. Er verbindet verschiedene wissenschaftliche Disziplinen z. B. die Bedeutung des Unbewussten, der Biografie und Kognitionstheorie; er lehrt uns, dass Kommunikation ein Lernvorgang ist, bei dem der Kommunizierende sich eine eigene Wirklichkeit von etwas neu und selbst vor dem Hintergrund seiner bisherigen Erfahrungen zusammenbauen, d. h. konstruieren muss. Nicht nur kognitive, sondern vielmehr emotionale Faktoren fördern den Lernvorgang. Lernen und Kommunizieren ist eben kein Kopiervorgang, das Sender-Empfänger-Modell hat seine Grenzen, die Message kommt nur teilweise an und wird recht individuell im Gehirn verarbeitet. **Tabelle 17-1** gibt einen Überblick über die theoretischen Grundlagen der Gesprächsführung.

Summa summarum ist das Miteinander-Kommunizieren so gesehen erschreckend kompliziert. Es gilt dabei so viele Aspekte zu berücksichtigen, dass ein spontanes Miteinander-Sprechen fast unmöglich erscheint gemäß dem sophistischen Satz: *«Ich weiß nichts mehr dazu zu sagen, ich habe zuviel darüber gelesen.»* Doch es gibt keinen Grund, vor dieser Komplexität zu resignieren!

Dieses Lehrbuch sowie das analoge Buch für die Pflege (Elzer/Sciborski 2007) versuchen, die Komplexität der zwischenmenschlichen Kommunikation und Gesprächsführung theoretisch zu beschreiben, zu diskutieren und für eine berufliche Praxis mit vielen Beispielen nahe zu bringen. Die Inhalte dieses Buches stellen die theoretische Basis dar, um in verschiedenen professionellen Gesprächssituationen einen «Plan» für

Tabelle 17-1: Theoretische Grundlagen der Gesprächsführung.

Therapeutische Kommunikation	**Beispiele**
Ansatz Psychoanalyse	Unbewusstes, Regression, Übertragung, Gegenübertragung
Ansatz Lerntheorie	klassische und instrumentelle Konditionierung, Lernen am Modell, Kognitive Methoden
Ansatz Humanistische Psychologie	non-direktive Gesprächsführung nach Rogers, Akzeptanz, Empathie, Kongruenz
Ansatz Kommunikationswissenschaften	pragmatische Axiome und Paradoxien, Konstruktivismus, angewandte Modelle
die therapeutische Beziehung	Beziehungsgestaltung, personenzentriertes Krankheitsverständnis
interkulturelle Kommunikation	kulturelle, ethische, religiöse und sprachliche Barrieren
spezielle Kommunikation	Therapieziele, spezielle Patientengruppe, Therapieende
Intradisziplinäre Kommunikation	**Beispiele**
Kommunikation im Team	Teambildung, Formen der Teamarbeit, Teamsitzungen, Fortbildung im Team
Führen, Leiten, Kommunizieren	z. B. Einstellungs-, Mitarbeiter-, Entwicklungs-, Konfliktgespräche
Interdisziplinäre Kommunikation	**Beispiele**
Kommunikation mit Ärzten	Akzeptanzprobleme, kooperative Maßnahmen, fachlicher Austausch

ein kommunikatives Handeln zu haben: Je nach Ziel der Situation lassen sich verschiedene Theorien anwenden und bei der Reflexion wiedererkennen.

Wie sieht nun die praktische Umsetzung dieser theoretischen Erkenntnisse im Umgang mit dem Patienten oder Mitarbeiter im Studium aus?

17.8.2 Praktische Übungen zum Erwerb kommunikativer Kompetenzen

Auf der Grundlage der Theorieansätze werden praktische Übungen primär zur verbalen Kommunikation im Pflegelabor eingesetzt. Übungen zur nonverbalen Kommunikation sind noch nicht angewandt worden. Für den Umgang mit dementen oder kommunikativ eingeschränkten Patienten z. B. im Altenheim oder auf einer Intensivstation wären Übungen sehr sinnvoll. Hier einige Beispiele aus dem Studium:

1. Kommunikative Übung zur Empathie
Ein Student zieht eine schriftliche Äußerung eines ihm unbekannten Studenten aus einem Pool von Statements zu einem festgelegten Thema und interpretiert diese. Der Autor beurteilt anschließend, ob der Vortragende sein Anliegen inhaltlich richtig und emotional adäquat verstanden hat.

2. Rollenübernahme im Rollenspiel
In einer Dreiergruppe stellt einer der Studenten eine reale Begebenheit mit einem Patienten vor. Dieser Student spielt seinen Patienten; dies funktioniert erfahrungsgemäß recht gut. Ein anderer Student führt mit diesem «Patienten» ein Gespräch, z. B. ein Erstgespräch oder Konfliktgespräch. Ein dritter Student nimmt als Beobachter daran teil und referiert im Plenum seine Eindrücke und systematisiert sie auf einem Flip-Chart. Häufig wird dieses Rollenspiel auch mit einem Camcorder aufgezeichnet und in der Klein- oder Großgruppe analysiert. Das Videoprotokoll eignet sich gut, um auch die nonverbale Kommunikation bewusst wahrzunehmen.

Eine Anmerkung zum klassischen Rollenspiel: In früheren Semestern führten wir Übungen mit festgelegten Patientenrollen durch, die Studierende in einer realistischen Umgebung (Krankenbett, Pflegelabor) spielten. Unsere Erfahrung ist, dass bei einem fiktiven Rollenspiel eine gewisse Betroffenheit und Authentizität des Spielenden meistens fehlt, um in die Rolle überzeugend einzutauchen. Weitere kritische Aspekte sind in Abschnitt 17.4 erwähnt. Die «Rollenübernahme» im Rollenspiel scheint diese Identifizierung mit einem Patienten durch die komplementäre Beziehung in einer authentisch erlebten Situation leichter zu ermöglichen.

3. Übungen zu einzelnen Gesprächstechniken
Aktives Zuhören, Paraphrasieren, Sondieren, Konfrontieren, Eingehen auf emotionale oder kognitive Inhalte und andere allgemeine und spezielle Gesprächstechniken (vgl. Kap. 9) lassen sich sowohl mit vorgefertigten alternativen Textpassagen als auch im oben genannten Rollenspiel üben und durch Videoaufzeichnungen reflektieren.

4. Analyse von Videoaufzeichnungen realer Patientenbehandlungen
Für die Aufgabe, allgemeine und spezielle Gesprächstechniken wahrzunehmen, grei-

fen wir auch auf reale Erstgespräche mit «echten» Patienten in der Physiotherapie zurück, die im Rahmen eines Projektes gemacht wurden. Alleine die bewusste Wahrnehmung der Redeanteile, der Körpersprache oder der angewandten explorativen Technik ist sehr lehrreich.

5. Praxisreflexion durch die Balint-Methode

In verschiedenen Lehrveranstaltungen (Kommunikationswissenschaften, Psychosomatik etc.) kommt die Reflexion einer Begegnung mit einem «schwierigen» Patienten in Form einer Balint-Gruppe zum Einsatz. Ein Student stellt in einer Gruppe von zehn bis zwölf Teilnehmern sich und seinen Patienten, d. h. eine Situation mit einem Patienten vor, der ihn in irgendeiner Weise innerlich beschäftigt. Im Vordergrund steht die therapeutische Beziehung zwischen Patient und Therapeut, das aktuelle Problem und die Gegenübertragung des Therapeuten. Wie eine solche Balint-Gruppe abläuft, muss aus Platzgründen andernorts nachgelesen werden (Elzer/Sciborski 2007: 283 ff.).

6. Schauspieler als «standardisierte Patienten» (SP)

Da die Möglichkeiten, mit «echten» Patienten im stationären oder ambulanten Setting Gesprächsübungen zu machen, begrenzt und methodisch problematisch sind, hat sich der Einsatz von Schauspielern, die eine Patientenrolle spielen, sehr bewährt. Antonia Stieger hat in den Abschnitten 17.1 bis 17.7 dieses Thema ausführlich diskutiert und wissenschaftlich belegt.

An der Hochschule Fulda führen wir seit drei Jahren Assessments mit Schauspielern durch. In den ersten beiden Jahren konnten wir für die Pflegestudenten auf einen Fernsehschauspieler zurückgreifen, der in seinem Vorberuf auch Krankenpfleger war. Seitdem die Assessment-Übung für alle Studierenden der Pflege und Physiotherapie obligat wurde, haben wir Laienschauspieler aus Fulda unter Vertrag, die Rollen spielen, die sie selbst als Patienten am eigenen Leib erlebt haben. Die Aufnahmen werden im Pflegelabor unter realistischen Bedingungen auf Video aufgezeichnet und in Kleingruppen ausgewertet. Jeder Student erhält eine Kopie seiner Aufnahme zur Erinnerung und weiteren Selbstreflexion.

Das Videomaterial wird zur Zeit im Rahmen einer Master-Arbeit ausgewertet, wobei die Studierenden der Physiotherapie im Laufe von sechs Monaten zwei weitere Interviews absolvieren müssen, um zu untersuchen, ob die Lernerfolge über eine gewisse Zeit konstant geblieben sind. Die Beurteilung erfolgt mit Hilfe standardisierter Checklisten durch unbeteiligte physiotherapeutische Prüfer (engl. *rater*).

Diese SP-Übung zum Gegenstand von Modulprüfungen zu machen, konnten wir uns nicht entschließen. Es ist zu vermuten, das dadurch der kreative und spielerische Anteil für die Studierenden verloren geht.

Die oben erwähnte OSCE-Prüfung (*Objective Structured Clinical Examination*) kommt im Bachelor-Studiengang Pflege zur Anwendung, nicht im Studiengang Physiotherapie.

Tabelle 17-2 fasst die praktischen Übungen zum Erwerb kommunikativer Kompetenzen in der Übersicht zusammen.

Tabelle 17-2: Praktische Übungen in Ausbildung und Studium.

Praktische Übungen	
Übung zur Empathie	Kleingruppenübung mit Textbeispielen
Rollenübernahme im Rollenspiel	Kleingruppen mit teilnehmender Beobachtung
Übungen zu einzelnen Gesprächstechniken	z. B. aktives Zuhören, Paraphrasieren, Konfrontieren im Dialog
Analyse von Videoaufnahmen	Lehrvideos, eigene Videoaufnahmen
Praxisreflexion durch die Balint-Methode	zwölf Teilnehmer, qualifizierter Leiter
Schauspieler als «standardisierte Patienten»	Übung am «Patienten» mit fester Rolle

17.8.3 Weiterentwicklung kommunikativer Kompetenzen nach dem Studium

Es ist einleuchtend, dass es mit einigen Übungen während der Ausbildung oder des Studiums zu den kommunikativen Fähigkeiten nicht getan ist. Gerade in der Einmündung oder Rückkehr in die Berufspraxis sollte das Bewusstsein für eine professionelle Gesprächsführung nicht dem Praxisschock geopfert werden. Kurzfristige Übungen führen zu keiner anhaltenden Verhaltensänderung, wie Potter und Kollegen (2005) aufgezeigt haben. Nötig ist eine «Verstetigung» dieser bewussten Erfahrung durch ein reflektiertes Tun. Es geht schließlich auch hier um ein «lebenslanges Lernen».

Neben der theoretischen und praktischen Reflexion auf Weiterbildungen und Kongressen (z. B. 4. PhysioKongress 2008 in Stuttgart) ist der bewusste Umgang in der täglichen Praxis mit Patienten sehr hilfreich. Dies kann durch die Videodokumentation einer Patientenbehandlung (unter Einhalten der ethischen und datenrechtlichen Grundsätze) und individuelle Auswertung erfolgen. Die Aufnahme kann aber auch in der innerbetrieblichen kollegialen Weiterbildung vorgestellt und diskutiert werden. In einer physiotherapeutischen Praxis des «Gesundheitszentrum Frankfurt», in dem verschiedene Disziplinen (Kinder- und Jugendmedizin, Psychologie, Ergotherapie, Physiotherapie und Logopädie) zusammenarbeiten, sind Videoaufnahmen seit Jahrzehnten Hilfsmittel der interdisziplinären Arbeit (vgl. Kap. 18).

Auch ist es sinnvoll, wenn die Zeit es erlaubt, das eigene therapeutische Tun und die Gesprächsführung durch einen Kollegen zu reflektieren, der als teilnehmender Beobachter mit vorher festgelegten Beobachtungskriterien die Behandlungssituation beobachtet und dem Therapeuten eine Rückmeldung gibt («Live-Supervision»).

Nicht zu unterschätzen ist das Lernen am Modell durch gute Vorbilder. Hier sollten junge Physiotherapeuten durch erfahrene Kollegen nicht nur in der Behandlung der Patienten, sondern in der Gesprächsführung angeleitet werden (Praxisanleitung).

Tabelle 17-3: Reflexionsmethoden in der Berufspraxis.

Berufliche Weiterbildung kommunikativer Kompetenzen	
Feedback durch Videoprotokoll	Videoaufzeichnung eigener Behandlungen
Feedback durch teilnehmende Beobachtung	teilnehmende Beobachtung durch Kollegen nach festgelegten Beobachtungskriterien
Feedback (Video, teilnehmende Beobachtung)	Teamdiskussion in der Weiterbildung
Anleitungskonzept	Anleitung von Berufsanfängern durch leitende Mitarbeiter
Workshops zur Kommunikation	z. B. auf Kongressen
Praxisreflexion durch die Balint-Methode	zwölf Teilnehmer, qualifizierter Balint-Gruppenleiter

Weiterbildungen mit Live-Behandlung eignen sich ebenso wie von der Aufnahmetechnik her gut gemachte Lehrvideos. Nicht nur gute Gespräche mit Patienten sind lehrreich, auch weniger gute oder misslungene.

Tabelle 17-3 gibt einen Überblick über die Reflexionsmethoden in der Berufspraxis.

Damit der Erwerb und die spätere Reflexion kommunikativer Kompetenzen zum Nutzen aller (Therapeuten und Patienten) Routine werden wird, sind Neugierde, Offenheit und eine kollegiale Haltung in einem herrschaftsfreien Diskurs erforderlich.

17.9 Schlussbemerkung

In den Gesundheitsberufen z. B. in Deutschland wurde in den letzten Jahren verstärkte Aufmerksamkeit auf den Erwerb kommunikativer Kompetenzen zu Beginn der Berufsausbildung (Ausbildung, Studium) gerichtet. Offenbar ist das Niveau, wie z. B. Ärzte mit ihren Patienten sprechen, verbesserungsbedürftig. Gleiches gilt für die Pflege und andere Gesundheitsberufe.

Das Thema Kommunikation ist bislang wohl ein Thema, das offenbar eher implizit neben der Fachkompetenz herläuft. Der Erwerb kommunikativer Kompetenzen ist mit einigen Übungen zu Beginn des Studiums nicht abgeschlossen. Fachschulen, Weiterbildungszentren und Hochschulen beginnen inzwischen Laboratorien, sogenannte «Skills-Labs», einzurichten, um diese «Skills» oder Kompetenzen systematisch zu erwerben und reflektieren. Dieser Erwerb zu Beginn der Ausbildung steckt die Standards an eine professionelle Kommunikation ab. Mit dem Eintritt in das Berufsleben müssen diese Kompetenzen in der täglichen Praxis «verstetigt» werden. Der Erwerb ist ein Prozess, der sich durch die ganze Berufstätigkeit erstreckt.

18 Interdisziplinäre Zusammenarbeit – am Beispiel «Gesundheitszentrum Böttgerstraße, Frankfurt»

Ute Guckes-Elzer

In diesem Kapitel wird ein seit 31 Jahren bestehendes interdisziplinäres Zentrum vorgestellt und besonders auf die Formen der Kommunikation und Kooperation eingegangen.

Nach einer längeren Vorbereitungsphase eröffnete 1977 das «Gesundheitszentrum Böttgerstraße» in Frankfurt-Bornheim in den Räumlichkeiten einer alten Kinderklinik, die von der Stadt Frankfurt angemietet wurde.[1]

Ein Kinderarzt, zwei Allgemeinmediziner, zwei Physiotherapeutinnen (Bobath-Therapie), eine Psychologin und zwei Pädagogen nahmen ihre Arbeit auf. Die Organisationsform war ein eingetragener Verein.

18.1 Das Konzept und seine Modifikationen

Ziel des Gesundheitszentrums war es, in einem interdisziplinär arbeitenden Zentrum einen bürgernahen und familienorientierten Beitrag zur Patientenversorgung eines Stadtteils von Frankfurt zu leisten. Es verstand sich als ein alternatives Projekt der Gesundheitsversorgung und interprofessionellen Zusammenarbeit.

Im Laufe der Jahre veränderte sich das Gesundheitszentrum personell und inhaltlich: Zuerst schieden die beiden Diplompädagogen aus, da deren Finanzierung und Aufgabengebiete nicht realisiert werden konnten. Die Kinderarztpraxis wurde durch eine Kinderärztin verstärkt. Dann verließen die Allgemeinmediziner das Konzept, was für das Zentrum besonders schmerzlich war, da dadurch der Anspruch einer Familienmedizin aufgegeben wurde; sie blieben aber unter dem Dach des Gesundheitszentrums. Hinzu kamen eine Ergotherapeutin und zwei Logopädinnen, wodurch sich das Konzept stärker auf Familien mit Kindern fokussierte. Ferner arbeiteten ein Gynäkologe befristet und mehrere Psychotherapeutinnen längerfristig unter dem Dach des Zentrums, ohne in die Konzeption eingebunden zu sein. Später kam eine Beratungsstelle der «pro familia» hinzu.

---

1 Heute hat die Bezeichnung «Gesundheitszentrum» nach der letzten Gesundheitsreform in Deutschland eine andere Bedeutung: ambulante Einrichtungen an einer Klinik.

Eine wesentliche Intensivierung der Arbeit ergab sich vor 21 Jahren durch die Gründung des «Vereins interdisziplinäre Familienarbeit e. V.» als Frühfördereinrichtung mit zwei Diplompädagoginnen. Eine weitere personelle Veränderung ergab sich durch den Weggang des Kinderarztes, der wesentlich das Zentrum begründet hatte, aber weiter an der Intervisionsgruppe teilnahm. Seit dieser Zeit arbeitet das «Gesundheitszentrum Böttgerstraße» mit diesem Konzept einer Familienmedizin mit den Schwerpunkten Kind, Jugendliche und Eltern.

18.2 Interdisziplinäre Zusammenarbeit

Für den Kontext dieses Lehrbuchs sind die Struktur der interdisziplinären Zusammenarbeit und die Form der Kommunikation interessant. Sie erstreckt sich:

1. auf eine kontinuierliche interdisziplinäre Patientenbetreuung von Familien oder Alleinerziehenden mit Kindern durch gemeinsame Patientenkonferenzen und
2. auf eine kontinuierliche Weiterbildungen/Supervisionen in verschiedenen Zusammensetzungen (intra- und interdisziplinär).

Zu 1. Patientenkonferenzen:
Seit über 30 Jahren kommen Mitglieder des Zentrums in der «Besprechung» jeden Dienstagmorgen zusammen: Kinderärzte, Arzthelferin, Psychologin, Physiotherapeutinnen, Logopädinnen, Ergotherapeutin und später die Pädagoginnen der Frühfördereinrichtung. In dieser Konferenz werden ausgehend von den kranken oder behinderten Kindern die psychosozialen Bedingungen der Familien, oft Mehrgenerationen- und Migrantenfamilien, unter kurativen und präventiven Aspekten besprochen und wenn nötig Therapieangebote innerhalb und außerhalb des Zentrums veranlasst. Dies bezieht sich nicht nur auf den medizinischen und psychotherapeutischen Versorgungssektor, sondern auch auf pädagogische und psychosoziale Bereiche z. B. Vorschuleinrichtungen, Schulen, Jugendamt, sonstige Förderangebote. Diese Maßnahmen schließen Kontaktaufnahme und Besuche in den Einrichtungen durch Mitarbeiter des Gesundheitszentrums mit ein.

Zu 2. Supervision und Fortbildungen:
Im Laufe der Geschichte des Zentrums gab es vielfältige Formen von patientenbezogener Supervision, teils im Zentrum durch externe Supervisoren, teils außerhalb. So fuhren z. B. die Kinderärztin, eine Physiotherapeutin, eine Logopädin, die Ergotherapeutin und die Psychologin regelmäßig und über viele Jahre zu einer familientherapeutischen Supervision in die Psychosomatische Universitätsklinik Gießen.

Das Team der Praxis für Physiotherapie hatte parallel über viele Jahre eine eigene Supervision bei Psychoanalytikerinnen in Frankfurt, um die therapeutische Beziehung zu ihren Patienten (Erwachsene, Kinder) besser reflektieren zu können.

Ein weiteres Element sind fachgebundene und fachübergreifende Fortbildungen in Deutschland und außerhalb Deutschlands sowie eine regelmäßige interne Fortbildung im Rahmen der Frühfördereinrichtung, die einmal im Monat montagabends stattfindet. An dieser Fortbildung nimmt auch der Kinderarzt teil, der aus dem Zentrum vor Jahren ausgeschieden war und inzwischen pensioniert ist. Ein weiterer gemeinsamer Arbeitsbereich besteht in einer vereinsinternen Intervisionssitzung.

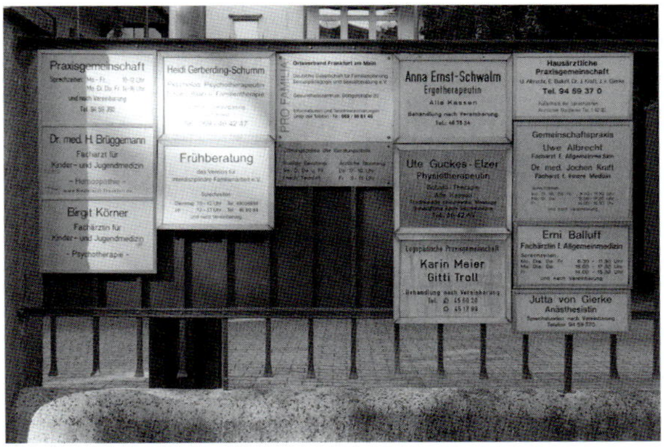

Abbildung 18-1: Gesundheitszentrum Böttgerstraße Frankfurt. (Foto: Ute Guckes-Elzer)

Somit gibt es jeden Dienstag eine Fallbesprechung und zweimal pro Monat montags eine Fortbildung oder Intervision; hinzu kommen noch Vereinssitzungen.

18.3 Schlussbetrachtung

Seit über 30 Jahren haben sich die Mitarbeiter des «Gesundheitszentrums Böttgerstraße» (s. **Abb. 18-1**) eine Form der interdisziplinären und interprofessionellen Kooperation geschaffen, die allen beteiligten Gesundheitsberufen einen hohen Grad an Arbeitszufriedenheit, gegenseitiger Wertschätzung und fachlicher Unterstützung bietet. Persönliche Konflikte und fachliche Differenzen wurden konstruktiv ausgetragen. Der harte Kern des Zentrums arbeitet fast das ganze Berufsleben (über 30 Jahre) fruchtbar in unterschiedlichen Funktionen auf gleicher Augenhöhe zusammen. Dieser Stil der Kommunikation und Kooperation war resistent gegen alle zwischenzeitlichen Moden, ökonomischen Zwänge und gesundheitspolitischen Entwicklungen. Die Mitarbeiter der verschiedenen Fachrichtungen waren einzig daran interessiert, eine Form der Versorgung ihrer Patienten nach einem bio-psychosozialen Verständnis auf einem möglichst hohen Niveau zu ermöglichen. Fachkompetenz in Verbindung mit persönlichen, sozialen und kommunikativen Kompetenzen sind dabei die Grundvoraussetzungen dieser langjährigen Zusammenarbeit.

Literaturverzeichnis

Airaksinen, O.; Brox, J.-I.; Cedraschi, C.; Hildebrandt, J.; Klaber-Moffett, J.; Kovacs, F.; Mannion, A. F.; Reis, S.; Staal, J. B.; Ursin, H.; Zanoli, G. (2006). European guidelines for the management of chronic nonspecific low back pain. *European Spine Journal, 15*: S192–S300.

Andersson, G. B. J. (1999). Epidemiological features of chronic low-back pain. *Lancet, 354*: 581–585.

Arets, J.; Obex, F.; Ortmans, L.; Wagner, F. (1999). Professionelle Pflege. Fähigkeiten und Fertigkeiten. Bd. 2. Bern: Verlag Hans Huber.

Arnetz, J. E.; Almin, I.; Bergström, K.; Franzén, Y.; Nilsson, H. (2004). Active patient involvement in the establishment of physical therapy goals: Effects on treatment outcome and quality of care. *Advances in Physiotherapy, 6* (2): 50–69.

Arntz, A.; Claassens, L. (2004). The meaning of pain influences its experienced intensity. *Pain, Vol. 109* (1–2): 20–25.

Asanger, R.; Wenninger, G. (1999). Handwörterbuch Psychologie. Weinheim: Beltz Psychologie Verlags Union.

Aspegren, K. (1999). Teaching and learning communication skills in medicine: a review with quality grading of articles. *Med Teach, 21* (6): 563–70.

Baker, S. M.; Marshak, H. H.; Rice, G. T.; Zimmerman, G. J. (2001). Patient participation in physical therapy goal setting. *Physical Therapy, 81* (5): 1118–1126.

Balint M. (1957). The doctor, his patient and the illness. London: Pitman Medical Publ.

Balint M. (1954, Jan). Training general practitioners in psychotherapy. *BMJ, 16* (1): 115–120.

Balint, M. (1965). The doctor's therapeutic function. *The Lancet*, June 5 (1): 1177–1180.

Balke, K.; Schnitzer, S.; Walter, A.; Richter, S.; Kuhlmey, A. (2008). KBV-Versichertenbefragung: Wartezeit ist wichtiges Kriterium bei der Wahl der Arztpraxis. *Deutsches Ärzteblatt, 105* (Heft 34–35): A 1766–1768.

Barnes, M. P.; Ward, A. B. (2000). Textbook of Rehabilitation Medicine. Oxford: Oxford University Press, Oxford: 8–9.

Barrows, H. S. (1993). An overview of the uses of standardized patients for teaching and evaluating clinical skills. *Acad Med, 68* (6): 443–453.

Barrows, H. S.; Abrahamson, S. (1964, Aug). The programmed patient: A technique for appraising students performance in clinical neurology. *J Med Educ, 39*: 802–805.

Basler, H. D.; Quint, S.; Wolf, U. (2006). Fear avoidance beliefs und Funktion bei älteren Personen mit chronischem Rückenschmerz. *Der Schmerz, 20* (3): 189–197.

Basler, H. D.; Franz, C.; Kröner-Herwig, B.; Rehfisch, H. P. (Hrsg.) (2004a). Psychologische Schmerztherapie. 5. Auflage. Berlin: Springer.

Basler, H. D.; Quint, S.; Wolf, U (2004b). Entscheidungsbalance und körperliche Aktivität bei Rückenschmerz im Alter. Eine Studie im Rahmen des Transtheoretischen Modells. *Zeitschrift für Medizinische Psychologie, 13* (4): 147–154.

Bauer, R. (1997). Lernen an Stationen in der Grundschule. Berlin: Cornelsen Skriptor: 34–36.

Becker, A.; Leonhardt, C.; Kochen, M. M.; Keller, S.; Wegscheider, K.; Baum, E.; Donner-Banzhoff, N.; Pfingsten, M.; Hildebrandt, J.; Basler, H. D.; Chenot, J. F. (2008). Effects of two guideline implementation strategies on patient outcomes in primary care: a cluster randomized controlled trial. *Spine, 33* (5): 473–480.

Becker, S.; Iro, D.; Werner, J. (2003). Kommunikative Kompetenz in der Ausbildung. Fulda: FH Fulda. [= unveröffentlichter Projektbericht]

Bendz, M. (2003). The first year rehabilitation after stroke – from two perspectives. *Scand J Caring Sci, 17*: 215–222.

Berg, H. (2007). Die eigene Rolle kennen. Selbstverständnis in der Physiotherapie. *physiopraxis, 1*: 20–23.

Bishop, A.; Foster, N. E.; Thomas, E.; Hay, E. M. (2008). How does the self-reported clinical management of patients with low back pain relate to the attitudes and beliefs of health care practitioners? A survey of UK general practitioners and physiotherapists. *Pain, 135* (1–2): 187–195.

Bishop, A.; Foster, N. E. (2005). Do physical therapists in the United Kingdom recognize psychosocial factors in patients with acute low back pain? *Spine, 30* (11): 1316–1322.

Böhm, W. (2000). Wörterbuch der Pädagogik. Begründet von Wilhelm Hehlmann. 15., überarbeitete Auflage. Stuttgart: Kröner.

Bönsch, M. (2000). Patientenorientierung zwischen Kundenwerbung und konstruktiv-systemischer Menschenbehandlung. PrInterNet (1). Vorschau im Internet verfügbar unter: http:/www.printernet.info/show.asp?id=100. (Datum der letzten Einsichtnahme: 10. Dezember 2008).

Brinkmann, R. D. (2002). Intervision. Ein Trainings- und Methodenbuch für die kollegiale Beratung. Heidelberg: Sauer-Verlag.

Bundesministerium der Justiz (2007). Sozialgesetzbuch (SGB) Neuntes Buch (IX) – Rehabilitation und Teilhabe behinderter Menschen – (Artikel 1 des Gesetzes v. 19. Juni 2001, BGBl. I S. 1046) zuletzt geändert durch Artikel 8 Abs. 2 des Gesetzes vom 18. Dezember 2007 (BGBl. I S. 2984). Verfügbar im Internet unter: http://bundesrecht.juris.de/bundesrecht/sgb_9/gesamt.pdf. (Datum der letzten Einsichtnahme: 22. September 2008).

Bundesministerium des Innern (Hrsg.) (2004). Migrationsbericht 2004. Berlin: Bundesministerium des Innern. Verfügbar im Internet unter: http://www.bundesregierung.de/Content/DE/Publikation/IB/Anlagen/migrationsbericht-2004,property=publicationFile.pdf. (Datum der letzten Einsichtnahme: 8. Januar 2009).

Bundy, C. (2004). Changing behaviour: using motivational interviewing techniques. *Journal of the Royal Society of Medicine, 97* (Suppl 44): 43–47.

Burkart, R. (2002). Kommunikationswissenschaft. Grundlagen und Problemfelder. Wien: Böhlau.

Butler, D. S. (1995). Mobilisation des Nervensystems. Berlin: Springer.

Butler, D. S.; Moseley, L. G. (2005). Schmerzen verstehen. Heidelberg: Springer.

Büttner, C.; Quindel, R. (2006). Gesprächsführung und Beratung. Sicherheit und Kompetenz im Therapiegespräch. Heidelberg: Springer.

Charles, C.; Gafni, A.; Whelan, T. (1999). Decision making in the physician-patient encounter: revisiting the shared treatment decision-making model. *Social Science & Medicine, 49* (5): 651–661.

Chisholm, A.; Askham, J. (2006). What Do You Think of Your Doctor? Stockholm: Picker Institute.

Chomsky, N. (1969). Aspekte der Syntax-Theorie. Frankfurt: Suhrkamp.

Cleland, J.; Fritz, J.; Brennan, G. (2008). Predictive validity of initial fear avoidance beliefs in patients with low back pain receiving physical therapy: is the FABQ a useful screening tool for identifying patients at risk for a poor recovery? *European Spine Journal, 17* (1): 70–79.

Coburn-Staege, U. (1977). Lernen durch Rollenspiel. Theorie und Praxis für die Schule. Frankfurt am Main: Fischer Taschenbuch Verlag.

Cohn, R. C. (1975): Von der Psychoanalyse zur themenzentrierten Interaktion. Stuttgart: Klett-Cotta.

Collins, J. P.; Harden, R. M. (1998). AMEE Medical Education Guide No.13: real patients, simulated patients and simulators in clinical examination. *Med Teach, 20* (6): 508–521.

Combe, A.; Helsper, W. (Hrsg.) (1996): Pädagogische Professionalität. Untersuchungen zum Typus pädagogischen Handelns. Frankfurt: Suhrkamp.

Cott, C.; Finch, E. (1991). Goal-setting in physical therapy practise. *Physiotherapy Canada, 43* (1): 19–22.

Coudeyre, E.; Rannou, F.; Tubach, F.; Baron, G.; Coriat, F.; Brin, S.; Revel, M.; Poiraudeau S. (2006): General practitioners' fear-avoidance beliefs influence their management of patients with low back pain. *Pain, 124* (3): 330–337.

Crombez, G.; Vlaeyen, J. W. S.; Heuts, P. H. T. G.; Lysens, R. (1999). Pain-related fear is more disabling than pain itself: evidence on the role of pain-related fear in chronic back pain disability. *Pain, 80*: 329–339.

Culley, S (1996): Beratung als Prozess. Lehrbuch kommunikativer Fertigkeiten der Beratung. Weinheim: Beltz.

DAK-Versorgungsmanagement (Hrsg.) (2005). Gesundheitsreport 2005. Hamburg: DAK. Verfügbar im Internet unter: http://www.dak.de/content/filesopen/Gesundheitsreport_2005.pdf. (Datum der letzten Einsichtnahme: 9. Januar 2009).

David, M.; Borde, Th. (2001). Kranksein in der Fremde? Türkische Migrantinnen im Krankenhaus. Frankfurt: Mabuse.

Dehn-Hindenberg, A. (2008). Patientenbedürfnisse in der Physiotherapie, Ergotherapie und Logopädie. Idstein: Schulz-Kirchner Verlag.

Dehn-Hindenberg, A. (2007). Patientenbedürfnisse in der Physiotherapie: Kommunikation und Einfühlungsvermögen als zentrale Faktoren für einen erfolgreichen Therapieverlauf. *pt – Zeitschrift für Physiotherapeuten, 59* (7): 648–657.

Deutscher Verband für Physiotherapie – Zentralverband der Krankengymnasten (ZVK) e. V. (Hrsg.) (1999). Berufsordnung der Physiotherapeuten – Grundsätze des beruflichen Selbstverständnisses. Köln: ZVK. Verfügbar im Internet unter: http://www.zvk.org/img/dokumente/doc_15.pdf. (Datum der letzten Einsichtnahme: 27. Juli 2008).

Dierks, M.-L. (2006, 18. November). Informieren und Beraten. Erfolgsrezepte auch in der Ergotherapie, Logopädie und Physiotherapie? Vortrag auf der Tagung «Gesundheit kommunizieren». Multiprofessionelles Forum. Hochschule für angewandte Wissenschaft und Kunst (HAWK), Fachhochschule Hildesheim/Holzminden/Göttingen, Fakultät Soziale Arbeit und Gesundheit. [= unveröffentlichtes Manuskript]

Dierks, M.-L.; Bitzer, E.-M.; Lerch, M.; Martin, S.; Röseler, S.; Schienkiewitz, A.; Siebeneick, S.; Schwartz, F.-W. (2001, August). Patientensouveränität. Der autonome Patient im Mittelpunkt. Arbeitsbericht Nr. 195. Stuttgart: Akademie für Technikfolgenabschätzung in Baden-Württemberg. Verfügbar im Internet unter: http://elib.uni-stuttgart.de/opus/volltexte/2004/1882/pdf/AB195.pdf. (Datum der letzten Einsichtnahme: 13. November 2007).

Dilling, H.; Weyerer, S.; Castell, R. (1984). Psychische Erkrankungen in der Bevölkerung. Enke, Stuttgart.

Domenig, D. (2007). Transkulturelle Kompetenz. Lehrbuch für Pflege-, Gesundheits- und Sozialberufe. Verlag Hans Huber, Bern, 2., vollst. überarbeitete und erw. Auflage.

Dornes, M. (1993). Der kompetente Säugling. Die präverbale Entwicklung des Menschen. Frankfurt: Fischer.

Dorsch, F; Häcker, H.; Stapf, K. (Hrsg.) (1994). Dorsch. Psychologisches Wörterbuch. Bern: Verlag Hans Huber.

Dowswell, G.; Dowswell, T.; Lawler, J.; Green, J.; Young, J. (2002). Patients' and caregivers' expectations and experiences of a physiotherapy intervention one year following stroke: a qualitative study. *Journal of Evaluation in Clinical Practice, 8* (3): 361–365.

Duden (2001a). Das Herkunftswörterbuch. Etymologie der deutschen Sprache. 3., völlig neu bearb. u. erw. Auflage. Mannheim: Dudenverlag.

Duden (2001b). Das Fremdwörterbuch. 7., neu bearb. und erw. Auflage. Mannheim: Dudenverlag.

Duden (1982). Fremdwörterbuch. 4., neu bearbeitete und erweiterte Auflage. Mannheim/Wien/Zürich: Bibliographisches Institut.

Duden (2007). Wörterbuch medizinischer Fachbegriffe. 8., überarbeitete und ergänzte Auflage. Mannheim: Dudenverlag.

Elwyn, G.; Edwards, A.; Rhydderch, M. (2005). Shared Decision Making. Das Konzept und seine Anwendung in der klinischen Praxis. In: M. Härter; A. Loh; C. Spies (Hrsg.): Gemeinsam entscheiden – erfolgreich behandeln. Köln: Deutscher Ärzte-Verlag: 3–10.

Elzer, M. (2007). Einführung in die Kommunikationswissenschaften. In: M. Elzer; C. Sciborski: Kommunikative Kompetenzen in der Pflege. Bern: Verlag Hans Huber: 29–51.

Elzer, M. (2004). Ganzheitliche Kompetenz erwerben. 50 Jahre Balint-Gruppen. *Deutsches Ärzteblatt, 101* (24): A1722–A1723.

Elzer, M.; Sciborski, C. (2004/05). Physiotherapie-Studium in Deutschland – oder der Versuch, einen Dschungel zu durchdringen. Aktualisierte Ausgabe. Internetveröffentlichung. http://www.rehab-online.de/Physiotherapiestudium.html. (Datum der letzten Einsichtnahme: November 2007).

Elzer, M.; Sciborski, C. (2007). Kommunikative Kompetenzen in der Pflege. Theorie und Praxis der verbalen und nonverbalen Interaktion. Bern: Verlag Hans Huber.

Engel, F.; Nestmann, F.; Sickendiek, U. (2006). Theoretische Konzepte der Beratung. In: D. Schaeffer; S. Schmidt-Kaehler (Hrsg.): Lehrbuch Patientenberatung. Bern: Verlag Hans Huber: 93–126.

Engelhardt, G.; Gläser, S. A.; Siepmann, A. (2004). Kommunikative Kompetenzen innerhalb der Weiterbildungskonzepte in der Physiotherapie. Fulda: FH Fulda. [= unveröffentlichter Projektbericht]

Erikson, E. H. (1973): Identität und Lebenszyklus. Frankfurt: Suhrkamp.

Ferguson, F. C.; Brownlee, M.; Webster, V. (2008). A Delphi study investigating consensus among expert physiotherapists in relation to the management of low back pain. *Musculoskeletal Care, 6* (4): 197–210.

Ferreira, P.H.; Ferreira, M.L.; Latimer, J.; Maher, C.G.; Refshauge, K. (2004). Attitudes and beliefs of Brazilian and Australian physiotherapy students towards chronic back pain: a cross-cultural comparison. *Physiotherapy Research International, 9* (1): 13–23.

Fischer-Epe, M. (2004): Coaching: Miteinander Ziele erreichen. Reinbek: Rowohlt.

Flick U. (1995). Qualitative Forschung: Theorie, Methoden, Anwendung in Psychologie und Sozialwissenschaften. Rowohlts Enzyklopädie. Reinbek: Rowohlt Taschenbuchverlag. [6., durchges. und aktualisierte Auflage 2008]

Franz, C.; Bautz, M. (2004). Interaktionsverhalten des Patienten mit «chronisch unbehandelbarem Schmerz». In: H. D. Basler; C. Franz; B. Kröner-Herwig; H. P. Rehfisch (Hrsg.): Psychologische Schmerztherapie. 5. Auflage. Berlin: Springer: 525–535.

Franz, M., Lieberz, K., Schepank, H. (Hrsg.) (2000). Seelische Gesundheit und neurotisches Elend. Der Langzeitverlauf in der Bevölkerung. Wien: Springer.

Freidson, E. (1986). Professional Powers: A Study of the Institutionalisation of Formal Knowledge. Chicago/London: University of Chicago Press.

Freud, S. (1915). Das Unbewusste. Gesammelt Werde Band 10. Frankfurt: Fischer [1973].

Freud, S. (1900). Die Traumdeutung. Gesammelte Werke Band 2/3. Frankfurt: Fischer [1973].

Freud, S. (1926). Hemmung, Symptom, Angst. Gesammelte Werke Band 14. Frankfurt: Fischer [1973].

Freud, S. (1921). Massenpsychologie und Ich-Analyse. Gesammelte Werke Band 13. Frankfurt: Fischer [1973].

Gabriel, M.; Mendoza, S. (2004). Kommunikative Kompetenzen innerhalb der Weiterbildungskonzepte in der Physiotherapie. Fulda: FH Fulda. [= unveröffentlichter Projektbericht]

Geisler, L. S. (2007). Das Gespräch mit alten Patienten: Reden mit Respekt. *physiopraxis* (6): 46–48.

Geisler, L. (2002). Arzt und Patient – Begegnung im Gespräch. Frankfurt: pmi-Verlag.

Gesundheitsberichterstattung des Bundes (2008). Psychotherapeutische Versorgung. Heft 41. Berlin: Robert-Koch-Institut.

Geuter, G. (2006). Partizipative Entscheidungsfindung. Der Patient als Co-Therapeut. *physiopraxis, 7–8*: 59–63.

Göhner, W.; Fuchs, R. (2007). Änderung des Gesundheitsverhaltens. MoVo-Gruppenprogamme für körperliche Aktivität und gesunde Ernährung. Göttingen: Hogrefe.

Götz, C. (2005). Gespräche führen mit dem Arzt: Souverän am Telefon. *physiopraxis* (4): 60–62.

Graumann, C. F. (Hrsg.) (1972). Handbuch der Psychologie. Band 7b: Sozialpsychologie. Göttingen: Hogrefe.

Groddeck, N. (2002). Carl Rogers. Wegbereiter der modernen Psychotherapie. Wissenschaftliche Buchgesellschaft, Darmstadt.

Grunwald, M.; Hofmann, D. M. (2004). Kommunikative Kompetenzen innerhalb der Weiterbildungskonzepte in der Physiotherapie. Fulda: FH Fulda. [= unveröffentlichter Projektbericht]

Gyllensten, A. L.; Gard, G.; Slaford, E.; Ekdahl C. (2006). Interaction between patient and physiotherapist: a qualitative study reflecting the physiotherapist's perspective. *Physiotherapy Research International, vol. 4* (Issue 2): 89–109.

Haas, H.; von Kienle, R. (o. J.). Lateinisch-Deutsches Wörterbuch. Wiesbaden: Fourier.

Habermann, M. (2003). «Interkulturelle Kompetenz» – Schlagwort oder handlungsleitende Zielvorstellung in der Altenpflege. *Pflege und Gesellschaft, 8* (1): 11–16.

Habermas, J. (1981). Theorie des kommunikativen Handelns. 2 Bde. Frankfurt: Suhrkamp.

Habermas, J. (1976). Was heißt Universalpragmatik? In: K. O. Apel (Hrsg.): Sprachpragmatik und Philosophie. Frankfurt: Suhrkamp.

Habermas, J.; Luhmann, N. (1971). Theorie der Gesellschaft oder Sozialtechnologie. Was leistet die Systemforschung? Frankfurt: Suhrkamp.

Hafsteindóttir,T. B. (1996). Patient's experiences of communication during the respirator treatment period. *Intensive and Critical Care Nursing, 5* (12): 261–271.

Hall, E. T. (1966): The Hidden Dimension. New York: Garden City.

Harden, R. M.; Gleeson, F. A. (1979). Assessment of clinical competence using an objective structured clinical examination (OSCE). *Med Educ, 13*: 41–54.

Harstall, C. (2003). How prevalent is chronic pain? *Pain Clinical Updates, International Association for the Study of Pain, Volume IX* (2): 1–4.

Hasenbring, M. (2001). Weniger Stress, weniger Rückenschmerzen. Medizinische Psychologie. Bochum: MEDrubin, Ruhr Universtität: 42–46. Verfügbar im Internet unter: http://www.ruhr-uni-bochum.de/rubin/medrubin/pdf/seite42_46.pdf. (Datum der letzten Einsichtnahme: 15. Dezember 2008).

Hasenbring, M.; Hallner, D.; Klasen, B. (2001). Psychologische Mechanismen im Prozess der Schmerzchronifizierung. Unter- oder überbewertet? *Der Schmerz, 15*: 442–447.

Hasenbring, M.; Pfingsten, M. (2004). Iatrogene Faktoren im Prozess der Schmerzchronifizierung. Psychologische Mechanismen der Chronifizierung – Konsequenzen für die Prävention. In: H. D. Basler; C. Franz; B. Kröner-Herwig; H. P. Rehfisch (Hrsg.). Psychologische Schmerztherapie. 5. Auflage. Berlin: Springer: 99–118.

Heider, F. (1958). The Psychology of Interpersonal Relationships. New York: Wiley.

Heinl, H. (2000). Kommunikative Aspekte der physikalischen Therapie. *pt – Zeitschrift für Physiotherapeuten, 52* (7).

Hengeveld, E. (2006). Eine gesunde Sichtweise. Salutogenese in der Physiotherapie. *physiopraxis, 4*: 28–31.

Henscher U. (2002). Körpersprache, das vergessene Kommunikationsmittel. *pt – Zeitschrift für Physiotherapeuten, 54* (1).

Higgs, J.; Jones, M. A. (2000). Clinical Reasoning in the Health Professions. 2nd ed. New York: Butterworth Heinemann: 1–3.

Hilfiker, R. (2007). Gemeinsam planen motiviert. *physiopraxis, 9*: 28–31.

Himmelseher, N. M. (2008): Zur Bedeutung körperlicher Berührung in der Physiotherapie – Psychologische, soziologische und kommunikative Aspekte. Bachelor-Thesis, Hochschule Fulda. [=unveröffentlichtes Manuskript]

Hoffmann, S. O.; Hochapfel, G. (Hrsg.) (2004). Neurotische Störungen und Psychosomatische Medizin. 7. Aufl. Stuttgart: Schattauer.

Hofmann, D. M.; Preis, R. (2008). Physiotherapeutisches Selbstverständnis. In: G. Ebelt-Paprotny; R. Preis (Hrsg.): Leitfaden Physiotherapie. München: Elsevier Urban & Fischer.

Holliday, R. C.; Cano, S.; Freeman, J. A.; Playford, E. D. (2007a). Should patients participate in clinical decision making? An optimised balance block design controlled study of goal setting in a rehabilitation unit. *Journal of Neurology, Neurosurgery, and Psychiatry, 78* (6): 576–580.

Holliday, R. C.; Ballinger, C.; Playford, E. D. (2007b). Goal setting in neurological rehabilitation: patients' perspectives. *Disability Rehabilitation 29*, 5: 389–394.

Hornung, R.; Lächler, J. (2006). Psychologisches und soziologisches Grundwissen für Gesundheits- und Krankenpflegeberufe. 9., vollständig überarbeitete und aktualisierte Auflage. Weinheim: Beltz.

Houben, R.M.A.; Ostelo, R. W. J. G.; Vlaeyen, J. W. S.; Wolters, P. M. J. C.; Peters, M.; Stomp-van den Berg, S. G. M. (2005a). Health care providers' orientation towards common low back pain predict perceived harmfulness of physical activities and recommendations regarding return to normal activity. *European Journal of Pain*, (9): 173–183.

Houben, R. M. A.; Gijsen, A.; Peterson, J.; de Jong, P. J.; Vlaeyen, J. W. S. (2005b). Do health care providers' attitudes towards back pain predict their treatment recommendations? Differential predictive validity of implicit and explicit attitude measures. *Pain, 114*: 491–498.

Houben, R. M. A.; Vlaeyen, J. W. S.; Peters, M.; Ostelo, R. W. J. G.; Wolters, P. M. J. C.; Stomp-van den Berg, S. G. M. (2004). Health care providers' attitudes and beliefs towards common low back pain: factor structure and psychometric properties of the HC-PAIRS. *The Clinical Journal of Pain, 20* (1): 37–44.

Humphris, G. M.; Kaney, S. (2000). The Objective Structured Video Exam for assessment of communication skills. *Med Educ, 34*: 939–945.

Hurn, J.; Kneebone, I.; Cropley, M. (2006). Goal setting as an outcome measure: a systematic review. *Clinical Rehabilitation, 20* (9): 756–772.

Hüter-Becker, A. (2004): Das berufliche Selbstverständnis von Physiotherapeuten. In: A. Hüter-Becker; M. Dölken (Hrsg.): Beruf, Recht, wissenschaftliches Arbeiten. Stuttgart: Georg Thieme.

Hüter-Becker, A. (1997). Ein neues Denkmodell für die Physiotherapie. *Krankengymnastik, 49* (4): 565–569.

Hüter-Becker, A.; Dölken, M. (2005a). Untersuchen in der Physiotherapie. Stuttgart: Georg Thieme Verlag.

Hüter-Becker, A.; Dölken, M. (2005b). Behandeln in der Physiotherapie. Stuttgart: Georg Thieme Verlag.

Hüter-Becker, A.; Dölken, M. (2004). Physiotherapie in der Pädiatrie. Stuttgart: Georg Thieme Verlag.

IG Chemie-Papier-Keramik (Hrsg.) (1993). Das Beratungsgespräch im Betrieb. Korrigierter Nachdruck. Köln: Bund-Verlag.

Illich, I. (1976). Die Nemesis der Medizin. Kritik der Medikalisierung des Lebens. Frankfurt: Suhrkamp.

Jäger, L. (2003). Ohne Sprache undenkbar. *Geist und Gehirn, 2* (3): 36–42.

Jellema, P.; van der Windt, D. A. W. M.; van der Horst, H. E.; Blankenstein, A. H.; Bouter, L. M.; Stalman, W. A. B. (2005). Why is a treatment aimed at psychosocial factors not effective in patients with (sub)acute low back pain? *Pain, 118*: 350–359.

Jürger, J.; Köllner, V. (2003). Integration eines Kommunikationstrainings in der klinischen Lehre. *Psychother Psych Med, 53*: 56–64.

Kandel, E. (2008). Unter der Oberfläche der Dinge. Das Unbewusste und die Hirnforschung. Ein Gespräch mit Eric Kandel – Nobelpreisträger und Doyen der Neurowissenschaften. *Geist und Gehirn, 5*: 64–66.

Kant, I. (1968). Schriften zur Ethik und Religionsphilosophie. Theorie-Werkausgabe Bd. 7, Frankfurt a. M.: Suhrkamp.

Kick, H. A. (2006). Die Rolle von Patienten und Kunden. Ethische Verantwortung des Therapeuten. *Deutsches Ärzteblatt, 103* (18): A1206–A1208.

Klein, H. J.; Wesson, M.J.; Hollenbeck, J. R.; Alge, B. J. (1999). Goal commitment and goal setting process: conceptual clarification and empirical synthesis. *Journal of Applied Psychology, 84* (6): 885–896.

Klemme, B.; Siegmann G. (2006): Clinical Reasoning – Therapeutische Denkprozesse lernen. Stuttgart: Georg Thieme Verlag.

Klemperer, D.; Rosenwirth, M. (2005). Shared Decision Making: Konzept, Voraussetzungen und politische Implikationen. Chartbook. Gütersloh: Bertelsmannstiftung und Bremen: Universität Bremen, Zentrum für Sozialpolitik.

Kolster, B. C. (2003). Massage. Klassische Massage, Querfriktion, Funktionsmassage. Berlin: Springer.

König, E.; Zedler, P. (2002). Theorien der Erziehungswissenschaft. Einführung in Grundlagen, Methoden und praktische Konsequenzen. 2. Auflage. Weinheim und Basel: Beltz.

Kriz, J. (2001). Grundkonzepte der Psychotherapie. Eine Einführung. 5. Auflage. Weinheim: Beltz, Psychologie Verlags Union.

Kurtz S.; Silverman, J.; Draper, J. (2005). Teaching and Learning Communication Skills in Medicine. Oxford: Radcliffe Publishing.

Laekeman, M. A. (2007). Position der Physiotherapie im interdisziplinären Therapiemanagement? *Schmerz*, Suppl. 1(21): 23.

Laekeman, M. A.; Sitter, H.; Basler, H.-D. (2008a). The Pain Attitudes and Beliefs Scale for Physiotherapists (PABS-PT-G): psychometric properties of the German version. *Clinical Rehabilitation, 22* (6): 564–575.

Laekeman, M. A.; Zirke de Rodriguez, S.; Basler, H. D. (2008b). Kinesiophobia regarding low back pain patients in a population of physiotherapists. 12th World Congress on Pain. Congress abstracts. Verfügbar im Internet unter: http://www.iasp-pain.org/AM/Template.cfm?Section=12th_World_Congress_Glasgow_2008_&Template=/CM/HTMLDisplay.cfm&ContentID=6931. (Datum der letzten Einsichtnahme: 4. Januar 2009).

Langenscheidts Handwörterbuch (1994). Teil I Englisch-Deutsch. Berlin: Langenscheidt.

Latimer, J.; Maher, C.; Refshauge, K. (2004). The attitudes and beliefs of physiotherapy students to chronic back pain. *The Clinical Journal of Pain, 20* (1): 45–50.

Leuschner, W.; Hau, S.; Fischmann, T. (2000). Über die akustische Beeinflußbarkeit von Träumen. Tübingen: Edition Discord.

Lewin, K.; Lipitt, R.; White, R. K. (1939). Patterns of aggressive behavior in experimentally created «social climates». *Journal of Social Psychology, 10*: 271–299.

Li, L. C.; Bombardier, C. (2001). Physical therapy management of low back pain: an exploratory survey of therapist approaches. *Physical Therapy, 81* (4): 1018–1028.

Linton, S. J.; Vlaeyen, J.; Ostelo, R. (2002). The back pain beliefs of health care providers: are we fear-avoidant? *Journal of Occupational Rehabilitation, 12* (4): 223–231.

Löwisch, D.-J. (2000). Kompetentes Handeln. Bausteine für eine lebensweltbezogene Bildung. Darmstadt: Wissenschaftliche Buchgesellschaft.

Lown, B. (1996). The Lost Art of Healing. Houghton Miffin Comp., New York. **dt.:** (2004). Die verlorene Kunst des Heilens. 3. erw. Auflage. Stuttgart: Schattauer.

Lowry, S. (1993). Assessment of students. *BMJ, 306*: 51–54.

Lück, H. E.; Müller, R. (1999). Illustrierte Geschichte der Psychologie. Weinheim: Beltz Psychologie Verlags Union.

Lüdtke, K. (2004). Einfluss der Kommunikation zwischen Physiotherapeuten und Patienten auf deren Krankheitsmodell bei Rückenschmerzen. *Manuelle Therapie* 8: 109–114.

Luhmann, N. (1971). Sinn als Begriff der Soziologie. In: J. Habermas; N. Luhmann: Theorie der Gesellschaft oder Sozialtechnologie. Was leistet die Systemforschung? Frankfurt: Suhrkamp.

Maas, M.; Cuijpers, C. (2007, Oktober). Graduele exposure in de dagelijkse praktijk. Congressproceedings Congres: «Bewegen en Pijn: een paar apart?!» Maastricht; lezing 4. [Kongressbericht.]

Maitland, G. D. (1996). Manipulation der peripheren Gelenke. 2., vollst. überarb. Auflage. Berlin: Springer.

Maitland, G. D. (1994). Manipulation der Wirbelsäule. 2., korr. Auflage. Berlin: Springer.

Mall, W. (2003). Basale Kommunikation – ein Beitrag der Heilpädagogik zur Behandlung schwerst beeinträchtigter Menschen. *pt – Zeitschrift für Physiotherapeuten, 55*: 8.

Marc, E.; Picard, D. (1991). Bateson, Watzlawick und die Schule von Palo Alto. Frankfurt am Main: Hain.

Marhauer, S. (2003). Wissen, warum man was wie tut. Clinical Reasoning in der Physiotherapie. *physiopraxis, 7*: 18–21.

Mayring P. (2003). Qualitative Inhaltsanalyse. Grundlagen und Techniken. 8. Auflage. Weinheim und Basel: Beltz Verlag.

Mertens, D. (1974). Schlüsselqualifikationen. Thesen zur Schulung für eine moderne Gesellschaft. *Mitteilungen aus der Arbeitsmarkt- und Berufsforschung*, 6: 40.

Metke, N. (2004). Ambulante Versorgung. Heilmittel – Wellness für die Massen? *Deutsches Ärzteblatt, 101* (26): A1864–A1865.

Miller, W. R.; Rollnick, S. (2004). Motivierende Gesprächsführung. Freiburg/Breisgau: Lambertus.

Molcho, S. (1998). Körpersprache. 16. Auflage. München: Goldmann.

Moseley, G. L. (2004). Evidence for a direct relationship between cognitive and physical change during an education intervention in people with chronic low back pain. *European Journal of Pain, 8* (1): 39–45.

Moseley, G. L. (2008). I can't find it! Distorted body image and tactile dysfunction in patients with chronic back pain. *Pain, 140* (1): 239–243.

Mounsey, A.L.; Bovbjerg, V.; White, L.; Gazewood, J. (2006). Do students develop better motivational interviewing skills through roleplay with standardised patients or with student colleagues? *Med Educ, 40*: 775–780.

MPhG (Gesetz über die Berufe in der Physiotherapie [Masseur- und Physiotherapeutengesetz]) vom 26. Mai 1994. Verfügbar im Internet unter: http://www.bundesrecht.juris.de/mphg/BJNR108400994.html. (Datum der letzten Einsichtnahme: 29. Juli 2008).

Myers, D. G. (2005). Psychologie. Heidelberg: Springer.

Neumann, E.; Heß, S. sowie Trainernetzwerk study & train (2005). Mit Rollen spielen. Rollenspielsammlung für Trainerinnen und Trainer. Bonn: ManagerSeminare Verlag.

Nikendei, C.; Zipfel, S.; Roth, C.; Löwe, B.; Herzog, W.; Jünger, J. (2003). Kommunikations- und Interaktionstraining im psychosomatischen Praktikum: Einsatz von standardisierten Patienten. *Psychother Psych Med, 53*: 440–445.

Nittel, D. (2000). Von der Mission zur Profession? Stand und Perspektiven der Verberuflichung in der Erwachsenenbildung. Bielefeld: Bertelsmann.

Northen, J. G.; Rust, D. M.; Nelson, C. E.; Watts, J. H. (1995). Involvement of adult rehabilitation patients in setting occupational therapy goals. *American Journal of Occupational Therapy, 49* (3): 214–220.

Oevermann, U. (1996). Theoretische Skizze einer revidierten Theorie professionalisierten Handelns. In: A. Combe; W. Helsper (Hrsg.): Pädagogische Professionalität. Untersuchungen zum Typus pädagogischen Handelns. Frankfurt: Suhrkamp: 70–182.

Oostendorp, R.; Demolon, N.; van Zanden, O.; Duquet, W. (2006). Messung der Kinesiophobie bei Patienten mit chronischen Kreuzschmerzen. Gibt es eine einfache Lösung? *Manuelle Therapie, 10*: 69–76.

Ostelo, R. W.; Stomp-van den Berg, S. G. M.; Vlaeyen, J. W. S.; Wolters, P. M. J. C.; de Vet, H. C. W. (2003). Health care provider's attitudes and beliefs towards chronic low back pain: the development of a questionnaire. *Manual Therapy, 8* (4): 214–222.

Ostelo, R. W.; Vlaeyen, J. W. (2008). Attitudes and beliefs of health care providers: extending the fear-avoidance model. *Pain, 135* (1–2): 3–4.

Parry, R. H. (2004). Communication during goal-setting in physiotherapy treatment sessions. *Clinical Rehabilitation, 18* (6): 668–682.

Payton, O. D.; Nelson, C. E. (1996). A preliminary study of patients' perception of certain aspects of their physical therapy experience. *Physiotherapy Theory and Practise, 12* (1): 27–38.

Payton, O. D.; Nelson, C. E.; Ozer, M. N. (1990). Patient Participation in Program Planning: A Manual for Therapists. Philadelphia: F. A. Davis Co.: 18–22.

Pfingsten, M. (2003). Vermeidungsverhalten und Rückenschmerzen – Ansätze für neue therapeutische Wege? *Physikalische Medizin Rehabilitationsmedizin Kurortmedizin, 13*: 276–282.

Pfingsten, M.; Leibing, E.; Harter, W.; Kröner-Herwig, B.; Hempel, D.; Kronshage, U.; Hildebrandt, J. (2001). Fear-avoidance behaviour and anticipation of pain in patients with chronic low back pain: a randomised controlled study. *Pain Medicine, 2*: 259–266.

PhysTh-APrV (Ausbildungs- und Prüfungsverordnung für Physiotherapeuten) vom 6. Dezember 1994. Verfügbar im Internet unter: http://www.bundesrecht.juris.de/physth-aprv/BJNR378600994.html (Datum der letzten Einsichtnahme: 29. Juli 2008).

Piaget, J. (1969): Das Erwachen der Intelligenz beim Kinde. Stuttgart: Klett.

Pincus, T.; Foster, N. E.; Vogel, S.; Santos, R.; Breen, A.; Underwood, M. (2007). Attitudes to back pain amongst musculoskeletal practitioners: A comparison of professional groups and practice settings using the ABS-mp. *Manual Therapy, 12* (2): 167–175.

Poiraudeau, S.; Rannou, F.; Le Henanff, A.; Coudeyre, E.; Rozenberg, S.; Huas, D.; Martineau, C.; Jolivet-Landreau, I.; Revel, M.; Ravaud, P. (2006). Outcome of subacute low back pain: influence of patients' and rheumatologists' characteristics. *Rheumatology, 45* (6): 718–723.

Potter, M.; Gordon, S.; Hamer, P.; Houghton, S. (2005). Entwurf und Auswertung eines Schulungsprogramms für Physiotherapeuten zum Erwerb verbesserter Kommunikationsfähigkeit. *Physioscience, 1* (1): 26–36.

Potter, M.; Gordon, S.; Hamer, P. (2003). The physiotherapy experience in private practice: the patients' perspective. *Aust J Physiother, 49* (3):195–202.

Prochaska, J.; DiClemente, C.; Norcross, J. (1992). In search of how people change. Applications to addictive behaviors. *American Psychologist, 47* (9): 1102–1114.

Rabinowitz, I.; Luzzatti, R.; Tamir, A.; Reis, S. (2004, May 22). Length of patient's monologue, rate of completion, and relation to other components of clinical encounter: observational intervention study in primary care. *BMJ*, 328: 501–502.

Rainville, J.; Bagnall, D.; Phalen, L. (1995). Health care providers' attitudes and beliefs about functional impairments and chronic back pain. *The Clinical Journal of Pain, 11*: 287–295.

Rainville, J.; Carlson, N.; Polatin, P.; Gatchel, R. J.; Indahl, A. (2000). Exploration of physicians' recommendations for activities in chronic low back pain. *Spine, 25* (17): 2210–2220.

Randall, K. E.; McEwen, I. (2000). Writing patient-centred functional goals. *Physical Therapy, 80* (12): 1197–1203.

Razum, O.; Geiger, I.; Zeeb, H.; Ronellenfitsch, U. (2004). Gesundheitsversorgung von Migranten. *Deutsches Ärzteblatt, 101* (23): A2882–A2887.

Reich, K. (2002). Konstruktivistische Didaktik. Lehren und Lernen aus interaktionistischer Sicht. Neuwied, Kriftel: Luchterhand.

Reik, Th. (1948). Listening with the Third Ear. New York: Farrar, Straus, and Giroux. **dt.:** (1976). Hören mit dem dritten Ohr. Hamburg: Hoffmann und Campe.

Retter, H.: Studienbuch Pädagogische Kommunikation. Klinkhardt, Bad Heilbronn 2000.

Rogers, C. (1972). Die klientenzentrierte Gesprächspsychotherapie. München: Kindler. [**Original:** (1942). Client-Centered Therapy. Boston: Houghton Mifflin Com.]

Rogers, C. (1999). Die nicht-direktive Beratung. Frankfurt: Fischer.

Röntsch, U.; Rott, F.; Storch, K. (2003): Kommunikative Kompetenz in der Ausbildung. Fulda: FH Fulda. [= unveröffentlichter Projektbericht]

Rose, A. (2005). Kommunikation in der Physiotherapie. *physiopraxis.* 4: 48–50.

Rosenbrock, R.; Gerlinger, T. (2004). Gesundheitspolitik. Bern: Verlag Hans Huber.

Roth, G. (2004). Warum sind Lehren und Lernen so schwierig? *Zeitschrift für Pädagogik, 50* (4): 496–506.

Roth, G. (2001). Fühlen, Denken, Handeln. Wie das Gehirn unser Verhalten steuert. Frankfurt: Suhrkamp.

Sauer, P.; Gatzert, S. M.; Kettler, D. (2004). Untersuchung zur Befindlichkeit von beatmeten Patienten. *Anästhesiol Intensivmed Notfallmed Scherzther, 39* (9): 542–550.

Schaeffer, D.; Dewe, B. (2006). Zur Interventionslogik von Beratung in Differenz zu Information, Aufklärung und Therapie. In: D. Schaeffer; S. Schmidt-Kaehler (Hrsg.): Lehrbuch Patientenberatung. Bern: Verlag Hans Huber:127–152.

Schaeffer, D.; Schmidt-Kaehler, S. (Hrsg.) (2006). Lehrbuch Patientenberatung. Bern: Verlag Hans Huber.

Schäfer, A. K. (2005, 6. Dezember). Orientierungen für Therapeuten zur Therapie des chronischen Schmerzes: Können Einstellungen und Überzeugungen von Therapeuten, insbesondere Physiotherapeuten, den Therapieerfolg des chronischen Rückenschmerzes beeinflussen? Bachelor-Abschlussarbeit, Fachbereich Pflege und Gesundheit der Fachhochschule Fulda, Fachbereich Medizin der Philipps-Universität Marburg, Bachelor-Studiengang Physiotherapie. [= unveröffentlichtes Manuskript]

Schmidbauer, W. (1977). Die hilflosen Helfer. Über die seelische Problematik helfender Berufe. Reinbek b. Hamburg: Rowohlt.

Schneider, C. (2000). Die Bedeutung von Kommunikation für Physiotherapeuten. *pt – Zeitschrift für Physiotherapeuten, 52* (7).

Schneider, C. (2003). Patientenbindung durch Kommunikation. Weichen stellen im Erstgespräch. *physiopraxis, 2*: 42–45.

Schuler, H. (Hrsg.) (2007). Lehrbuch Organisationspsychologie. 4. Auflage. Bern: Verlag Hans Huber.

Schulz von Thun, F. (2007). Miteinander reden: Fragen und Antworten. Reinbek b. Hamburg: Rowohlt.

Schulz von Thun, F. (1993). Miteinander reden Bd. 2: Stile, Werte und Persönlichkeitsentwicklung. Differentielle Psychologie der Kommunikation. Reinbek b. Hamburg: Rowohlt.

Schulz von Thun, F. (1994). Miteinander reden. Bd. 1: Störungen und Klärungen. Allgemeine Psychologie der Kommunikation. Reinbek b. Hamburg: Rowohlt.

Schut, H. A.; Stam, H. J. (1994). Goals in rehabilitation teamwork. *Disability and Rehabilitation, 16* (4): 223–226.

Schütze, F. (1996). Organisationszwänge und hoheitsstaatliche Rahmenbedingungen im Sozialwesen. Ihre Auswirkungen auf die Paradoxien des professionellen Handelns. In: A. Combe; W. Helsper (Hrsg.): Pädagogische Professionalität. Untersuchungen zum Typus pädagogischen Handelns. Frankfurt: Suhrkamp: 183–275.

Schütze, H. (2002). Welche Bedeutung hat die Stimme in der beruflichen Interaktion?. *pt – Zeitschrift für Physiotherapeuten, 5.*

Siebert, H. (2002). Der Konstruktivismus als pädagogische Weltanschauung. Entwurf einer konstruktivistischen Didaktik. VAS Verlag für Akademische Schriften, Frankfurt/Main.

Siebert, H. (2003). Pädagogischer Konstruktivismus. Lernen als Konstruktion von Wirklichkeiten. 2., vollständig überarbeitete und erweiterte Auflage. Neuwied, Kriftel: Luchterhand.

Siegert, R. J.; Taylor, W. J. (2004). Theoretical aspects of goal setting and motivation in rehabilitation. *Disability and Rehabilitation, 1*: 1–8.

Simon, W. (2000). Ziele managen. Ziele planen und formulieren. Zielgerichtet denken und handeln. Offenbach: Babal Verlag.

Spitz, R. (1965). The First Year of Life. A Psychoanalytical Study of Normal and Deviant Development of Object Relations. International Universities Press, New York. [**dt.:** (1980). Vom Säugling zum Kleinkind. Naturgeschichte der Mutter-Kind-Beziehung im ersten Lebensjahr. Stuttgart: Klett-Cotta.]

Statistisches Bundesamt (2009). Räumliche Bevölkerungsbewegung (Wanderung) 2007. Wiesbaden: Statistisches Bundesamt. Verfügbar im Internet unter: http://www.destatis.de/jetspeed/portal/cms/Sites/destatis/Internet/DE/Navigation/Statistiken/Bevoelkerung/Wanderungen/Wanderungen.psml (Datum der letzten Einsichtnahme: 4. Januar 2009).

Steinbuch,K. (1966). Die informierte Gesellschaft. Geschichte und Zukunft der Nachrichtentechnik. Stuttgart: Deutsche Verlags-Anstalt.

Stern, D. (1985). Die Lebenserfahrung des Säuglings. Stuttgart: Klett-Cotta.

Strecher, V. J.; Seijts, G. H.; Kok, G. J.; Latham, G. P.; Glasgow, R.; DeVellis, B.; Meertens, R. M.; Bulger, D. W. (1995). Goal setting as a strategy for health behavior change. *Health Education & Behavior, 22* (2): 190–200.

Tietze, K.-O. (2007). Kollegiale Beratung. Problemlösungen gemeinsam entwickeln Reinbek. Reinbek: Rowohlt.

Tschudin, V. (1990). Helfen im Gespräch. Eine Anleitung für Pflegepersonen. Basel: Recom.

Uexküll, Th. v.; Wesiack, W. (1996). Wissenschaftstheorie: ein bio-psycho-soziales Modell: In: Th. v. Uexküll; R. H. Adler (Hrsg.): Psychosomatische Medizin. 5. Auflage. München: Urban & Schwarzenberg.

Vlaeyen, J. W. S.; Kole-Snijders, A. M. J.; Boeren, R. G. B.; van Eek, H. (1995). Fear of movement (re)injury in chronic low back pain and its relation to behavioural performance. *Pain, 62*: 363–372.

Vlaeyen, J. W. S.; Linton, S. J. (2006). Are we «fear-avoidant»? *Pain, 124*: 240–241.

Vlaeyen, J. W. S.; Linton, S. J. (2000). Fear-avoidance and its consequences in chronic musculoskeletal pain: a state of the art. *Pain, 85* (3): 317–332.

Waddell, G. (2004). The Back Pain Revolution. Edinburgh: Churchill Livingstone.

Walkenhorst, U. (2006). Ergotherapie, Physiotherapie und Logopädie auf dem Weg zur Professionalisierung. In: J. Pundt (Hrsg.): Professionalisierung im Gesundheitswesen. Positionen – Potenziale – Perspektiven. Bern: Verlag Hans Huber.

Wand, B. M.; O'Connell, N. E. (2008). Chronic non-specific low back pain: subgroups or a single mechanism? *BMC Musculoskeletal Disorders, 9*:11.

Watson, P. J.; Bowey, J.; Purcell-Jones, G.; Gales, T. (2008). General practitioner sickness absence certification for low back pain is not directly associated with beliefs about back pain. *Eur J Pain, 12* (3): 314–320.

Watzlawick P. (1993). Anleitung zum Unglücklichsein. München: dtv.

Watzlawick P. (1978). Wie wirklich ist die Wirklichkeit. München: Piper.

Watzlawick, P.; Beavin, G.; Jackson, D. D. (1969). Menschliche Kommunikation. Formen, Störungen, Paradoxien. Bern: Verlag Hans Huber. [11., unveränderte Auflage 2007]

Watzlawick, P.; Beavin, J. (1990). Einige formale Aspekte der Kommunikation. In: P. Watzlawick; J. H. Weakland (Hrsg.): Interaktion. Menschliche Probleme und Familientherapie. München: Piper.

Watzlawick, P.; Kreuzer, F. (1988). Die Unsicherheit unserer Wirklichkeit. Ein Gespräch über den Konstruktivismus. München: Piper.

Weber, K. G. (2002). Non-verbale Kommunikation als Erfolgsparameter für Körpertherapien. *pt – Zeitschrift für Physiotherapeuten, 54* (6).

Westerholt, M. (2004). Rechtliche Grundlagen des Berufes des Physiotherapeuten. In: A. Hüter-Becker; M. Dölken (Hrsg.): Beruf, Recht, wissenschaftliches Arbeiten. Stuttgart: Georg Thieme.

Wilda-Kiesel, A. (2003). Die Kommunikation zwischen Therapeut und Patient. *pt – Zeitschrift für Physiotherapeuten, 55* (3).

Wiles, R.; Ashburn, A.; Payne, S.; Murphy C. (2002). Patients' expectations of recovery following stroke: a qualitative study. *Disability and Rehabilitation, 24* (16): 841–850.

Wohlin Wottrich, A.; Stenstrom, C. H.; Engardt, M.; Tham, K.; von Koch, L. (2004). Characteristics of physiotherapy sessions from the patient's and therapist's perspective. *Disability Rehabilitation, 26* (20): 1198–1205.

Wolf, U. (2007). Bildatlas der Manuellen Therapie, Bd. 1: Halswirbelsäule, Kiefergelenk, Schulter, Ellenbogen, Hand. Marburg: KVM – Der Medizinverlag.

Wolpe, J. (1958). Psychotherapy by Reciprocal Inhibition. Stanford: Stanford University Press.

World Health Organization (2005). Internationale Klassifikation der Funktionsfähigkeit, Behinderung und Gesundheit. Genf: WHO. Verfügbar im Internet unter: http://www.dimdi.de/static/de/klassi/icf/. (Datum der letzten Einsichtnahme: 22. September 2008).

World Health Organization (2001). International Classification of Function, Disability and Health. Geneva: WHO.

Wressle, E.; Eeg-Olofsson, A. M.; Marcusson, J.; Henriksson, C. (2002). Improved client participation in the rehabilitation process using a client-centred goal formulation structure. *Journal of Rehabilitation Medicine, 34* (1): 5–11.

Wressle, E.; Öberg, B.; Henriksson, C. (1999). The rehabilitation process for geriatric stroke patients – an exploratory study of goal setting and interventions. *Disability and Rehabilitation, 21* (2): 80–87.

Zimbardo, P. G.; Gerrig, R. J. (2004). Psychologie. München: Pearson.

ZiPT (Zukunftsinitiative Physiotherapie) (2005). ZiPT-Basiskonsens – vierter Entwurf: Was ist Physiotherapie? – Unser Selbstverständnis. Verfügbar im Internet unter: http://www.zipt.de/dokumente/Basiskonsens-Selbstverständnis-Februar2005.pdf. (Datum der letzten Einsichtnahme: 13. November 2007)

Zoege, M. (2006). Kommunikation auf Augenhöhe: Shared decision making und therapeutisches Arbeitsbündnis – zwei praxisrelevante Konzepte. Vortrag auf der Tagung «Gesundheit kommunizieren». Multiprofessionelles Forum. Hochschule für angewandte Wissenschaft und Kunst (HAWK), Fachhochschule Hildesheim/Holzminden/Göttingen, Fakultät Soziale Arbeit und Gesundheit 18. November. [= unveröffentlichtes Manuskript]

ZVK (Deutscher Verband für Physiotherapie – Zentralverband der Physiotherapeuten/Krankengymnasten e. V). (2008). Curriculum zur Ausbildung von Physiotherapeuten. Köln: ZVK. [= CD-ROM]

Weiterführende Internetadressen

Deutscher Verband für Physiotherapie – Zentralverband der Krankengymnasten (ZVK) e. V.: http://www.zvk.org/s/content.php?area=650. (Datum der letzten Einsichtnahme 29. Juli 2008).

Orpheus Chamber Orchestra, Homepage: http://www.orpheusnyc.com/ (Datum der letzten Einsichtnahme: 28. September 2008).

World Confederation for Physical Therapy: http://www.wcpt.org/. (Datum der letzten Einsichtnahme: 6. November 2008).

Autorenverzeichnis

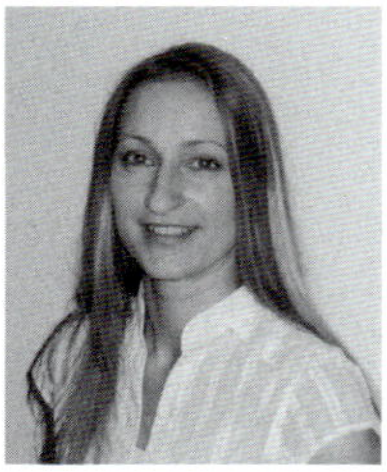

Nicole Beil, geboren 1977, B. Sc. Physiotherapie. Seit 1997 staatlich anerkannte Physiotherapeutin; bis 2003 Vollzeitbeschäftigungen in ambulanten Praxen mit überwiegend orthopädisch-chirurgischem Schwerpunkt; 2003 bis 2005 Unfallchirurgie der Universitätskliniken Mainz. 2005 bis 2008 Physiotherapie-Studium (Bachelor) an der Hochschule Fulda/Philipps-Universität Marburg.
Seit Sommer 2008 selbstständig in eigener Praxis in Bad Kreuznach.

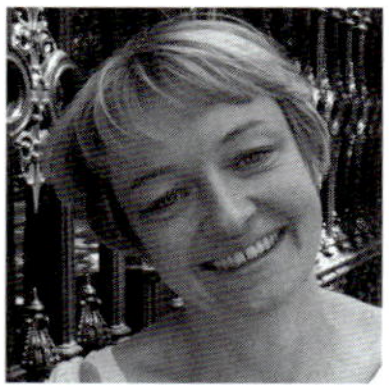

Silke Becker, geboren 1970, B. Sc. Physiotherapie. Seit 1993 als Physiotherapeutin in verschiedenen Kliniken und Bundesländern tätig. 1999 bis 2002 leitende Physiotherapeutin der Martin-Luther-Universität Halle-Wittenberg. Lehrtätigkeit über mehrere Jahre im Bereich Orthopädie. 2001 bis 2004 Physiotherapie-Studium (Bachelor) an der Hochschule Fulda/Philipps-Universität Marburg.
Seit 2004 als wissenschaftliche Mitarbeiterin am Orthopädischen Spital Wien-Speising (A) tätig.

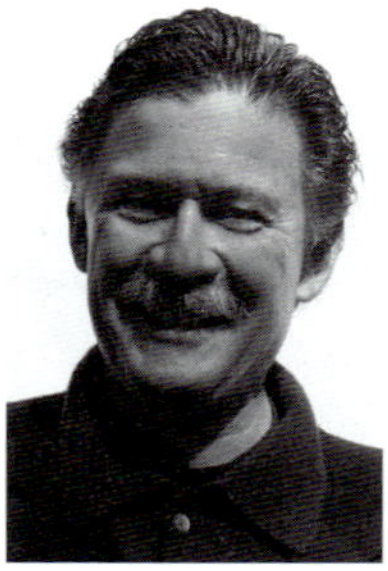

Matthias Elzer, geboren 1951, Prof. Dr. med. Facharzt für Psychiatrie und Psychotherapeutische Medizin, Psychotherapeut, Psychoanalytiker (DPV/IPA), Gruppenanalytiker (DAGG), Balint-Gruppenleiter. Seit 1994 Professor für «Sozialpsychiatrie, Psychotherapie, Beratung» am Fachbereich Pflege und Gesundheit der Hochschule Fulda. Von 2001 bis 2007 Leiter des Bachelor- und Master-Studiengangs Physiotherapie der HS Fulda/Philipps-Universität Marburg.
Veröffentlichungen in den Bereichen Psychosomatik, Psychoanalyse, Psychotherapie, Balint-Gruppe, therapeutische Kommunikation.

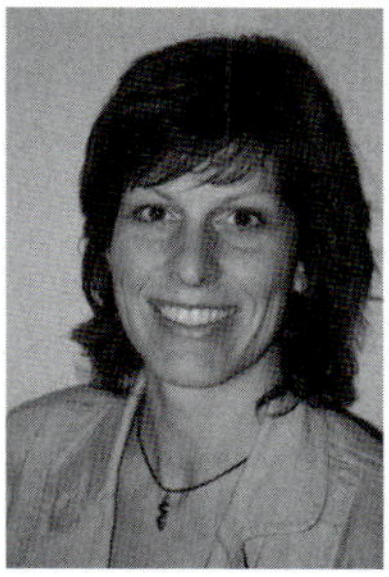

Dörte Hofmann-Kock, geboren 1970, B. Sc. Physiotherapie. Seit 1998 Physiotherapeutin. 2002 bis 2005 Physiotherapie-Studium (Bachelor) an der Hochschule Fulda/Philipps-Universität Marburg. Nach Abschluss des Studiums freiberuflich vorwiegend in Bereichen «rund um die Behandlung» tätig, wie Kommunikation und Beratung in der Physiotherapie und Qualitätsmanagement. Dazu Seminare sowie Veröffentlichungen in Fachzeitschriften und Büchern. Steckenpferd ist die aktuelle Entwicklung der Physiotherapie und die damit verbundene Veränderung des physiotherapeutischen Selbstverständnisses.

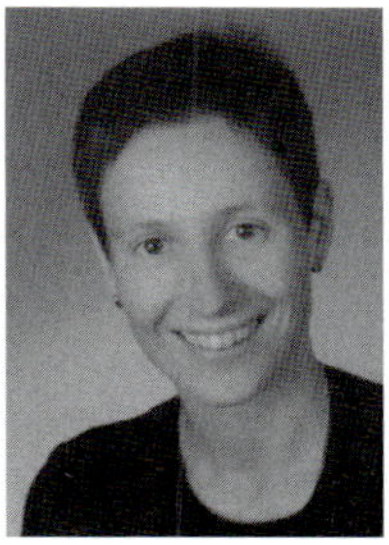

Patricia Godehardt, geboren 1974, B. Sc. Physiotherapie. Physiotherapeutin seit 1995, Manualtherapeutin im Maitland-Konzept, Bobath-Therapeutin (IBITA), Diplom Brügger-Therapeutin, Lymphdrainage-Ödem-Therapeutin. Bis 2005 Mitarbeit und Referententätigkeit in einem interdisziplinären Schmerzteam einer Rehabilitationsklinik. 2005 bis 2008 Physiotherapie-Studium (Bachelor) an der Hochschule Fulda/Philipps-Universität Marburg. Seit 2008 leitende Tätigkeit in einer Praxis für Physiotherapie.

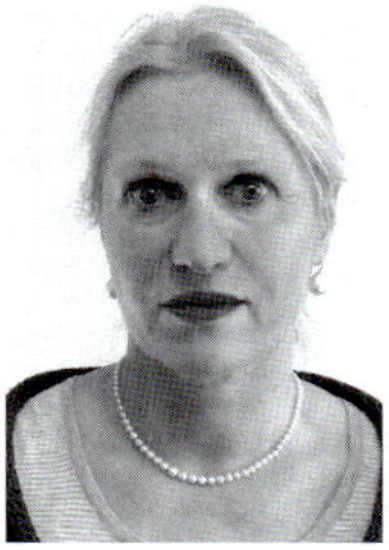

Ute Guckes-Elzer, geboren 1951. Physiotherapeutin, Bobath-Therapeutin für Kinder und Erwachsene. 1972 als KG und Lehrkraft in der Neurologie der Städtischen Kliniken Frankfurt-Höchst, in einem Sonderkindergarten in Offenbach und seit 1978 in eigener Praxis und im Frühförderzentrum des «Gesundheitszentrum Böttgerstraße Frankfurt am Main e. V.» tätig.

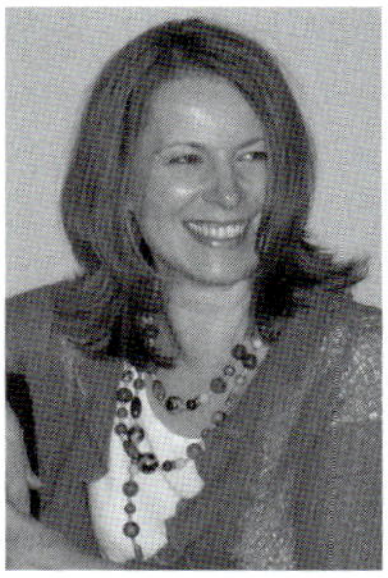

Stephana Howe-Flock, geboren 1961 B. Sc. Physiotherapie. Physiotherapeutin seit 1983, mit Zertifikatsweiterbildungen in Manueller Therapie, PNF und Lymphdrainage. Darüber hinaus Weiterbildung in Akupunktur, Kraniosakraltherapie und vizeraler Osteopathie. 2005 bis 2008 Physiotherapie-Studium (Bachelor) an der Hochschule Fulda/Philips-Universität Marburg. Seit 2004 in eigener Praxis in Köln tätig, mit dem Behandlungsschwerpunkt Orthopädie/Traumatologie und Begleitung integrativer Therapieprozesse.

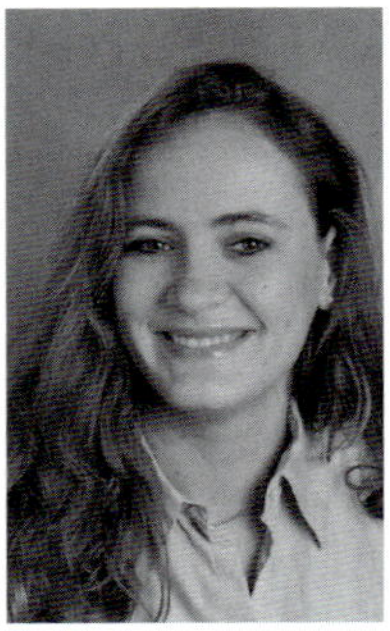

Kathrin Konopka, geboren 1978, M. Sc. Physiotherapie. Physiotherapeutin und Manualtherapeutin. Berufstätig als Physiotherapeutin seit 2001 mit den Schwerpunkten Orthopädie, Chirurgie und Rheumatologie. Von 2003 bis 2004 Physiotherapeutin der Frauenfußballbundesliga-Mannschaft des SC Freiburg. 2004 bis 2009 Physiotherapie-Studium (Bachelor und Master) an der Hochschule Fulda/Philipps-Universität Marburg.
Wissenschaftliche Mitarbeit an der Studie über Verletzungen in der Bundesliga des DFB und der DFL in Kooperation mit dem medizinischen Forschungszentrum der FIFA.

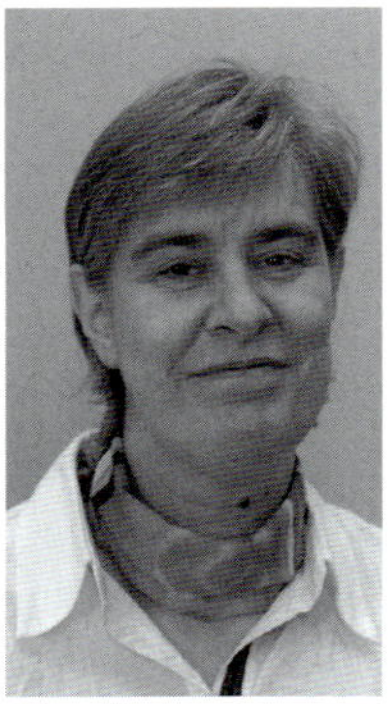

Marjan Laekeman, geboren 1955, M. Sc. Physiotherapie. Physiotherapeutin, «Gegradueerde in de Kinesitherapie» (belgische Ausbildung), 2001 bis 2006 Physiotherapie-Studium (Bachelor und Master) an der Hochschule Fulda/Philipps-Universität Marburg. Weiterbildungen in «Funktionelle Bewegungslehre», «Manuelle Therapie», «Bobath-Therapie für Erwachsene» und «Manuelle Lymphdrainage»; pädagogische Qualifizierung für die Unterrichtsarbeit an Lehranstalten für Berufe im Gesundheitswesen. Berufserfahrung in Belgien, Deutschland und den Niederlanden. Lehrtätigkeit in der Physiotherapie seit 1982. Seit 2008 «Lehrkraft für besondere Aufgaben», Fachbereich Pflege und Gesundheit, FH Münster. Veröffentlichungen zur Interaktion zwischen Patient und Therapeut.

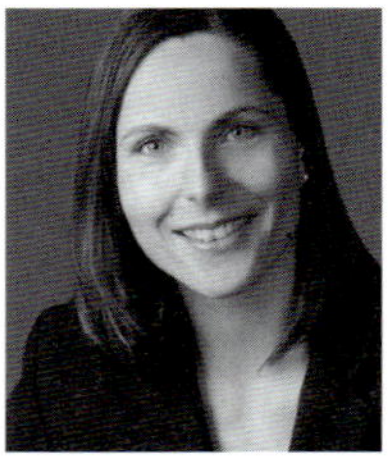

Mary Petersen, geboren 1975, Diplom-Psychologin. Zertifizierte Trainerin für soziale Kompetenzen, Coach (DCV) und Mediatorin. Seminare und Trainings zu Gesprächsführung, Konfliktmanagement, Verhandlungsführung, Zeit- und Selbstmanagement, Führungstechniken. Coaching mit Schwerpunkten: berufliche (Neu-) Orientierung, Karriereplanung, Persönlichkeitsentwicklung, soziale Kompetenz, Partnerschaft.
Frühere Tätigkeiten: Assistentin der Geschäftsleitung eines Coaching Büros, Mitarbeiterin der Schering AG, Mitarbeiterin in einer Physiotherapiepraxis.

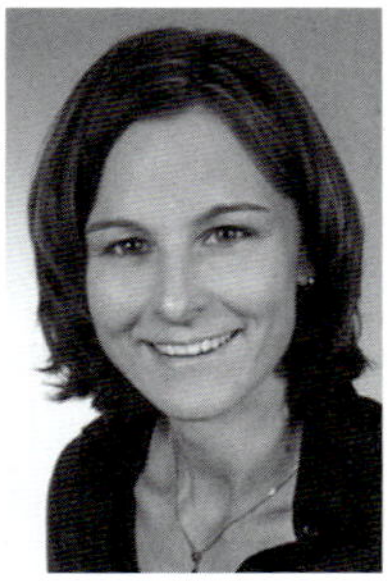

Nicole Rechlin, geboren 1974, B. Sc. Physiotherapie. Physiotherapeutin, Manualtherapeutin im Maitland-Konzept, Bobath-Therapeutin (IBITA), Lymphdrainage-Ödem-Therapeutin. Seit 2003 freie Mitarbeiterin in einer Praxis für Physiotherapie in Bielefeld. 2005 bis 2008 Physiotherapie-Studium (Bachelor) an der Hochschule Fulda/Philipps-Universität Marburg. Hauptinteressen in der Physiotherapie: Clinical Reasoning und Patientenorientierte Kommunikation.

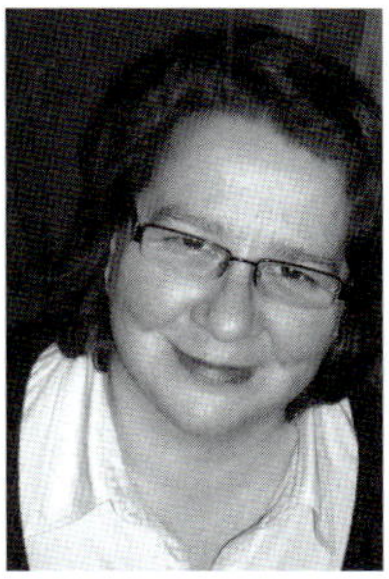

Claudia Sciborski, geboren 1960, Diplom-Pädagogin, Diplom Pflegewirtin (FH). Krankenschwester, Übersetzerin der italienischen Sprache. Von 2001 bis 2006 Koordinatorin für den Studiengang Physiotherapie an der Hochschule Fulda. Seit 2006 freiberufliche Tätigkeit als Autorin sowie als Dozentin für Gesundheitsberufe.
Veröffentlichungen in den Bereichen Pflege (zur Kommunikation und Interaktion) und Pädagogik (zum Personenbegriff).

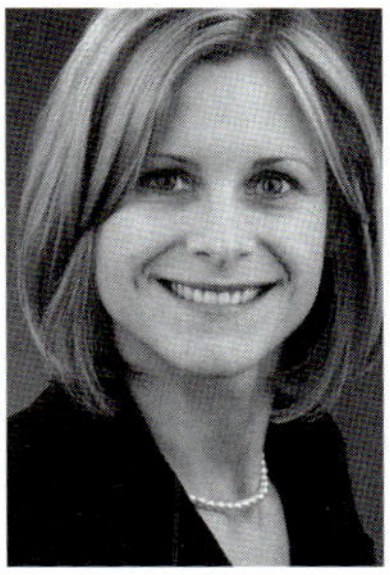

Antonia Stieger, geboren 1979, M. Sc. Physiotherapie. Seit 2001 als Physiotherapeutin tätig. Fortbildungen u. a. in Maitland, Mulligan, Mobilisation des Nervensystems nach D. Butler und Manuelle Lymphdrainage. 2004 bis 2009 Physiotherapie-Studium (Bachelor und Master) an der Hochschule Fulda/Philipps-Universität Marburg.
Thema der Masterarbeit: Der Erwerb kommunikativer Kompetenz im Physiotherapie-Studium.

Sachwort- und Personenverzeichnis